suhrkamp taschenbuch
wissenschaft 846

Die ethischen Aspekte von Medizin und Biologie werden gegenwärtig in zunehmendem Umfang öffentlich diskutiert. Da die deutschsprachige Philosophie zu dieser Debatte bisher nur spärliche Beiträge geliefert hat, kann eine Vergegenwärtigung der Arbeiten angelsächsischer Moralphilosophen geeignet sein, Argumentationslücken zu schließen. Der vorliegende Band dient vor allem der Dokumentation klassischer Arbeiten zu ethischen Problemen der *Abtreibung*, der *neuen Reproduktionstechniken* und der *Euthanasie*. Diese drei Themenbereiche stellen ebenso wie *Selbstmord* Ausnahmesituationen dar, in denen das ›Prinzip der Heiligkeit des Lebens‹ der jüdisch-christlichen Tradition auf die Probe gestellt wird und heute, im Rahmen einer eher folgen- als gebotsorientierten Moral und Ethik, neu bedacht werden muß.

Anton Leist studierte Philosophie, Soziologie und Germanistik in München und Frankfurt am Main. Promotion 1976. Wissenschaftlicher Mitarbeiter am Osteuropa-Institut der Freien Universität Berlin von 1979 bis 1984. Habilitation in Philosophie 1988 am Fachbereich Philosophie der Universität Frankfurt. Seit 1988 Privatdozent in Frankfurt.

Inhalt

Einleitung

Anton Leist
Diskussionen um Leben und Tod 9

Abtreibung

Helga Kuhse
Die Lehre von der ›Heiligkeit des Lebens‹ 75

Judith J. Thomson
Eine Verteidigung der Abtreibung 107

Richard M. Hare
Abtreibung und die Goldene Regel 132

Michael Tooley
Abtreibung und Kindstötung 157

Philippa Foot
Das Abtreibungsproblem und die Doktrin der
Doppelwirkung 196

Neue Reproduktionstechniken

Mary Warnock
Haben menschliche Zellen Rechte? 215

Michael Lockwood
Der Warnock-Bericht: eine philosophische Kritik 235

Dieter Birnbacher
Gefährdet die moderne Reproduktionsmedizin die
menschliche Würde? 266

Euthanasie und Selbstmord

Philippa Foot
Euthanasie 285

Bruce C. Reichenbach
Euthanasie und die aktiv/passiv-Unterscheidung 318

John Harris
Ethische Probleme beim Behandeln einiger
schwergeschädigter Kinder 349

Diskussion
John Lorber/Gertrude E. M. Anscombe/Douglas
J. Cousine
Kommentare 360

John Harris
Erwiderung 369

Richard M. Hare
Das mißgebildete Kind. Moralische Dilemmata für Ärzte
und Eltern 374

Derek Parfit
Rechte, Interessen und mögliche Menschen 384

Dieter Birnbacher
Selbstmord und Selbstmordvorsorge aus ethischer Sicht . . 395

Drucknachweise 423
Über die Autoren 425

Einleitung

Bei den Zitierverweisen ist generell zu beachten:
Autorenangaben, die in Klammern *ohne Jahreszahl* angeführt sind, beziehen sich immer auf die Beiträge bzw. Seiten *in diesem Band.*
Jahreszahlen geben immer die Erstveröffentlichung wieder.
In der Bibliographie sind, sofern existent, jeweils deutsche Übersetzungen englischsprachiger Titel angegeben. Im Fall, daß für einen englischen Titel eine deutsche Übersetzung vorliegt, bezieht sich die entsprechende Seitenangabe *immer auf den deutschen Text*, auch wenn die Jahreszahl auf die originale Erstveröffentlichung verweist.

Anton Leist
Diskussionen um Leben und Tod

Menschen werden geboren und sterben. Wenn sie moralisch sind und die Fähigkeit besitzen, über Geburt und Tod nachzudenken, finden sie sich unweigerlich konfrontiert mit moralischen Problemen bei Abtreibung, bei der Behandlung mißgebildeter Neugeborener, bei Euthanasie oder Sterbehilfe, und bei Selbstmord. Moralische Überlegungen zu Lebensbeginn und Lebensende sind auch unausweichlich, wenn das ›normale‹ menschliche Leben Gegenstand der Reflexion wird. Was wäre Leben ohne Sterben; und wie kann man Leben verstehen, ohne etwas über Sterben zu wissen? Die so angeschnittenen Fragen haben die Ethik schon immer beschäftigt. Im Wirkungskreis der modernen Medizin stellen sie sich um so dringlicher, je häufiger und unübersichtlicher ihre Anlässe werden.

Besonders drastisch belegen das die neuen Techniken der künstlichen Befruchtung. Mit einfachen moralischen Rezepten ist ihnen kaum beizukommen, denn dicht neben Gefahren liegen Verheißungen. Künstliche Befruchtung gefährdet Leben, ist aber selbst eine alternativelose Form des Erzeugens von Leben. Embryonenforschung vernichtet Leben, kann aber längerfristig therapeutischen und damit Heilzwecken dienen. Genetische Untersuchungen und Manipulationen sind mit kaum abschätzbaren Gefahren verbunden, versprechen aber auch, Krankheit und Leid zu verringern. Diese zugleich bedrohlichen wie hoffnungsvollen Szenarien eröffnen sich außerdem in einer Situation, in der die traditionellen moralischen Konflikte bei Abtreibung keineswegs als gelöst angesehen werden. Eine zur freien Verfügung stehende ›Abtreibungspille‹ würde ihnen zu weiterer Brisanz verhelfen.

Die medizintechnologisch bedingten Probleme am Lebensende sind zwar weniger spektakulär, ihr Entstehen ist weniger genau datierbar als die Geburt des ersten ›Retortenbabys‹ Luise Brown im Jahre 1978, sie sind aber nicht weniger einschneidend. Da der Tod uns alle betrifft und die fortwährend perfektionierte Intensivmedizin uns alle in Schwierigkeiten bringen kann, sind die moralischen Probleme am Lebensende nicht unwichtiger. Die Technik der künstlichen Beatmung hat das früher so klar scheinende Ereignis des Todeseintritts unscharf werden lassen. Zugleich erzeugen verbesserte Operationstechniken erhöhten Organbedarf für Transplantationen, die Ängste der Sterbenden kollidieren mit der Hoffnung für die möglicherweise Lebenden. Verbesserte Operationstechniken verschärfen auch die Konflikte bei mißgebildet geborenen Kindern. An die Stelle eines kurzen Lebens kann ein deutlich längeres, wenn auch nicht unbedingt glückliches treten. Großer Aufwand und möglicherweise Leid des Kindes verlangen Abwägung gegenüber dem möglichen Ausmaß an Glück und Lebensfreude. Wiederum helfen keine einfachen moralischen Rezepte.

Sofern es überhaupt eines Belegs bedarf, illustrieren diese Hinweise, in welchem Umfang die moderne Medizin die klassischen moralischen Probleme der Medizinethik, die traditionellerweise unter den Begriffen *Abtreibung* und *Euthanasie* angesprochen werden, als Probleme thematisch erweitert und radikalisiert hat. Auch wenn also der steigende Bedarf an moralischer Aufklärung unbestritten ist, was kann die *Philosophie* in diesem Zusammenhang beitragen? Die Erwartungen ihr gegenüber sind diffus. Für manche soll sie eine Lücke füllen, die Religion und Kunst aus verschiedenen Gründen nicht zu schließen vermögen. Für andere hat sie wie die Religion jeden Rationalitätsanspruch verloren und ist so ernst oder unernst zu nehmen wie ein einfallsreicher Reklamespot. Tatsächlich ist ihr Platz irgendwo in der Mitte zwischen diesen Extremen. Die Philosophie, und besonders die Ethik, verkündet keine Programme oder Heilsbotschaften, aber sie ist doch verbindlicher als jedes beliebige Sprachspiel oder jeder beliebige Lebensentwurf. Chaos oder Beliebigkeit sind nicht die einzigen Alternativen zu Heilsbotschaften – und darüber sollte man eher froh sein.

Eine im Augenblick häufig angewandte Methode der Ethik gegenüber den geschilderten Problemen versucht, sie *im Rahmen von Voraussetzungen* zu betrachten, die wir sonst, bei weniger umstrittenen (oder weniger neuen) Gelegenheiten unseres moralischen Urteilens, bereit sind zu akzeptieren. Diese Voraussetzungen sind entweder selbst moralische – die meisten Menschen teilen einen gewissen Grad moralischer Aufmerksamkeit gegenüber ihren Mitmenschen; oder es sind empirische und begriffliche – die meisten Menschen teilen das in unserer Kultur übliche Wissen und die in der Sprache enthaltenen Begriffe. Viele der gerade besonders umstrittenen Probleme in der angewandten Ethik sind so beschaffen, daß es für ihre Klärung sogar weniger auf die explizit moralischen als vielmehr die empirischen und besonders die begrifflichen Voraussetzungen ankommt. Lösungsversuche werden also vorzugsweise nicht darin bestehen, Moral ›allgemein zu begründen‹, sondern von möglichst schwachen, meist weitgehend geteilten Voraussetzungen aus Urteile über umstrittene Fälle zu gewinnen.

Wie wir gleich sehen werden, ist vor allem das Abtreibungsproblem ein geeignetes Objekt für eine solche Strategie. Es dürfte aber ohnedies verständlich sein, daß ein sonst moralisch wohlgesonnenes Individuum gegenüber den wichtigsten Problemen der Medizinethik hilflos bleiben muß, wenn es nicht Antworten auf Fragen kennt wie: »Was ist menschliches Leben?«, »Was ist eine Person?«, »Wann liegt ein Interesse an Leben vor?«, »Wann will jemand leben/sterben?«, »Wann stirbt jemand?«, »Wann ist er gestorben?« etc. Die zentralen medizinethischen Probleme sind solche, bei denen unklar ist, ob und wie ein Mensch in einem bestimmten Zustand oder ein Wesen mit unklarem menschlichen Status von unserem üblichen System moralischen Urteilens erfaßt wird. Und die Unklarheit resultiert vorrangig aus der problematischen Zuschreibung mentaler und psychischer Eigenschaften, kognitiver wie volitionaler; sie aufzuhellen ist Sache einer begrifflich-empirischen, weniger einer direkt moralischen Analyse. Die Philosophie ist für solche Analysen deshalb besonders gerüstet, weil sie mit der Zuschreibung mentaler und psychischer Eigenschaften in ihren wichtigsten Disziplinen seit jeher zu tun hat. Zwischen Philosophie und der Diskussion von Grenzfragen in der ›angewandten‹ Ethik besteht also keineswegs ein bloßes ›Anwendungsverhältnis‹. Schwierige Entscheidungen, was schon oder noch ein Mensch oder eine Person ist, erhellen vielmehr auch die meist nur am ›normalen‹ menschlichen Leben gewonnenen philosophischen Theorien über Personen, Bewußtsein, Interessen, Erkennen, Willensfreiheit, usw. Diese Theorien werden bei der Konfrontation mit Lebensbeginn und -ende selbst einer Prüfung unterzogen, die sie nicht immer überstehen.

Die soweit geschilderte Methode der angewandten Ethik mag einleuchten, leider ist sie nicht ausreichend. Möglicherweise lassen sich manche Begriffe nicht moralunabhängig klären; möglicherweise sind sie mit gegensätzlichen moralischen Lösungen verträglich; möglicherweise sind auch unsere stärksten moralischen Ansichten, werden sie in einen kohärenten Zusammenhang gebracht, untereinander nicht vereinbar. Einige von ihnen müssen dann aufgegeben werden – oder aber das Ideal der Kohärenz. In der Moralphilosophie und der angewandten Ethik manifestieren sich solche Grenzen einer reinen Konsistenzmethode vor allem anhand des Gegensatzes zwischen *deontologischen* und *konsequentialistischen* (oder *teleologischen*) Intuitionen und Theorien. Unsere Alltagsmoral enthält bzw. gibt Anlaß für beide. Obwohl nicht direkt vereinbar, ist soweit auch nicht völlig geklärt, in welchem Ausmaß sie einander ausschließen. Es ist nicht möglich, diesen Konflikt im Rahmen dieses Bandes genauer zu verfolgen, aber viele der hier dokumentierten Diskussionen steuern zu ihm Material bei. Ich werde nach einem Blick auf die Abtreibungsfrage hierauf wieder zurückkommen (siehe Abschnitt 7).

1. Abtreibung: der gegenwärtige Konflikt

Zu Beginn der siebziger Jahre kam in den meisten westlichen Ländern eine Reform der bestehenden Abtreibungsgesetze in Gang, so auch in der Bundesrepublik und in den USA. Ähnliche Entwicklungen führten in diesen Ländern innerhalb einiger Jahre zu einer mehr oder weniger weitreichenden Reform des Strafgesetzes, was in der Regel die bedingte Freigabe der Abtreibung während eines bestimmten Zeitraums der Schwangerschaft bedeutete. Die bis heute gültige Entscheidung des Obersten Gerichts in den USA wurde 1973 gefällt[1], während in der Bundesrepublik die sogenannte Indikationenlösung im Februar 1976 in Kraft trat, nachdem das Bundesverfassungsgericht die von der SPD/FDP-Koalition zunächst vorgesehene Fristenlösung 1975 zurückgewiesen hatte.[2] Die ›Indikationenlösung‹ räumt die Freigabe der Schwangerschaft während der ersten drei Monate unter bestimmten ›Indikationen‹ ein, vor allem auch der häufig in Anspruch genommenen ›sozialen Indikation‹. In den USA und der BRD war die Phase dieser Strafrechtsreform von einer umfassenden öffentlichen Debatte begleitet.

Ein wesentlicher *Unterschied* zwischen diesen Debatten liegt aber darin, daß in der amerikanischen Diskussion Philosophen eine wichtige Rolle spielten, während die deutsche vorrangig von Politikern, Juristen und, sofern überhaupt von Ethikern, von Moraltheologen bestritten wurde. Damit soll nicht behauptet werden, amerikanische Philosophen hätten die Gesetzgebung erkennbar beeinflußt. Öffentliche Wirksamkeit kann sich aber auch auf andere Weise manifestieren. Und möglicherweise hatte die umfassende Diskussion unter Philosophen zur Abtreibung, die in den USA zu Beginn der siebziger Jahre einsetzte und bis heute breit geführt wird, Auswirkungen auf die öffentliche Meinungsbildung. Im Gegensatz dazu war die ethische Diskussion in der Bundesrepublik während der siebziger Jahre nicht besonders tiefgreifend und in den achtziger Jahren nur noch von vordergründigen Interessen geleitet, so daß schon von daher verständlich wird, warum sich grundsätzliche moralische, rechtliche und politische Fragen 15 Jahre nach der Abtreibungsreform erneut stellen.[3] Durch die neuen Reproduktionstechniken kommt weiterer Konfliktstoff hinzu. Aber die politisch aktuellen Konflikte entspringen doch viel mehr der üblich gewordenen Abtreibungspraxis, vor allem ihrem zahlenmäßigen Umfang. Gemessen an der Zahl von Abtreibungen ist die Zahl von *In-vitro*-Fertilisations-Behandlungen (›IVF‹) vergleichsweise gering, ihr Ziel ist auch nicht eindeutig auf Töten ausgerichtet.[4] Daß der politische Kompromiß der Indikationenlösung und ihrer mancherorts weiten Auslegung für viele Abtreibungsgegner unerträglich scheint, resultiert nicht zuletzt daraus, daß sie keine *Argumente* auf seiten der Befürworter sehen, und dies liegt sicher auch daran, daß die Befürworter von Abtreibung ihre Einstellung, wenn überhaupt, meist ethisch äußerst schwach verteidigen.

Die Standardargumente auf seiten der Befürworter sind entweder das *Notwehr-* oder das *Autonomieargument* oder eine Kombination beider. Das erste sagt, daß Frauen das Recht auf Notwehr haben sollten, um ihr Leben zu schützen, auch auf Kosten eines anderen Lebens. Das zweite lautet, daß es sich bei Schwangerschaft um einen privaten Vorgang handelt, über den zu bestimmen allein Sache der Frauen ist. Beide sind in dieser Form wenig überzeugungskräftige und grundsätzlich defensive Argumente. Sie stellen nicht in Frage, daß Föten ein Kindern und Erwachsenen vergleichbares Lebensrecht haben – stellen also *gerade nicht* in Frage, was die Abtreibungsgegner als ihren wesentlichsten Einwand ansehen.[5] Wird diese grundsätzliche Annahme *nicht* bestritten, wirken die zitierten Argumente überzogen und unglaubwürdig. Entweder müßten (nach dem ersten Argument) wirklich alle Abtreibungsentscheidungen als Konflikte zwischen dem Leben der Schwangeren und des Fötus angesehen werden, und das widerspricht ganz offenkundig der herrschenden Abtreibungspraxis. Eine problematische Berufs-, Ausbildungs- oder Partnersituation gilt vielen Ärzten als hinreichende ›soziale Notlagenindikation‹. Oder Frauen reklamieren (nach dem zweiten Argument) für sich einzigartige Fähigkeiten oder einzigartige Rechte, die ihnen allein als Frauen zukommen. Die Schwierigkeit hierbei liegt in der Begründung und Einschätzung des Ausmaßes dieser Rechte. Warum, vor allem, sollten solche Rechte auf die Zeit der Schwangerschaft begrenzt sein? Erwachsene Kinder zu betreuen kann unter bestimmten Umständen beschwerlicher sein als eine Schwangerschaft auszutragen – darf man solche Kinder dann ebenfalls töten? Die verbreiteten Rechtfertigungen der Abtreibungsbefürworter scheinen egoistisch, unmenschlich oder heuchlerisch, und es muß nicht verwundern, daß sie bei den Gegnern in hohem Grad Empörung auslösen. Da ein großer Teil von Frauen und Männern auf Abtreibung aber nicht verzichten will, bleibt der Konflikt bestehen.

In dieser Situation ist es von Vorteil, die angelsächsische Diskussion über Abtreibung zur Kenntnis zu nehmen. Damit soll nicht behauptet werden, daß dies den Konflikt zwischen Abtreibungsgegnern und -befürwortern zu schlichten imstande wäre. Diese Diskussion kann aber nachhaltig belegen, daß auf seiten der Abtreibungsbefürworter *stärkere* Argumente im Spiel sind als die eben geschilderten und daß demgegenüber die Ablehnung von Abtreibung nur entweder über religiöse Einstellungen oder bestimmte säkulare Wert- oder Gefühlshaltungen rechtfertigbar ist. Diese religiösen und areligiösen Einstellungen zu besitzen muß nicht unbedingt irrational sein; aber sie können anderen gegenüber nicht intersubjektiv zwingend dargelegt werden, sofern diese sie nicht schon teilen. Da solche Einstellungen außerdem rational (durch Argumente) kaum veränderbar sind, ist der Konflikt selbst rational schwer aufzulösen. Ihn genauer zu verstehen könnte aber dazu führen, daß die streitenden Parteien füreinander ein größeres Maß an Toleranz aufbringen (siehe auch unten, Abschnitt 12).

2. Eine Diskussion zur Abtreibung

Eine moralphilosophische Diskussion zur Abtreibung, die eine ethische Beurteilung von Abtreibung im Rahmen der üblichen Moral gewinnen will, sollte sich dem *zentralen Streitpunkt* zuwenden: *ob* (in einer Formulierung) *dem Fötus dasselbe Lebensrecht zukommen sollte wie Erwachsenen.* Hierzulande wird meist die Formulierung bevorzugt: »Wann beginnt menschliches Leben?« Wie die Diskussion zur Abtreibung gezeigt hat, sind Begriffe wie »menschliches Leben«, aber auch die Formulierung der Frage als eine nach Rechten, selbst ein wesentlicher Bestandteil des eigentlichen Problems. Als vielleicht neutralste Formulierung ist deshalb vorzuziehen: »Welchen *moralischen Status* haben Föten?«, wobei »moralischer Status« offenläßt, ob man sich im weiteren der Begriffe des Rechts, der Pflichten, des Werts etc. bedient. (Auf diese Frage haben verschiedene Autoren unterschiedliche Antworten gegeben, wobei sie die Frage selbst unterschiedlich rekonstruierten.) Ein Blick auf die Literatur zeigt, daß es im wesentlichen *vier verschiedene Alternativen* sind, die verfolgt wurden. Die philosophische Abtreibungsdebatte, die im ersten Teil dieses Bandes anhand der einflußreichsten Arbeiten dokumentiert wird, läßt sich deshalb durch diese vier Arten von Argumenten im wesentlichen erfassen. Stichwortartig könnte man sie nennen:
(a) ›Umgehungsargumente‹
(b) ›Speziesargumente‹
(c) ›Potentialitätsargumente‹
(d) ›Personen-‹ oder ›Interessenargumente‹.
Diskussionen über die moralische Qualität von Abtreibung beziehen sich häufig auf die tatsächlichen und moralischen Eigenschaften von Föten, und genau in diesem Punkt scheint es schwierig oder ausgeschlossen, zu einer Einigung zu kommen. ›Umgehungsargumente‹ versuchen, Abtreibung *unabhängig* von der Statusfrage zu beurteilen; alle übrigen Argumentationen unterstellen dagegen, das sei, wenn auch wünschenswert, so doch unmöglich. Mit ›Speziesargument‹ ist der direkte Versuch gemeint, Abtreibung als moralisch falsch einzustufen, weil Föten Angehörige der *menschlichen Spezies* sind. ›Potentialitätsargumente‹ verweisen auf die *potentiellen Fähigkeiten* von Föten oder die Eigenschaft, sich zu einem menschlichen Erwachsenen zu entwickeln.

Demgegenüber orientieren sich ›Personen-‹ oder ›Interessenargumente‹ an der Frage, ob Föten *Personen* sind bzw. ob sie ein *Lebensinteresse* haben. Zwischen diesen letzteren beiden Fragen besteht Abhängigkeit, oder es sind sogar nur alternative Formulierungen derselben Frage. Betrachten wir diese einzelnen Argumente genauer.

3. Recht auf Selbstverteidigung

In dem vermutlich berühmtesten Beitrag zur Abtreibungsdiskussion hat Judith Thomson in Frage gestellt, was gewöhnlich überhaupt nicht als begründungsbedürftig angesehen wird: daß Abtreibung in der Regel moralisch verboten sein sollte, wenn dem Fötus ein vergleichbares Lebensrecht zukommt wie Erwachsenen (mit Ausnahmen von Konflikten, bei denen das Leben der Schwangeren bedroht ist). Thomson bezweifelt zwar, daß Föten ein Lebensrecht zukommt, aber sie hält es der bekannten Schwierigkeiten wegen für vorteilhafter, *die Frage des fötalen Lebensrechts ganz auszuklammern.* Und zum Erstaunen vieler hat sie in ihrem 1971 veröffentlichten Aufsatz (siehe Thomson) eine detaillierte und besonders erfindungsreiche Argumentation vorgelegt, die zu einer weitgehend liberalen Behandlung von Abtreibung führt – ganz anders als sonst bei dieser Prämisse. Die Herausforderung durch Thomsons Artikel liegt nicht nur im scharfsinnigen Gebrauch von Beispielen, sondern gerade auch in dieser überraschenden Wendung. In der gesamten einschlägigen Literatur liefert sie sicher die stärksten Verteidigungsmittel für die bereits erwähnte populäre Berufung auf Notwehr und Autonomie seitens der Abtreibungsbefürworter. Schon um die Reichweite dieser Populärgründe zu prüfen, lohnt sich das Studium ihres Artikels.

Thomsons Überlegung kombiniert im wesentlichen zwei Teilschritte. Zuerst verdeutlicht sie anhand des inzwischen sehr bekannten Beispiels eines vom Tod bedrohten Geigers, daß ein erweitertes Maß an Hilfe gegenüber anderen, vor allem Fremden, nicht zum moralisch Gebotenen gehört. Dabei ist zwischen verschiedenen Formen der moralischen Einstellung zu unterscheiden. Für die Abtreibungsfrage sollte man sich nach Thomson an der durchschnittlich verbreiteten Einstellung eines ›minimal anständigen Samariters‹ orientieren, nicht etwa an außergewöhnlichen oder heroischen Einstellungen. Eine Person mit durchschnittlicher moralischer Einstellung würde die dem erwähnten Geiger gegenüber erforderliche Hilfe als außergewöhnlich empfinden und somit *nicht* erbringen, auch wenn der Geiger dadurch stirbt. In einem zweiten Schritt versucht sie die Überlegungen zum Geiger-Beispiel auf die Situation der Schwangerschaft zu übertragen und berücksichtigt dabei auch die meisten der naheliegenden Gegeneinwände. Dabei zeigt sich ihrer Meinung nach, daß der Fötus, auch wenn er dasselbe Lebensrecht hat wie ein Erwachsener (wie der Geiger), ebensowenig wie der Geiger *bereits allein dadurch* auch ein Recht hat auf alle Hilfe, die zu seiner Lebenserhaltung nötig ist. Wie im Beispiel des Geigers hängt es von Einzelbeurteilungen ab, unter welchen Umständen Abtreibung berechtigt ist oder nicht. Im Gegensatz zur Position der Abtreibungsgegner ist ihrer Meinung nach Abtreibung aber auch dann erlaubt, wenn bereits weniger gewichtige Interessen der Schwangeren auf dem Spiel stehen als ihr Leben; nur kapriziöse Gründe wie der, einen Urlaub nicht verschieben zu wollen, sind nicht hinreichend. Thomson gibt keine allgemeine Regel für berechtigte Abtreibung, sondern verweist auf Einzelentscheidungen; die Bemerkungen am Ende des Artikels unterstützen aber doch eher eine liberale Haltung.

Vermutlich kein Aufsatz in der neueren angelsächsischen philosophischen Literatur wurde so häufig und detailliert diskutiert wie dieser. (Hierzulande stößt er nach meiner Erfahrung eher auf Kopfschütteln.) Deshalb ist es völlig unmöglich, einen vollständigen Überblick zu allen Reaktionen zu geben, die er ausgelöst hat. Wie leicht vorstellbar, regt allein das Geiger-Beispiel zu zahlreichen Einwänden, Variationen, Vergleichen etc. an. Niemand hat meines Wissens explizit verteidigt, daß dem Geiger gegenüber eine (starke) moralische Verpflichtung besteht; alle Einwände bezogen sich vielmehr auf die Vergleichbarkeit dieses Beispiels mit einer Schwangerschaft. Zur Kritik von Thomson wurde erstens auf *generelle* Unterschiede hingewiesen, wie man für jemandes Tod verantwortlich sein kann, und zweitens wurde die *spezielle* Verantwortung bei Abtreibung hervorgehoben (siehe auch Tooley 1983, S. 40-49).

Wenn man sich von dem Geiger abkoppelt, an dessen Blutkreislauf man angeschlossen wurde, so verursacht man zweifellos seinen Tod. Man läßt ihn sterben, denn man unterläßt es, ihm (weiter) zu helfen. Wenn es auch moralisch erlaubt ist, jemand sterben zu lassen, für den man sonst keine weitere Verantwortung trägt, so ist es damit noch nicht erlaubt, ihn zu töten. Brody (1975, S. 27-30) hat auf diesen Unterschied zwischen *Töten* und *Sterbenlassen* hingewiesen, in der Absicht, das Geiger-Beispiel als irreführend zu erklären (siehe ähnlich Foot, S. 205; 1984). Bei Abtreibung tötet man den Fötus, während man den Geiger sterben läßt. Und ein unschuldiges menschliches Wesen töten ist niemals erlaubt. Der hier angeführte Unterschied wird für zahlreiche Probleme in der Medizinethik als relevant angesehen (vor allem auf dem Hintergrund des absoluten Tötungsverbots), seine Relevanz ist aber zugleich umstritten (siehe auch unten, Abschnitt 7 und 10). Im vorliegenden Fall scheint der Hinweis zumindest nicht alle Abtreibungen auszuschließen: man kann (prinzipiell) den Fötus ebenso unbeschädigt aus dem Uterus entfernen und sterben lassen, wie man sich vom Geiger abkoppelt und ihn dadurch sterben läßt. Also wäre Abtreibung dieser Art erlaubt.

Ein anderer Einwand bestand darin, daß ein Sich-Abkoppeln vom Geiger ein *indirektes Töten* darstellt, Abtreibung hingegen ein *direktes* (Finnis 1973). Diese Unterscheidung beruht auf einem Prinzip, das gewissermaßen das Kernstück der traditionellen Abtreibungsdiskussion bildet, dem ›Prinzip der Doppelwirkung‹ (siehe genauer unten, Abschnitt 7). Im Augenblick mag ausreichen, daß gerade in dem von Thomson inszenierten Vergleich der von Finnis beanspruchte Unterschied schwer durchzuhalten ist (siehe auch Thomsons Antwort auf Finnis: Thomson 1973). Wieso wäre das Auslösen von Wehen, in deren Verlauf der Fötus (vor Erlangen von Überlebensfähigkeit) geboren wird, nicht ebenfalls indirektes Töten? Wenn indirektes Töten beim Geiger erlaubt ist, wieso dann nicht auch bei Abtreibung dieser Art? Eine genauere Diskussion führt hier zu einer Bewertung des Prinzips der Doppelwirkung, das gerade auch zwischen Thomson (1973, S. 151 ff.) und Finnis (1973) oder Foot (1984) strittig ist.

Thomsons Aufsatz wurde in der Regel als radikale Auslegung des *Rechts auf Notwehr* für Schwangere verstanden. Keine andere Rechtfertigung von Abtreibung scheint ja traditionellerweise möglich, wenn dem Fötus uneingeschränkter Personenstatus zugestanden wird. Kritiker waren an diesem Punkt der Meinung, daß die Berufung auf Notwehr nicht Thomsons weite Auslegung zuläßt (Finnis 1973, S. 142; Brody 1975, S. 26-30; Feinberg 1980, § 7; Davis 1984a), aber auch, daß Thomson besser getan hätte, die Notwehr-Argumentation durch eine Berufung auf die *spezielle Beschaffenheit* der Beziehung Schwangerer/Fötus zu ersetzen (Davis 1984a). Eine nochmals veränderte Argumentation ist übrigens in der deutschen ›Indikationenregelung‹ enthalten, die nicht in einem Recht auf *Notwehr*, sondern einem Recht in *Notlage* gegründet ist.

Bei Fällen, in denen durch die Schwangerschaft das Leben der Schwangeren nicht bedroht ist, scheint zusätzlich ins Gewicht zu fallen, daß Schwangere meist in gewissem Maß für die Schwangerschaft *verantwortlich* sind. Auch Thomson greift diesen Einwand auf (S. 119f., 127f.) und versucht ihn so zu entkräften, daß sie als direkte Analogie zuerst Schwangerschaft durch Vergewaltigung anführt und dann bezweifelt, es könne ein signifikanter Unterschied zwischen dieser und der üblichen Schwangerschaft aufgezeigt werden. Aber nicht nur ist ihr Einbrecher-Vergleich in diesem Zusammenhang eigenartig, denn der Fötus ist ein ›unschuldiges‹ Wesen (siehe Finnis 1973, S. 142); auch geht ihr Ergebnis, Verantwortung ganz abzulehnen, sicher zu weit (siehe Warren 1973). Zwei Punkte für die Klärung moralischer Verantwortung sind dabei besonders wichtig. Einmal: inwieweit muß (wie Thomson meint) Verantwortung explizit übernommen oder akzeptiert werden von seiten derjenigen, deren Verantwortung in Frage steht (siehe ähnlich wie Thomson Smith 1983; kritisch Davis 1983)? Zum andern: ist man auch oder ebenso verantwortlich für *Unterlassungen* wie für ein *Tun* (siehe hierzu Kleinig 1976; Mack 1980; Harris 1980)? Wenn hier zumindest für bestimmte Situationen Symmetrie bestünde (siehe Harris), wäre man für Abtreibung auch dann verantwortlich, wenn man sie als Unterlassen einer Hilfe beschreibt, statt als Töten. Soweit liegt keine unumstrittene allgemeine Analyse moralischer Verantwortung vor, aber es scheint doch klar, daß bei einer durchschnittlichen Schwangerschaft Verantwortung in weit höherem Ausmaß eine Rolle spielt als im Geiger-Beispiel. Somit hat sich am Ende die ›Umgehungs‹strategie schon deshalb nicht als erfolgreich erwiesen, weil sie an die Stelle des Statusproblems mindestens ein ebenso schwieriges setzt: allgemein genauere Kriterien für moralische Verantwortung zu finden und auf Abtreibung überzeugend anzuwenden.

Im weiteren Kontext, in dem Thomsons Artikel diskutiert wird, spielen auch zwei andere, untereinander verbundene Punkte eine wichtige Rolle. Einmal die generelle Frage, innerhalb welcher *Art von Ethik* man die Abtreibungsfrage zu entscheiden sucht. Thomsons Argumentation ist eingebettet in eine Ethik moralischer *Rechte*.[6] Ob die Ethik überhaupt Rechte begründen kann bzw. ob sie gegenwärtig dazu in der Lage ist, ist umstritten. Vor allem Utilitaristen sehen hier große Schwierigkeiten (siehe Hare, S. 133 f.; Singer 1979, S. 159), aber auch Thomson selbst. Andere, die Rechte für unverzichtbar halten, wollen ihnen nur beschränkte Geltung innerhalb sozialer Beziehungen einräumen. Besonders moralische Fragen zur Schwangerschaft und zur Beziehung Schwangerer/Fötus scheinen ihnen in einer Rechtsethik nicht angemessen erfaßt (siehe Harrison 1983; Whitbeck 1983; Hursthouse 1987, Kap. 1). Solche feministischen Kritikerinnen sehen (teilweise in Anschluß an Carol Gilligans bekannte These von den ›geschlechtsspezifischen Moralen‹) viele Ziele ihrer Position im Rahmen einer Rechtsethik nicht einholbar. Offensichtlich überschneidet sich hier die generelle Frage, welche Ethik man verteidigen will, mit unterschiedlichen Ansichten zur *Schwangerschaft als sozialer Beziehung* oder als Ereignis innerhalb der *Lebensplanung*. Tooley schildert, den ›harten Feminismus‹ Thomsons nur wenig radikalisierend, den Fötus als »Parasit« (S. 173), der unerwünscht in den Körper der Frau eindringt. Auf der anderen Seite bleiben die Vertreterinnen einer ›weichen feministischen Position‹ (wie Hursthouse oder Whitbeck) verhältnismäßig vage in der Frage, wie sie den Fötus sehen.

Wieso ist die Art der sozialen Beziehung zum Fötus überhaupt moralisch relevant? Feministinnen unterstellen manchmal, daß der moralische Status nur über die soziale Beziehung zu bestimmen ist (siehe Whitbeck 1983, S. 256; ähnlich Engelhardt 1975; 1982; 1983). Oder sie versuchen zu argumentieren, daß der moralische Status nur innerhalb eines Entwurfs des ›guten Lebens‹ geklärt werden kann (Hursthouse). Mir scheinen diese Thesen, normativ gesehen, überstrapaziert, so zutreffend sie deskriptiv sind. Vor allem bieten vorgegebene oder gewählte soziale Beziehungen oder Sichtweisen keine geeignete normative Grundlage, um über die Statusfrage zu entscheiden. Feministische oder allgemein psychologisierende Ansätze stehen hier in Gefahr, moralische Prämissen unausgesprochen einzuführen und die moralische

Frage willkürlich und unbegründet zu entscheiden. Überstrapaziert scheint auch die generelle Ablehnung einer auf Konflikte gerichteten Moral und Ethik: ohne Interessenkonflikt zwischen Schwangerer und Fötus gäbe es sicher keine Abtreibungen. Und wäre der Fötus das eindeutige Gegenteil eines Parasiten, würde man ihn dann töten?

Alles in allem gilt Thomsons Umgehungsversuch inzwischen weitgehend als gescheitert. Ihre Argumentation wäre nur auf der Grundlage einer minimalistischen Rechtstheorie durchzuhalten, die kaum jemand in der Ethik für ausreichend hält. Dennoch hat sich der Versuch schon deshalb als fruchtbar erwiesen, weil er, wie dieser Überblick vielleicht zeigt, Anstoß war für die weitere Entwicklung genereller Theorien moralischer Rechte und moralischer Verantwortung, wie auch für deren Anwendung auf die Schwangerschaft. Daß Thomsons Lösung nicht ohne eine extreme, sicher nur von wenigen geteilte Auffassung persönlicher Autonomie zu erzielen ist, verdeutlicht außerdem die Unausweichlichkeit der Klärung des moralischen Status für die Abtreibungsfrage.

Ich sprach unter (a) von Umgehungsargumenten *im Plural*, denn auch andere Alternativen sind denkbar. Häufig wird beispielsweise damit argumentiert, in der Entwicklung von der befruchteten Eizelle zum Kind sei kein ›signifikanter Einschnitt‹ auszumachen (siehe Wertheimer 1971; zur Kritik Tooley 1983, S. 169-171). Träfe das zu, wären Eizelle und Kind notgedrungen als moralisch gleichrangig zu behandeln, gerade weil der moralische Status von Föten nicht entscheidbar ist. Solche Folgerungen aus einer Skepsis gegenüber der direkten moralischen Beurteilung von Föten tauchen in der Abtreibungsdiskussion immer wieder auf (siehe zum Beispiel die Kontroverse Warnock-Lockwood) und sind nur konstruktiv zu widerlegen: durch tatsächlichen Aufweis eines moralisch relevanten Einschnitts.

4. Spezieszugehörigkeit

Das bei weitem beliebteste Argument der Abtreibungsgegner auch hierzulande lautet, Föten zu töten sei falsch, weil es sich bei ihnen um ›menschliches Leben‹ handelt. Kaum ein Politiker greift auf diese Formulierung nicht zurück. Viele sind der Meinung, daß es sich um eine rein biologische und damit naturwissenschaftlich konstatierbare Eigenschaft handelt. Nun ist aber vor allem unklar, was sich genauer hinter dem Begriff »menschliches Leben« verbirgt. Sumner (1974) hat drei Bedeutungen unterschieden: die *Spezies-*, *Normalitäts-* und *Entwicklungsbedeutung*. »x ist ein Exemplar menschlichen Lebens« kann heißen »x gehört der menschlichen Spezies an«, »x hat die für Menschen normalen Eigenschaften« oder »x ist hinreichend entwickelt«. Im Sinn der Abtreibungsgegner wäre die Speziesbedeutung vorzuziehen, denn Spezieszugehörigkeit ist genetisch festgelegt, und der Fötus ist deshalb von Befruchtung ab Angehöriger der Spezies Mensch. Hingegen ist nicht nur offen, wann Normalität oder hinreichende Entwicklung vorliegt; beides wird auch erst irgendwann im Verlauf der Schwangerschaft eintreten oder feststellbar sein. Die zweite und dritte Bedeutung führen also kaum zu einem strengen Abtreibungsverbot. Verschärft wird diese Tendenz, wenn unter »menschlichem Leben« soviel wie »menschliche Person« verstanden wird, eine spezielle Version der zweiten oder dritten Bedeutung (Singer 1979, S. 104 f., 161). Es dürfte äußerst schwierig sein, bereits in Föten Personen zu sehen.[7] Doch was ist gegen das Kriterium der Spezieszugehörigkeit einzuwenden?

Daß dieses Kriterium heute unter Philosophen jede Überzeugungskraft verloren hat, geht vor allem auf die Kritik von Tooley und Singer zurück, die inzwischen fast allgemein akzeptiert wird. Beide (Tooley, S. 171; 1983, Kap. 4; Singer 1975, Kap. 1; 1979, Kap. 3; ähnlich Glover 1977, S. 121; Sumner 1981, S. 89-106; Kuhse, S. 88 f.; Lockwood, S. 251 f.; nicht hingegen Warnock, S. 226 f.) haben darauf hingewiesen, daß die Spezieszugehörigkeit *allein* – nämlich unabhängig von den aktuellen Eigenschaften und Fähigkeiten eines individuellen Exemplars der Spezies – moralisch nicht relevant sein kann. Singer hat dies insbesondere im Kontext seiner Arbeiten zur Tierethik gezeigt, denn gerade bei der Rechtfertigung grausamster Praktiken gegenüber Tieren führen wir Menschen nicht selten ins Feld, daß die Praktiken *Tieren* gelten und nicht Menschen, ungeachtet dessen, daß Tiere teilweise ganz ähnliche Eigenschaften und Interessen haben. Diese Art ›speziesistischen‹[8] Argumentierens würde noch offenkundiger, wenn wir intelligenten Außerirdischen begegneten. Daß diese dann nicht der menschlichen Spezies angehören, kann kein relevanter Grund sein, sie von den moralischen Geboten nicht erfaßt zu sehen.

Damit wird sichtbar, daß mit der Berufung auf Spezieszugehörigkeit eigentlich die Berufung auf *Eigenschaften und Fähigkeiten* gemeint ist, die Menschen haben, aber nicht unbedingt nur sie und nicht unbedingt alle Menschen: Eigenschaften wie Intelligenz, Bewußtsein, Sprache, Gefühle, Interessen, Handlungsfähigkeit, etc. Das Speziesargument löst sich damit als einfache und direkte Beantwortung des Abtreibungsproblems auf, denn es kommt jetzt darauf an, *bestimmte* Eigenschaften anzugeben und ihre moralische Relevanz für das Tötungsverbot nachzuweisen.

Einen Versuch, ein Argument mit Hilfe der Entwicklungsbedeutung von »menschliches Leben« zu formulieren, hat Becker (1975) unternommen. In der populären Diskussion werden oft Hinweise vorgebracht wie die, daß Föten von einem bestimmten Zeitpunkt ab menschliche Gestalt, Arme, Beine, Gesicht, etc. entwickeln, wobei aber ungeklärt bleibt, warum sie deshalb menschliche Wesen sind. Becker versucht grundsätzlich ähnlich, ebenfalls im Sinn eines rein biologischen Kriteriums, einen Zeitpunkt anzugeben, an dem ein Übergang vom *Werden* zum *Sein* eines menschlichen Wesens stattfindet. Seiner Meinung nach kann man erst bei entsprechender Ausdifferenzierung von Skelett und Organen von einem Menschen sprechen, und letzteres ist beim Fötus erst etwa mit Beginn des achten Monats abgeschlossen (Becker 1975, S. 345). Ein solcher Vorschlag ist aber kaum überzeugend. Warum soll die anatomische Definition für ›menschliche Wesen‹ ausreichend sein, sind Menschen ›wesentlich‹ Körper mit bestimmten Organen? Dürfte man ein bewußtseinsfähiges menschliches Wesen töten, wenn bestimmte seiner Organe unterentwickelt sind oder fehlen? Diesen entscheidenden Punkt läßt Becker unbeantwortet. Analoge Einwände gelten für beliebige rein biologische Kriterien.[9]

Nicht selten wird die Eigenschaft, ein ›menschliches Wesen‹ zu sein, mit der Eigenschaft identifiziert, die die meisten Föten auszeichnet: sich unter bestimmten Bedingungen zu menschlichen Erwachsenen *zu entwickeln.* Oft wird eine der genannten drei Bedeutungen mit der Eigenschaft, ›potentiell ein Erwachsener zu sein‹, kombiniert (so bei Devine 1978, S. 100-105, oder Moraczewski 1983; kritisch Sumner 1981, S. 96-106). Gegenüber einer solchen verunklarenden Huckepackstrategie scheint es ein Vorteil, ›Menschsein‹ und ›potentiell ein Erwachsener sein‹ in ihrer moralischen Bedeutung voneinander getrennt zu bewerten. Potentialität sollte, wenn überhaupt, für sich allein relevant sein; denn daß das Tötungsverbot für erwachsene Menschen gilt, kann als unstrittig unterstellt werden. Wie verhält es sich nun – wenn dic bisherigen Vorschläge, menschliches Leben per se als moralisch relevant auszuweisen, nicht erfolgreich waren – mit Potentialität?

5. Potentialität

Die Überlegung ist zunächst durchaus einleuchtend, daß die Eigenschaft des Fötus, zu einem Baby und dann einem menschlichen Erwachsenen heranzureifen, das Potential zu Bewußtseinsfähigkeit, Intelligenz, etc., *irgendwie* einen Unterschied machen sollte.[10] Wenn Potentialität der wesentliche Gesichtspunkte wäre, gälte das Tötungsverbot mit gleicher Dringlichkeit von Befruchtung ab, wie es für erwachsene Menschen gilt, denn bereits die befruchtete Eizelle ist potentiell ein Erwachsener. Bei genauerer Betrachtung fällt aber auf, daß Verfügen über potentielle Eigenschaften in keinem anderen Fall automatisch entsprechende Rechte nach sich zieht. Zu diesem Zweck wird von den Kritikern oft darauf hingewiesen, daß weder potentielle *empirische* Eigenschaften (potentieller Weizen), noch potentielle *normative* Eigenschaften (die Rechte des potentiellen Königs) mit den tatsächlichen Eigenschaften üblicherweise gleichgestellt werden (siehe Hoerster 1989, S. 176). Es müßten also Gründe angegeben werden, warum man die potentiellen Eigenschaften *ebenso* bewerten soll wie die aktuellen. Von den Verteidigern werden meist beide Eigenschaften einfach als gleich wertvoll oder normativ bedeutsam angesetzt.

Eine notorische Schwierigkeit von Potentialitätsargumenten ist dabei, zu erklären, warum sich das Potential der befruchteten Eizelle signifikant vom Potential von Ei- und Samenzelle *vor der Befruchtung* unterscheidet. Gelingt das nicht, wäre auch das Vernichten *un*befruchteter Ei- und Samenzellen dem Töten Erwachsener gleichzustellen; sicher eine *reductio* dieser Art von Argumentation (siehe Singer 1979, S. 166f.). Dieser übliche Einwand wird verschärft durch Beobachtungen im Rahmen der *In-vitro*-Fertilisation (›IVF‹). Wenn beispielsweise Parthogenese, also die Entwicklung des Embryo aus der Eizelle ohne Befruchtung, künstlich ausgelöst werden könnte, hat dann nicht jede Eizelle offenkundig das vollständige Potential in sich? Auch läßt sich nicht ohne weiteres ein signifikanter Einschnitt zum Befruchtungszeitpunkt nachweisen, wenn man Potentialität im Sinn veränderter Wahrscheinlichkeit versteht (siehe Singer/Dawson 1988). Gerade im Kontext von IVF wird auch sichtbar, daß es für die Einschätzung von Potentialitätsargumenten wesentlich darauf ankommt, wie »Potentialität« definiert wird. Um welche Art von Entwicklungsfähigkeit handelt es sich, welche äußeren Bedingungen sollen gegeben sein, was ist als ›normal‹ anzunehmen? IVF zeigt, daß die äußeren Bedingungen für die Potentialität des Fötus viel wichtiger sind, als bisher – einseitig orientiert an natürlicher Befruchtung – angenommen wurde.

Ein Potentialitätsargument besonderer Art stellt die Argumentation Hares dar. Die Goldene Regel (»Was du nicht willst, daß man dir tu', das füg' auch keinem andern zu!«) spielt in Hares Ethik eine zentrale Rolle; und wie auch bei anderen konkreten Entscheidungsproblemen versucht Hare gegenüber Abtreibung ein moralisches Urteil durch Rückgriff auf diese Regel zu gewinnen. Dazu ist in diesem Fall aber nötig, die übliche Formulierung zu erweitern: Wir sollten »anderen gegenüber so handeln ..., wie *wir begrüßen*, daß uns gegenüber *gehandelt wurde*« (Hare, S. 138). Weil man es selbst schätzt, als Fötus nicht abgetrieben worden zu sein, sollte man seinerseits nicht abtreiben. Da die Goldene Regel als unentbehrlicher Teil der Moral gilt, scheint das eine starke Argumentation. Inwiefern handelt es sich um ein Potentialitätsargument, wie Hare betont (siehe S. 142-146), aber eigentlich nicht erklärt? Deshalb, weil die erweiterte Goldene Regel unterstellt, Föten seien wie Personen oder Erwachsene zu behandeln; diese Annahme steckt in der *Asymmetrie* des einseitigen Standpunkttauschs, den nur Erwachsene vornehmen können. Genau diesen Punkt der Berechtigung einer auf *potentielle* Personen erweiterten Goldenen Regel hat Hare über bestimmte Plausibilitätserwägungen hinaus aber nicht begründet (das haben die Kritiker auf verschiedene Weise immer wieder hervorgehoben: siehe Sher 1977; Warren 1977; Roupas 1978, S. 158 f.; Tooley 1983, S. 243-247). Auch seine aktuellere Version derselben Überlegung läßt diesen wesentlichen Punkt unerläutert (siehe Hare 1988 a).

Andererseits scheut Hare nicht davor zurück, sich dem bereits genannten Problem der Grenzziehung bei Befruchtung zu stellen.

Konsequenter als die meisten Vertreter von Potentialitätsargumenten *akzeptiert* er ein Zeugungsgebot, versucht es aber mit zusätzlichen Argumenten so weit abzuschwächen, daß nicht zeugen nicht nur moralisch erheblich weniger gravierend ist als töten, sondern daß sogar eine liberale Haltung zu Abtreibung möglich wird (siehe Hare, S. 145). Dennoch ist es gerade diese Konsequenz, die beispielsweise Richard Brandt für unakzeptabel hält, und sicher nicht er allein. »Hare ... cannot speak for those who were denied a happy existence, and in any case no one has shown it is a bad thing not to exist. It is true that he is glad that he was not prevented from existing. But what would it be like to be a possible person who has been so denied existence?« (Brandt 1989). Hare scheint unbeeindruckt von dieser Kritik und verteidigt die These, bloß möglichen Menschen könne ebenso geschadet werden wie tatsächlich existierenden, auch in seinen letzten Arbeiten (1988 a; 1988 b; 1989). Natürlich ist der Hinweis auf die Unverträglichkeit mit unseren üblichen Intuitionen allein kein Beweisgrund, um diesen Streit zu entscheiden. Aber Hare muß schon mehr als bedenkenswerte Gründe vorbringen, um seine auch unsere Interessen strapazierende These durchzubringen.
Nicht nur des Zeugungsgebots wegen, sondern auch angesichts seiner Argumentation bei mißgebildet geborenen Kindern (S. 374-383), dürften viele Hare für seinen eigenen stärksten Kritiker halten. Wir werden diese letztere Anwendung etwas später genauer betrachten (siehe unten, Abschnitt 11). Möglicherweise wird der Leser sowieso bereits den Verdacht hegen, daß der auf den ersten Blick bedenkenswerte Hinweis auf Potentialität – gerade auch in der von Hare vorgeschlagenen Form – kaum zu einem zwingenden Argument entwickelt werden kann oder daß dies zumindest bisher nicht gelungen ist.

6. Personen – Interessen

Wenn keine der bisherigen Alternativen besonders vielversprechend war, so besteht immer noch die Möglichkeit, nach *aktuellen* moralisch relevanten Eigenschaften des Fötus Ausschau zu halten (›aktuell‹ im Gegensatz zu ›potentiell‹). In der neueren Abtreibungsdiskussion geschah diese Suche vorrangig unter dem Begriff oder Kriterium der *Personalität*. Dieser Zugang liegt deshalb nahe, weil menschliche Personen (meistens eine Umschreibung für normal ausgestattete Kinder und Erwachsene) der Paradigmafall von Wesen sind, denen gegenüber wir moralisch handeln: Moralisches Handeln gegenüber und zwischen Personen ist ein relativ sicherer Ausgangspunkt. Die Abtreibungsfrage könnte dann so geklärt werden, daß man zu entscheiden sucht, ob Föten Personen sind. Über die Abtreibungsproblematik hinaus ist das Kriterium des Personseins insbesondere auch relevant für Definitionsversuche des Todes und für die moralischen Probleme bei Euthanasie.[11] So naheliegend diese Vorgehensweise zunächst scheint, so ist sie bei näherer Betrachtung doch nicht unproblematisch.

Denn erstens ist Skepsis angebracht, ob es wirklich möglich ist, auf nicht-willkürliche und wertneutrale Weise zu definieren, was eine ›Person‹ ist (für skeptische Anmerkungen mit dieser Tendenz siehe Hare, S. 134-136; English 1975; Glover 1977, S. 127; Macklin 1983; Davis 1989). Sehr unterschiedliche, wenn auch in einem Kern oft übereinstimmende Definitionsvorschläge wurden gemacht. Ist »Person« ein rein moralischer (Tooley, S. 159), ein deskriptiver, aber wertgeladener (Hare, S. 135; Warnock, S. 216) oder ein rein deskriptiver Begriff (Tooley 1983, S. 87)? Ist er durch eine insbesondere in Menschen auffindbare ›Struktur‹ festgelegt (Lockwood, S. 246) oder konventionell bestimmt (siehe Engelhardt 1975)? Zu diesen schwierigen Fragen kommt hinzu, daß die Strategie unökonomisch zu sein scheint. Wenn wir unterstellen, daß Personen (*prima facie*) unter das Tötungsverbot fallen, so fielen Föten ebenfalls darunter, wenn sie Personen wären; sind sie aber keine Personen, ist ihr moralischer Status *offen*. Personalität ist ein *hinreichendes* Kriterium für Lebensschutz, aber das Fehlen von Personalität kein ausreichender Grund, das Tötungsverbot aufzuheben.

Manche Philosophen wollen diesen Schwierigkeiten mit einer ›kontraktualistischen‹ Methode begegnen. Nach dieser Methode werden moralische Regeln so begründet, daß sie real oder ideal in einer Gemeinschaft von Akteuren eingeführt werden bzw. in dieser Gemeinschaft eine Mehrheit finden. Da Föten weder an Diskussionen noch an Abstimmungen teilnehmen können, grenzen solche Ansätze Föten entweder schon durch die Wahl der Begründungsmethode aus dem Bereich der Moral aus oder müssen indirekte Konstruktionen bemühen, wie Stellvertreter oder Quasiteilnehmer. Zu welchen Ergebnissen die Kontraktmethode in diesem zweiten Fall führen würde, ist nicht eindeutig, sondern hängt im wesentlichen davon ab, welche Interessen die potentiellen Eltern gegenüber Föten hegen. Bestünde starkes Interesse an Abtreibung während der ersten drei Monate, aber kaum Interesse für die Zeit danach, wäre das Ergebnis, die ersten drei Monate für Abbrüche freizugeben. Angewandt auf das Abtreibungsproblem, ist die Kontraktmethode aber nicht nur deshalb kaum überzeugend, weil der Fötus von vornherein selbst keine ›Stimme‹ hat, sondern auch (was innerhalb dieses Ansatzes wichtiger ist), weil sich die Mitglieder der meisten Gesellschaften uneinig darüber sind, wie sie Föten geschützt sehen wollen. Eine stärker idealisierende Methode müßte deshalb fragen, welche Stellvertreterfürsorge gegenüber dem Fötus rational ist, und diese Frage ist identisch mit den im weiteren geschilderten Überlegungen, die von der Kontraktmethode unabhängig sind.[12]

Betrachten wir also diejenigen Autoren genauer, die mit dem Personenkriterium argumentieren. Der verbreitetste Personenbegriff ist derjenige Lockes, nämlich die Identifikation von Personalität mit der Fähigkeit zu *Selbstbewußtsein.*[13] In die Abtreibungsdiskussion hat sie zuerst und mit rigorosen Konsequenzen Tooley eingeführt; er spricht von der »Bedingung des Selbstbewußtseins« (Tooley, S. 164). Selbstbewußtsein wird von ihm auch so umschrieben, daß ein entsprechendes Wesen über »einen Begriff des Selbst als eines fortdauernden Subjekts von Erfahrungen und anderen mentalen Zuständen verfügt sowie glaubt, daß es selbst eine solche fortdauernde Entität darstellt« (S. 164).

Nun könnte man fragen, warum, wenn dieses Kriterium für eine Person zutreffen sollte, es relevant ist für die Frage des Tötens. Genau an diesem Punkt entsteht oft Verwirrung. Meines Erachtens handelt es sich um *den* zentralen Punkt, der nicht genügend Aufmerksamkeit gefunden hat und den die Arbeit von Tooley und anderen, die ihm folgen, nicht genügend erhellen. Tooley und nach ihm auch Singer haben nämlich weiter mit der *Fähigkeit, zu wünschen* bzw. der Fähigkeit, ein *Lebensinteresse* zu haben, argumentiert (Tooley, S. 165-170; 1983, S. 99-108; Singer 1979, S. 109). Das Argument sagt nicht nur, daß das Tötungsverbot nur gegenüber Wesen mit Lebenswunsch angewandt werden kann und daß Wesen ohne Selbstbewußtsein keinen Lebenswunsch haben können; sondern, oft unausgesprochen, daß man solchen Wesen nicht *schadet*, wenn man sie tötet (siehe hierzu Bassen 1982; Winkler 1984). Nach dieser Überlegung wäre nämlich das vorrangige Kriterium dasjenige des *Lebenswunsches*, nicht das, eine Person zu sein. Die Einführung über Personsein ist also verwirrend und unökonomisch, wenn auch nicht völlig sachfremd, weil über ein Lebensinteresse verfügen für die Definition von Personen wichtig sein kann.[14]

In den Mittelpunkt rückt damit, wie Lebensinteresse bzw. wie generell Interessen *zugeschrieben* werden können. Tooley berücksichtigt zwar eine Reihe von möglichen Einwänden gegen seine starke Forderung der Zuschreibung über Lebenswünsche (Tooley, S. 167-169; 1983, S. 108-122), aber mit deren Entkräftung sind andere Alternativen noch nicht vom Tisch. Angesichts der Bedeutung dieses Punkts steht der große Aufwand, den Tooley auch in seinem Buch dem Personenbegriff widmet, deutlich in Mißverhältnis zum geringen Aufwand, der der Zuschreibung von Lebensinteresse gilt. Die größte Aufmerksamkeit sollte meines Erachtens in Reaktion auf die Herausforderung durch Tooley der Frage gelten, ob »am Leben zu bleiben ist in X' Interesse« auch zugeschrieben werden kann, wenn X über *geringere* als die von Tooley geforderten Fähigkeiten verfügt. Wie bereits erwähnt, ist diese Frage kaum zu klären ohne eine generelle Theorie über Urteile, daß etwas in jemandes Interesse ist (oder daß jemand oder etwas Schaden erleidet). Eine Reihe von Möglichkeiten sind dabei zu studieren. Kann nicht jemand Schaden erleiden, wenn seine Wünsche unerfüllt bleiben, für die Leben Voraussetzung ist, ohne daß er den Lebenswunsch selbst hätte (Bassen 1982; Winkler 1984)? Kann nicht die Existenz von beliebigen Wünschen als objektiv mit zeitlicher Struktur versehen bereits hinreichend sein für Lebensinteresse (Fleming 1987)? Ist Lebensinteresse aus Gründen, die mit der Erklärung des Todes als Übel zu tun haben, nicht vielleicht völlig ungebunden an Wünsche zuzuschreiben (Nagel 1970)? Einige dieser Überlegungen, sowie auch andere (siehe genauer Leist 1989, Kap. 5), deuten übereinstimmend auf das Einsetzen von minimaler Empfindungs- und Bewußtseinsfähigkeit als den Zeitpunkt, von dem aus Lebensinteresse zuzuschreiben *möglich* ist. Zu einem ähnlichen Ergebnis kommt von einem ganz anderen Ausgangspunkt Lockwood (S. 248). Danach würde das Tötungsverbot für Föten etwa mit der Hälfte ihres Entwicklungszeitraums im Mutterleib relevant.

Wer diese Alternative in der Abtreibungsdiskussion verfolgt, wird schnell einsehen, daß sich schwerlich Gründe denken lassen (mit Ausnahme von Potentialität), Lebensinteresse zeitlich *vor* Einsetzen minimaler kognitiver und volitionaler Eigenschaften zuzuschreiben. Wer dennoch gegen dieses Ergebnis angehen will, muß deshalb mindestens eine von zwei Grundthesen widerlegen: entweder die *spezielle* Behauptung, daß über Lebensinteresse verfügen eine notwendige Bedingung dafür ist, Gegenstand des Tötungsverbots zu werden, oder die *allgemeine* Behauptung, die Funktion der Moral sei im Sinn des Schutzes von Interessen hinreichend bestimmt. Die zweite These scheint leichter anzugreifen. Eine Ethik absoluter Gebote oder eine Ethik individueller Werthaltungen wären mögliche Alternativen, allerdings, wie ich bereits zu Beginn andeutete, keine, die zu übernehmen andere in der Gesellschaft rational gezwungen werden können. Umgekehrt scheint eine am Interessenschutz orientierte Ethik innerhalb sonst kontroverser Positionen am ehesten geteilt werden zu können. Hinzu kommt, daß die so weit dargestellte Argumentation nur auf den Fötus direkt bezogen war. Zusätzlich können sekundäre Gründe für ein stärkeres Tötungsverbot bei Föten sprechen.

Das dürfte den meisten vor allem deshalb nötig scheinen, weil beispielsweise Tooleys Argumentation den Zeitpunkt der moralischen Berücksichtigung in die Kindsentwicklung *nach der Geburt* verlegt, also auch Kindstötung mindestens in gewissem Umfang moralisch unbedenklich erscheinen läßt. Bereits eine Argumentation zu publizieren, die dergleichen denkbar werden läßt (siehe auch Tooley 1978; 1983, Teil III), dürfte für viele moralisch höchst anstößig wirken oder zumindest als *reductio ad absurdum* dieser Position. Bevor man sich aber der Empörung hingibt, sollte man beachten, daß selbst dann, wenn Tooleys Argumentation stichhaltig wäre, sie die Anwendung des Tötungsverbots nur unter dem Gesichtspunkt der Folgen für den Fötus diskutiert. Hinzu kommen Überlegungen, die mögliche Folgen einer solchen Abschwächung des Verbots betreffen. Die Vertreter der ›radikal-liberalen‹ Position haben solche zusätzlichen Punkte teilweise beachtet (siehe Tooley 1983, S. 412-416; Kuhse/Singer 1985, S. 135; Hoerster 1989, S. 178), wenngleich es naturgemäß schwierig ist, hierbei zu einem eindeutigen Urteil zu kommen.[15] Die Beachtung von sekundären Folgen für die moralische Beur-

teilung ist, wie wir sehen werden, bei der Einschätzung künstlicher Befruchtung noch dringlicher als bei Abtreibung.
Abtreibungsbefürwortern wird oft als »schizoide Betrachtungsweise« vorgeworfen, daß sie sich »gleichzeitig vehement gegen Tierversuche aussprechen«, aber das »Schutzbedürfnis für das wehrlose Leben im Mutterleib« nicht sehen (Bourmer in: Voss/Voss/Hoffacker 1988, S. 9 f.). Gerade diese Haltung wird im Rahmen des Interessenarguments als völlig konsequent verständlich – umgekehrt scheint die »schizoide Betrachtungsweise« eher auf seiten der Abtreibungsgegner zu liegen, wenn sie zwar gegen Abtreibung stimmen, aber sich gleichzeitig ungerührt über ihr Steak hermachen. Wenn Lebensinteresse *einzig* von kognitiven Fähigkeiten abhängt, kann es durchaus zutreffen, daß manche Tiere eindeutiger ein Lebensinteresse haben als Föten (siehe dazu den provokanten Schluß von Tooleys Artikel, S. 187 f.). Dasselbe gilt für Tiere im Vergleich zu Embryonen (siehe Lockwood, S. 251) sowie auch für Tiere im Vergleich zu Menschen beliebigen Alters, die in ihren geistigen Fähigkeiten schwer geschädigt sind.

7. Die traditionelle und die neue Abtreibungsdiskussion

Obwohl Thomsons Artikel in der neueren Abtreibungsdiskussion große Beachtung gefunden hat, orientieren sich doch die meisten Beiträge am Problem des moralischen Status. Hierin unterscheidet sich diese ›neue Diskussion‹ von der traditionellen über moralische Konflikte im Rahmen der Schwangerschaft, bei denen zwischen zwei als gleichrangig angesetzten Leben – dem von Schwangerer und Kind – entschieden werden muß.[16] Warum dieser Wandel? Ausgangspunkte für mögliche Erklärungen bieten die beiden bisher nicht erwähnten Artikel im ersten Teil dieses Bands (Kuhse, Foot).
Die meisten medizinethischen Konflikte sind Konflikte über das *Tötungsverbot*. Für dieses Verbot gibt es verschiedene Auslegungen, und der Unterschied zwischen ihnen ist besonders bedeutsam für die Probleme der Euthanasie, indirekt auch für Abtreibung. Kuhse formuliert in ihrem Beitrag das Tötungsverbot als ›Prinzip der Heiligkeit des Lebens‹ und unterscheidet eine *absolute* von einer *eingeschränkten* Version. Diese Unterscheidung will den Versuch nachzeichnen, mit dem ein zunächst absolut –

uneingeschränkt – geltendes Tötungsverbot Situationen angepaßt werden soll, in denen es beispielsweise für die Beteiligten kaum erträglich scheint, einen schwerstkranken, im Sterben begriffenen Menschen nicht sterben zu lassen. Das absolute Verbot ist Bestandteil einer insgesamt absolut geltenden Ethik, und die Einschränkung des Gebots soll menschlich gefordertes Verhalten in Extremsituationen moralisch legitimieren. Doch bedarf der Übergang von der absoluten zur eingeschränkten Version einer Rechtfertigung. Verschiedene Rechtfertigungen sind üblich (siehe Kuhse, S. 100; Reichenbach). Die traditionell wichtigsten berufen sich – wie wir in der Kritik zu Thomson sahen – auf den Unterschied zwischen *Tun* und *Unterlassen* oder den Tod *beabsichtigen* und ihn nur *vorhersehen*. Die letztere Unterscheidung knüpft an Thomas von Aquins Rechtfertigung des Tötens in Notwehr an (siehe Mangan 1949; Grisez 1969; Scholz 1976) und wird meist unter dem Titel »Prinzip der Doppelwirkung« diskutiert.
In der neueren Diskussion wird dieses Prinzip nach wie vor anhand zweier gynäkologischer Krisensituationen veranschaulicht, auch wenn die zweite in der medizinischen Praxis kaum mehr vorkommt. Foots Diskussion des Prinzips beginnt mit ihnen. Die eine Situation: der Uterus einer Schwangeren muß entfernt werden, um ihr Leben zu retten (›*Hysterektomie*‹); die andere: der Schädel eines im Geburtskanal feststeckenden Säuglings muß zertrümmert werden, wenn die Schwangere gerettet werden soll (›*Kraniotomie*‹). Dem Prinzip zufolge ist ersteres erlaubt, weil ohne Tötungsabsicht gegenüber dem Fötus (der Fötus stirbt ›nur‹ im Sinn einer *indirekten* Folge), nicht hingegen letzteres, weil es ein absichtliches und *direktes* Töten darstellte. Vielen erscheint dieser Unterschied sophistisch. Foot teilt diesen Eindruck; anders als die Mehrzahl der angelsächsischen Ethiker ist sie aber deshalb noch nicht bereit, den moralischen Gehalt des Prinzips ganz aufzugeben. Vielmehr versucht sie eine Lösung zu finden, nach der wir »die Doktrin der Doppelwirkung verwerfen« können, aber »nicht zu der Folgerung gezwungen sind, daß der Umfang des Übels immer unser Maßstab sein muß« (S. 208).
Nach ihrem Vorschlag ist es nicht der Unterschied zwischen direkter und indirekter Tötungsabsicht, der zählt, sondern ein tiefer liegender, grundsätzlich bekannter, aber in diesem Zusammenhang vor Foot nicht genügend beachteter Unterschied zwischen *negativen* und *positiven* Rechten und Pflichten. Die (›negativen‹)

Pflichten zu unterlassen, jemandem zu schaden, sind ungleich stärker als die (›positiven‹) Pflichten, jemandem zu helfen. Deshalb ist es in Konfliktsituationen, in denen man nur entweder vielen oder wenigen schaden kann (das Trambahn-Beispiel), eindeutig geboten, wenigen zu schaden. Hingegen ist es nicht erlaubt, jemanden zu töten, der sonst leben würde, auch wenn es dem Zweck dient, einige andere zu retten. Mit dem Prinzip der Doppelwirkung ist die Überzeugung verbunden, daß es nie erlaubt ist, jemand direkt und absichtlich zu töten, auch nicht für einen sonst guten Zweck (›Paulinisches Prinzip‹). Und an dieser Überzeugung will Foot unerschütterlich festhalten. Die negative Pflicht, niemandem zu schaden, gilt ihrer Meinung nach nahezu absolut[17] und ist jedenfalls stark genug, um Kraniotomie zu verbieten, wenn das Kind durch Nichtstun am Leben bleibt (S. 210). Nicht der Unterschied zwischen Absicht und Vorhersicht ist relevant, sondern der zwischen starken negativen Pflichten (hier gegenüber dem Baby) und relativ schwächeren positiven Pflichten (hier gegenüber der Mutter).

Foots Artikel hat in der angelsächsischen Literatur nicht nur das Interesse am Prinzip der Doppelwirkung neu entfacht (siehe Davis 1984b; Kuhse 1987, Kap. 3, und die dort zitierte Literatur), sondern ist auch zu einem der Ausgangspunkte einer umfassenderen Kontroverse zwischen deontologischer und konsequentialistischer Ethik geworden (siehe auch die Beiträge in Steinbock (Hg.) 1980; Brody (Hg.) 1988 und Scheffler (Hg.) 1988). Eine konsequentialistische Ethik (wie der Utilitarismus) tendiert in moralischen Konfliktsituationen zu derjenigen Lösung, die das geringere Übel darstellt, wobei ein Übel vor allem auch an der Zahl von Geschädigten gemessen wird. Strikt angewandt würde das aber heißen, daß beispielsweise ein sonst lebender Patient getötet werden sollte, wenn nur so fünf weitere zu retten sind. Hiergegen sind Foot und andere Autoren bemüht, ›deontologische Hindernisse‹ aufzubauen. So verständlich dieses Bemühen ist, es scheint unbefriedigend, sich nur auf unsere moralischen Intuitionen zu berufen – und dabei beläßt es Foot in diesem Artikel. Nötig wäre gerade eine weitere Rechtfertigung der unterschiedlichen Stärke negativer und positiver Pflichten.

Gegenüber der Orientierung an diesen Pflichten reagieren strikte Konsequentialisten so, daß sie versuchen, das Element der Folgen gegenüber Aspekten wie Motivation oder Handlungsaufwand zu isolieren (Thomson 1973; 1976; Tooley, S. 180-182; 1980). Wenig überzeugend ist hierbei jedoch, daß von diesen zusätzlichen Aspekten *wirklich abgesehen werden kann* und es meist nur auf die Folgen ankommt. Zu beachten ist generell, daß es einen Unterschied ausmacht, ob man die moralische Beurteilung vorrangig an Einzelfällen ausrichtet oder an einer Vielzahl von Fällen unter bestimmten, realistisch gewählten Bedingungen. Der strikte Konsequentialismus mag bei der Einzelfallbeurteilung zutreffen, ist damit aber nicht bereits als generelle Strategie überzeugend, und diese ist für die Ethik eher oder mindestens ebenso wichtig. Eine komplexere konsequentialistische Ethik könnte andererseits die von Foot herangezogenen Intuitionen durchaus aufnehmen, sei es innerhalb einer kontraktualistischen Theorie (siehe Mackie 1977, S. 205-216), sei es in Form eines Regelutilitarismus (siehe Hare S. 147f.). Kaum ein Konsequentialist versucht gegenwärtig explizit ein moralisches Tötungsgebot für bestimmte Situationen zu rechtfertigen. Umgekehrt sind die Vorschläge von deontologisch orientierten Ethikern bisher kaum darüber hinausgekommen, bestimmte, wie sie meinen, unverzichtbare Intuitionen anzumahnen. Das gilt vor allem für Foots eigene Beiträge.[18] Im Augenblick ist der Konflikt unentschieden und scheint sich auf einen Punkt zuzubewegen, in dem zwischen den konkurrierenden Theorien in der Praxis keine großen Unterschiede mehr bestehen.

Wieso die Kontroverse zwischen Deontologie und Konsequentialismus für Euthanasie von Bedeutung ist, wird leicht einsichtig anhand von Abschwächungsversuchen des absoluten ›Prinzips der Heiligkeit des Lebens‹ bei bestimmten Sterbesituationen (siehe unten, Abschnitt 10). Ist sie aber auch von Bedeutung für die Statusdiskussion bei Föten und damit für Abtreibung? Deontologen verteidigen in der Statusfrage typischerweise ein Potentialitätsprinzip, während Konsequentialisten meist einer Version von Interessenargument zuneigen. Diese Korrespondenz ist nicht völlig zwingend, weil die deontologischen Gründe für das Tötungsverbot von sich aus nicht festlegen, was menschliche Wesen sind, sondern hierfür zusätzliche Gründe angeführt werden müssen. Dennoch liegt es nahe, daß Konsequentialisten, weil sie moralische Urteile am Maßstab der Folgen für die *Interessen* von Betroffenen fällen, den Relevanzbereich der Moral gerade durch *interessensfähige* Wesen gebildet sehen – und nur durch sie –, während Deontologen, weil sie moralische Urteile aus vorgegebenen ›erkennbaren‹ Geboten gewinnen, dieses Kriterium zumindest nicht teilen und sich viel stärker an den ebenfalls vorgegebenen Intuitionen orientieren. Der kurze Artikel von Foot markiert nicht nur in dem Sinn das theoretische Zentrum der in diesem Band umrissenen Diskussion, daß er den Konflikt zwischen deontologischer und konsequentialistischer Ethik veranschaulicht; Foots eigener Vorschlag enthält auch eine Strategie, zwischen Prinzipienrigorismus der Deontologen und Einzelfallrigorismus mancher Konsequentialisten eine angemessene, ausgewogene moralische Mittellinie zu finden. Sie verfolgt diese Linie auf bewundernswerte Weise vor allem auch in ihrem Euthanasie-Aufsatz.

8. Neue Fortpflanzungstechniken

Im Alltag überwiegt die Ansicht, eine allgemeingültige oder rationale Antwort auf die Frage nach dem moralischen Status von Föten zu bekommen, sei aussichtslos; und Psychologen und Sozialwissenschaftler teilen oft diese Ansicht. Für diese Betrachter werfen die neuen Techniken der Fortpflanzungsmedizin qualitativ andere, *ganz neue* moralische Probleme auf. Wenn man jedoch – wie die meisten Philosophen – das Statusproblem für prinzipiell rational entscheidbar hält, dann besteht ein offenkundiger Zusammenhang zwischen der traditionellen Abtreibungs- und dieser neuen Diskussion. Zu den ›neuen Techniken‹ zählt nicht nur IVF, sondern auch die bereits länger angewandte künstliche Insemination. Von ihr soll im folgenden ganz abgesehen werden. Im Unterschied zur künstlichen Insemination teilt IVF das Statusproblem mit der Abtreibungsdiskussion, insofern die extrakorporal befruchteten menschlichen Eizellen zerstört werden können und in gewissem Ausmaß auch zerstört werden. Es wäre deshalb zu erwarten, daß sich konservative und liberale Standpunkte gegenüber Abtreibung in entsprechenden Beurteilungen von IVF niederschlagen. Eigenartigerweise ist das, wie wir gleich sehen werden, nicht der Fall.

Zum zentralen Statusproblem treten in Zusammenhang mit IVF noch andere, mehr oder weniger wichtige Aspekte hinzu. Mindestens drei voneinander unabhängige Praktiken sind zu unterscheiden. Erstens *IVF als Sterilitätsbehandlung*. Grundsätzlich: Sollte sie erlaubt sein oder nicht, und gegebenenfalls unter welchen Ein-

schränkungen? Zweitens, sollte *Ersatzmutterschaft* in Zusammenhang einer IVF-Behandlung zulässig sein? Hierbei ist gemeint, daß eine Frau für eine andere ein Kind austrägt, so daß sie dessen ›Schwangerschaftsmutter‹ wird. Dabei kann sie entweder nur Schwangerschaftsmutter sein oder auch genetische Mutter. Drittens *Embryoforschung* oder, in anderer Terminologie, Fragen des *Embryoschutzes.*[19] Praktisch alle Manipulationen am Embryo, die nicht direkt der Reimplantierung im Rahmen einer IVF-Behandlung dienen, fallen in diesen dritten Bereich. Dabei ist an Forschungen genetischer wie nicht-genetischer Art zu denken. Zu den aus vorläufig theoretischem Interesse betriebenen genetischen Forschungen kommen zunehmend praktische Anwendungsmöglichkeiten, die meist unterteilt werden in *Gentherapie*, den genetischen *Eingriff in Keimbahnzellen*, und die *Genomanalyse*. Bei der Gentherapie werden die Gene gesunder Zellen an bestimmter Stelle in einen menschlichen Körper, etwa ein Organ, verpflanzt, um auf diese Weise kranke Zellen zu verdrängen oder zu ersetzen. Die Behandlung ist lokal und auf die behandelte Person beschränkt. Beim Eingriff in die Keimbahn würde eine gentechnische Korrektur zum frühestmöglichen Zeitpunkt der Embryoentwicklung vorgenommen, um so genetisch festgelegte Krankheiten zu verhindern. Voraussetzung hierfür wäre allerdings, über Methoden der Genomanalyse zu verfügen. Genomanalyse wird aber ihrer im Augenblick rapiden Entwicklung wegen für lange Zeit verwandt werden, um genetisch bedingte Krankheiten zu diagnostizieren, für die noch keine Therapiemöglichkeiten zur Verfügung stehen (zu den ethischen Problemen siehe genauer Anderson 1984; Singer/Wells 1984, Kap. 7; Bayertz 1987; Wheale/McNally 1988; Birnbacher 1989).
Wenn das die vorrangigen medizinischen Praktiken sind, um deren ethische Beurteilung es geht, welches sind die ihnen gegenüberstehenden ethisch relevanten Gesichtspunkte? Die moralische Beurteilung des Fötus ist insofern zentral, als sie direkt Folgen hat dafür, welche Einschränkungen einer IVF-Behandlung aufzuerlegen sind bzw. inwieweit Embryoforschung zuzulassen ist. Wenn ein Tötungsverbot gegenüber dem Fötus *absolut* gilt, dann dürfen Föten in keiner Phase ihrer Entwicklung absichtlich getötet werden, und Praktiken *jeder Art*, natürlich Embryonen vernichtende Forschung, aber auch sie gefährdende Teilschritte innerhalb einer IVF-Behandlung, sind zu unterlassen. Und da

IVF die Existenz von Embryonen unausweichlich gefährdet, wäre sie ganz zu unterlassen. Umgekehrt, wenn das Tötungsverbot gegenüber dem Embryo *nicht oder nur eingeschränkt* gilt, sind die genannten Praktiken zumindest im Hinblick auf den Embryo moralisch unproblematisch. Daß das Tötungsverbot »eingeschränkt gilt«, kann entweder heißen, daß es in *gradueller Entwicklung* (meist beginnend mit Befruchtung, aber nicht notwendig) oder daß es *punktuell* und dann *vollständig* einsetzt. Wenn man der Meinung ist – was durch das Gewicht des Tötungsverbots in unserer Moral zweifellos nahegelegt wird –, daß die Bedrohung des Embryo/Fötus den wesentlichsten Gesichtspunkt für die ethische Beurteilung von IVF und Embryoforschung abgeben sollte, dann wird offenkundig, inwiefern die geschilderte (und in diesem Band teilweise dokumentierte) Statusdiskussion auch für IVF direkt relevant ist.
Umfassender als bei Abtreibung kommen aber auch zusätzliche moralisch relevante, sich manchmal überschneidende Gesichtspunkte ins Spiel. Erstens das *Recht auf Fortpflanzung*, das denjenigen verwehrt ist, die ohne IVF kinderlos bleiben müssen. Ist dies ein (negatives) Recht, in dem man nicht behindert werden darf, oder ein (positives) Recht, das Unterstützung verlangt (siehe Spicker/Bondeson/Engelhardt (Hg.) 1987; Uniacke 1987)? Diese Frage ist unter anderem wichtig für die Finanzierung durch die Krankenkassen.[20] Zweitens die *Interessen der so gezeugten Kinder*, deren körperliche wie psychische Entwicklung in Gefahr sein kann (siehe Warnock 1987). Drittens die *›natürliche‹ Einheit* von Zeugung, Ehe und Familie, die vor allem Psychologen und die Kirchen von den neuen Techniken bedroht sehen (siehe Petersen 1985; Lockwood, S. 259). Dieser Einwand wird vor allem gegen Leihmutterschaft und Eispende vorgebracht. Viertens *feministische Bedenken* gegen die zunehmende Kontrolle der Fortpflanzung durch Männer (siehe Corea 1984; Overall 1987; Warren 1988). Fünftens die Frage der *Forschungsfreiheit*, eng verbunden sechstens mit der Frage, welche eventuell *therapeutisch verwertbaren Forschungsergebnisse* vom Embryoforschung zu erwarten sind und wieweit eine Pflicht besteht, sie auszuschöpfen (siehe Edwards 1982; Brown 1986; Caplan 1987; Chadwick (Hg.) 1987; McCullagh (Hg.) 1987; Lockwood, S. 250f.). Dem stehen siebtens besonders in der BRD Einwände der *Menschenwürde* entgegen (siehe Benda 1985; Vitzthum 1985; Fechner 1987; Birn-

bacher). Ebenfalls in der BRD hat achtens der Hinweis auf die Problematik einer positiven wie negativen *Eugenik*, also der ›Menschenzüchtung‹, eine verständliche Brisanz (siehe Glover 1984; Bayertz 1987; Weingart/Kroll/Bayertz 1988).[21]

Diese Fülle an bedenkenswerten normativen Gesichtspunkten verdeutlicht, warum bei der ethischen Diskussion über IVF noch viel stärker als bei der über Abtreibung die Gefahr besteht, daß zentrale Fragen durch weniger wichtigere verstellt oder verdrängt werden. Das um so mehr, als alle angeschnittenen Punkte sowohl von einer konsequentialistischen wie deontologischen – oder in diesem Zusammenhang vielleicht besser: ›fundamentalistischen‹ – Position aus beurteilt werden können, je nachdem, ob die Abwägung von Vor- und Nachteilen zur moralischen Beurteilung eines Problems zugelassen wird oder nicht.

Wie im Fall der Abtreibungsdebatte in den frühen siebziger Jahren, ist in der BRD die Fachdiskussion zur Fortpflanzungsmedizin bisher wiederum vorrangig an der Entwicklung entsprechender Gesetze orientiert. Befruchtete Eizellen sind nach geltendem Recht nicht geschützt, weil § 219 d StGB Eingriffe *vor* der Einnistung des befruchteten Eis in die Gebärmutter straffrei läßt. In Reaktion auf diesen Rechtsbedarf kam in der ersten Hälfte der achtziger Jahre eine öffentliche Diskussion zu den ethisch-rechtlichen Aspekten der Fortpflanzungsmedizin in Gang, die sich insbesondere 1985 im sogenannten ›Benda-Bericht‹, 1986 einem ersten ›Diskussionsentwurf eines Gesetzes zum Schutz von Embryonen‹ des Bundesjustizministers und 1988 dem Entwurf zu einem ›Fortpflanzungsmedizingesetz‹ einer Bund-Länder-Arbeitsgruppe niederschlug.[22] Der BLA-Entwurf stellt die letzte öffentlich bekannte Version des zu erwartenden Gesetzes dar. Die allgemeine Tendenz in dieser Entwicklung ging bisher dahin, daß die bereits im Benda-Bericht ausgesprochen strikte, wenn auch mit einigen interpretationsfähigen Klauseln versehene Beschränkung von IVF und Embryoforschung weiter verschärft wurde. So läßt der BLA-Entwurf IVF zwar unter einer Reihe von Bedingungen zu, verbietet aber jede Forschung an Embryonen und erschwert Leihmutterschaft so sehr, daß sie in der Praxis mehr oder weniger ausgeschlossen ist.

Interessant ist in unserem Zusammenhang besonders die *ethische Argumentation*. Fundamentalistische Einwände nehmen eine zentrale Rolle ein, und Güterabwägungen, im Benda-Bericht teil-

weise noch zugestanden, treten in den Hintergrund. Soweit sich im BLA-Entwurf eine durchgängige Argumentationsstrategie erkennen läßt, beruht sie auf zwei fundamentalistischen Argumenten. Erstens einer Art Potentialitätsargument, das sich auf genetische Identität beruft (S. 35, 39, 53). Danach ist das Befruchten nicht zur Reimplantation vorgesehener Eizellen, das verbrauchende Analysieren der frühesten Zellen, das Einfrieren und natürlich das absichtliche Erzeugen von Embryonen für Forschungszwecke vor allem deshalb verboten, weil bereits die befruchtete Eizelle menschliches Leben sei. (Genauer sogar die Zelle im ›Vorkernstadium‹, also dem mehrstündigen Zeitraum zwischen Durchdringen der Eihülle und Kernverschmelzung (S. 39, 53).) Zweitens beruft sich der Entwurf auf Menschenwürde in Verbindung mit einem Dammbruchargument, nach dem Forschung an überzähligen Embryonen (sollten sie dennoch entstehen) eine Entwicklung förderte, »die mit dem Gebot zum Schutz der Menschenwürde unvereinbar wäre« (S. 54).
Nach der Schilderung der Kritik an Potentialitätsargumenten dürfte klar sein, worin die argumentativen Schwächen des BLA-Entwurfs wie auch des teilweise ähnlich argumentierenden Benda-Berichts liegen. Die zentralen Argumente sind aber nicht nur unhaltbar, sie stehen auch in keinem stimmigen Zusammenhang. Denn einerseits werden die beiden genannten Argumente zwar so vorgetragen, als sollten sie dem Embryo *vollen menschlichen Status* zusichern; andererseits werden *keineswegs die in diesem Fall nötigen Folgerungen gezogen.* Beispielsweise verbietet der BLA-Entwurf Übertragung eines befruchteten Eis auf eine Leihmutter *auch dann*, wenn dies die einzige Möglichkeit wäre, einen Embryo am Leben zu erhalten (S. 49). Oder das Einfrieren von Embryonen wird aufgrund der hohen Verlustraten verboten (S. 38), was bei Zugrundelegen eines absoluten Tötungsverbots für Embryonen zwar verständlich ist, aber sich *dann auch gegen IVF generell richten müßte*. Ein im Rahmen von IVF befruchteter Embryo hat eine insgesamt geringe Chance, sich zu einem Neugeborenen zu entwickeln.[23] Nach der in diesem Entwurf inhärenten Logik sollte es also auch erlaubt sein, die entsprechende Zahl von Föten bei natürlicher Befruchtung abzutreiben, also immerhin fast 90%![24] Damit ist leicht zu sehen, daß dieser Vorschlag, wie auch viele vergleichbare Vorschläge, eine letztlich willkürliche Entscheidung trifft und das Tötungsverbot auf Embryonen

gerade nicht absolut anwendet, obwohl er rhetorisch vorgibt, es zu tun.

Das der Benda-Kommission vergleichbare Gremium in England war die *Warnock-Kommission*, genannt nach ihrer Vorsitzenden, der Philosophin Mary Warnock. Der zuerst 1984 veröffentlichte ›Warnock-Bericht‹ kommt zu ähnlichen Empfehlungen bei Leihmutterschaft, unterscheidet sich von den deutschen Vorschlägen aber vor allem darin, daß er Embryoforschung während der ersten 14 Tage nach Befruchtung zuläßt. Darüber hinaus enthält er mehr oder weniger explizit eine durchgängige ethische Argumentation, die vor allem von Mary Warnock selbst in einer Reihe von zusätzlichen Veröffentlichungen erläutert wurde. Der in diesem Band enthaltene Vortrag faßt die wichtigsten Ergebnisse der Kommission zusammen. Interessanterweise lehnen Warnock und die Mehrheit der Kommission Potentialitätsargumente ab, mit eben den seit Tooley, Singer und anderen bekannten Gründen (Warnock, S. 227-230). Allerdings hält sie es andererseits für aussichtslos, zu entscheiden, wann Föten Personen sind bzw. wann ihnen Rechte zukommen. An diesem Punkt vor allem setzt die Kritik von Lockwoods Kommentar an. Lockwood will zeigen, erstens, daß die philosophische Klärung der Frage, wann menschliches Leben beginnt, nicht zu umgehen ist und daß das pragmatische Kriterium der Warnock-Kommission (ab dem 15. Tag ist ausgeschlossen, daß der Embryo sich weiter *teilt*) moralisch irrelevant ist; zweitens, daß der Beginn von »Gehirnleben« oder Bewußtsein das relevante Kriterium darstellt. Lockwoods Vorschlag trifft sich mit Tendenzen, die wir bei der Diskussion des Interessenarguments beobachteten (für weitere Kommentare zum Warnock-Bericht siehe Harris 1985, S. 129-135; Hare 1987a; 1987b; für neuere Diskussion zu Leihmutterschaft siehe Dodds/Jones 1989 und Purdy 1989).

Einen Einblick in die typisch deutsche Diskussion vermittelt der Beitrag von Birnbacher. Der im Grundgesetz an prominenter Stelle (Art. 1) enthaltene Begriff der *Menschenwürde* hat einen Großteil der Argumentation im Benda-Bericht und in den darauffolgenden Gesetzesentwürfen bestimmt. So spricht beispielsweise der BLA-Entwurf von einer »objektiven Idee der Menschenwürde« (S. 54), was doch nahelegt, ein moralisches Prinzip der Menschenwürde, das konkret genug ist, um Praktiken wie Embryoforschung auszuschließen, sei rational erkennbar oder begründbar. Allerdings hat soweit niemand eine entsprechende Begründung vorgelegt. Der Verdacht ist nicht von der Hand zu weisen, daß der Begriff Menschenwürde wertgebunden ist und mangels rationaler Kontrolle über die vorausgesetzten Werte »Leerformelcharakter« trägt. Der Begriff der Menschenwürde eignet sich deshalb gut dazu, »individuellen, oft sehr persönlich geprägten Wertungen eine pseudoobjektive Scheinlegitimation zu geben« (Hoerster 1982, S. 95). Birnbacher ist sich dieser Problematik bewußt und reagiert auf sie einerseits so, daß er vorschlägt, Menschenwürde nur *im Gattungssinn* zu verstehen. Damit soll berücksichtigt werden, daß bei genetischen Experimenten nicht unbedingt ein einzelnes Individuum geschädigt wird, wodurch sich allein aus dessen Sicht kein Einwand ergäbe. Andererseits akzeptiert er, daß Menschenwürde kein objektiv gebietendes Ideal sein kann, und sieht es statt dessen in *individuellen Interessen* fundiert: dem Interesse vieler, »vor der Verletzung ihres Menschenbilds verschont zu bleiben« (Birnbacher, S. 277).

Anders als bei ›objektiven‹ Würdeprinzipien sind Würdeeinwände nach einem solchen Verständnis der Güterabwägung zugänglich. Der Vorteil, Würde auf diese Weise in ein Modell der Interessenbegründung eingebettet zu haben, wird allerdings mit dem Nachteil erkauft (aus der Sicht der Verteidiger eines solchen Prinzips), daß so verstandene Würdeargumente keine große praktische Bedeutung haben können. Würdeideale wären in diesem Fall ähnlich zu sehen wie andere individuelle Glaubensüberzeugungen, die zwar zu berücksichtigen sind, aber kaum rechtfertigen, den Handlungen anderer, die diesen Glauben nicht teilen, weitgehende Schranken aufzuerlegen (siehe auch unten, Abschnitt 12). In einem späteren Artikel ist Birnbacher der Meinung, daß beispielsweise Vorteile gesundheitlicher Art, wie sie durch Genomanalyse in Aussicht gestellt werden, »›Schädigungen‹ rein symbolischer Art«, nämlich Verletzungen des Menschenbilds, bei weitem kompensieren (Birnbacher 1989). Abgesehen davon, daß dieses Interpretationsangebot den Verteidigern einer objektiven Idee von Menschenwürde damit zu schwach erscheinen dürfte, ist auch nicht klar, ob der Vorschlag zutrifft, soweit er eine Tatsachenbehauptung enthält. Es scheint keineswegs ausgemacht, daß die verbreitete Abneigung gegen die gentechnischen Gefahren auf subjektiven Würdeidealen beruht. Bei wenigen Menschen – mißt man sie an ihren Handlungen – besteht ein großes Interesse an der *Existenz* der menschlichen Gattung über das eigene Leben (oder das ihrer Kinder) hinaus – warum sollte ihnen dann an einem so ephemeren und unklaren *Ideal* wie dem der Gattungswürde liegen?

9. »Euthanasie«, »Sterbehilfe« und deutsche Geschichte

»Euthanasie« ist für Deutsche mehr als für alle anderen ein problematischer Begriff. »Die Tatsache, daß man im ›Dritten Reich‹ unter ›Euthanasie‹ die staatlich angeordnete Vernichtung sogenannten ›lebensunwerten Lebens‹ verstand, lastet auf diesem Wort wie eine unbezahlte und nicht mehr abzuzahlende Hypothek« (Reiter 1985, S. 185). »Euthanasie« wird auch heute noch häufig zur Bezeichnung der NS-Tötungsaktionen von 1939 bis zum Kriegsende benutzt, ungeachtet der Tatsache, daß damit der traditionelle Sinn des Begriffs »Euthanasie« (der des »guten, schönen oder glücklichen Todes«) objektiv ins Gegenteil verkehrt und mehr oder weniger bewußt in dieser Form akzeptiert wird. Denn die nationalsozialistische Aktion kann ernsthaft keine Rechtfertigung im traditionellen Sinn der Euthanasie für sich in Anspruch nehmen, sondern war in der Regel ein Töten gegen das Interesse und oft auch den Willen der Betroffenen.
Eine der Wirkungen der ›Euthanasie‹-Aktion des Nationalsozialismus bestand darin, daß öffentliche Diskussionen jeder Art zum traditionellen Themenkomplex der Euthanasie, und ebenso natürlich zu den Aktionen des Nationalsozialismus, für fast 20 Jahre unterblieben. Erst im Verlauf der sechziger Jahre kam zögernd, parallel mit einer beginnenden allgemeinen Hinwendung zur jüngsten Vergangenheit, auch wieder eine ethische Diskussion in Gang (siehe Lohmann 1975; Kottow 1988). Diese Diskussion ist bis heute von den Geschehnissen im Nationalsozialismus sowie ihrer ideologischen Vorgeschichte überlagert und beeinflußt. Wie in anderen europäischen Ländern (Frankreich, England), kamen auch in Deutschland am Ende des 19. Jahrhunderts Überlegungen zu moralischen Aspekten von Euthanasie und Sterbehilfe auf, die von Bezügen zu eugenischen Bewegungen und zum Sozialdarwinismus nicht frei waren. Hier ist kein Platz, diese Diskussion nachzuzeichnen oder die Frage der vorbereiten-

den Wirkung für den Nationalsozialismus zu klären (siehe zum Beispiel Schmuhl 1987). Wichtig scheint aber, die international gesehen ungewöhnliche Gleichsetzung von »Euthanasie« mit »Vernichtung lebensunwerten Lebens« zu verstehen, weil sie (natürlich auf dem Hintergrund der NS-Aktionen) bis heute die Diskussion über Euthanasie hierzulande bestimmt.

»Euthanasia« steht im Altertum für »guten, glücklichen, schönen Tod« (bei den Griechen) bzw. für »guten, ehrenvollen Tod« (bei den Römern). Gemeint war damit der Tod bzw. die Art des Sterbens *unabhängig* von einer bestimmten Beziehung zu anderen, insbesondere der Hilfe seitens eines Arztes. Mit Thomas Morus, Francis Bacon und Luther im 16. und 17. Jahrhundert geht dann in den Begriff gerade dieser weitere Aspekt ein. »Euthanasie« hat nun auch mit den Pflichten des Arztes zu tun, das Sterben zu erleichtern, eine Bedeutung, die sich im 19. Jahrhundert stabilisiert (siehe Fouquet 1978, S. 5-24; Schmuhl 1987, S. 25-28). »Euthanasie« verweist dabei auf Behandlungspflichten des Arztes *während* des Sterbens und beschränkt sich auf pflegerische, schmerzstillende oder psychologische Behandlung. (Die spätere Diskussion nennt diese Art der Euthanasie »Sterbebegleitung *ohne* Lebensverkürzung«.)

Ein entscheidender Wandel in der Bedeutung von »Euthanasie« ereignet sich zu Beginn des 20. Jahrhunderts und dann unter dem Eindruck des Ersten Weltkriegs: der Begriff weitet sich auf zweifache Weise aus. Zuerst, angezeigt durch die Schrift von Alfred Jost (1895), wird unter »Euthanasie« Sterbehilfe *mit* Lebensverkürzung einbezogen. Dann, ausgelöst insbesondere durch die Schrift des Rechtstheoretikers Kurt Binding und des Psychiaters Alfred Hoche (1920), übernimmt der Begriff auch die Konnotation der »Vernichtung lebensunwerten Lebens«, also gerade die Bedeutung, auf die er später, besonders nach der nationalsozialistischen ›Euthanasie‹-Aktion, nahezu reduziert wird. Binding/Hoche stellten zum ersten Mal in dieser Direktheit zur Diskussion, daß man Menschen mit geistiger Behinderung eines bestimmten Grades auch ohne ihre Einwilligung töten sollte. Über diesen Vorschlag entbrannte während der Zeit der Weimarer Republik eine umfassende Debatte, ohne daß er breitere oder institutionelle Zustimmung gefunden hätte (siehe Ehrhardt 1965, S. 7-17; Lohmann 1975, S. 33-41; Fichtner 1976; Nowak 1980, S. 43-64). Am Ende der zwanziger Jahre hatte sich »Euthanasie«

dennoch zu einem Synonym für schmerzloses Töten entwickelt (Schmuhl 1987, S. 27), ein deutliches Zeichen zumindest für fortgeschrittene Kriterienlosigkeit und Unsicherheit gegenüber der entsprechenden Praxis, hingegen nicht unbedingt Ausdruck eines ideologischen Programms. Während der Zeit des Nationalsozialismus wurde keine öffentliche Euthanasiedebatte geführt; »Euthanasie« war neben »Gnadentod« ein intern, nicht öffentlich oder gar propagandistisch gebrauchter Begriff, verwendet aber in der Bedeutung »Vernichtung lebensunwerten Lebens« (Schmuhl 1987, S. 28). Die Nürnberger Kriegsverbrecherprozesse nahmen diese Bedeutung offiziell auf und verfestigten sie dadurch.
Nicht zuletzt diese Sprachregelung war Anlaß dafür, daß es der bundesdeutschen Nachkriegsdiskussion nötig schien, einen neuen, von der Vergangenheit unbelasteten Begriff einzuführen. Einflußreich für diese Entwicklung war ein Vorschlag des Gerichtspsychiaters Helmut Ehrhardt (1965). Ehrhardt unterscheidet Euthanasie im Sinn der *Vernichtung ›lebensunwerten‹ Lebens* und im Sinn der *Sterbehilfe*. Damit ist gewissermaßen ein terminologischer Befreiungsschlag geführt, der auch geeignet ist, die an Binding/Hoche anknüpfenden Diskussionen aus dem Bereich des überhaupt Diskutierbaren auszuschließen, der nun mit dem Terminus »Sterbehilfe« abgegrenzt wird. Die weitere Diskussion orientiert sich meist an Ehrhardts Regelung, und insbesondere in öffentlichen Stellungnahmen wäre die Verwendung von »Euthanasie« gegenwärtig kaum denkbar.[25] Mit dieser Bevorzugung von »Sterbehilfe« gehen aber häufig *zwei inhaltliche Annahmen* einher. Einerseits werden die NS-Aktionen als Beleg dafür genommen, daß *jede* Bewertung eines Lebens als ›lebenswert‹ oder ›lebensunwert‹ moralisch verwerflich sei. Andererseits wird mit der Wahl von »Sterbehilfe« unterstellt, nur Fälle der Hilfe *beim* Sterben seien moralisch erwägenswert (nicht der Hilfe *zum* Sterben), also nur Situationen, in denen ein Mensch bereits *im Sterben begriffen ist.* Beide inhaltliche Annahmen scheinen nötig für eine klare Abgrenzung gegenüber der von Binding/Hoche nahegelegten ›Euthanasie‹. Die Geisteskranken, deren Schicksal sie vor Augen hatten, waren keineswegs im Sterben begriffen. Kann aber ein Begriff der Sterbehilfe tatsächlich auf diese Weise »Euthanasie« ersetzen? Sind, insbesondere, diese beiden Annahmen sinnvoll?
Meiner Meinung nach sind sie es nicht, sondern belegen den traditionellen Themenbereich der Euthanasie mit Verwirrungen und

einseitigen Interpretationen. Insbesondere die Folgerung, bestimmter moralisch unakzeptabler Wertungen wegen *jede* Form des Wertens eines Lebens auszuschließen, ist von einem säkularen Standpunkt aus nicht nur unbegründbar, sondern auch geeignet, das moralische Problemfeld der Euthanasie als dasjenige des ›guten Todes‹ völlig unverständlich werden zu lassen. Der Begriff der Sterbehilfe kann dieses Problemfeld nicht umreißen, weil die Voraussetzung problematisch ist, es handle sich um Personen, die im Sterben begriffen sind. Die geschilderte Begriffsregelung hat außerdem keineswegs die humanen Folgen, die man sich von ihr erhofft. Ich will diese Einwände etwas verdeutlichen.

Philippa Foot weist zu Beginn ihres Artikels auf eine kritische Unterbestimmung einer üblichen Lexikondefinition von »Euthanasie« hin: daß der ›schöne Tod‹ nämlich meist unter Bezugnahme auf die *Art des Sterbens* verstanden wird oder die Definition dieses Verständnis zumindest nicht ausschließt (S. 285 f.). Wenn unter »Euthanasie« also nicht einfach angenehmes Sterben (unter welchen sonstigen Bedingungen auch immer) erörtert werden sollte, *kann* »Euthanasie« nur verstanden werden als ein Tod, der ›gut‹ ist im Rahmen des tatsächlichen oder möglichen Lebens eines Menschen oder, in anderer Ausdrucksweise, als ›in seinem Interesse‹ oder ›nicht in seinem Interesse‹. *Das moralische Grundproblem* der Euthanasie (wie auch des Selbstmords) kann damit nur sein, ob und in welchen Situationen der Tod besser ist als das weitere Leben. Diese Fragestellung leitet Foot in ihrem Artikel zur Erörterung verschiedener Situationen, in denen eine solche Lebensbewertung unausweichlich ist, und bringt sie zu einer Reihe von Unterscheidungen möglicher Formen der Euthanasie (siehe auch unten, Abschnitt 10). Das Grundproblem ist also verknüpft mit einer Form des *Bewertens*, so daß ein Bewerten des Lebens selbst im Kern der Euthanasiediskussion liegen muß und nicht zu umgehen ist.

Wer demgegenüber (in Übereinstimmung mit der Sprachregelung Ehrhardts) bereits rein definitorisch jede Form der Lebensbewertung ausschließt, unterliegt einer Verwirrung, zu der Binding/Hoche sicher einiges beigetragen haben. In ihrem Plädoyer für die »Freigabe der Vernichtung lebensunwerten Lebens« werden Wertkriterien *zweierlei Art* ohne weiteres zusammengefaßt, wodurch auch eine gegenseitige Aufwägung nahegelegt wird: ›interne‹ und ›externe‹ Wertkriterien, die Bezugnahme auf das *Inter-*

esse des Betroffenen ebenso wie die Bezugnahme auf *Interessen der Gesellschaft.* Die Bezeichnung als »lebensunwert« faßt bei Binding (siehe 1920, S. 27) beide Wertkriterien pauschal zusammen, während die Argumentation Hoches tendenziell sogar so gelesen werden muß, daß die externen Wertkriterien von größerer Bedeutung sind (siehe S. 51 ff.). Die berüchtigte Aufzählung der Unterbringungskosten für Geistesschwache und die dramatisierende Darstellung der deutschen Notsituation nach dem verlorenen Weltkrieg legen diesen Vorrang der externen Bewertung nahe.[26] Vor allem in der *Ungeschiedenheit* der internen und externen Wertkriterien, dem *tendenziellen Vorrang letzterer* und der *Art der externen Wertkriterien* liegt der moralische Skandal des Vorschlags von Binding/Hoche – nicht im Versuch des Bewertens überhaupt.

In den einschlägigen Diskussionen in der BRD wird häufig, aufgrund der Gleichsetzung von »lebensunwertem Leben« mit einem (nationalistisch, rassistisch oder biologisch gesehen) ›wertlosen‹ Leben, die Folgerung gezogen, *jede* Bewertung müsse unterbleiben und sei an sich bereits unmoralisch. Diese Folgerung wird unterstützt gerade von der jüdisch-christlichen Tradition, nach der menschliches Leben absoluten Wert hat (siehe Belege hierfür bei Kuhse, S. 81-91). Allerdings muß *ohne* eine transzendente Wertquelle, eine Quelle ›außerhalb‹ der Interessen der individuell Betroffenen, unverständlich bleiben (oder werden), worin der absolute Wert eines Lebens besteht, und zwar gerade dann, wenn in bestimmten Lebenssituationen diesen Interessen durch den Tod besser gedient wäre. Eine transzendente Wertquelle bleibt unveränderlich gültig, die manifesten Interessen lebender Individuen sind hingegen an ihre leibliche Existenz gebunden, und diese kann unerträglich werden. Nur wenn eine ›interne Wertquelle‹ zur Bewertung des Lebens zugestanden wird, eröffnet sich überhaupt das Problemfeld der Euthanasie.

Bei näherer Betrachtung können aber auch die Fundamentalisten das Postulat vom absoluten Wert des Lebens nur aufrechterhalten, wenn und solange sie bestimmte Konsequenzen dieses Postulats nicht bedenken oder nicht ernst nehmen. Wenn menschliches Leben wirklich absoluten Wert hat, sollte beispielsweise nicht nur ein strenges Geschwindigkeitslimit eingeführt, sondern der Autoverkehr ganz aufgegeben oder mindestens durch ein sichereres Verkehrssystem ersetzt werden. Da kein Verkehrssystem absolut

sicher ist und dasselbe für alle Techniksysteme gilt, dürfte der Übergang zu einer agrarischen Zivilisation geboten sein. Eine andere Konsequenz wäre, daß die Ausgaben für medizinische Forschung erheblich erhöht werden müßten, wobei kaum eine Grenze sichtbar ist. Wenn sich die Überlebenschance auch nur eines Aids-Kranken geringfügig dadurch änderte, daß ein Großteil des Bundeshaushalts für Aids-Forschung ausgegeben wird, müßte dies zumindest bis zu dem Punkt geschehen, von dem ab die Lebenschancen anderer durch Vorenthalten von Geld ihrerseits beeinträchtigt werden (und hier wäre sicher ein erheblicher Spielraum). Vielleicht wirkt dieses Beispiel wegen der begrenzten Forschungsmöglichkeiten unrealistisch; aber es gibt viele Krankheiten, die zu erforschen sind. Da die Verteidiger eines absoluten Werts menschlichen Lebens solche Forderungen nicht ziehen und vermutlich nicht ziehen wollen, sollten sie von ihrem Postulat Abstand nehmen. (Für zusätzliche Überlegungen zum Unterschied zwischen einer ›lebensqualifizierenden‹ und einer ›Heiligkeit-des-Lebens‹-Ethik siehe auch Reich 1978.)
Vielleicht würden sie antworten, daß es eines ist, so zu handeln, daß dabei *implizit* menschliches Leben nicht absolut bewertet wird, aber etwas anderes, sich daran zu beteiligen, menschliches Leben *explizit* als ›lebensunwert‹ einzustufen und deshalb eine Person dem Tod zu überlassen. Wie immer dieser Unterschied weiter begründet wird, zu beachten ist dabei, daß sich in jedem modernen Medizinsystem mit zunehmender Häufigkeit Entscheidungssituationen stellen, in denen medizinische Interventionen – verbunden mit (zunehmend) hohen Kosten – möglich sind, aber unter anderem *auch* aufgrund der Kosten nicht ergriffen werden.[27] Da sich die Situationen stellen, *muß* es auch Ärzte geben, die (zunehmend) Entscheidungen treffen, in denen eine ökonomische Bewertung des Lebens eine Rolle spielt. Daß hierüber in der BRD weniger gesprochen wird als im angelsächsischen Bereich, ist sicher kein stichhaltiges Indiz gegen diese Entwicklung.[28]
Diese Bemerkungen sollen nicht mehr zeigen, als daß der Begriff der Euthanasie notwendig mit einer Bewertung des Lebens als lebenswert oder -unwert einhergehen muß. Zusätzlich ist nun zu beachten, daß der Begriff der Sterbehilfe, soweit er eine Bewertung ausklammern will, die traditionelle Problematik von Euthanasiesituationen nicht erfassen kann. Denn die Annahme ist nicht

geeignet, es ginge dabei um Hilfe gegenüber einem Sterbenden oder um Hilfe beim Sterben. Ein ›Sterbender‹ ist ja nicht unbedingt nur ein am Ende eines langen Lebens Sterbender (wodurch indirekt eine Bezugnahme auf das Wohl enthalten wäre), sondern ein ›im Sterben Befindlicher‹, also jemand, der ohne Hilfe in Kürze tot sein wird. Damit würden nicht nur mißgebildet geborene Kinder, die ohne eine Operation sterben, mit ihr aber leben können, mögliche Objekte der Sterbehilfe, sondern auch jeder Schwerverletzte, der ohne sofortige Hilfe stirbt.[29] Es ist also völlig unmöglich, die traditionellen Situationen für Euthanasie ohne eine Bezugnahme auf das Wohl des Betroffenen zu umreißen – und damit ohne eine Form von Bewertung. Es kann nicht besser sein, diese Bewertung unbewußt oder indirekt und damit insgesamt unkontrolliert und kriterienlos zu vollziehen, als sie bewußt und kontrolliert vorzunehmen.

Drei ergänzende Bemerkungen. Erstens, meine Argumentation bezieht sich auf die *Wahl des Begriffs*. Es soll nicht etwa gesagt werden, Euthanasie sei schon deshalb moralisch geboten, weil wir nicht umhin können, innerhalb der geplanten Technik Menschenleben mit einem konkreten Wert zu versehen. Indem man sich das Problem Euthanasie vorgibt, ist nicht ausgeschlossen, daß man moralische Gründe findet, sie abzulehnen. Aber sie anzuführen erübrigt sich nicht bereits durch ein verbales Manöver.

Zweitens soll nicht bestritten werden, daß die Verwendung eines ›unbelasteten‹ Worts gerade in einer größeren Öffentlichkeit vorteilhaft sein kann, beispielsweise um mögliche Mißverständnisse zu vermeiden oder um noch auf die NS-Zeit zurückgehende Denkweisen nicht erneut zu aktivieren. Einem völligen Verzicht auf den griechischen Begriff steht aber entgegen, daß die internationale, vor allem angelsächsische Diskussion ihn nach wie vor verwendet. Außerdem kann die Belastung des Begriffs durch die deutsche Geschichte auch gerade ein Grund sein, ihn *nicht* auszuklammern, und dies um so mehr, als der Begriff der Sache nach die historischen Taten *nicht* deckt und seine falsche Verwendung nicht einfach hingenommen werden sollte.[30]

Ein letzter Hinweis gilt der Lektüre von Arbeiten in diesem Band. Nicht selten werden in der deutschsprachigen Literatur Bewertungsversuche des Lebens oder die Berücksichtigung gesellschaftlichen Nutzens mit ›Utilitarismus‹ identifiziert. In einer vergröbernden Darstellung können dann leicht Binding/Hoche, wenn nicht die Nationalsozialisten, als Utilitaristen gelten (siehe andeutungsweise Nowak 1980, S. 51, 62; Schmuhl 1987, S. 28, 109, 113). Da der Utilitarismus in der angelsächsischen Philosophie bis heute eine der einflußreichsten ethischen Theorien ist und viele Autoren in der angewandten Ethik sich selbst als Utilitaristen verstehen (Glover, Hare, Harris, Kuhse, Rachels, Parfit, Singer), liegt ein ähnlich vergröberndes Mißverständnis auch der Überlegungen dieser Autoren nahe. Sicher werden viele, die sich an einem absoluten ›Prinzip der Heiligkeit des Lebens‹ orientieren, manche Argumentationen dieser Autoren strikt ablehnen oder sogar als skandalös empfinden. Aber neben den (nicht-utilitaristischen) Arbeiten von Foot demonstrieren auch viele ›utilitaristische‹ Autoren in der angelsächsischen Philosophie, inwiefern die Alternative zwischen einem absoluten Prinzip der Heiligkeit des Lebens und einer nazistischen Rassenmoral alles andere als erschöpfend ist.

10. Ethische Probleme der Euthanasie

Das 1965 von Ehrhardt vorgeschlagene und besonders einflußreiche Schema unterscheidet die folgenden Formen von Sterbehilfe:
(a) Sterbehilfe ohne Lebensverkürzung
(b) Sterbehilfe durch Sterbenlassen
(c) Sterbehilfe mit Lebensverkürzung als Nebenwirkung
(d) Sterbehilfe mit gezielter Lebensverkürzung.
Im Sinn der traditionellen Problematik von Euthanasie ist diese Tabelle unnötig differenziert und erhellt gerade nicht, worin die ethisch strittigen Gesichtspunkte liegen. Moralisch umstritten ist Euthanasie besonders deshalb, weil es sich dabei immer um Lebensverkürzung handelt, wenn auch in verschiedenen Formen. (a) ist unter diesem Gesichtspunkt eine irrelevante Kategorie, (b) sollte eigentlich als Unterform von (d) verstanden werden, denn natürlich ist Sterbenlassen, wenn man das Leben statt dessen auch verlängern könnte, gezielte Lebensverkürzung. Die moralisch relevanten Formen sind also einzig (c) und (d). Im Sinn von (c) und (d) ist es auch üblich, von *›indirekter‹* und *›direkter‹* Sterbehilfe zu reden, eine offenkundig auf dem Prinzip der Doppelwirkung beruhende Unterscheidung. Wichtiger als diese Unterscheidung sind zwei weitere *innerhalb* von (d).

Gezielte Lebensverkürzung kann *aktiv* oder *passiv*, durch Handeln oder Unterlassen erfolgen. Sie kann aber auch auf Bitte des Sterbewilligen hin erfolgen oder ohne sie. Entsprechend unterscheidet die Diskussion zwischen ›*freiwilliger*‹ und ›*nichtfreiwilliger*‹ Euthanasie, wobei unter letzterer nicht ein Töten gegen den Willen des Betroffenen gemeint ist, sondern ein Töten eines Wesens, dem, wie bei schwer mißgebildeten Kindern oder irreversibel Gehirngeschädigten, die kognitiven Fähigkeiten abgehen, über einen Willen zu verfügen. (Eine genauere Diskussion dieser Unterscheidungen bietet der zweite Artikel von Foot in diesem Band.) Die zentralen moralischen Probleme bei Euthanasie sind mit diesen drei Begriffspaaren (direkt/indirekt, aktiv/passiv, freiwillig/nichtfreiwillig) verbunden.

Wie wir sahen, ist die Unterscheidung zwischen direktem und indirektem Töten kaum plausibel; kaum jemand verteidigt in der Gegenwart die hierfür nötige »engere Konzeption des Beabsichtigens« (Kuhse, S. 100).[31] Anders steht es mit dem zweiten und dritten Begriffspaar. Dabei ist die aktiv/passiv-Unterscheidung deshalb von zentraler Bedeutung, weil sie dem *moralischen Status quo* zugrunde liegt, wie er sich im Recht und in der Klinik manifestiert. Die moralische Haltung zu Euthanasie und Sterbehilfe der meisten Ärzte ist an der aktiv/passiv-Unterscheidung orientiert, nach der es zwar moralisch erlaubt ist, das Leben eines Sterbenden (obwohl möglich) nicht zu verlängern, aber nicht erlaubt, den Sterbenden aktiv zu töten.[32] Gerade weil sie ›Gemeingut‹ ist, hat diese Unterscheidung in den letzten Jahren auch die Aufmerksamkeit von Philosophen auf sich gezogen. Das Interesse dabei ist keineswegs rein akademischer Art. Das ernstzunehmende Motiv für diejenigen Philosophen, die an dieser Unterscheidung Zweifel geäußert haben, ist das Mitleidsmotiv, das Euthanasiedebatten immer schon stimuliert hat. Daß Euthanasie, moralisch gesehen, *vor* dem aktiven Töten eine Grenze finden soll, bedeutet für die Sterbenden oft ein nicht geringes Ausmaß an Leid, auch wenn Einschätzung sowie moralische Beurteilung dieses Leids selbst wieder umstritten sind.

In der angelsächsischen Diskussion wurde diese neuere Debatte um die aktiv/passiv-Unterscheidung durch einen kurzen Artikel des amerikanischen Philosophen James Rachels ausgelöst. In diesem Artikel greift Rachels die Unterscheidung mit einem Vergleich zwischen zwei Situationen des Tötens durch Tun und Unterlassen an, und seine Beispiele haben ähnliche Beachtung gefunden wie Thomsons Geiger-Beispiel (für ein analoges Beispiel siehe auch Tooley, S. 181). In diesem Band wird Rachels' These der *völligen* Irrelevanz der Unterscheidung von Foot zurückgewiesen (S. 303-306), von Reichenbach hingegen verteidigt (S. 320-322). Reichenbachs Artikel gibt außerdem einen ausführlichen Überblick zu einer Reihe von alten und neuen Versuchen, die Unterscheidung – oder eine ihr ähnliche – zu untermauern.

Während in der BRD seit einiger Zeit eine öffentliche Diskussion über freiwillige Euthanasie (Tötung durch einen Arzt auf Verlangen des Patienten) in Gang ist[33], wird eine Diskussion über nichtfreiwillige Euthanasie nur zögernd geführt – im Licht der Vergangenheit sicher verständlich. Dennoch: Situationen für nichtfreiwillige Euthanasie ereignen sich unausweichlich und mit fortschreitend entwickelter Medizintechnik in immer dramatischerer Form. Wie es John Harris in seinem Artikel ausdrückt: es handelt sich um keine Diskussion über eine Macht, die Ärzten erst zu verleihen wäre – sie besitzen sie bereits und üben sie im ›normalen Betrieb‹ auch aus (S. 353). Da das Euthanasieproblem in der Pädiatrie hierzulande alles andere als offen diskutiert wird[34], scheint mir ein Blick auf die medizinethische Diskussion in England informativ. In England stellte sich das moralische Problem der medizinischen Verfahrensweise gegenüber mißgebildeten Neugeborenen besonders dringlich aufgrund der relativen Häufigkeit von Spina-bifida-mißgebildeten Kindern während der Zeit nach dem Zweiten Weltkrieg. (Dieses nicht ganz erklärte gehäufte Vorkommen ist inzwischen zurückgegangen.)

Mit der Situation von Kindern, die an dieser Krankheit leiden, befaßt sich die Diskussion zwischen John Harris und anderen. Für die Pädiatrie ist bei Spina bifida nach wie vor eine Strategie maßgebend, die in Anschluß an den englischen Kinderarzt John Lorber unter dem Terminus »selektive Nichtbehandlung« zum Standard wurde (siehe Lorber 1975). Diese selektive Behandlungsstrategie löste zu Beginn der siebziger Jahre eine während der sechziger Jahre übliche Strategie ab, nach der alle Spina-bifida-Kinder ungeachtet der Schwere ihrer Schädigung operativ behandelt wurden (für eine detaillierte Schilderung dieser Entwicklung siehe Kuhse/Singer 1985, Kap. 3). Selektive Nichtbehandlung bedeutet, daß je nach Ausmaß der Mißbildung nur ein Teil der mißgebildeten Kinder operativ versorgt wird. Nichtbehandlung heißt nicht unbedingt in allen Kinderkliniken dasselbe (und wird auch nirgends wortwörtlich verstanden), schließt aber jedenfalls umfangreichere operative Maßnahmen aus. Lorbers ›selektive Nichtbehandlung‹ ist eine konkrete Version passiver Euthanasie. An Lorbers Strategie der selektiven Nichtbehandlung entzündet sich deshalb wiederum die Kontroverse über die aktiv/passiv-Unterscheidung. Harris kritisiert Lorbers Gründe dafür, aktives Töten abzulehnen, Nichtbehandeln aber zuzulassen. Beachtenswert scheint mir, daß gerade in diesem medizinischen Kontext das Problem der Unterscheidung zwischen aktiver und passiver Euthanasie viel stärker auf der Ebene rechtlicher Regelungen und Kontrollen zu sehen ist als auf der Ebene der moralischen Beurteilung von Einzelhandlungen, wie sie bei vielen Kritikern, auch bei Harris, im Vordergrund steht. Foots explizite Unterscheidung dieser beiden Ebenen und ihre Skepsis hinsichtlich einer weitgehenden rechtlichen Liberalisierung von Tötungshandlungen (S. 314 f.) scheint mir sehr bedenkenswert, auch wenn die dabei herangezogenen ›Dammbruchargumente‹ alles andere als gut belegt sind.

Dieser Punkt trifft sich mit einem anderen Problem, das bei nichtfreiwilliger Euthanasie dringlich wird. Nach welchen *Kriterien* soll beurteilt werden, daß es ›zum Besten‹ des mißgebildeten Kindes ist, wenn man es sterben läßt? Diese Frage spielt in der hier dokumentierten Diskussion keine Rolle, verdient aber besondere Beachtung. Lorbers Strategie der selektiven Nichtbehandlung ist an einen konkreten Katalog von Selektionskriterien gebunden, die erlauben sollen, über die Schwere einer Mißbildung zu entscheiden. Da passive Euthanasie gezielte Lebensverkürzung ist und deshalb Kriterien benötigt[35], ist es sicher besser, diese Kriterien öffentlich zu äußern und damit kontrollierbar werden zu lassen, im Unterschied etwa zu einem vage gehaltenen, öffentlich kaum überprüfbaren »Beurteilungsrahmen« für Ärzte.[36]

Nicht nur für die ethischen Probleme der Pädiatrie wichtig sind die beiden Artikel von Hare und Parfit. Sie demonstrieren auch, trotz ihrer Kürze, die außergewöhnlichen Resultate einer dezidiert konsequentialistischen Ethik. Die Ergebnisse von Hares und Parfits Überlegungen sind in verschiedener, über den geteilten Konsequentialismus verbundenen Weise ›kontraintuitiv‹ – um ein neutrales Wort zu gebrauchen. Hares Behandlungsvorschlag in Dilemmasituationen bei mißgebildeten Neugeborenen bringt wiederum die Goldene Regel ins Spiel und läuft darauf hinaus, die Interessen aller Beteiligten gegeneinander abzuwägen. Der Fundierung in der Goldenen Regel wegen beansprucht Hare für alle seine Beiträge zur angewandten Ethik das Prädikat »christlich« (siehe S. 138, 374), zweifellos aber hat dieser Vorschlag utilitaristische Züge. (Für Hare besteht hierin, ähnlich wie für John Stuart Mill, kein Konflikt.) Außergewöhnlich ist aber, daß Hare durch die Goldene Regel empfohlen sieht, das Interesse nicht nur der bereits existierenden Personen zu berücksichtigen, sondern auch eines *möglichen nächsten Kindes*, dessen Geburt vom Tod des mißgebildet geborenen abhängt (S. 378). Diese ›Aufrechnung‹ dürfte für viele unakzeptabel sein, entspricht aber einer konsequenten Anwendung der erweiterten Goldenen Regel, mit deren Hilfe Hare andererseits ein Abtreibungsverbot fordert (siehe oben, Abschnitt 5). Wer diese Folgerung nicht akzeptiert, sollte also auch Hares Version des Potentialitätsarguments verwerfen. Hare ist sich selbst natürlich des anstößigen Charakters seiner Überlegung bewußt und führt sekundäre Gründe an, warum es auch aufgrund der zunächst ins Auge gefaßten Interessenabwägung nicht geboten sein dürfte, ein Kind eines möglichen anderen wegen zu töten (S. 380). Diese Gründe werden aber sicher von unseren in einer deontologischen Moral ›trainierten‹ Intuitionen als zu schwach empfunden, zumal sie immer Ausnahmefälle zulassen. Natürlich kann der Charakter von Hares Empfehlungen auch dazu motivieren, einen genaueren Blick auf die von ihm in Anspruch genommene ›sprachlogische‹ Begründung der Goldenen Regel zu werfen – ähnlich wie man an Kants ›objektiver Vernunftbegründung‹ des Kategorischen Imperativs spätestens dann zu zweifeln beginnt, wenn man seine Antwort auf Benjamin Constant gelesen hat.

Parfits Artikel ist auf andere Weise ebenfalls dem Problem gewidmet, das sich bei Potentialitätsargumenten in der Abtreibungsdiskussion – und gerade auch an Hares Vorschlag – herausgebildet hat: Gibt es eine Art von moralischer Verpflichtung gegenüber *möglichen* (im Unterschied zu existenten) Personen? Wenn die Antwort hierauf, wie Hare meint, »ja« lautet, so hat das die eigenartige Konsequenz, daß der Akt des Zeugens eines Menschen nicht, wie wir intuitiv annehmen, moralisch neutral, sondern vielmehr moralisch geboten oder zumindest wertmäßig positiv ist.

Hieraus entsteht weiter das Problem, wie hoch diese Pflicht eingeschätzt werden soll. Unabhängig von Hare knüpft Parfit an eine andere Beobachtung *zugunsten* einer Zeugungspflicht an. Wir meinen üblicherweise, Kindern, die wir bewußt als mißgebildete zeugten, eben dadurch zu schaden, und halten es deshalb für moralisch geboten, es zu unterlassen. Sind wir also nicht zu der Annahme gezwungen, daß wir Kindern dadurch, daß wir sie gesund zeugen, nutzen? Wenn sich hier keine Gründe für eine wertmäßige *Asymmetrie* finden lassen, folgt offenkundig eine Zeugungspflicht.
Unabhängig von diesem Problem wirft Parfit noch ein anderes auf, das unsere üblichen Vorstellungen nicht weniger erschüttert: das, wie er es später nennt, »Problem der Nichtidentität« (siehe Parfit 1984, Kap. 16; sowie die Diskussion Woodward 1986; Parfit 1986; Woodward 1987). Wenn ein Kind nicht innerhalb einer bestimmten Zeit gezeugt wird, ist es nicht mit einem *nach* diesem Zeitraum gezeugten Kind identisch. Das zunächst ›mögliche Kind‹ wurde also nicht gezeugt. Ist es nun besser, ein bestimmtes Kind zu zeugen, auch wenn es behindert sein wird, als es entweder gar nicht zu zeugen oder ein anderes zu zeugen? Parfits Ergebnis ist, daß es – vorausgesetzt, das behinderte Kind wird sein Leben selbst lebenswert nennen, und betrachtet einzig aus der Perspektive des betroffenen Kindes – *nicht schlechter ist*, ein behindertes als ein gesundes Kind zu zeugen. Der einzige Unterschied ist ja ein bestimmtes Maß an Leid für das behinderte Kind; solange das Kind aber lieber behindert lebt als gar nicht, wird dieser Unterschied neutralisiert (eine Konsequenz, die sich übrigens auch für die Vertreter einer absoluten Wertauffassung ergäbe). Dieses vermutlich kontraintuitive Ergebnis scheint bestenfalls durch Sekundärargumente wie das der Belastung anderer durch behinderte Kinder abgewendet werden zu können.
Von praktischer Relevanz ist diese Überlegung nicht nur bei mißgebildeten Kindern. Häufig wird auch bei Abtreibungen und bei IVF so argumentiert, als sei es ein Abtreibungsgrund oder ein Grund, IVF zu unterlassen, wenn dem zukünftigen Kind keine normale Familie geboten werden kann. Solche Handicaps müssen als ziemlich irrelevant gelten, wenn man sogar einem bewußt mißgebildet gezeugten Kind insgesamt nicht schadet, sofern die einzige Alternative wäre, daß es sonst nicht hätte leben können – seine Identität eben eine andere wäre.

11. Selbstmord

An keiner anderen Form des Tötens ist die Auflösung des absoluten Tötungsverbots und die Rückkehr zu vorchristlichen Haltungen so deutlich zu beobachten wie bei Selbstmord. Die Antike hatte keine (in Birnbachers Terminologie, S. 400) ›individualethischen‹, sondern nur ›sozialethische‹ Einwände gegen Selbsttötung. Da der mögliche Schaden anderen gegenüber bei Selbstmord gering sein kann und ein gewichtiges Eigeninteresse am Tod nicht aufwiegt, sind mögliche Gegengründe tendenziell eher schwache Gründe. Im frühen Christentum erweiterte Augustinus (354-430) das christliche Tötungsverbot auch auf Selbsttötung, eine Tradition, die für tausend Jahre wirksam blieb und erst durch die französische und schottische Aufklärung erodiert wurde, während sie in der deutschen Aufklärung und insbesondere in Kant noch säkulare Verteidiger fand. Birnbachers Artikel erinnert in seinem ersten Teil an die wichtigsten Argumente auf seiten der Verteidiger wie Kritiker dieser Tradition. Zweifellos ist das Augustinische Verdikt in der Gegenwart nach wie vor wirksam, nicht zuletzt in den meisten Rechtssystemen.

Aus der Sicht der 1. Person sind die beiden wichtigsten, bei Selbstmord in Konflikt stehenden moralischen Prinzipien das der Heiligkeit des Lebens und das Autonomieprinzip. Für die meisten Menschen ist dabei das Autonomieprinzip so sehr dominierend, daß sie Schwierigkeiten haben, Selbstmord überhaupt als moralisches Thema zu verstehen. Unstrittig ist zumindest, daß innerhalb einer säkularen Ethik dem einzelnen die Entscheidung über sein wichtigstes Interesse, das an Leben, nicht vorenthalten werden darf. Wer das Leben nicht als Geschenk Gottes empfindet, wird sich beispielsweise in Situationen unheilbarer, leidvoller Krankheit bestenfalls an andere Personen gebunden fühlen, sofern es sie gibt. Aus der Sicht der 1. Person sind auch keine schlechten Sekundärfolgen zu gewärtigen, denn vereinzelter Selbstmord hat wohl kaum eine sonst oft befürchtete Mißachtung des Lebens zur Folge, außer eben der durch den einzelnen in ausweglosen Situationen. Utilitaristisch betrachtet ist der Selbstmord Todkranker, wie Hume nüchtern anmerkte (siehe Birnbacher S. 405), eher von Vorteil (siehe aber auch Foot, S. 315).

Liefert das Autonomieprinzip also einerseits ein schnelles und klares Urteil, so ist es andererseits so formal und damit vage wie die ganze moderne Ethik des guten Lebens. Sicher, jeder kann letztlich autonom über sein Leben verfügen; aber worin besteht Autonomie? Die übliche Antwort verweist dabei auf Kriterien des ›überlegten‹ oder ›rationalen‹ Selbstmords (siehe Birnbacher S. 410-414; Brandt 1975; Battin 1982, Kap. 4). Abgesehen von speziellen Situationen wie der des Krebskranken, in der das klassische utilitaristische Kriterium des Übermaßes an Leid oder Schmerz beeindruckt, ist aber höchst unklar, was eine rationale Entscheidung in einem solchen Fall ist. Selbstmord als ›Klugheitsentscheidung‹, aber was sind Klugheitsrezepte für diese Extremsituation? Eine ›kühle‹ im Unterschied zu einer ›emotionalen‹ Entscheidung? Aber können nicht die vernünftigsten Entscheidungen sehr emotional sein? ›Überlegt‹, aber kann man nicht überlegt das Falsche tun? ›Informiert‹, sein Leben bewerten geht über Faktenwissen gerade hinaus. Es ist also mehr nötig als ein formaler Begriff der Rationalität, etwa der des Abwägens von Vor- und Nachteilen. Man könnte der Meinung sein, daß sich dieser Schwierigkeit wegen die Ethik bei Selbstmord darauf beschränken sollte, mögliche Pflichten *anderer* gegenüber dem Selbstmörder zu klären (Birnbacher ist tendenziell dieser Meinung). Mir scheint jedoch offenkundig, daß sich das Problem des rationalen Selbstmords damit nicht umgehen läßt.

Wie sollen sich Außenstehende dem Selbstmörder gegenüber verhalten? Birnbacher unterscheidet hierbei eine idealisierende und eine realistische Teilfrage, je nachdem, ob die Außenstehenden subjektive Verfassung und Motive des potentiellen Selbstmörders gut kennen oder nicht. Gerade in der idealen Situation stehen zwei moralische Prinzipien in Konflikt: die autonome Entscheidung des anderen achten und ihm helfen. Da man sich aus der Perspektive der 3. Person fragt, ob man dem Selbstmörder nicht am besten dadurch hilft, daß man ihn am Selbstmord hindert, entsteht – in anderer Terminologie – das Rechtfertigungsproblem *paternalistischen* Handelns: Handeln *zugunsten* anderer, aber *gegen* ihren Willen oder in Einschränkung ihrer Freiheit. ›Paternalistische Eingriffe‹ sind in vielen Bereichen des sozialen Lebens üblich, etwa gegenüber Kindern oder in Form der Gurtpflicht gegenüber Autofahrern.

Wichtig scheint vielen in diesem Zusammenhang eine Unterscheidung, die von Feinberg stammt (zuletzt in 1986, S. 159-162) und auch von Birnbacher herangezogen wird. Danach spricht man von ›*schwachem*‹ Paternalismus, wenn der Eingriff mit der Annahme einhergeht, die Entscheidungs- und Handlungskompetenz der betroffenen Person sei eingeschränkt, von ›*starkem Paternalismus*‹, wenn diese Annahme fehlt. Die meisten Autoren halten nur einen schwachen Paternalismus für rechtfertigbar (so zum Beispiel VanDeVeer 1986, ebenso Birnbacher, S. 414). Doch ist weder die Unterscheidung noch die Rechtfertigung für schwach paternalistische Eingriffe ohne Schwierigkeiten. Ganz unterschiedlich ›schwache‹ Beurteilungen von seiten anderer sind denkbar, deren stärkste gegen starken Paternalismus abzugrenzen schwierig sein dürfte. Je nachdem, ob man bloßes Wissen oder auch entsprechendes Gewichten eines Wissens verlangt, wird man beispielsweise Rauchen bei anderen zulassen oder in ihrem Interesse verbieten. Das bloße Wissen zu haben mag beim Raucher hinreichen, ihn kompetent zu nennen und deshalb (ist man ein schwacher Paternalist) Rauchen nicht zu verbieten. Aber die Grenzen sind hier fließend. Sollte man auf derselben Grundlage nicht auch ›harte‹ Drogen entweder zulassen oder zum starken Paternalisten werden? Schwache Paternalisten können aber auch so reagieren, daß sie einfach die Kompetenzkriterien höher ansetzen – deshalb die Fragwürdigkeit der Unterscheidung.

Wenn wir schon dazu tendieren, die Kriterien bei harten Drogen höher anzusetzen, wie erst gegenüber Selbstmördern? Genau an diesem Punkt entsteht deshalb erneut das Klärungsproblem rationalen Selbstmords. Die Berufung auf einen bloß schwachen Paternalismus ist so gut, wie es die Kriterien für Rationalität sind. Und leider sind, wie wir sahen, die meisten nicht besonders brauchbar. Ein inhaltlicherer Vorschlag ist der, daß das Leben sinnlos geworden ist, wenn bestimmte ›Grundprojekte‹ nicht mehr erfüllbar sind, Projekte, die einem normalen Leben Struktur und Zusammenhang geben (dies schlägt Battin vor). Beim rationalen Selbstmord ist gefordert, daß die Möglichkeit solcher Projekte ausreichend erwogen wurde. Eine bessere Formulierung scheint mir: Kriterium für einen überlegten Selbstmord sollte sein, ob er sich stimmig aus dem Wertsystem der Person ergibt, wie ›tief‹ oder ›oberflächlich‹ die Entscheidung dem repräsentativen Denken und Fühlen der Person entspringt. Auch diese Umschreibung ist noch allzu metaphorisch und führt weitere Schwierigkeiten mit sich (wie soll man handeln, wenn man Personen ›therapieren‹ und damit als Personen ändern könnte?). Diese Bemerkungen verdeutlichen aber vielleicht, inwiefern die Ethik des Selbstmords nicht ohne ein tieferes Verständnis von Personen und Autonomie und nicht ohne ein Kriterium für ›kompetent personelle Entscheidungen‹ auskommen kann.

12. Toleranz

In der Schilderung verschiedener Diskussionen zu Abtreibung, IVF und Euthanasie habe ich sichtbar zu machen versucht, daß sich trotz der Vielfalt von Einzelargumentationen übereinstimmende Beurteilungen innerhalb einer säkularen Ethik von Tod und Leben abzeichnen. Diese Diagnose kann auch bestritten werden, indem man deontologische Positionen stärker verteidigt, als es mir möglich scheint, oder indem man von einer theologischen Ethik ausgeht. Spätestens an diesem Punkt stellt sich das *Problem der Toleranz*: Welche Handlungen sollten wir bei anderen moralisch tolerieren? Wie ich kurz andeuten will, ist das kein Problem, das sich in der Praxis allein mit Argumenten lösen ließe.

Moral und Ethik haben vorrangig damit zu tun, die Interessen *anderer Lebewesen* zu schützen. Eine praktikable Strategie, moralische Kontroversen zu schlichten, ist deshalb, sich auf diesen moralimmanenten Gesichtspunkt zu einigen und ihm entsprechend zu entscheiden. In dieser Auffassung der Moral ist bereits ein Toleranzprinzip enthalten. John Stuart Mill hat es formuliert: Individuelle Verhaltensweisen sind zu tolerieren, sofern sie die Interessen anderer nicht schädigen (siehe Mill 1859). Bei diesem (heute weit geteilten) Toleranzverständnis dürfte es leicht sein, Toleranz gegenüber Selbstmord aufzubringen, hingegen nicht unbedingt leichtfallen, Abtreibung, IVF, Beihilfe zum Selbstmord oder Sterbenlassen geschädigter Neugeborener zu tolerieren, *sofern* man diese Handlungen für moralisch falsch hält. Denn in allen diesen Fällen *werden* nach Meinung des Kritikers die Interessen eines Individuums geschädigt. Wer sich auf sein moralisches Urteil verläßt, nach dem Abtreibung dem Töten eines Erwachsenen gleichzustellen ist, der müßte eigentlich vieles tun, was er auch unternähme, um das Töten eines Erwachsenen zu verhindern. Und von daher scheinen die Aktionen der Abtreibungsgegner eher noch zaghaft und pflichtvergessen.

Sollte man bei seiner Reaktion aber nicht auch berücksichtigen, daß andere, beispielsweise Abtreibungsbefürworter, gute Gründe für ihr Handeln haben, daß sie es nicht einfach für unmoralisch halten? Sollten die Gegner nicht berücksichtigen, daß sie außerstande sind, die anderen *mit Argumenten* zu überzeugen, und sollten sie Abtreibung bei anderen nicht deshalb tolerieren? Sollte das Toleranzprinzip also nicht so erweitert werden, daß es gebietet, die Handlungen anderer zu tolerieren, sofern kein Konsens darüber besteht, *daß* diese Handlungen die Interessen Dritter schädigen? Da kein Konsens besteht, daß Abtreibung Föten schädigt, wäre Abtreibung demnach zu tolerieren.

Ein so erweitertes Toleranzprinzip wird schon deshalb auf Widerstand stoßen, weil es fordert, daß man andere als moralische Akteure anerkennt, obwohl man gleichzeitig geneigt ist, sie moralisch zu verurteilen. Das Prinzip fordert eine *relativistische* Einstellung zur Moral, die zuläßt, an den eigenen moralischen Überzeugungen mit Gründen festzuhalten und gleichzeitig anzuerkennen, daß andere diese Überzeugungen ebenfalls mit Gründen nicht teilen. Eine solche Haltung setzt ein bestimmtes, subjektives Begründungsmodell voraus: daß nämlich Moral in individuellen Einstellungen verankert ist, nicht in übersubjektiven, metaphysischen oder religiösen Geboten. Und dieses (seiner Herkunft von Hume wegen oft ›empiristisch‹ gescholtene) Verständnis ist offensichtlich nicht so leicht zu gewinnen, da Moral von den meisten Menschen für objektiv gültig angesehen wird. In einer Ethik mit objektiven Ansprüchen wäre es willkürlich, andere mit stark abweichenden moralischen Ansichten zu tolerieren, denn allein ihr Abweichen kennzeichnete ihr moralisches Defizit.

Wieweit Toleranz von einem moralischen Standpunkt aus anderen gegenüber gehen kann und sollte – begründet wiederum von diesem Standpunkt –, hängt damit von der Art des Standpunkts und dem jeweiligen Verständnis von Moral ab. Toleranz ist kein übergeordnetes Prinzip, das den Parteien *unabhängig* von ihrem Streit zur Verfügung stünde. Nur die *wiederholte Erfahrung*, daß moralische Opponenten ihrerseits mit Gründen an moralischen Ansichten festhalten und daß die eigenen Argumente ihnen gegenüber als Argumente nicht greifen, kann den Weg bereiten dafür, andere als vernünftige Akteure innerhalb ihrer Moral auch dann anzuerkennen, wenn man ihre Moral ablehnt. Es scheint klar, daß eine objektive oder absolute Ethik solche Erfahrung erschwert. Dennoch wird sie immer wieder gemacht und ist also möglich. Die Arbeiten dieses Bandes bieten für eine solche Erfahrung weitere Gelegenheit.

Richard Hare, Axel Honneth und Ursula Wolf, vor allem aber Norbert Hoerster waren bei den ersten Schritten zu diesem Band mit ihrem Rat behilflich. Ihnen sei hier herzlich gedankt. Für Hinweise und Korrekturen bei den Übersetzungen danke ich Philippa Foot, Richard Hare, Norbert Hoerster, Andreas Koch, Helga Kuhse und – ganz besonders – Margaret Dörfel.

Anmerkungen

1 Siehe hierzu die Aufsätze in Garfield/Hennessey (Hg.) 1984. Auch Regan 1979 und Faux 1988. Gegenwärtig (April 1989) prüft das Oberste Gericht das Recht auf Abtreibung erneut, und es wird erwartet, daß das inzwischen verändert zusammengesetzte Gericht die Entscheidung ›Roe gegen Wade‹ zumindest teilweise zurücknimmt.

2 Siehe BVerfGE, Bd. 39, 1975, S. 1-91. Zur politisch-rechtlichen Situation siehe zum Beispiel Rüpke 1975; Tallen 1980; Roxin 1981; Jung/Müller-Dietz (Hg.) 1983; Hoffacker/Steinschulte/Fietz (Hg.) 1986; Däubler-Gmelin/Faerber-Husemann 1987; Voss/Voss/Hoffacker (Hg.) 1988.

3 Die Anlässe sind bekannt: Beratungsgesetzpläne der CDU/CSU, mögliche Anrufung des Verfassungsgerichts durch die CSU, Memminger Prozeß.

4 In der BRD werden gegenwärtig im Jahr ca. 250 000 Abtreibungen vorgenommen, ca. 80% aufgrund sozialer Indikation, demgegenüber ca. 3800 Eipunktionen im Rahmen von IVF-Behandlungen (was ungefähr der Zahl von Befruchtungsversuchen gleichkommt). Für die erste Zahl siehe Spieker 1988 und Baross 1988, für die letztere Zahl siehe die Zeitschrift *Fertilität* 3 (1987), S. 73-81, geltend für 1986.

5 Nicht immer richtet sich die Forderung nach Entscheidungsfreiheit der Schwangeren auf die *moralische* Beurteilung von Abtreibung, sondern nur auf die *politische* Freiheit vor staatlicher Bevormundung. Allerdings wäre der strategische Sinn der Forderung schwer verständlich, wenn sie nicht mindestens mit der Unterstellung einherginge, daß es keine allgemeinverbindlichen moralischen Gründe gegen Abtreibung gibt. Indirekt beziehen solche Abtreibungsbefürworter deshalb dennoch eine moralische Position.

6 Viele ihrer späteren Arbeiten sind Beiträge zu einer solchen Ethik,

ohne daß sie sich bisher zu einer geschlossenen Theorie geformt hätten. Siehe die Sammlung Thomson 1986 sowie, kritisch kommentierend, Davis 1988. Oft wird auf die Ähnlichkeit der Ethik Thomsons mit derjenigen Robert Nozicks hingewiesen.

7 Auch hierfür finden sich jedoch Verteidiger: Blechschmidt 1976, S. 158 ff.; 1985; Moraczewski 1983. Die Formulierungen des Anatomen Erich Blechschmidt sind dabei besonders beachtenswert, weil sie auch der verbreiteten Meinung Ausdruck geben, Personalität sei rein naturwissenschaftlich zuschreibbar: siehe besonders Blechschmidt 1985, S. 49 ff.

8 Einen an »Rassismus« angelehnten Begriff, den Singer wenn auch nicht erfunden (siehe Lockwood, S. 251), so doch verbreitet hat.

9 Beispielsweise den Versuch, die Entwicklung eines funktionsfähigen Gehirns als wesentlich für Menschen anzusehen: Blumfeld 1977; kritisch Tooley 1983, S. 69-72. Zum selben Kriterium gelangen andere allerdings auch auf Grundlage hiervon verschiedener Überlegungen; siehe Lockwood, S. 246-250. Für eine detaillierte Diskussion der Entwicklungsbedeutung siehe auch Quinn 1984.

10 Verteidiger dieser Idee sind u. a. Wade 1975; Devine 1978, S. 94-105; Stone 1987; Buckle 1988; Kritiker hingegen Thomson, S. 107 f.; Warren 1977; Singer 1979, S. 164-168; Tooley, S. 176-184; 1983; Kap. 6; Feinberg 1980; Sumner 1981, S. 99-105; Harris 1985, S. 11 f.; Singer/Dawson 1988; Hoerster 1989, S. 176-178; Warnock, S. 229 f.; Lockwood, S. 243 f.

11 Die zentrale Funktion, die Beauchamp/Walters (Hg.) 1982 dem Kriterium innerhalb ihres Sammelbands einräumen, ist insofern repräsentativ, besonders für die amerikanische Diskussion.

12 Für eine kontraktualistische Argumentation zugunsten Abtreibung während der ganzen Schwangerschaft, nicht aber Kindstötung, siehe Narveson 1986. Nicht unähnlich hierzu ist Brandts Regelutilitarismus: Brandt 1972; 1987.

13 Locke, *Essay Concerning Human Understanding*, Buch 2, Kap. 9, § 29. Weniger häufig wird auf Kants begrifflich nicht besonders klare Bestimmung verwiesen, Personen seien ›Zwecke an sich selbst‹ (siehe Engelhardt 1982, S. 95; Tauer 1985, S. 255).

14 Beachtenswert scheint mir deshalb: »... the first question we need to ask is not whether the fetus is a person, or whether it has a person's right to such a life span, but whether it is victimized by abortion *at all*. For if the fetus cannot be a victim, abortion does not victimize it, and the question of personhood simply need not arise« (Bassen 1982, S. 315).

15 Man beachte in diesem Zusammenhang auch die wichtige Unterscheidung zwischen Individual- und Gesellschaftsethik, die Foot in ihrem Euthanasieaufsatz trifft: Foot, S. 297, 311.

16 Statusdiskussionen gab es allerdings vereinzelt auch während der Zeit, da sich das Tötungsverbot unangefochtener Geltung erfreute, besonders in Form des mittelalterlichen Streits um den ›Beseelungszeitpunkt‹ (siehe zum Beispiel Eibach 1983, S. 26-28).

17 Eine Ausnahme wäre, wenn durch Eingreifen verhindert werden kann, daß die Mutter stirbt, sonst aber Mutter und Kind sterben (S. 209). Siehe hingegen Finnis 1973, S. 134.

18 Der Streit zwischen deontologischer und konsequentialistischer Ethik ist keineswegs auf die säkulare Ethik begrenzt. Obwohl deontologische Prinzipien oft in theologischen Voraussetzungen gegründet sind (siehe Kuhse, S. 94-98), muß eine theologische Ethik nicht notwendig deontologisch sein. Manche christliche Moraltheologen verstehen sich in der Traditionslinie Aristoteles-Thomas als dezidiert teleologische Ethiker. Für historische Beleuchtung christlicher Prinzipien siehe auch Carrick 1985 sowie McMillan/Engelhardt/Spicker (Hg.) 1987, Teil I.

19 »Embryo« ist die Bezeichnung für die sich entwickelnde Eizelle während der ersten acht Wochen, »Fötus« die Bezeichnung von der neunten Woche bis zur Geburt, manchmal aber auch für den gesamten Zeitraum.

20 Im Zuge der Gesundheitsreform wird die Bezahlung einer IVF-Behandlung in der BRD seit dem 1. 1. 1989 ausgesetzt. Dadurch entsteht auch ein Problem sozialer Gerechtigkeit.

21 Für bibliographische Information zum IVF-Komplex siehe auch Walters 1979; 1985; 1987.

22 Siehe zum selben Zusammenhang auch die Reihe ›Gentechnologie‹ des Verlags J. Schweitzer (München), insbesondere Flöhl (Hg.) 1985; Lanz-Zumstein (Hg.) 1986; Braun/Mieth/Steigleder (Hg.) 1987; Schroeder-Kurth/Wehowsky (Hg.) 1988, sowie Reiter/Theile (Hg.) 1985 und Günther/Keller (Hg.) 1987.

23 Der in Anm. 4 zitierte Artikel nennt eine Schwangerschaftsrate von 12,7% pro Follikelpunktion in der Bundesrepublik für 1986. Damit ist die Punktion eines *einzelnen* Eis gemeint, nicht der Gesamtvorgang. Siehe auch Trotnow/Barthel 1985, S. 60.

24 Hier wird vielleicht eingeworfen, daß IVF insgesamt unter dem *Aspekt des Zeugens*, nicht dem des Tötens betrachtet werden sollte – denn durch IVF entstehen eine bestimmte Zahl von Menschen, die sonst nicht leben würden. Bei einem strikten Tötungsverbot ist das aber nicht plausibel. Denn erstens müßte dann auch in Konfliktsituationen analog entschieden werden, in denen einige *Erwachsene* in einer Gruppe nur gerettet werden können, indem man andere tötet (für Beispiele siehe Foot, S. 202, 207); und zweitens wären auch solche Abtreibungen zu rechtfertigen, durch die mehr als ein gezeugtes Kind zu einem späteren Zeitpunkt möglich wird.

25 Siehe *Richtlinien* und *Beschlüsse*. Auch die wichtigsten thematischen

Beiträge zum Juristentag von 1985 benutzen »Sterbehilfe«: siehe Otto 1986. In den sonstigen juristischen und moraltheologischen Diskussion wird dagegen »Euthanasie« neben »Sterbehilfe« verwendet: siehe Eser (Hg.) 1977, Eid (Hg.) 1985, Kruse/Wagner (Hg.) 1986.

26 Natürlich ist es dann kein weiter Schritt, andere externe Wertkriterien, wie biologische, eugenische oder rassistische heranzuziehen, obwohl sich hierfür während der Weimarer Zeit kaum Vertreter fanden (siehe Nowak 1980, S. 54).

27 Stellen sich diese Situationen in einer Klinik oder Gesellschaft nicht bereits jetzt, so doch in Kürze. Die Relevanz ökonomischer Gesichtspunkte wird oft dadurch verdeckt, daß sie der internen Bewertung (»Was ist im Interesse des Patienten?«) angehängt sind oder ihre Bedeutung im Sinn der Unterscheidung zwischen Tun und Unterlassen abgeschwächt wird.

28 Zur Literatur siehe Angaben in Koch 1984, S. 253-256, sowie Sinclair 1987; Singer 1987. Koch nennt die Kosten-Nutzen-Analyse in der Medizin ein »neues sozialdarwinistisches Denkmodell«.

29 Als Verbesserungsversuch mag naheliegen, von ›unausweichlich Sterbenden‹ oder ›Sterbenden, denen nicht mehr zu helfen ist‹ zu reden. Aber auch das ist zu vage, denn alle Menschen sind ›unausweichlich Sterbende‹. Eine weitere Präzisierung müßte auf das menschliche Wohl Bezug nehmen.

30 Auch Ehrhardt plädierte nicht unbedingt dafür, den Begriff aufzugeben. »Durch die bei uns zur Zeit verbreitete Identifizierung von ›Euthanasie‹ mit ›nazistischen Greueltaten‹ – so naheliegend und verständlich sie ist – verbaut man sich den Weg zu einer grundsätzlichen Klärung und Stellungnahme, die notwendig ist, weil die Problematik weder 1933 ›entdeckt‹ noch 1945 ›aufgehoben‹ wurde und weil das ohnehin nur partiell treffende ›Anti-Nazi-Argument‹ mit wachsendem Zeitabstand zwangsläufig verblaßt« (1965, S. 47).

31 Das ist eine vorsichtigere Behauptung als die, keiner verteidige das Prinzip der Doppelwirkung. Die These der moralischen Relevanz der Unterscheidung von direkter/indirekter Absicht ist problematisch, nicht dagegen andere Aspekte, denen das Prinzip ebenfalls Ausdruck verleiht.

32 Siehe *Richtlinien* oder *Beschlüsse*. Mit derselben Unterscheidung wird in den meisten Medizinsystemen der westlichen Länder argumentiert, beispielsweise in den USA (siehe Rachels 1980, S. 38).

33 1980 erfolgte die Gründung der ›Gesellschaft für Humanes Sterben‹. Siehe Atrott 1986 und die Verhandlungen des 56. Deutschen Juristentags, der sich teilweise den Forderungen nach Sterbehilfe in diesem Sinn widmete. Siehe auch Hoerster 1986; 1988a; Wilms/Jäger 1988; Hoerster 1988b.

34 Siehe Müller/Olbing (Hg.) 1982; Hiersche/Hirsch/Baumann (Hg.)

1987. International siehe Swinyard (Hg.) 1978; Weir 1984; Kuhse/Singer 1985; Shelp 1986; McMillan/Engelhardt/Spicker (Hg.) 1987; Brody 1988, Kap. 7.

35 Siehe demgegenüber die (für die deutsche Diskussion nicht untypische) explizite Ablehnung von Bewertung ›lebensunwerten‹ Lebens bei Gründel 1987. Diese Ablehnung scheint innerhalb Gründels Stellungnahme *offenkundig widersprüchlich*, da er sich andererseits für eine teleologische Ethik und für Einzelfallkasuistik ausspricht.

36 Siehe zu letzterem die »Empfehlungen der Deutschen Gesellschaft für Medizinrecht«, die sogenannten »Einbecker Empfehlungen«, in: Hiersche/Hirsch/Bauman 1987, S. 183-185.

Bibliographie

Verlautbarungen, Dokumente

Benda Bericht: *In-vitro-Fertilisation, Genomanalyse und Gentherapie. Bericht der gemeinsamen Arbeitsgruppe des BFT und BJ*, München 1985.

Beschlüsse: Beschlüsse des 56. Deutschen Juristentages zur ›Sterbehilfe‹, in: *Deutsches Ärzteblatt* 83.47, 1986, S. 3275.

BLA-Entwurf: *Abschlußbericht der Bund-Länder-Arbeitsgruppe ›Fortpflanzungsmedizin‹*, August 1988.

Richtlinien: Richtlinien der Bundesärztekammer für die Sterbehilfe, in: *Deutsches Ärzteblatt* 76.14, 1979, S. 957-960.

Verhandlungen: *Verhandlungen des 56. Deutschen Juristentags,* Bd. 2, Sitzungsberichte, Hg. Ständige Deputation des Deutschen Juristentags, München 1986.

Warnock Bericht: Mary Warnock (Hg.), *A Question of Life. The Warnock Report on Human Fertilisation and Embryology*, Oxford 1985.

Literatur

Anderson, W. French (1985), »Human Gene Therapy: Scientific and Ethical Considerations«, in: *The Journal of Medicine and Philosophy* 10.3, S. 275-291.

Atrott, Hans H. (1986), »Zur Situation der Sterbehilfe in der Bundesrepublik«, in: Derek Humphry/Ann Wickett, *Das Recht auf den eigenen Tod und eine menschenwürdige Sterbehilfe*, München, S. 285-307.

Baross, Joachim v. (1988), »Tendenz fallend«, in: Susanne v. Paczensky/

Renate Sadrozinski (Hg.), *§ 218: Zu Lasten der Frauen*, Reinbek, S. 54 bis 59.
Bassen, Paul (1982), »Present Sakes and Future Prospects: The Status of Early Abortion«, in: *Philosophy & Public Affairs* 11, S. 314-337.
Battin, Margaret P. (1982), *Ethical Issues in Suicide*, Englewood Cliffs/NJ.
Bayertz, Kurt (1987), *GenEthik. Probleme der Technisierung menschlicher Fortpflanzung*, Reinbek.
Beauchamp, Tom L./LeRoy Walters (Hg.) (1982), *Contemporary Issues in Bioethics*, 2. erweiterte Auflage, Belmont/CA.
Becker, Lawrence C. (1975), »Human Being: The Boundaries of the Concept«, in: *Philosophy & Public Affairs* 4.4, S. 334-358.
Benda, Ernst (1985), »Erprobung der Menschenwürde am Beispiel der Humangenetik«, in: *Aus Politik und Zeitgeschichte*, B3/85, S. 18-37.
Binding, Kurt/Alfred Hoche (1920), *Die Freigabe der Vernichtung lebensunwerten Lebens. Ihr Maß und ihre Form*, Leipzig, 2. Auflage 1922.
Birnbacher, Dieter (1989), »Ethische Probleme der Gentherapie und der Genomanalyse am Menschen«, in: Hans-Martin Sass (Hg.), *Medizin und Ethik*, Stuttgart.
Blechschmidt, Erich (1976), *Wann beginnt das menschliche Leben?*, Stein am Rhein.
– (1985), »Daten der menschlichen Frühentwicklung«, in: Hoffacker/Steinschulte/Fietz (Hg.) (1986), S. 31-52.
Blumfeld, Jean B. (1977), »Abortion and the Human Brain«, in: *Philosophical Studies* 32, S. 251-268.
Bondeson, William B./H. Tristram Engelhardt/Stuart F. Spicker/Daniel H. Winship (Hg.) (1983), *Abortion and the Status of the Fetus*, Dordrecht–Boston–Lancaster.
Brandt, Richard B. (1972), »The Morality of Abortion«, in: *The Monist* 56, S. 503-526.
– (1975), »The Morality and Rationality of Suicide«, in: Seymour Perlin (Hg.), *A Handbook of the Study of Suicide*, New York, S. 61-75.
– (1987), »Public Policy and Life and Death Decisions Regarding Defective Newborns«, in: McMillan/Engelhardt/Spicker (Hg.) (1987), S. 191-208.
– (1989), »Hare on Abortion«, in: *Social Theory and Practice*, im Druck.
Braun, Volker/Dieter Mieth/Kurt Steigleder (Hg.) (1987), *Ethische und rechtliche Fragen der Gentechnologie und der Reproduktionsmedizin*, München.
Brody, Baruch A. (1975), *Abortion and the Sanctity of Human Life. A Philosophical View*, Cambridge/MA.
– (1988), *Life and Death Decision Making*, New York.
– (Hg.) (1988), *Moral Theory and Moral Judgements in Medical Ethics*, Dordrecht–Boston–Lancaster.

Brown, Jeremy (1986), »Research on Human Embryos. A Justification«, in: *Journal of Medical Ethics* 12.4, S. 201-205.
Buckle, Stephen (1988), »Arguing from Potential«, in: *Bioethics* 2.3, S. 227-253.
Caplan, Arthur L. (1987), »Should Foetuses or Infants be Utilized as Organ Donors?«, in: *Bioethics* 1.2, S. 119-140.
Carrick, Paul (1985), *Medical Ethics in Antiquity: Philosophical Perspectives on Abortion and Euthanasia*, Dordrecht–Boston–Lancaster.
Chadwick, Ruth F. (Hg.) (1987), *Ethics, Reproduction, and Genetic Control*, New York.
Corea, Gena (1984), *The Mother Machine: Reproductive Technologies from Artificial Insemination to Artificial Wombs*, New York; dt.: *MutterMaschine. Reproduktionstechnologien – von der künstlichen Befruchtung zur künstlichen Gebärmutter*, Berlin 1985.
Däubler-Gmelin, Herta/Renate Faerber-Husemann (1987), *§ 218. Der tägliche Kampf um die Reform*, Bonn.
Davis, Michael (1983), »Foetuses, Famous Violinists, and the Right to Continued Aid«, in: *Philosophical Quarterly* 33, S. 257-278.
Davis, Nancy (1984 a), »Abortion and Self-Defence«, in: *Philosophy & Public Affairs* 13, S. 175-207.
– (1984 b), »The Doctrine of Double Effect: Problems of Interpretation«, in: *Pacific Philosophical Quarterly* 65, S. 107-123.
– (1988), »Rights and Moral Theory: A Critical Review of Judith Thomson's *Rights, Restitution, and Risk*«, in: *Ethics* 98, S. 806-826.
– (1989), »Philosophical Work on Abortion: Coming to Terms with the Criticism«, in: Judith Lichtenberg/Henry Shue (Hg.), *The Public Turn in Philosophy*, Cambridge.
Devine, Philip E. (1978), *The Ethics of Homicide*, Ithaca–London.
Dodds, Susan/Karen Jones (1989), »Surrogacy and Autonomy«, in: *Bioethics* 3.1, S. 1-17.
Edwards, Robert G. (1982), »The Case for Studying Human Embryos and their Constituent Tissues *in vitro*«, in: Robert G. Edwards/Jean M. Purdy (Hg.), *Human Conception in Vitro*, London, S. 371-388.
Ehrhardt, Helmut (1965), *Euthanasie und Vernichtung ›lebensunwerten‹ Lebens*, Stuttgart.
Eibach, Ulrich (1983), *Experimentierfeld: Werdendes Leben. Eine ethische Orientierung*, Göttingen.
Eid, Volker (Hg.) (1975), *Euthanasie oder soll man auf Verlangen töten?*, Mainz, 2. erweiterte Auflage 1985.
Engelhardt, H. Tristram Jr. (1975), »The Ontology of Abortion«, in: *Ethics* 85, S. 215-234.
– (1982), »Medicine and the Concept of Person«, in: Beauchamp/Walters (Hg.) (1982), S. 94-101.

– (1983), »Viability and the Use of the Fetus«, in: Bondeson u. a. (Hg.) (1983), S. 183-208.
English, Jane (1975), »Abortion and the Concept of a Person«, in: *Canadian Journal of Philosophy* 5, S. 233-243.
Eser, Albin (Hg.) (1976), *Suizid und Euthanasie*, Stuttgart.
Faux, Marian (1988), *Roe v. Wade: The Untold Story of the Landmark Supreme Court Decision that Made Abortion Legal*, New York.
Fechner, Erich (1987), »Nachträge zu einer Abhandlung über Menschenwürde und generative Forschung und Technik«, in: Günther/Keller (Hg.) (1987), S. 35-59.
Feinberg, Joel (1980), »Abortion«, in: Tom Regan (Hg.), *Matters of Life and Death*, Philadelphia, S. 183-217.
– (1986), *Harm to Self*, New York.
Fichtner, Gerhard (1976), »Die Euthanasiediskussion in der Zeit der Weimarer Republik«, in: Eser (Hg.) (1976), S. 24-40.
Finnis, John (1973), »The Rights and Wrongs of Abortion: A Reply to Judith Thomson«, in: *Philosophy & Public Affairs* 2.2, S. 117-145.
Fleming, Lorette (1987), »The Moral Status of the Foetus: A Reappraisal«, in: *Bioethics* 1.1, S. 15-34.
Flöhl, Rainer (Hg.) (1985), *Genforschung – Fluch oder Segen? Interdisziplinäre Stellungnahmen*, München.
Foot, Philippa (1984), »Killing and Letting Die«, in: Garfield/Hennessey (Hg.) (1984), S. 177-185.
Fouquet, Christiane (1978), *Euthanasie und Vernichtung ›lebensunwerten‹ Lebens unter Berücksichtigung des behinderten Menschen*, hg. von W. Bachmann, Oberbiel.
Garfield, Jay L./Patricia Hennessey (Hg.) (1984), *Abortion. Moral and Legal Perspectives*, Amherst/MA.
Glover, Jonathan (1977), *Causing Death and Saving Lives*, Harmondsworth.
– (1984), *What Sort of People Should there Be?* Harmondsworth.
Grisez, Germain C. (1969), *Abortion: The Myths, the Realities, and the Arguments*, Washington, D.C.
Gründel, Johannes (1987), »Grenzen der ärztlichen Behandlungspflicht bei schwerstgeschädigten Neugeborenen aus theologisch-ethischer Sicht«, in: Hiersche/Hirsch/Baumann (Hg.) (1987), S. 73-80.
Günther, Hans-Ludwig/Rolf Keller (Hg.) (1987), *Fortpflanzungsmedizin und Humangenetik – Strafrechtliche Schranken? Tübinger Beiträge zum Diskussionsentwurf eines Gesetzes zum Schutz von Embryonen*, Tübingen.
Hare, Richard M. (1987a), »An Ambiguity in Warnock«, in: *Bioethics* 1.2, S. 175-178.
– (1987b), »*In Vitro* Fertilization and the Warnock Report«, in: Chadwick (Hg.) (1987), S. 71-90.

– (1988 a), »A Kantian Approach to Abortion«, in: Michael D. Bayles/Kenneth Henley (Hg.), *Right Conduct: Theories and Applications*, 2. Auflage, New York, S. 147-157.
– (1988 b), »Possible People«, in: *Bioethics* 2.4, S. 279-293.
– (1989), »Abortion: Reply to Brandt«, in: *Social Theory and Practice.*
Harris, John (1980), *Violence and Responsibility*, London.
– (1985), *The Value of Life. An Introduction to Medical Ethics*, London.
Harrison, Beverly W. (1983), *Our Right to Choose. Toward a New Ethic of Abortion*, Boston–Toronto.
Hiersche, Hans-Dieter/Günter Hirsch/Toni Graf Baumann (Hg.) (1987), *Grenzen ärztlicher Behandlungspflicht bei schwerstgeschädigten Neugeborenen.* 1. Einbecker Workshop der Deutschen Gesellschaft für Medizinrecht, 27.-29. Juni 1986, Berlin–Heidelberg–New York.
Hoerster, Norbert (1982), »Zur Bedeutung des Prinzips der Menschenwürde«, in: *Juristische Schulung* 82, S. 93-96.
– (1986), »Rechtsethische Überlegungen zur Freigabe der Sterbehilfe«, in: *Neue Juristische Wochenschrift* 29, S. 1786-1792.
– (1988 a), »Warum keine aktive Sterbehilfe?«, in: *Zeitschrift für Rechtspolitik* 21.1, S. 1-4.
– (1988 b), »Rechtsideologie und das Interesse am eigenen Tod«, in: *Zeitschrift für Rechtspolitik* 21.5, S. 185-186.
– (1989), »Forum: Ein Lebensrecht für die menschliche Leibesfrucht?«, in: *Juristische Schulung* 89, S. 172-178.
Hoffacker, Paul/Benedikt Steinschulte/Paul-Johannes Fietz (Hg.) (1986), *Auf Leben und Tod. Abtreibung in der Diskussion,* Bergisch Gladbach.
Hursthouse, Rosalind (1987), *Beginning Lives*, Oxford.
Jost, Alfred (1895), *Das Recht auf den Tod. Eine sociale Studie*, Göttingen.
Jung, Eike/Heinz Müller-Dietz (Hg.) (1983), *§ 218 StGB – Dimensionen einer Reform*, Heidelberg.
Kleining, John (1976), »Good Samaritism«, in: *Philosophy & Public Affairs* 5.4, S. 382-407.
Koch, Gerhard (1984), *Euthanasie, Sterbehilfe. Eine dokumentierte Bibliographie*, Erlangen.
Kottow, Michael H. (1988), »Euthanasia after the Holocaust – Is it Possible?«, in: *Bioethics* 2.1, S. 58-69.
Kruse, Thomas/Heinrich Wagner (Hg.) (1986), *Sterbende brauchen Solidarität*, München.
Kuhse, Helga (1987), *The Sanctity-of-Life Doctrine in Medicine. A Critique*, Oxford.
– /Peter Singer (1985), *Should the Baby Live?*, Oxford.
Lanz-Zumstein, Moni (Hg.) (1986), *Embryonenschutz und Befruchtungstechnik. Seminarbericht und Stellungnahmen aus der Arbeitsgruppe »Gentechnologie« des Deutschen Juristinnenbundes*, München.

Leist, Anton (1989), *Eine Frage des Lebens. Ethik der Abtreibung und künstlichen Befruchtung*, Frankfurt.
Lohmann, Thomas (1975), *Euthanasie in der Diskussion. Zu Beiträgen aus Medizin und Theologie seit 1945*, Düsseldorf.
Lorber, John (1975), »Ethical Problems in the Managment of Myelomeningocele and Hydrocephalus«, in: *Journal of the Royal College of Physicians* 10.1, S. 47-60.
Mack, Eric (1980), »Bad Samaritism and the Causation of Harm«, in: *Philosophy & Public Affairs* 9.3, S. 230-259.
Mackie, John L. (1977), *Ethics. Inventing Right and Wrong*, Harmondsworth; dt.: *Ethik. Auf der Suche nach dem Richtigen und Falschen*, Stuttgart 1981.
Macklin, Ruth (1984), »Personhood and the Abortion Debate«, in: Garfield/Hennessey (Hg.) (1984), S. 81-102.
Mangan, John T. (1949), »An Historical Analysis of the Principle of Double Effect«, in: *Theological Studies* 9, S. 41-61.
McCullagh, Peter (1987), *The Foetus as Organ Donor: Scientific, Social and Ethical Perspectives*, Chichester.
McMillan, Richard C./H. Tristram Engelhardt, Jr./Stuart F. Spicker (Hg.) (1987), *Euthanasia and the Newborn. Conflicts Regarding Saving Lives*, Dordrecht.
Mill, John Stuart (1859), *On Liberty*, London; dt.: *Über die Freiheit*, Stuttgart 1980.
Moraczewski, Albert S. (1983), »Human Personhood: A Study in Personalized Biology«, in: Bondeson u. a. (Hg.) (1983), S. 301-311.
Müller, Helmuth/Herrmann Olbing (Hg.) (1982), *Ethische Probleme in der Pädiatrie*, Stuttgart.
Nagel, Thomas (1970), »Death«, in: *Noûs* 4, S. 73-80; auch in: ders., *Mortal Questions*, Cambridge 1979, S. 1-10; dt.: »Tod«, in: ders., *Über das Leben, die Seele und den Tod*, Königstein/Ts. 1984, S. 15-24.
Narveson, Jan (1986), »A Contractarian Defense of the Liberal View on Abortion and of the Wrongness of Infanticide«, in: *Values and Moral Standing. Bowling Green Studies in Applied Philosophy* 8, S. 76-89.
Nowak, Kurt (1980), *›Euthanasie‹ und Sterilisierung im ›Dritten Reich‹. Die Konfrontation der evangelischen und katholischen Kirche mit dem Gesetz zur Verhütung erbkranken Nachwuchses und der ›Euthanasie‹-Aktion*, 2. Auflage, Göttingen.
Otto, Harro (1986), *Recht auf den eigenen Tod? Gutachten zum 56. Deutschen Juristentag*, hg. von der Ständigen Deputation des Deutschen Juristentags, München.
Overall, Christine (1987), *Ethics and Human Reproduction: A Feminist Analysis*, Boston.
Parfit, Derek (1984), *Reasons and Persons*, Oxford.
– (1986), »Comments«, in: *Ethics* 96, S. 832-872.

Petersen, Peter (1985), *Retortenbefruchtung und Verantwortung. Anthropologische, ethische und medizinische Aspekte neuerer Fruchtbarkeitstechnologien*, Stuttgart.
Purdy, Laura M. (1989), »Surrogate Mothering: Exploitation or Empowerment?«, in: *Bioethics* 3.1, S. 18-34.
Rachels, James (1980), »Euthanasia«, in: Tom Regan (Hg.), *Matters of Life and Death*, New York, S. 28-66.
Reich, Warren T. (1978), »Quality of Life«, in: *Encyclopedia of Bioethics* 2, S. 829-840.
Reiter, Johannes (1985), »Die aktuelle Euthanasiediskussion. Eine Bestandsaufnahme«, in: Eid (Hg.) (1975), S. 185-197.
– /Ursel Theile (Hg.) (1985), *Genetik und Moral. Beiträge zu einer Ethik des Ungeborenen*, Mainz.
Regan, Donald H. (1979), »Rewriting *Roe v. Wade*«, in: *Michigan Law Review* 77.7, S. 1569-1646.
Roupas, Tom G. (1978), »The Value of Life«, in: *Philosophy & Public Affairs* 7.2, S. 154-183.
Roxin, Claus (1981), »Entwicklung und gesetzliche Regelung des Schwangerschaftsabbruchs«, in: *Juristische Arbeitsblätter* 13, S. 226-232.
Rüpke, Giselher (1975), *Schwangerschaftsabbruch und Grundgesetz*, Frankfurt.
Quinn, Warren (1984), »Abortion: Identity and Loss«, in: *Philosophy & Public Affairs* 13.1, S. 24-54.
Scheffler, Samuel (Hg.) (1988), *Consequentialism and its Critics*, Oxford.
Schmuhl, Hans-Walter (1987), *Rassenhygiene, Nationalsozialismus, Euthanasie. Von der Verhütung zur Vernichtung ›lebensunwerten Lebens‹, 1890-1945*, Göttingen.
Scholz, Franz (1976), *Wege, Umwege und Auswege der Moraltheologie. Ein Plädoyer für begründete Ausnahmen*, München.
Schroeder-Kurth, Traute M./Stephan Wehowsky (Hg.) (1988), *Das manipulierte Schicksal. Künstliche Befruchtung, Embryotransfer und Pränatale Diagnostik*, Frankfurt–München.
Shelp, Earl E. (1986), *Born to Die? Deciding the Fate of Critically Ill Newborns*, New York–London.
Sher, George (1977), »Hare, Abortion, and the Golden Rule«, in: *Philosophy & Public Affairs* 6.2, S. 185-190.
Sinclair, John C. (1987), »High Technology, High Costs, and the Very Low Birth-Weight Newborn«, in: McMillan/Engelhardt/Spicker (Hg.) (1987), S. 169-190.
Singer, Peter (1975), *The Liberation of Animals*, New York; dt.: *Die Befreiung der Tiere*, München 1983.
– (1979), *Practical Ethics*, Oxford; dt.: *Praktische Ethik*, Stuttgart 1984.
– (1987), »A Report from Australia: Which Babies are too Expensive to Treat?«, in: *Bioethics* 1.3, S. 275-283.

– /Deane Wells (1984), *The Reproduction Revolution. New Ways of Making Babies*, Oxford.
– /Karen Dawson (1988), »IVF Technology and the Argument from Potential«, in: *Philosophy & Public Affairs* 17.2, S. 87-104.
Smith, Holly M. (1983), »Intercourse and Moral Responsibility for the Fetus«, in: Bondeson u. a. (Hg.) (1983), S. 229-245.
Spicker, Stuart F./William B. Bondeson/H. Tristram Engelhardt, Jr. (Hg.) (1987), *The Contraceptive Ethos. Reproductive Rights and Responsibilities*, Dordrecht.
Spieker, Manfred (1988), »Der verleugnete Rechtsstaat«, in: Voss/Voss/Hoffacker (Hg.) (1988), S. 56-68.
Steinbock, Bonnie (Hg.) (1980), *Killing and Letting Die*, Prentice Hall.
Stone, Jim (1987), »Why Potentiality Matters«, in: *Canadian Journal of Philosophy* 17, S. 815-830.
Sumner, L. W. (1974), »A Credible View of Abortion«, in: *Canadian Journal of Philosophy* 4.1, S. 163-181.
– (1981), *Abortion and Moral Theory*, Princeton/NJ.
Swinyard, Chester A. (Hg.) (1978), *Decision Making and the Defective Newborn. Proceedings of a Conference on Spina Bifida and Ethics*, Springfield/Ill.
Tallen, Hermann (1980), *§ 218. Zwischenbilanz einer Reform*, Düsseldorf.
Tauer, Carol A. (1985), »Personhood and Human Embryos and Fetuses«, in: *The Journal of Medicine and Philosophy* 10, S. 253-266.
Thomson, Judith J. (1973), »Rights and Deaths«, in: *Philosophy & Public Affairs* 2.2, S. 146-159; auch in: Thomson (1986).
– (1976), »Killing, Letting Die, and the Trolley Problem«, in: *The Monist* 59.2, S. 204-217; auch in Thomson (1986).
– (1986), *Rights, Restitution, and Risk*, hg. von William Parent, Cambridge/MA.
Tooley, Michael (1978), »Infanticide: A Philosophical Perspective«, in: Warren T. Reich (Hg.), *Encyclopedia of Bioethics*, Bd. 2, S. 742-751.
– (1980), »An Irrelevant Consideration: Killing Versus Letting Die«, in: Steinbock (Hg.) (1980), S. 56-62.
– (1983), *Abortion and Infanticide*, Oxford.
Trotnow, Siegfrid/Michael Barthel (1985), »Extrakorporale Befruchtung«, in: Reiter/Theile (Hg.) (1985), S. 46-68.
Uniacke, Suzanne (1987), »*In Vitro* Fertilization and the Right to Reproduce«, in: *Bioethics* 1.3, S. 241-254.
VanDeVeer, Donald (1986), *Paternalist Intervention*, Princeton/NJ.
Vitzthum, Wolfgang Graf (1985), »Die Menschenwürde als Verfassungsbegriff«, in: *Juristenzeitung* 40, S. 201-209.
Voss, Hubertus v./Rüdiger v. Voss/Paul Hoffacker (Hg.) (1988), *Chancen für das ungeborene Leben*, Köln.

Wade, Francis C. (1975), »Potentiality in the Abortion Discussion«, in: *The Review of Metaphysics* 29, S. 239-255.
Walters, LeRoy (1979), »Human In Vitro Fertilization: A Review of the Literature«, in: *The Hastings Center Report* 9.4, S. 23-43.
– (1985), »Ethical Issues in Human In Vitro Fertilization and Embryo Transfer«, in: Aubrey Milunsky/George J. Annas (Hg.), *Genetics and the Law*, Bd. 3, New York, S. 215-225.
– (1987), »Ethics and the New Reproductive Technologies. An International Review of Committee Statements«, in: *The Hastings Center Report* 17.3, Special Supplement, S. 3-9.
Warnock, Mary (1987), »›The Good of the Child‹«, in: *Bioethics* 1.2, S. 141-155.
Warren, Mary A. (1973), »On the Moral and Legal Status of Abortion«, in: *The Monist* 57, S. 43-61.
– (1977), »Do Potential People Have Moral Rights?«, in: *Canadian Journal of Philosophy* 7, S. 275-289.
– (1988), »IVF and Women's Interests: An Analysis of Feminist Concerns«, in: *Bioethics* 2.1, S. 37-57.
Weingart, Peter/Jürgen Kroll/Kurt Bayertz (1988), *Rasse, Blut und Gene. Geschichte der Eugenik und Rassenhygiene in Deutschland*, Frankfurt.
Weir, Robert F. (1984), *Selective Nontreatment of Handicapped Newborns: Moral Dilemmas in Neonatal Medicine*, New York.
Wertheimer, Roger (1971), »Understanding the Abortion Argument«, in: *Philosophy & Public Affairs* 1.1, S. 67-95.
Wheale, Peter R./Ruth M. McNally (1988), *Genetic Engineering: Catastrophe or Utopia?*, New York.
Whitbeck, Caroline (1983), »The Moral Implications of Regarding Women as People: New Perspectives on Pregnancy and Personhood«, in: Bondeson u. a. (Hg.) (1983), S. 247-272.
Wilms, Heiner/York Jäger (1988), »Menschenwürde und Tötung auf Verlangen«, in: *Zeitschrift für Rechtspolitik* 21.2, S. 41-46.
Winkler, Earl R. (1984), »Abortion and Victimisability«, in: *Journal of Applied Philosophy* 1, S. 305-318.
Woodward, James (1986), »The Non-Identity Problem«, in: *Ethics* 96, S. 804-831.
– (1987), »Reply to Parfit«, in: *Ethics* 97, S. 800-816.

Abtreibung

Helga Kuhse
Die Lehre von der ›Heiligkeit des Lebens‹

1. Die ›Heiligkeit des Lebens‹

»Ein Leben ohne Prüfung und Erforschung ist nicht lebenswert.« Mit diesen Worten formulierte Sokrates, Zeitgenosse von Hippokrates und der erste große Moralphilosoph der westlichen Kultur, das Glaubensbekenntnis von Männern und Frauen, die den Dingen überlegt gegenüberstehen, und umriß damit die Aufgabe der Ethik: dem Leben und seinen moralischen Konflikten mit Hilfe der Vernunft eine konsistente und verteidigungsfähige Deutung zu geben.

Ethische Analyse ist wichtig, wenn wir uns unklar sind über die Richtung, in die wir uns bewegen. Wie die Philosophie insgesamt entspringt sie aus Selbstzweifel. Das Athen nach Perikles' Tod und England nach dem Tod von Charles I. sind gute Beispiele. Dasselbe gilt für unsere Zeit.

»Eine neue Philosophie zieht alles in Zweifel«, schrieb John Donne unter dem Eindruck der kopernikanischen Revolution und einige Jahrzehnte vor dem gewaltsamen Tod von Charles I., womit er sagen wollte, daß neue Denkweisen die alten Praktiken erschüttert hatten.[1] Heute fordern umgekehrt neue Praktiken in den biomedizinischen Wissenschaften das traditionelle Denken heraus: »Eine neue Medizin zieht alles in Zweifel.«

Wenige moralische Überzeugungen sind tiefer verwurzelt als die von der Heiligkeit des Lebens. Wenn auch vielleicht die Vorstellung, das Leben sei ein Geschenk Gottes (von Gott verliehen, geschützt und schließlich eingefordert), einmal plausibel war, so ist sie heute viel schwerer aufrechtzuerhalten. Die hochentwikkelte moderne Medizin und die Medizintechnologie haben uns die Mittel an die Hand gegeben, eine kontinuierlich zunehmende Kontrolle über Leben und Tod zu gewinnen. Ärzte und Wissenschaftler können inzwischen menschliches Leben mittels *In-vitro*-Fertilisation und Embryo-Transfer erzeugen sowie feststellen, ob ein Embryo oder Fötus unter einer ernsthaften genetischen oder anderen Schädigung leidet. Diese neue Fähigkeit, bereits zu einem sehr frühen Zeitpunkt der Entwicklung eines Menschen Mißbildungen und Schädigungen zu entdecken, hat der Abtreibungsdebatte neue Schärfe verliehen. Ähnlich verschärfen sich die Probleme am Lebensende. Mit Hilfe neuer Medikamente, Methoden und Maschinen kann der Tod oft am Bett oder an der Maschine aufgehalten werden. Auch wenn wir es letztlich nicht in der Hand haben, den Tod zu besiegen, können wir doch in vieler Hinsicht über Bedingungen und Zeitpunkt seines Eintretens entscheiden.

Mit diesen Entwicklungen stellt sich eine alte Frage mit neuer Dringlichkeit: Muß menschliches Leben, ungeachtet seiner Qualität, immer erhalten werden? Muß eine Frau eine Schwangerschaft fortführen, auch wenn sie weiß, daß der Fötus schwer geschädigt ist und kurz nach der Geburt sterben wird? Ist es Pflicht des Arztes, das Leben einer irreversibel gehirngeschädigten Person mittels künstlicher Beatmung und intravenöser Ernährung unbegrenzt zu erhalten? Muß der Arzt ›heroische‹ Anstrengungen unternehmen, also alle Mittel der modernen Medizin aufbieten, um das Leben eines tödlich kranken und leidenden Krebspatienten um einige weitere Wochen, Tage oder auch nur Stunden zu verlängern? Ist es nötig, aktive Behandlung gegenüber Babies anzuwenden, die so geschädigt geboren wurden, daß ihre Zukunft in wenig mehr bestehen kann als in fortwährendem Leiden oder rein vegetativer Existenz? Oder ist es manchmal erlaubt, einen Patienten sterben zu lassen?

Fragen über den Wert des menschlichen Lebens sind nicht neu, aber sie stellen sich heute mit gnadenloser Schärfe und Dringlichkeit. *Sollen*, angesichts dessen, daß wir Leben wie die angedeuteten erhalten *können*, solche Leben erhalten werden – und wenn nicht, warum nicht? Und wenn nicht alle Leben erhalten werden müssen oder sollen, ist es dann erlaubt, sie auf direkte Weise zu beenden?

Traditionellerweise wurden Antworten auf Fragen wie diese unter Rückgriff auf eine Position gegeben, die ich die ›eingeschränkte Lehre von der Heiligkeit des Lebens‹ nennen möchte: die Position, daß es für eine Ärztin immer falsch ist, zu töten, es aber Situationen gibt, in denen ihr erlaubt ist, das Eintreten des Todes zuzulassen. Wenn ich von der Lehre der Heiligkeit des Lebens spreche, werde ich den Begriff »Heiligkeit« nicht in einem spezifisch religiösen Sinn auffassen. Obwohl die Lehre durchaus auf theologischen oder quasi-theologischen Voraussetzungen beruhen mag (wie ich in Abschnitt 4 unten zu zeigen versuche), geht es mir nicht um den Nachweis, daß die Lehre der einen oder anderen speziellen Tradition angehört, sondern vielmehr um die Frage, ob sie auf nicht-theologischer Grundlage verteidigt werden kann. Die Lehre von der Heiligkeit des Lebens ist Bestandteil der konventionellen säkularen Moral geworden, und in dieser Funktion hat sie heute ihren größten Einfluß.

Die Lehre von der Heiligkeit des Lebens muß von anderen Positionen unterschieden werden, die sich ebenfalls auf ein oder mehrere Prinzipien der Heiligkeit des Lebens oder der moralischen Falschheit des Tötens berufen. Albert Schweitzer (1923), einige Radikalökologen, Buddhisten und Jains sprechen für eine Ethik der Ehrfurcht vor allem Leben. Viele von uns sind der Meinung, daß es zumindest gegenüber einigen nichtmenschlichen Tieren moralisch falsch ist, sie mutwillig zu töten; und die meisten von uns glauben, daß menschliches Leben einen ganz besonderen Wert hat und daß es (zumindest *prima facie*) falsch ist, andere Menschen zu töten. In dem Ausmaß, in dem wir solche Überzeugungen haben, teilen wir eine Doktrin oder vielmehr eine Klasse von Doktrinen, die von zentraler Bedeutung sind für Diskussionen zur Heiligkeit des Lebens und der Verwerflichkeit des Tötens. Obwohl die verschiedenen Vorstellungen, daß das Leben heilig ist (oder Achtung gebietet), häufig unerträglich vage und irreführend sind, so kann doch die Lehre von der Heiligkeit des Lebens, wie sie der medizinischen Praxis zugrundeliegt und im Recht verankert ist, klar umrissen werden.[2]

Die Medizin befaßt sich nicht mit Leben in allen seinen Formen, auch nicht mit der moralischen Falschheit von Töten an sich: das überläßt sie Biologen oder Philosophen. In der Regel waren es nicht Ärzte, die sich für eine neue Umweltethik eingesetzt oder Vegetarismus befürwortet haben, und nichtmenschliches Leben wird in Experimenten geopfert, die dem Zweck dienen, menschliches Leben zu verlängern und zu verbessern. In der Medizin bedeutet »Heiligkeit des Lebens« Heiligkeit des *menschlichen* Lebens – das heißt, des körperlichen Lebens, das wir zwischen Konzeption oder Geburt und Tod besitzen (siehe Temkin 1977, S. 15 f.).

Die traditionelle, seit der Zeit von Hippokrates mit Religion verknüpfte Medizin beachtet beispielsweise keine philosophischen Unterscheidungen zwischen verschiedenen Arten oder Formen des Lebens, wie dem Leben eines menschlichen Organismus oder dem Leben einer ›Person‹ (im Sinn eines bewußten oder selbstbewußten Wesens). Zusammen mit vielen anderen Philosophen halte ich diese Unterscheidungen für nötig, wenn Fragen nach den Grundlagen eines Lebensrechts oder der Verwerflichkeit des Tötens auf nichtwillkürliche Weise beantwortet werden sollen (siehe Kuhse 1987, Kap. 4). Für die professionellen Mediziner und ihre juristischen Kollegen ist der Theorie nach – wenn auch nicht der Praxis – alles menschliche Leben gleich wertvoll und unverletzlich. Ärzte haben unter anderem dafür plädiert, die »äußerste Achtung für menschliches Leben von Beginn der Konzeption an aufrechtzuerhalten«[3], und ein typischer Ethikcode für Schwestern sagt: »Die Achtung der Schwestern vor Wert und Würde des individuellen Menschen erstreckt sich über den ganzen Lebenszyklus, von der Geburt bis zum Tod« (zitiert nach Veatch 1977, S. 36).

Wenn »Leben« in der Medizin demnach soviel heißt wie »körperliches menschliches Leben«, bedeutet »Heiligkeit des Lebens« oder »Achtung vor dem Leben«, daß jedes körperliche menschliche Leben ungeachtet seiner Qualität oder Beschaffenheit gleich wertvoll und unverletzlich ist. Das hat zur Folge, daß Entscheidungen über Leben und Tod nach dieser Sicht nicht auf Beurteilungen der Qualität eines Lebens gegründet werden dürfen.

Diejenigen, die der Position von der Heiligkeit des Lebens anhängen, behaupten allerdings nicht generell, daß das Leben jedes Patienten, das verlängert werden kann, mit Hilfe aller verfügbaren medizinischen Mittel verlängert werden muß. Die Verteidiger der Lehre von der Heiligkeit des Lebens akzeptieren vielmehr typischerweise, daß es Situationen gibt, in denen der Handelnde den Patienten berechtigt sterben lassen kann. Sie anerkennen die (wie ich es oben nannte) *eingeschränkte* Position der Heiligkeit des Lebens, die ich in Abschnitt 5 skizzieren will. Hieraus ergeben sich zwei wichtige Fragen im Hinblick auf die grundsätzlichen Glaubenssätze der Heiligkeit des Lebens (daß alles menschliche Leben unverletzlich und gleich wertvoll ist):

– Kann eine eingeschränkte Pflicht der Lebenserhaltung widerspruchsfrei mit der Überzeugung kombiniert werden, daß jedes menschliche Leben unverletzlich ist und daß das absichtli-

che Beenden eines menschlichen Lebens immer moralisch falsch ist?
- Argumentieren diejenigen, die eine eingeschränkte Pflicht der Lebenserhaltung postulieren, widerspruchsfrei, wenn sie jedem menschlichen Leben einen gleichen Wert zuschreiben, oder fällen sie implizit Qualitätsurteile über Leben, wenn sie zugeben, daß nicht jedes Leben verlängert zu werden braucht oder verlängert werden sollte?

Bevor man an den Versuch gehen kann, solche Fragen zu beantworten, benötigt man eine klare Formulierung der Lehre der Heiligkeit des Lebens. In Abschnitt 2 werde ich deshalb die Diskussion etwas systematisieren und am Ende des Abschnitts zu einem Prinzip der Heiligkeit des Lebens kommen. Dieses Prinzip formuliert explizit, was die Überzeugung, menschliches Leben sei ›heilig‹, implizit verbirgt: daß es deshalb absolut verboten ist, absichtlich menschliches Leben zu beenden, weil jedes menschliche Leben ungeachtet seiner Qualität oder Beschaffenheit gleichermaßen wertvoll und unverletzlich ist.

In Abschnitt 3 werfe ich die Frage auf, warum das Beenden menschlichen Lebens falsch ist. Die im Kontext der Sicht von der Heiligkeit des Lebens verfügbare Antwort scheint unbefriedigend, aber eine kurze historische Skizze in Abschnitt 4 kann vielleicht erklären, wie es dazu kam, daß diese Sicht angenommen wurde.

In Abschnitt 5 schildere ich einige Beispiele einer üblichen medizinischen Praxis: bestimmte Patienten durch Zurückhalten leicht verfügbarer lebensverlängernder Mittel sterben zu lassen. Solche Verfahrensweisen können den Verteidigern der Position der Heiligkeit des Lebens zufolge mit dem Prinzip der Heiligkeit des Lebens vereinbart werden. Dies führt mich zur Formulierung eines *eingeschränkten* Prinzips der Heiligkeit des Lebens. Dieses Prinzip sagt, daß es zwar immer absolut verboten ist, absichtlich Leben aufgrund von Beurteilungen über Lebensqualität zu beenden, manchmal jedoch erlaubt, den Tod nicht zu verhindern und den Patienten sterben zu lassen.

Kann eine eingeschränkte Pflicht der Lebenserhaltung aber mit der Überzeugung verbunden werden, daß es immer moralisch falsch ist, ein Leben absichtlich zu beenden? Meine eigene Antwort ist negativ. Wie ich im Hauptteil meines Buchs zu zeigen versuche (Kuhse 1987), argumentieren die Anhänger des eingeschränkten Prinzips widersprüchlich, weil sie das absichtliche Beenden eines Lebens sowohl verbieten wie zugestehen, und dies typischerweise auf der Grundlage versteckter Urteile bezüglich der Qualität des Lebens.

2. Unverletzlichkeit und gleicher Wert menschlichen Lebens

In unserer Gesellschaft ist die Überzeugung tief verwurzelt, daß alles menschliche Leben gleich wertvoll und unverletzlich ist. Sie ist im Recht enthalten und liegt vielen professionellen Vorschriften für die medizinische Praxis zugrunde.

Die folgende Schilderung eines Falles, der sich kürzlich ereignet hat, kann zur Veranschaulichung der Position von der ›Heiligkeit des Lebens‹ dienen. Im Mai 1981 wurden in Danville, Illinois, schwer mißgebildete siamesische Zwillinge geboren. Die Zwillinge hatten einen Unterleib gemeinsam, einen Verdauungstrakt, sowie zusammen drei Beine, jeder ein normales Bein und ein zusammengewachsenes Bein mit zu vielen Zehen. Beide hatten Atmungsschwierigkeiten und mußten intravenös ernährt werden. Die Eltern und ihr Arzt entschieden, daß man die Zwillinge sterben lassen sollte. Wider Erwarten starben sie aber nicht, als die medizinische Versorgung abgesetzt wurde. Als auch die Ernährung eingestellt wurde, alarmierte ein anonymer Anrufer die Behörden, und die Eltern wurden daraufhin mit ihrem Arzt des Plans angeklagt, gemeinsam einen Mord begehen zu wollen. Obwohl der Staatsanwalt von Illinois anerkannte, daß jeder der Beteiligten aus den besten Motiven heraus gehandelt haben mochte, als sie entschieden, die Säuglinge sterben zu lassen, war er dennoch der Meinung:

»Die Motive stehen nicht zur Debatte. Die Qualität des Lebens steht nicht zur Debatte. Unter keinen Umständen beendet man ein Leben, weil man nicht mit seiner Qualität einverstanden ist. Diese Kinder haben bereits gelebt und sind lebende Menschen. Sie haben einen Anspruch auf ihr Leben, so lange die Natur sie leben läßt.«[4]

Als er der Familienbehörde die Vormundschaft für die Zwillinge zuwies, gab der Richter zu erkennen, daß er Mitleid mit allen Beteiligten verspürte, sagte aber auch, daß es nicht Aufgabe eines Jugendgerichts sei, philosophische Urteile zu fällen:

»Das Jugendgericht muß sich an die Verfassung von Illinois und der Vereinigten Staaten halten, von denen jede Grundrechte enthält. Diese Grundrechte verleihen sogar neugeborenen siamesischen Zwillingen mit schwerwiegenden Mißbildungen ein unveräußerliches Recht auf Leben« (Lyon 1985, S. 190).

In diesem Fall wurden zwei schwerbehinderte Säuglinge gegen die Wünsche ihrer Eltern am Leben gehalten, mit großen Kosten und – am wichtigsten – völlig ungeachtet der Aussichten der Säuglinge, jemals ein unabhängiges und minimal befriedigendes Leben führen zu können (für eine detailliertere Diskussion des Falls siehe Robertson 1981). Auch wenn Entscheidungen wie diese schwerlich annehmbar erscheinen, weil sie blind sind gegenüber den Interessen aller Beteiligten, sind sie doch vereinbar mit den zwei fundamentalen Glaubenssätzen der Doktrin von der Heiligkeit des Lebens: der Unverletzlichkeit jedes menschlichen Lebens und dem gleichen Wert jedes menschlichen Lebens. Betrachten wir diese zwei Begriffe der Reihe nach.

2.1 Die Unverletzlichkeit menschlichen Lebens

Die Doktrin von der Heiligkeit des Lebens ist absolut, soweit es um die Unverletzlichkeit menschlichen Lebens geht. Menschliches Leben zu beenden ist, auch aus Gründen des Mitleids, nicht nur vom Gesetz absolut verboten, sondern auch von einer medizinischen Tradition, die auf das vierte Jahrhundert vor Christus zurückverfolgt werden kann, als die Ärzte zum ersten Mal den Eid des Hippokrates ablegten und schworen, »weder jemand auf Verlangen eine tödliche Droge zu geben, noch ... einen Vorschlag dieser Art zu machen« (nach Edelstein 1967, S. 6). Heute meinen viele Ärzte und ihre Vereinigungen, Töten aus Mitleid befinde sich »in Gegensatz zu dem, wofür die medizinische Profession steht«[5], und das Recht sowie die traditionelle Moraltheologie betrachten Töten aus Mitleid als Mord.
An diesem Punkt ist folgendes zu beachten: Wenn ich die Lehre der Heiligkeit des Lebens absolut nenne, will ich nicht sagen, daß das Verbot des Tötens von Menschen immer in universeller Form aufrechterhalten wurde; denn dies würde völligen Pazifismus bedeuten sowie Todesstrafe und Töten aus Notwehr ausschließen, Praktiken, die von den Verteidigern der Lehre der Heiligkeit des

Lebens nicht immer verurteilt werden. Was die Lehre der Heiligkeit des Lebens verbietet, ist vielmehr das absichtliche Beenden *unschuldigen* Lebens. Es ist deshalb nach der Lehre nicht immer moralisch falsch zu töten, aber immer falsch, absichtlich ein unschuldiges menschliches Wesen zu töten. Da der Patient innerhalb der Arzt-Patient-Beziehung immer für unschuldig angesehen wird, stimmt die Theorie des Naturrechts – einer der Eckpfeiler der katholischen Moraltheologie – mit der Hippokratischen Tradition überein, die das Beenden des Lebens eines Patienten absolut verbietet.[6] Die römisch-katholische Kirche betont das in ihrer *Erklärung zur Euthanasie* folgendermaßen:

»Es ist wieder einmal nötig, entschieden herauszustellen, daß nichts und niemand das Töten eines unschuldigen menschlichen Wesens erlauben kann, ob es sich um einen Fötus oder einen Embryo, einen Säugling oder Erwachsenen, einen alten Menschen, einen, der unter einer unheilbaren Krankheit leidet, oder eine sterbende Person handelt.«[7]

Aber eine weitere Qualifikation in bezug auf das absolute Verbot, Leben zu beenden, ist nötig. Da es immer Situationen geben wird, in denen nicht einmal ein Absolutist es vermeiden kann, eine andere Person zu töten, muß jedes absolute Verbot wie das des Tötens darauf beschränkt werden, wie Menschen einander gegenüber *absichtlich* handeln. Es ist beispielsweise nicht absolut auszuschließen, daß man für den Tod eines unschuldigen Menschen verantwortlich wird, wie ein von der Philosophin Philippa Foot geschildertes Beispiel zeigt. In diesem Beispiel versagen die Bremsen einer Straßenbahn, und der Fahrer hat die Wahl, entweder auf dem augenblicklichen Gleis zu bleiben (und so fünf Menschen zu töten), oder die Straßenbahn auf ein anderes Gleis zu steuern (und dabei die eine Person auf dem Gleis zu töten). Was immer der Fahrer tun wird, es wird entweder einen Toten oder fünf Tote geben (Foot, S. 200 f.). Wenn das absolute Verbot das Verbot von allem enthielte, was zum Tod einer unschuldigen Person führen könnte, so könnte es (wenn überhaupt) nur durch vollständige Inaktivität befolgt werden. Die Lehre der Heiligkeit des Lebens verbietet daher, daß wir bestimmte Dinge *tun*, nicht, daß wir bestimmte Ergebnisse *herbeiführen*; sie fordert, daß wir das *absichtliche Beenden* eines Lebens auf jeden Fall vermeiden, nicht, daß wir den Tod in jedem Fall verhindern. Das führt zu Prinzip *P1*:

(P1) *Es ist absolut verboten, einen Patienten absichtlich zu töten.*

Obwohl es meistens zutrifft, daß Töten von uns verlangt, etwas zu *tun*, wie eine tödliche Injektion verabreichen, trifft es aber auch zu, daß wir absichtlich den Tod herbeiführen können, indem wir nichts tun, wie ein behindertes Neugeborenes nicht mit Nahrung versorgen und zu Tode hungern lassen. Etwas allgemeiner gibt es zwei Verhaltensweisen, mit denen man den Tod herbeiführen kann: die eine besteht darin, etwas zu tun, was jemandes Tod zur Folge hat; die andere besteht darin, zu unterlassen, etwas zu tun, was zur Folge hat, daß jemand sterben wird.

Tatsächlich definiert die *Erklärung zur Euthanasie* des Vatikans »Töten aus Mitleid« als »einen Akt oder ein Unterlassen, das aus sich heraus oder absichtlich den Tod verursacht« (S. 6), und juristische Definitionen von »Mord« beziehen sich typischerweise ebenso auf Unterlassen wie auf positive Handlungsakte. Das Strafgesetz von Neu-Süd-Wales (Australien) sagt beispielsweise:

> »Ein Mord soll als vollzogen angesehen werden, wenn die Handlung des Beschuldigten oder das, was er unterlassen hat und was den zur Last gelegten Tod verursachte, mit rücksichtsloser Gleichgültigkeit gegenüber menschlichem Leben ausgeführt wurde oder mit der Absicht, zu töten oder einer Person ernsthaften körperlichen Schaden zuzufügen ...« (Strafgesetz von Neu-Süd-Wales, 1900, S. 19 (1)(a))

Nach all dem ist es nötig, das Prinzip *P1* zu ersetzen durch Prinzip *P2*:

(P2) *Es ist absolut verboten, einen Patienten absichtlich zu töten oder absichtlich sterben zu lassen.*

2.2 *Der gleiche Wert menschlichen Lebens*

Wenn die Lehre von der Heiligkeit des Lebens, wie sie der medizinischen Praxis zugrunde liegt, im obigen Sinn absolut ist, folgt auch, daß sie ebenso in einem anderen Sinn absolut ist: Indem sie das absichtliche Beenden *jedes* menschlichen Lebens absolut verbietet, muß sie die Qualität oder Beschaffenheit des Lebens als moralisch relevante Faktoren bei der Entscheidung über Verlängerung oder Nichtverlängerung des Lebens eines Patienten ebenfalls absolut ausschließen. Nach dieser Sicht ist jedes Leben gleich und verdient denselben Schutz, ungeachtet seiner Qualität oder Beschaffenheit. Dieser Punkt wurde vom Generalstaatsanwalt von Illinois nachdrücklich hervorgehoben, als er die Entscheidung der Eltern kommentierte, ihre schwerbehinderten siamesischen Zwillinge sterben zu lassen[8]; und er wurde 1976 außerdem bestätigt durch die ›Arbeitsgruppe für Recht und Ethik‹ am Zentrum für das Studium medizinischer Verfahren der Harvard School of Public Health, die feststellte:

»Sowohl als Standard für medizinische Betreuung wie als philosophische These ist es eine allgemeine Richtlinie von Krankenhäusern, positiv zu handeln, um das Leben aller Patienten zu bewahren, einschließlich der Personen, die an einer irreversiblen tödlichen Krankheit leiden. Es ist wichtig, daß das ganze Krankenhauspersonal diese Richtlinien versteht und entsprechend handelt« (Rabkin 1976, S. 364).

Im Mai 1982 veröffentlichte das amerikanische Ministerium für Gesundheit und soziale Dienste eine ›Notiz für das Gesundheitspersonal‹, die dieses informierte, daß es nach Abschnitt 504 des Gesetzes für Rehabilitation das Risiko eingehe, bundesstaatliche finanzielle Unterstützung zu verlieren, wenn behinderte Säuglinge ihrer Behinderung wegen anders behandelt würden als normale Säuglinge. Auf diese Notiz folgten die sogenannten ›Baby-Doe-Regeln‹, die wiederum die Absicht der Reagan-Regierung unterstrichen, den gleichen Wert des Lebens aller Neugeborenen zur Geltung zu bringen. Während die ›Baby-Doe-Regeln‹ letztlich durch die Bundesgerichte aufgehoben wurden, wurde ein dritter Revisionsversuch im Kongreß in Form eines Ergänzungsantrags zum Gesetz zur Verhinderung von Kindsmißhandlung unternommen, der, wenn auch nicht mehr so starr wie die ›Baby-Doe-Regeln‹, dennoch vorschreibt, daß »Gesichtspunkte wie das zu erwartende oder das tatsächlich begrenzte Potential eines Individuums ... irrelevant sind und Entscheidungen hinsichtlich medizinischer Betreuung nicht bestimmen dürfen«.[9]
Indem sie forderte, daß alle Neugeborenen ungeachtet der gegenwärtigen oder zukünftigen Qualität ihres Lebens gleich behandelt werden sollten, bestätigte die Reagan-Regierung eine grundsätzliche Doktrin des angloamerikanischen Rechts. Sanford Kadish drückt dies so aus, daß vor dem Gesetz

»alles menschliche Leben den gleichen Anspruch auf Schutz hat, einfach weil Leben ein irreduzibler Wert ist. Deshalb darf der Wert eines speziellen Lebens, zusätzlich zum und neben dem Wert des Lebens selbst, nicht berücksichtigt werden« (Kadish 1977, S. 72).

In einem kürzlich in Australien verhandelten Rechtsfall scheint Mr. Justice Vincent, ein Richter des Obersten Gerichts, das Recht ebenfalls auf diese Weise interpretiert zu haben. In einem Kommentar zu dem Fall eines mit Spina bifida geborenen Babys, dem, wie behauptet wurde, lebenserhaltende Behandlung verweigert worden war, betonte er, daß »das Gesetz nicht zuläßt, Entscheidungen zu treffen hinsichtlich der Qualität des Lebens, noch irgendeine Beurteilung des Werts eines menschlichen Wesens«.[10] Wenn aber menschliches Leben einen ›irreduziblen Wert‹ darstellt und wenn die Qualität oder Beschaffenheit eines bestimmten Lebens bei Entscheidungen über Leben und Tod nicht berücksichtigt werden darf, folgt, daß der Verlängerung eines Lebens die *gleiche* Anstrengung gelten muß wie der Verlängerung eines anderen – auch wenn der eine Patient sich in irreversiblem Koma befindet und der andere eine gute Chance auf Genesung hat. Im Extrem bedeutet das, daß wir immer alles irgendwie Mögliche tun müssen, um Leben zu verlängern – auch wenn wir uns sicher sind, daß es für einen bestimmten Patienten besser wäre, tot zu sein. Mindestens ein Arzt hat die Doktrin von der Heiligkeit des Lebens auf diese Weise interpretiert. David A. Karnofsky, ein berühmter Krebsspezialist, schrieb: »Der Patient vertraut sein Leben seinem Arzt an, und es ist die Pflicht des Arztes, es so lange als möglich zu erhalten. Man sollte nicht denken, es sei für einen Arzt möglich, anders zu handeln, sogar wenn man entschieden hätte, daß tot zu sein für den Patienten besser wäre.« (Karnofsky 1960, S. 9)

Auch wenn sie vielen von uns als grausam und hart vorkommen mag, steht diese Einstellung in Übereinstimmung mit der Lehre von der Heiligkeit des Lebens, die das absichtliche Beenden eines jeden menschlichen Lebens absolut verbietet und dabei Beurteilungen der Qualität eines Lebens als Entscheidungsgrundlage hinsichtlich Verlängerung oder Abkürzung menschlichen Lebens ebenso absolut ausschließt.

Während der Ausschluß von Berücksichtigungen der Lebensqualität in Prinzip P2 bereits implizit enthalten ist, soll Prinzip P3 diese wichtige Implikation explizit formulieren:

(P3) *Es ist absolut verboten, Entscheidungen über Verlängerung oder Verkürzung eines menschlichen Lebens auf Beurteilungen seiner Qualität oder Beschaffenheit zu gründen.*

Den Ausschluß von Urteilen zur Lebensqualität auf diese Weise explizit zu machen ist von einigem Vorteil. Erstens sind mit der

Ansicht, daß Qualität oder Beschaffenheit eines Lebens moralisch irrelevant sind, einige philosophische Schwierigkeiten verbunden (siehe Abschnitte 3 und 4). Und zweitens werden, wie die genauere Analyse zeigen würde (siehe Kuhse 1987, Kap. 4), Entscheidungen über Leben und Tod von denjenigen, die glauben, die Position der Heiligkeit des Lebens einzuhalten, typischerweise dennoch unter Berücksichtigung von Qualität oder Beschaffenheit des betreffenden Lebens getroffen.

Wenn wir jetzt P2 und P3 zusammenführen, haben wir den Verbotsbereich der Doktrin von der Heiligkeit des Lebens explizit gemacht und haben gewonnen, was ich das ›Prinzip der Heiligkeit des Lebens‹ (PHL) nennen möchte:

(PHL) *Es ist absolut verboten, einen Patienten absichtlich zu töten oder absichtlich sterben zu lassen, sowie Entscheidungen über Verlängerung oder Verkürzung menschlichen Lebens auf Beurteilungen seiner Qualität oder Beschaffenheit zu gründen.*

Nachdem wir damit gezeigt haben, worauf sich die Verbote der Position von der Heiligkeit des Lebens beziehen, müssen wir jetzt die ethisch relevante Frage verfolgen: Was macht die verbotenen Akte der Lebensbeendigung moralisch falsch?

3. Was ist falsch am Töten?

Es gibt eine Reihe verschiedener Antworten auf die im Titel dieses Abschnitts formulierte Frage – einige davon religiös angeleitet, andere nicht. Eine verbreitete These, warum Töten falsch ist, lautet so, daß eine Autorität, wie beispielsweise Gott, sagt, daß es falsch sei.

In der Entwicklung des westlichen ethischen Denkens war die Berufung auf Autorität weit verbreitet. Historisch gesehen wurden solche Ansprüche häufig in bezug auf zwei Autoritäten erhoben: religiöse Lehren oder soziale Sitten. Da ich jedoch der Meinung bin, daß G. E. Moore, R. M. Hare und andere zwingend gezeigt haben, daß Berufung auf Autorität (als eine Form von (Super-)Naturalismus) keine verteidigbare Position darstellt[11], werde ich alle theistischen Erklärungen, warum töten falsch ist, beiseite lassen (siehe Kuhse 1982).

Ebensowenig halte ich die Behauptung für richtig, daß es bestimmte Arten von Handlungen gibt (wie zum Beispiel Unschuldige töten), die falsch sind »allein aufgrund ihrer Beschreibung als so und so identifizierbare Arten von Handlungen« (Anscombe 1958, S. 229). Diese Position einzunehmen dürfte darauf hinauslaufen, aus dem ethischen Denken ganz auszusteigen, wie Jonathan Bennett überzeugend gezeigt hat (Bennett 1966). Eine plausiblere Antwort scheint die zu sein, daß Töten falsch ist, weil menschliches Leben Wert hat. Und tatsächlich hält, wie wir sahen, die Tradition der Heiligkeit des Lebens menschliches Leben nicht nur für unverletzlich, sondern auch für wertvoll. Die *Erklärung zur Euthanasie* des Vatikans erörtert das Verbot von Euthanasie und Selbstmord unter der Überschrift »Der Wert des menschlichen Lebens«[12], und der oberste Rabbiner Jakobovits gibt einen wichtigen Aspekt der Tradition der Heiligkeit des Lebens wieder, wenn er dem menschlichen Leben unendlichen Wert zuspricht:

»Die grundsätzliche Überlegung hinter der unbeirrten Opposition des Judaismus gegenüber jeder echten Euthanasie ist das Zumessen *unendlichen* Werts an jedes menschliche Leben. Da Unendlichkeit nach Definition unteilbar ist, folgt auch, daß jeder Bruchteil des Lebens, wie kurz auch immer, gleichermaßen unendlich bleibt, so daß es moralisch keinen Unterschied ausmacht, ob man ein Leben um 70 Jahre oder nur einige Stunden verkürzt, ob das Opfer eines Mords jung und kräftig oder alt und physisch oder geistig beeinträchtigt war« (zitiert nach Heenan 1974, S. 7).

Dr. Moshe Tendler, ein Professor des talmudischen Gesetzes, bestätigt diese Position:

»Menschliches Leben ist von unendlichem Wert. Das heißt seinerseits, daß ein Teil des Unendlichen selbst unendlich ist, und eine Person, die nur einige Augenblicke zu leben hat, ist nicht weniger wertvoll als eine Person, vor der ein Leben von 60 Jahre liegt ... ein behindertes Individuum ist ein vollkommenes Exemplar, wenn es ethisch betrachtet wird. Der Wert ist ein absoluter Wert. Er ist nicht relativ zur Lebenserwartung, dem Gesundheitszustand oder der Nützlichkeit für die Gesellschaft« (zitiert nach Brody 1976, S. 66).

Der protestantische Theologe Paul Ramsey, früher Professor für Theologie an der Universität Princeton, verteidigt eine ähnliche Ansicht:

»Es gibt keinen Grund zu behaupten, daß [sechs Monate im Leben eines Babies, das mit der ausnahmslos tödlichen Tay-Sachs-Krankheit geboren wird], eine Lebensspanne sind, die vor Gott weniger Wert haben als ein Leben von 70 Jahren, bevor irreversibler Verfall einsetzt. Ein echter Humanismus würde in einer anderen Sprache dasselbe sagen. Nur ein reduktiver Naturalismus oder Sozialutilitarismus würde diese Monate des Neugeborenenlebens für wertlos halten, weil sie zu nichts führen nach dem zeitlichen Maßstab irdischer Errungenschaften. Alle unsere Tage und Jahre sind von gleichem Wert, was immer die Folgen sein mögen. Der Tod ist zu einem Zeitpunkt nicht weniger eine Tragödie als zu einem anderen« (Ramsey 1978, S. 191).

Und wie diese theistischen Ansätze dem menschlichen Leben einen absoluten Wert zulegen, so auch die säkulare Rechtstheorie – zumindest soweit der Bereich der Medizin betroffen ist. Wie Edward Keyserlingk es in seiner Studie ausdrückt, die er für die Kommission zur Gesetzesreform in Kanada geschrieben hat:

»In der medizinischen Praxis scheint die Rechtstheorie, wenn Entscheidungen über Leben und Tod und die Integrität des Lebens direkt angesprochen sind, die Heiligkeit des Lebens nicht als *einen* Faktor unter anderen zu betrachten, um Verbote, Verantwortung und Sanktionen festzulegen, sondern als den entscheidenden und fundamentalen Faktor« (Keyserlingk 1979, S. 3 f.).

Während jedoch die Antwort, das Beenden eines Lebens sei moralisch falsch, weil menschliches Leben heilig ist oder unendlich wertvoll, zunächst plausibel klingt, kann sie bei näherer Betrachtung nicht überzeugen, denn sie ist nahezu tautologisch: es wird einfach behauptet, das Leben, dessen Beenden erwogen wird, sei wertvoll. Eine plausiblere Erklärung, warum das Beenden menschlichen Lebens falsch ist, wäre diese: Es ist moralisch falsch, menschliches Leben zu beenden, weil menschliches Leben Leben einer ganz besonderen Art ist. Was es falsch macht, Leben zu beenden, ist deshalb der Umstand, daß *menschliches* Leben absolut wertvoll ist.

Diese Antwort ist aber ebenfalls alles andere als befriedigend, weil wir fragen können, was einem menschlichen Leben besondere Bedeutung verleihen sollte. Es wird an diesem Punkt nicht ausreichen, zu sagen, daß menschliches Leben heilig ist, weil es die Erscheinungsform eines ›ungefiederten Zweibeiners‹ hat oder weil es als der Spezies *Homo sapiens* zugehörig ausgewiesen werden kann. Daß es falsch ist, menschliches Leben zu beenden, kann (mit anderen Worten) nicht an dem liegen, was inzwischen als ›Speziesismus‹ bekannt ist, nämlich der Ansicht, es sei moralisch richtig, menschliches Leben gegenüber ansonsten relevant ähnlichem nichtmenschlichem Leben verschieden zu behandeln, einfach weil es menschlich ist (siehe Singer 1979, Kap. 4).

Eine akzeptable Erwiderung würde sich vielmehr auf andere typisch menschliche Merkmale beziehen müssen als die, daß es sich bloß um körperliches menschliches Leben handelt, wie Bewußtsein oder die Fähigkeit, lustvolle Erfahrungszustände zu haben. Wenn das die Antwort wäre, würde aber folgen, daß auch manches nichtmenschliche, tierische Leben heilig ist und geachtet werden sollte.

Die Antwort könnte auch sein, daß menschliches Leben heilig ist, weil Menschen rationale, zweckorientierte moralische Wesen mit Hoffnungen, Plänen, Wünschen, Lebenszielen, Idealen usw. sind. Obwohl die hier aufgeführten Merkmale entsprechend der ethischen Theorie variieren können, die man vertritt, ist dennoch folgendes klar: Wenn man diesen Ansatz wählt, sagt man nicht, daß menschliches Leben *als* menschliches Leben heilig ist, sondern daß Rationalität, die Befriedigung von Wünschen, das Aufrechterhalten von Idealen usw. heilig ist. Man kann natürlich immer noch meinen, es sei falsch, menschliches Leben zu beenden, aber nur insofern menschliches Leben eine Voraussetzung für das Vorkommen von Rationalität, das Erfahren von lustvollen Zuständen ist (oder was immer man für das wertvolle Merkmal hält). Wenn man aber diese Ansicht akzeptiert, wäre es schwierig zu begründen, daß es auch nur *prima facie* falsch ist, das Leben der irreversibel Komatösen zu beenden oder das Leben derer, die keines der als wertvoll angesehenen Merkmale besitzen oder es je besitzen werden (siehe Frankena 1977, S. 50-54).

Dies ist freilich nicht die der Tradition der Heiligkeit des Lebens zugrundeliegende Position. Nach der Tradition der Heiligkeit des Lebens gebührt jedem menschlichen Leben derselbe Wert und jedes Leben hat denselben Anspruch auf Schutz, ungeachtet seiner Qualität oder Beschaffenheit. Menschliches Leben wird, mit anderen Worten, nicht als ein Mittel zu einem weiteren Zweck angesehen (wie Bewußtsein, Rationalität usw.), sondern als ein intrinsisches Gut. Körperliches menschliches Leben ist, um die Sprache der traditionellen Moralisten zu verwenden, kein *bonum utile*, kein nützliches Gut, sondern vielmehr ein *bonum honestum*, also ein Gut in sich selbst.[13] Wie es Sanford H. Kadish in der bereits zitierten Passage ausdrückt: »Leben ist ein irreduzibler Wert. Deshalb darf der Wert eines speziellen Lebens, zusätzlich zum und neben dem Wert des Lebens selbst, nicht berücksichtigt werden« (Kadish 1977, S. 72). Oder um erneut die *Erklärung zur*

Euthanasie des Vatikan zu zitieren: »Nichts und niemand kann das Töten eines unschuldigen menschlichen Wesens erlauben, ob es sich um einen Fötus oder einen Embryo, einen Säugling oder Erwachsenen, einen alten Menschen, einen, der unter einer unheilbaren Krankheit leidet, oder eine sterbende Person handelt.«[14]

Diese Position wird zusammengefaßt von der Biologin Jean Rostand, wenn sie schreibt: »Es gibt kein Leben, das so erniedrigt, vermindert, hinfällig, oder armselig ist, daß es keine Achtung verdiente oder nicht wert wäre, mit Nachdruck und Überzeugung verteidigt zu werden« (Rostand 1973).

Jedoch ist die Ansicht, körperliches menschliches Leben sei ein grundlegendes intrinsisches Gut, auch wenn sie akzeptiert wird, nicht ausreichend, um die weitestgehende Position von der Heiligkeit des Lebens zu untermauern, die das Beenden von menschlichem Leben *immer* für falsch hält. Nehmen wir für den Augenblick an, daß bloß körperliches menschliches Leben ein grundlegendes oder intrinsisches Gut ist. Auch wenn wir dieses Urteil so ansetzen, ist natürlich nicht klar, wie Verteidiger der Heiligkeit des Lebens aus ihm ein absolutes Verbot absichtlichen Tötens gewinnen wollen. Alles, was das Urteil vom menschlichen Leben als einem Gut an sich selbst enthält, ist, daß es *prima facie* falsch ist, menschliches Leben zu beenden – nicht, daß es immer und absolut falsch ist. Wenn nämlich Leben ein grundlegendes und intrinsisches Gut ist, welchen Einwand könnte es dagegen geben, ein Leben absichtlich zu beenden, um zwei zu retten? Das absolute Verbot des absichtlichen Tötens, im Unterschied zu seiner Verwerflichkeit *prima facie*, muß anderswoher kommen. Und das ist tatsächlich der Fall. Wie wir im nächsten Abschnitt sehen werden, hat das absolute Verbot absichtlichen Tötens seine Wurzeln in theologischen oder quasi-theologischen Voraussetzungen und ist außerhalb dieses Rahmens wenig sinnvoll.

Wenn (in Übereinstimmung mit der Lehre von der Heiligkeit des Lebens) bloßes menschliches Leben intrinsisch wertvoll ist und das Falsche beim Beenden eines Lebens im Vernichten von etwas besteht, das Wert hat, dann ist das allerdings nicht nur eine theoretisch wenig überzeugende Position, sondern auch eine Position, die unakzeptable praktische Konsequenzen hat. Nach der Position der Heiligkeit des Lebens würde es beispielsweise ebenso falsch sein, das Leben eines permanent komatösen Patienten zu

beenden, wie das eines bewußten oder selbstbewußten Menschen. Ähnlich würde der Umstand, daß eine Patientin an Krebs stirbt und qualvolle Schmerzen hat, an sich kein Grund sein, um davon abzusehen, sie bei einem Herzanfall wiederzubeleben. Nach der Position der Heiligkeit des Lebens scheint es, daß das Leben einer Patientin verlängert werden müßte, auch wenn ein fortgesetztes Leben für sie kein Gut wäre – noch ein Gut für irgendjemand anderen. Diejenigen, die der Meinung sind, daß Leben als Gut an ein Ende kommen kann, wären einfach im Irrtum.
Auch wenn die Ärzte und Anhänger der Lehre von der Heiligkeit des Lebens das Prinzip nicht immer konsistent anwenden, daß jedes körperliche menschliche Leben gleich wertvoll und unverletzlich ist, so ist diese Lehre doch die theoretische Grundlage der medizinischen Ethik und des Rechts. Da die Lehre vielen von uns höchst unplausibel anmutet, kann ein kurzer historischer Exkurs hilfreich sein, um zu verstehen, wie es dazu kam, daß sie sich durchsetzte.

4. Ein historischer Exkurs

Jede uns bekannte Gesellschaft akzeptiert ein oder mehrere Prinzipien der Achtung vor menschlichem Leben. Georgia Harkness drückt dies so aus:

»In jeder Gesellschaft scheint es eine elementare Achtung gegenüber Leben zu geben, die das bewußte Töten einer anderen Person zu einem strafbaren Vergehen macht. In allen Gesellschaften gibt es Ausnahmen ..., aber die Ablehnung von Mord ist wahrscheinlich die universellste von allen moralischen Einstellungen« (Harkness 1954, S. 24).

Aber auch wenn die Ablehnung von Mord oder ungerechtfertigtem Töten universell ist, so gab es doch große Unterschiede zwischen kulturellen Traditionen in den Ansichten, worin ungerechtfertigtes Töten besteht.
Wenn wir uns den Anfängen unserer westlichen Tradition zuwenden, so finden wir, daß zu Zeiten der Griechen und Römer nicht jedes menschliche Leben als unverletzlich und schützenswert betrachtet wurde. Sklaven und ›Barbaren‹ hatten kein vollständiges Lebensrecht, und Menschenopfer und Gladiatorenkämpfe wurden zu verschiedenen Zeiten akzeptiert. Das Gesetz in Sparta forderte, daß mißgebildete Kinder dem Tod überlassen

werden sollten (siehe Rachels 1980, S. 32). Für Platon ist Kindstötung eine der normalen Gepflogenheiten des idealen Staats (*Politeia*, Fünftes Buch, Abschnitt 9 (460)). Aristoteles hält Abtreibung für eine wünschenswerte Alternative (*Politik*, Siebtes Buch, 16. Kapitel (1335)). Und der stoische Philosoph Seneca schreibt unbeschönigend: »Mißgeburten löschen wir aus, Kinder auch, wenn sie schwächlich und mißgestaltet geboren sind, ertränken wir« (»Über den Zorn«, xv-2).
Stoische und epikureische Philosophen waren der Meinung, daß Selbstmord und Euthanasie zulässige Handlungsmöglichkeiten sind, wenn das Leben nicht mehr wertvoll ist. Um noch einmal Seneca zu zitieren:

»Nicht werde ich auf das Alter verzichten, wenn es mich ganz für mich bewahrt, ganz jedoch auf jener besseren Seite; aber wenn es beginnt, zu zerstören meinen Geist, Teile von ihm zu vernichten, wenn es mir nicht das Leben läßt, sondern nur den Atem, werde ich aus dem Gebäude springen, da es morsch und brüchig. Vor einer Krankheit werde ich nicht mit Hilfe des Todes fliehen, solange sie heilbar und nicht beeinträchtigt die Seele. Nicht werde ich Hand an mich legen wegen Schmerzes: so zu sterben heißt unterliegen. Wenn ich allerdings weiß, ständig muß ich ihn erleiden, werde ich gehen, nicht seiner selbst wegen, sondern weil er mir hinderlich sein wird bei allem, dessentwegen ich lebe. Schwach ist und feige, wer wegen Schmerzen stirbt, töricht, wer um des Schmerzes willen lebt« (*Briefe*, 58.35-36).

Und obwohl es Abweichungen von diesen Ansichten gab (eine davon ist der Hippokratische Eid, der gleich kurz zur Sprache kommen wird), kann man wahrscheinlich sagen, daß Praktiken wie Abtreibung, Kindstötung, Selbstmord und Euthanasie in der Antike weniger geächtet waren, als sie es heute sind. Es fand seither eine graduelle Erweiterung des Schutzbereichs für menschliches Leben statt, wobei nicht nur das Töten von Sklaven und ›Barbaren‹, Gladiatorenkampf und Menschenopfer gesetzlich ausgeschlossen wurden, sondern auch Abtreibung, Kindstötung und Euthanasie. Die meisten Historiker der westlichen Moral stimmen darin überein, daß die Verbreitung der jüdischen Religion, und mehr noch der christlichen, wesentlich zu dem Gefühl beitrug, daß menschliches Leben generell wertvoll und achtenswert ist. W. E. H. Lecky formuliert eine inzwischen klassisch gewordene Erklärung der Heiligkeit des menschlichen Lebens in seiner *History of European Morals*:

»Entsprechend seinem Verständnis als unsterblichem Wesen, vom Schicksal für die Extreme von Glück oder Elend bestimmt und mit anderen durch eine besondere Gemeinschaft der Erlösung verbunden, war es die erste und wichtigste Pflicht des christlichen Menschen, seine Nächsten als beseelte Wesen anzusehen, und aus dieser Vorstellung entsprang die in hohem Maße christliche Idee der Heiligkeit des menschlichen Lebens.... (Es) war..., abgesehen davon, daß es besonders unsere Affekte des Wohlwollens anstachelte, eine der wichtigsten Leistungen des Christentums, entschieden und unerschütterlich die Sündhaftigkeit eines jeden Vernichtens von menschlichem Leben zu Zwecken der Unterhaltung oder einfach aus Bequemlichkeit zu erklären und so einen neuen Maßstab zu formen, der höher war als irgendein in der Welt zuvor existierender.... Diese genaue und gewissenhafte Sorgfalt gegenüber menschlichem Leben und menschlichen Fähigkeiten in bescheidenster Form, der des Sklaven, des Gladiators, des Wilden oder des Säuglings, war der Denkweise des Heidentums tatsächlich völlig fremd. Sie wurde erzeugt von der christlichen Doktrin des unschätzbaren Werts einer jeden unsterblichen Seele« (Lecky 1894, S. 18, 20, 34).

Obwohl zutrifft, daß auch vor der Entstehung des Christentums einige philosophische und religiöse Schulen starke Achtung vor menschlichem Leben äußerten, wird allgemein angenommen, daß solche Ansichten nur von einer Minorität vertreten wurden. Der Hippokratische Eid beispielsweise, den Ludwig Edelstein in das 4. Jahrhundert vor Christi datiert, mißbilligt bereits äußerst stark Abtreibung, Euthanasie und Selbstmord, und das unabhängig vom jüdisch-christlichen Einfluß. Wenn jedoch Edelstein recht hat, dann repräsentierte dieser Eid nur »einen schmalen Ausschnitt aus der verbreiteten griechischen Meinung« und wurde nicht früher allgemein akzeptiert als gegen Ende der antiken Zeit, als das Christentum die herrschende Religion geworden war. Edelstein schreibt den Eid den Pythagoreern zu, die Selbstmord streng verurteilten, aufgrund der Überzeugung, daß »wir alle Soldaten Gottes sind, aufgestellt an einem bestimmten Ort der Pflicht, den zu verlassen eine Rebellion gegen unseren Schöpfer wäre« (Edelstein 1967, S. 6, 14ff.; siehe auch Lecky 1894, S. 17 bis 61).

Wie groß auch immer die Bedeutung der Pythagoreer bei der Evolution der Idee der Heiligkeit des Lebens war, so scheint, daß zumindest ein Faden ihrer Ansichten, der Glaube, daß wir uns nicht das Leben nehmen dürfen, weil Gott uns auf einen bestimmten Posten gestellt hat, in der einflußreicheren christlichen

Tradition (sowohl der protestantischen wie der katholischen) eine Fortsetzung findet, die sagt, daß wir Gottes Eigentum sind und unseren Standort im Leben nicht eigenmächtig verlassen dürfen. Das Leben gehört nach der christlichen Tradition nicht uns selbst, so daß wir mit ihm verfahren könnten, wie wir möchten, sondern ist »nichts anderes als eine Berufung, eine Leihgabe und nur zur Verwahrung übergeben« (so Ramsey, zitiert nach Callahan 1969, S. 186; siehe auch Ramsey 1978, S. 147; eine ähnliche Ansicht findet sich bei Thomas von Aquin, *Summa* II.ii, Frage 64, Artikel 5). Aus solchen Voraussetzungen folgt logisch, daß »nur Gott das Recht hat, das Leben eines Unschuldigen zu beenden« (Kelly 1958, S. 5) und daß »der Mensch ... die ihm bestimmte Zeit abzuwarten hat, bis seine Stunde schlägt, bis er darniedersinkt und von der Last seines Elends erdrückt wird« (Primatt, *Dissertation*, S. 65).[15]

Nach dieser Vorstellung ist es nicht das menschliche Leben selbst, das unverletzlich ist oder heilig; vielmehr ist es der Wille Gottes, der heilig ist und nicht verletzt werden darf. In den Worten von Karl Barth: »Nicht vom Leben selbst und als solchem geht solche Nötigung und Forderung aus. Nicht es selbst verschafft sich solchen Respekt. ... Gottes Gebot aber verschafft ihm Respekt« (Barth 1957, S. 384). Es ist also nicht das Töten selbst, das moralisch falsch ist, sondern es ist falsch, gegen den Willen Gottes zu handeln. In anderen Worten, Töten ist nicht eine Handlung, die entweder in sich selbst falsch ist oder moralisch falsch aufgrund dessen, was sie dem Opfer zufügt, sondern Töten ist einfach falsch, weil es gegen den Willen Gottes verstößt.

Nach der Lehre von der Heiligkeit des Lebens ist menschliches Leben jedoch nicht nur unverletzlich, sondern es ist auch wertvoll. Wie erklären sich also diejenigen, die in der christlichen Tradition schreiben, diesen Wert? Es wird oft angenommen, daß menschliches Leben wertvoll ist und Achtung verdient, weil Menschen unsterbliche Seelen besitzen. W. E. H. Lecky erklärt, wie wir sahen, die »genaue und gewissenhafte Sorgfalt gegenüber menschlichem Leben« mit der »Doktrin des unschätzbaren Werts einer jeden unsterblichen Seele«. Hier sollten wir aber beachten, daß aus dem Glauben, daß jeder Mensch eine unsterbliche Seele von unschätzbarem Wert hat, nicht notwendigerweise folgt, daß körperliches Leben als solches wertvoll ist. In diesem Kontext scheint beispielsweise die Annahme plausibel, daß der Körper ein

Grab oder ein Gefängnis ist, aus dem die unsterbliche Seele befreit werden will. Und obwohl man versuchen könnte, im Sinne der Einheit von Körper und Seele zu argumentieren, scheint der protestantische Moraltheologe Paul Ramsey eine plausiblere Antwort zu geben. Ramsey ist der Meinung, daß der Wert des menschlichen Lebens »letztlich in dem Wert gegründet ist, den Gott ihm verleiht«. Mit anderen Worten: menschliches Leben ist wertvoll, weil Gott seine Geschöpfe für wertvoll hält. Der Wert ist also nach dieser Sicht nicht *im* menschlichen Leben, sondern vielmehr ein »fremder«, von Gott jedem Menschen verliehener Wert, nicht »dem Menschen inhärent« (Ramsey 1968, S. 72-74). Menschliches Leben hat keinen intrinsischen Wert (noch ist es wertvoll, weil seine Besitzer es schätzen); vielmehr entspringt sein Wert einer extrinsischen Quelle: Gott. Das heißt, daß ein menschliches Leben beenden nur insoweit falsch ist, als es in Gegensatz tritt zum »Du sollst nicht ...«, enthalten in der göttlichen Wertschätzung des menschlichen Lebens.
Diese Erklärungen von der Heiligkeit des menschlichen Lebens beruhen auf der Vorstellung, daß Ethik in der Übereinstimmung mit dem Willen Gottes beruht, daß nichts intrinsisch richtig oder falsch ist beim Beenden oder Nichtverlängern menschlichen Lebens, nichts in sich selbst heilig am menschlichen Leben. Darüber hinaus müssen in dem Ausmaß, in dem Gott der letzte Schiedsrichter über Recht und Unrecht, Gut und Schlecht ist, seine Anordnungen ohne Ausnahme befolgt werden, sie sind absolut.
Manchmal herrscht die Meinung, die Position der Heiligkeit des Lebens könnte in einer Naturrechtstheorie gegründet werden, die *keine* speziellen religiösen Voraussetzungen benötigt, auch wenn sie häufig mit solchen einhergeht. Die Idee ist hierbei, daß Töten nicht deshalb falsch ist, weil Gott sagt, es sei falsch, sondern weil es gegen ein natürliches menschliches Ziel oder Ende verstößt. Ein jeder Versuch, das absolute Tötungsverbot aus dem ›Natürlichen‹ abzuleiten, wird aber außergewöhnlichen Schwierigkeiten ausgesetzt sein. In Abschnitt 3 umriß ich die in der Ansicht enthaltenen Probleme, unschuldige Menschen töten sei absolut falsch, »weil menschliches Leben heilig ist«. Parallele Probleme stellen sich jedem, der die Überzeugung verteidigen will, Töten sei absolut falsch, »weil es in Gegensatz zum Naturrecht steht«.
Lassen wir einmal die Schwierigkeiten beiseite, zu zeigen, daß es

überhaupt *natürliche* menschliche Ziele gibt, und nehmen an – zusammen mit einem neueren Proponenten der Naturrechtstheorie, John Finnis (1980) –, daß es bestimmte menschliche Güter gibt wie Leben, Wissen, Spiel, ästhetische Erfahrung usw., die wir im Handeln nicht mißachten sollten. Was dann durch die Naturrechtstheorie dennoch ungenügend erklärt wird, ist, warum die Existenz solcher Güter zu absoluten Verboten Anlaß geben sollte. Wie bereits hervorgehoben (siehe oben, S. 90), wäre zwar die Annahme vollkommen plausibel, daß jede Handlung, die beispielsweise gegen das Gut Leben verstößt, *intrinsisch* oder *prima facie* falsch ist, ohne daß daraus folgt, daß es immer und unter allen Umständen falsch ist, ein unschuldiges Leben zu beenden. Außerdem scheinen Proponenten der Naturrechtstheorie in dem Maße, in dem sie vertreten, daß Töten falsch ist, weil es ein grundlegendes menschliches Gut zerstört, gezwungen, das absolute Verbot zu brechen – wenn beispielsweise das Töten einer unschuldigen Person ein großes Unglück verhindert und das Leben von 1000 oder 100 000 anderen unschuldigen Personen rettet.

Naturrechtstheorien weisen die Ansicht zurück, daß es Situationen gibt, in denen wir ein absolutes Verbot zugunsten guter Folgen verletzen dürfen. Indem sie aber die moralische Relevanz von Folgen absolut verneinen, sehen sich die Naturrechtstheorien einem Problem konfrontiert – dem Problem, zu erklären, warum wir akzeptieren sollten, daß es diese absoluten moralischen Regeln gibt, und warum wir sie befolgen sollten. An diesem Punkt konzedieren die Verteidiger von religiös fundierten Naturrechtstheorien meist, daß es letztlich keine offenkundigen Gründe gibt, daß uns hier die menschliche Vernunft nicht weiter hilft, daß wir aber dennoch nicht gegen ein absolutes Verbot verstoßen dürfen, einfach weil Gott es gebietet. Was bedeutet das aber für diejenigen Naturrechtstheorien, die den Anspruch erheben, von religiösen Voraussetzungen unabhängig zu sein? Da die Gründe für das Akzeptieren absoluter Verbote in nichttheistischen Versionen des Naturrechts nicht plausibler sind als in theistischen, scheint es, daß sie letztlich aus keinem anderen Grund heraus akzeptiert werden müssen als dem, daß das Naturrecht es einfach gebietet. Hier ist der Begriff Gottes durch den des Naturrechts oder der Natur ersetzt worden. Warum sind Handlungen wie das Töten Unschuldiger absolut falsch? Weil sie gegen die Natur sind.

Gegenwärtig gibt es keine universelle Akzeptanz der Religion und der Überzeugung, Ethik bestünde darin, die Gebote Gottes (oder die der Natur) zu befolgen. Dennoch sind konventionelle Einstellungen, die auf diesen Überzeugungen gründen, heute immer noch sehr wirksam. Während des langen Zeitraums, in dem der christliche Glaube das europäische Denken formte, wurde die Ansicht von der Heiligkeit des Lebens Bestandteil einer unbezweifelten moralischen Tradition: sie wurde Teil der medizinischen Ethik und des Rechts. Erst 1516 legte beispielsweise Sir Thomas Morus die erste einflußreiche Verteidigung des Gnadentods im christlichen Zeitalter vor (*Utopia*, Buch II, S. 181), und erst im 17. und 18. Jahrhundert begannen Philosophen die Überzeugung in Frage zu stellen, die Ethik benötige eine religiöse Basis. Von solchen ersten philosophischen Erschütterungen ist jedoch ein langer Weg zu einem grundlegenden Wandel in den verbreiteten Einstellungen. Obwohl heute nicht mehr generell geglaubt wird, daß Leben im religiösen Sinn heilig ist, finden die ethischen Einstellungen, zu denen die religiösen Überzeugungen Anlaß gaben, immer noch Ausdruck in dem tiefsitzenden Glauben, daß menschliches Leben ungeachtet seiner Qualität oder Beschaffenheit absolut unverletzlich und wertvoll ist; und daß wir Leben nie beenden dürfen – ob unser eigenes oder das von jemand anderen –, weil es uns nicht zusteht, mit dem Leben zu verfahren, wie wir wollen.

Wir müssen uns jetzt aber im klaren sein, was eine nichttheistische Version der Heiligkeit des Lebens bedeutet. Während es religiös gesehen sinnvoll gewesen sein mag, zu behaupten, daß rein körperliches Leben heilig ist, weil das Leben ein Geschenk Gottes ist und durch ihn Wert erlangt, macht es kaum einen philosophischen Sinn, zu sagen, bloß körperliches Leben sei intrinsisch wertvoll und absolut unverletzlich – denn eine säkulare Erklärung der Heiligkeit des Lebens wird einige Schwierigkeiten haben, für diese Ansicht überzeugende Gründe beizubringen. Wie wir bereits bemerkten, stellt die Behauptung, Leben zu beenden oder nicht zu verlängern sei moralisch falsch, weil der Zustand des Lebendigseins selbst intrinsisch wertvoll ist, kaum ein Argument für die Unverletzlichkeit des menschlichen Lebens dar. Es sagt einfach, daß Wert in dem steckt, was wir zu erhalten unterlassen oder was das Beenden beendet. Welchen möglichen Grund könnte es geben für die Annahme, daß es intrinsisch falsch ist, das Leben eines permanent komatösen Patienten zu beenden? Was könnte ein möglicher Grund für die Behauptung sein, es sei intrinsisch falsch, sich der Lebensverlängerung bei einem Säugling zu enthalten, der so ernsthaft geschädigt ist, daß er nur Schmerz und Leid erfährt, so daß sein Leben ›schlimmer als der Tod‹ ist?

Der entscheidende Punkt ist dieser. Eine säkulare Version der Position der Heiligkeit des Lebens wird allen denen höchst unplausibel erscheinen, die menschliches Leben nicht als ein Gut an sich selbst sehen, sondern vielmehr als eine Vorbedingung für ›etwas anderes‹. Es wird eine wenig anziehende Position beispielsweise für alle sein, die Leben im permanenten Koma in keiner Weise für besser halten als den Tod (siehe auch Glover 1977, S. 45). Kurzum, für die meisten von uns ist es nicht bloßes Leben, das wertvoll ist, sondern wir schätzen die Dinge, die das Leben ermöglicht. Dieser Punkt wurde von dem utilitaristischen Philosophen Henry Sidgwick hervorgehoben, der in Auseinandersetzung mit Herbert Spencer die Funktion der Moral so beschreibt, daß sie

»solche Gewohnheiten und Gefühle aufrechterhält, die nötig sind für die weitere und uneingeschränkte Existenz einer Gesellschaft von Menschen ... Der Grund hierfür ist aber nicht, daß die bloße Existenz menschlicher Organismen, auch wenn sie bis zur Ewigkeit verlängert wäre, mir in irgendeiner Weise wünschenswert schiene; dies wird als solches nur unterstellt, weil angenommen wird, daß diese Existenz mit Bewußtsein verbunden ist, das alles in allem wünschenswert ist. Es ist deshalb dieses wünschenswerte Bewußtsein, das als grundlegendes Gut betrachtet werden muß« (Sidgwick 1902, S. 144).

Ob ›wünschenswertes Bewußtsein‹ das grundlegende Gut ist, muß uns hier nicht beschäftigen (siehe aber Kuhse 1987, Kap. 5 zu diesem Punkt). Es ist jedenfalls klar, daß diejenigen, die der Position der Heiligkeit des Lebens anhängen, von den Argumenten Henry Sidgwicks und weiterer Utilitaristen nicht unberührt bleiben. In dem Ausmaß jedoch, in dem Verteidiger der Lehre von der Heiligkeit des Lebens konsequentialistische Kriterien wie Bewußtseinszustände berücksichtigen, geben sie ihren völlig absoluten Standpunkt auf. Und ein abgeschwächter Absolutist sieht sich sehr ernsthaften Problemen gegenüber.

Viele von denjenigen in Medizinberufen, die vorgeben, der Lehre von der Heiligkeit des Lebens anzuhängen, scheinen nicht zu praktizieren, was die Lehre fordert. Jedes Jahr läßt man Tausende von mißgebildeten Neugeborenen sterben[16], das Leben todkranker Patienten wird nicht mit allen möglichen Mitteln verlängert[17], und lebenserhaltende Systeme werden entzogen, in der klaren Erwartung, daß der Tod häufig innerhalb von Minuten eintreten wird.[18] Aber wenn Leben wie diese mit leicht verfügbaren Mitteln verlängert werden könnten und eine Entscheidung gegen Verlängerung getroffen wird, dann scheinen wir mit Praktiken konfrontiert, bei denen nicht jedes Leben als gleich wertvoll und unverletzlich behandelt wird. Das wird von Verteidigern der Position der Heiligkeit des Lebens bestritten, die der Meinung sind, daß das absolute PHL mit einer eingeschränkten Pflicht der Lebenserhaltung kombiniert werden kann.

Diese Überzeugung ist beispielsweise enthalten in den Verlautbarungen der American Medical Association von 1973 und 1986. Die Verlautbarung von 1973 beginnt mit der Verurteilung des absichtlichen Beendens des Lebens als im Gegensatz zu dem, wofür der Medizinberuf steht, und fährt dann fort mit einer offenkundigen Duldung des Sterbenlassens:

»Das Beenden der Aufwendung außergewöhnlicher Mittel zur Lebenserhaltung des Körpers, wenn unwiderlegliche Indizien vorliegen, daß der biologische Tod bevorsteht, obliegt der Entscheidung des Patienten und/oder seiner unmittelbaren Familie. Rat und Urteil des Arztes sollten dem Patienten und/oder seiner Familie frei zur Verfügung stehen« (zitiert nach Rachels 1986, S. 88).

Ähnlich die Verlautbarung der Vereinigung von 1986. Sie sagt, daß ein Arzt »nicht absichtlich den Tod verursachen sollte«, und fährt dann fort, die Bedingungen anzugeben, unter denen es erlaubt ist, einen Patienten sterben zu lassen.[19]

Dieselbe Überzeugung ist enthalten in der *Erklärung zur Euthanasie* des Vatikan[20], ist Teil der ethisch-rechtlichen Ausbildung australischer Medizinstudenten (siehe Burton 1979, S. 63) und wird häufig rechtlich gebilligt.[21] Unsere moralischen und professionellen Handlungskodizes verurteilen also Töten und das absichtliche Beenden des Lebens, erlauben aber – oder empfehlen sogar – die Praxis des Sterbenlassens einiger Patienten.

Die Verteidiger des Prinzips der Heiligkeit des Lebens, die der Meinung sind, daß nicht alles verlängerbare Leben verlängert werden muß, akzeptieren, was ich das *eingeschränkte* Prinzip der Heiligkeit des Lebens nannte:

(ePHL) *Es ist absolut verboten, einen Patienten absichtlich zu töten oder absichtlich sterben zu lassen, sowie Entscheidungen über Verlängerung oder Verkürzung menschlichen Lebens auf Beurteilungen seiner Qualität oder Beschaffenheit zu gründen; es ist jedoch manchmal erlaubt, den Tod nicht zu verhindern.*

Verschiedene Differenzierungen werden von den Verteidigern der Position der Heiligkeit des Lebens aufgeboten, um zu erklären, was Töten anders und schlimmer macht als Sterbenlassen. Beispiele für solche Unterscheidungen sind die zwischen:

- Handlungen und Unterlassungen;
- den Tod verursachen und sein Eintreten zulassen;
- normalem und außergewöhnlichem Behandlungsaufwand;
- den Tod beabsichtigen und lediglich vorhersehen, daß der Tod in Folge eines Handelns oder Unterlassens des Akteurs eintritt.

Dies ist nicht der Ort, diese Unterscheidungen im Detail zu diskutieren (siehe aber Kuhse 1987, Kap. 2-4). Hier sollten wir nur beachten, daß, um intern konsistent zu sein, das ePHL eindeutig voraussetzen muß, daß einige Handlungen oder Unterlassungen, die in den vorhersehbaren Tod eines Patienten münden, keine Fälle einer absichtlichen Lebensbeendung sind. Denn wenn Akteure absichtlich alle vorhergesehenen Folgen ihrer überlegten und freiwilligen Handlungen und Unterlassungen verursachten, dann wäre das ePHL auffallend inkonsistent: nach dieser weiten Auffassung vom Beabsichtigten würde das ePHL das absichtliche Beenden des Lebens sowohl verbieten wie erlauben. Das ePHL beruht deshalb darauf, daß eine stimmige engere Konzeption des Beabsichtigten verfügbar ist. Sie ist nach den Verteidigern des PHL in den Folgen zu finden, die ein Akteur wünscht oder anstrebt, in Abgrenzung zu denen, die der Akteur bloß vorhersieht, aber nicht wünscht oder beabsichtigt. Es wird, mit anderen Worten, eine Unterscheidung gezogen zwischen den ›direkt beabsichtigten‹ und den ›bloß vorhergesehenen‹ Folgen von Handlungen und Unterlassungen eines Akteurs. Diese Unterscheidung ist deshalb von großer Bedeutung für die Verteidigung der Position der Heiligkeit des Lebens. Sie würde den vernichtenden Vorwurf der formalen Inkonsistenz abweisen und würde ebenfalls die kontraintuitive Implikation vermeiden helfen, daß ein Arzt das Leben eines Patienten immer mit allen Mitteln zu erhalten hat.

Viele der tatsächlichen Urteile, die von den Anhängern des PHL getroffen werden, basieren auf einer solchen engen Auffassung vom Beabsichtigten. Die *Erklärung zur Euthanasie* des Vatikan beispielsweise läßt nicht nur zu, daß eine Ärztin manchmal lebenserhaltende Behandlung zurückzieht, sondern auch, daß sie eine potentiell tödliche Dosis eines Narkosemittels verabreicht, um die Schmerzen des Patienten zu mildern, auch wenn vorherzusehen ist, daß dies den Tod des Patienten verursachen wird. In diesem Fall sagt die *Erklärung*: »der Tod wird auf keine Weise beabsichtigt oder gesucht, auch wenn das Risiko bewußt eingegangen wird«.[22]

Die Verteidiger des PHL sind also vorrangig mit den absichtlichen Handlungen von Akteuren befaßt und nicht mit deren Folgen. Es ist jedoch fraglich, ob eine kohärente und moralisch relevante Unterscheidung zwischen den Folgen, die ein Akteur ›direkt beabsichtigt‹, und denen, die der Akteur ›bloß vorhersieht‹, getroffen werden kann. Ich habe an anderer Stelle zu zeigen versucht, daß den tatsächlichen Regelungen, welche die Verteidiger des ePHL vorschlagen, keine kohärente enge Konzeption des Beabsichtigten entnommen werden kann und daß die theoretischen Versuche, die Unterscheidung zu rechtfertigen, gravierende Fehler aufweisen (Kuhse 1987, besonders Kap. 3). Wenn das zutrifft, dann ist das ePHL in sich inkonsistent und sollte aufgegeben werden.

6. Schluß

Damit bleibt nur das uneingeschränkte PHL, das durch keine begrenzte Pflicht der Lebenserhaltung abgeschwächt ist. Wenn wir in Übereinstimmung mit diesem Prinzip handelten, würde die Medizin in eine extreme Phase eintreten, in der die Lebenserhaltung Vorrang vor allen anderen medizinischen und sozialen Zielen bekäme. Jeder Lebensfunke müßte erhalten werden, ungeachtet dessen, ob solche Maßnahmen dem jeweiligen Patienten nützten oder schadeten. Eine solche Position ist jedoch nicht nur intuitiv unplausibel, sie ist auch letztlich unverständlich.

Absolute Prinzipien setzen Grenzen voraus, entweder in Form der Unterscheidung zwischen Handeln und Unterlassen oder zwischen beabsichtigten und vorhergesehenen Folgen. Wenn (wie ich andeutete) diese Grenzen nicht überzeugend gezogen werden können, dann ist das uneingeschränkte PHL als handlungsleitendes Prinzip ungeeignet. Wenn Akteure gleich verantwortlich sind sowohl für alle vorhergesehenen Folgen ihrer Handlung (oder Unterlassung) als auch für das, was sie beabsichtigen, dann werden widersprüchliche Fälle entstehen, in denen das PHL unvereinbare Handlungen fordert, so daß das Prinzip nicht absolut sein kann: die Akteure würden das absolute Verbot des absichtlichen Beendens eines Lebens brechen, was immer sie tun oder nicht tun. Da ›sollen‹ ›können‹ voraussetzt, kann eine Person nicht absolut verpflichtet sein, zwei Handlungen (Unterlassungen) gleichzeitig zu vollziehen (siehe auch Mackie 1977, S. 205-216). Das bedeutet, daß das absolute PHL weder in eingeschränkter noch in uneingeschränkter Form haltbar ist.
Auf dem Hintergrund unserer zunehmenden Kontrolle über Leben und Tod wird die Position der Heiligkeit des Lebens zunehmend unplausibel – auch intuitiv gesehen. Dies liegt nicht nur daran, daß die »neue Medizin alles in Zweifel zieht«; wie der amerikanische Bioethiker Robert Veatch bemerkt, bringen es die »Probleme von Leben und Tod, hervorgerufen durch eine fortgeschrittene medizinische Technologie, mit sich, uns zu *zwingen*, alle grundlegenden Probleme der Moral neu zu durchdenken«.[23] Wir sind gezwungen, viele Aspekte der Moral neu zu bedenken, weil es häufig nur auf Kosten auffälligster Widersprüche möglich ist, die traditionellen Grundsätze weiter zu befolgen.
Damit kehren wir zum Anfang zurück. Die kopernikanische Revolution bedeutete nicht nur den Verlust der zentralen Stellung der Erde im All, sondern auch, daß das ›unendliche Band des Seins‹ ein für allemal gerissen ist. John Donne drückt es so aus: die Sonne verloren und der Kosmos »in Stücke zerfallen«, »Prinzen, Subjekte, Väter, Söhne dahingegangen«. Und ebenso wie Hobbes und Locke gezwungen waren, den Sinn von Autorität und Unterwerfung neu herauszuarbeiten, so werden wir, konfrontiert mit der Revolution in den biomedizinischen Wissenschaften, den Sinn von Leben und Tod, die Gründe für den besonderen Wert menschlichen Lebens und die Bedingungen, unter denen (und für wen) der Tod ein Übel ist, neu herausfinden müssen.

Die unkritische Aufrechterhaltung des Prinzips der Heiligkeit des Lebens ist konstitutiv für das, was Sokrates »Leben ohne Prüfung« nannte, das er als dem Menschen nicht angemessen ansah. Wie können wir unser Leben und unsere Praktiken der Prüfung unterziehen? Mittels rationaler Diskussion und Argumentation. Jürgen Habermas formuliert es so, und nahezu jeder Philosoph wird ihm zustimmen: Wahrheitsansprüche können, sind sie einmal in Zweifel gezogen, nur mit Hilfe des besseren Arguments eingelöst werden, mit Hilfe einer Analyse des Begriffs rationaler Gründe (siehe Habermas 1973, Teil III). Und solche Gründe werden bei Fragen von Leben und Tod unausweichlich, meine ich, Kriterien der Lebensqualität einzuschließen.

Anmerkungen

1 John Donne, *The First Anniversary* (in verschiedenen Anthologien).

2 Die außergewöhnliche Vagheit der Lehre von der Heiligkeit des Lebens ist wiederholt hervorgehoben worden. Siehe zum Beispiel Kohl 1974; Frankena 1977; Keyserlingk 1979.

3 *Genfer Deklaration des Weltärztebundes* (medizinischer Eid, September 1948 von der Generalversammlung in Genf, Schweiz, verabschiedet, erweitert beim 22. Treffen des Weltärztebundes 1968 in Sydney, Australien).

4 *Independent Journal* (USA) vom 13. Juni 1981.

5 Das Zitat entstammt der *Verlautbarung des Amerikanischen Ärzteverbandes* (AMA) von 1973, wie sie in Rachels 1986, S. 88, zitiert wird. Die aktuellere Verlautbarung der AMA vom 15. März 1986 bekräftigt, daß ein Arzt »nicht absichtlich den Tod herbeiführen sollte«.

6 Es entstehen einige Schwierigkeiten für die Naturrechtsposition, die das absichtliche Beenden unschuldiger menschlicher Leben verbietet, es zu Zwecken der Todesstrafe und des Tötens aus Notwehr aber erlaubt. Ich behandle einige dieser Schwierigkeiten in Kuhse 1987, Kap. 3, Abschnitt 3.

7 *Heilige Kongregation für die Glaubenslehre*, Erklärung zur Euthanasie, Vatikanstadt 1980, S. 7.

8 *Independent Journal* (USA) vom 13. Juni 1981.

9 45CFR Teil 1340: Programm für Prävention und Reaktion auf Kindsmißhandlung und -vernachlässigung: Vorgeschlagene Regel, *Bundesregister* 49 (238). Für eine Diskussion des Falles ›Baby Doe‹ siehe Kuhse/Singer 1985, Kap. 2.

10 *The Age* (Melbourne) vom 3. Juli 1986.

11 Moore 1903; Hares grundsätzliche Position und Kritik des (Super-) Naturalismus ist entwickelt in Hare 1952, Kap. 2, und neuerdings in Hare 1981, Kap. 4.

12 *Heilige Kongregation*, Erklärung zur Euthanasie, S. 5 f.

13 Siehe May 1976, S. 35 als Beispiel einer Kritik der Annahme, Leben sei nur ein *bonum utile*.

14 *Heilige Kongregation*, Erklärung zur Euthanasie, S. 7.

15 Ich verdanke diese letztere Quelle Rachels 1980, S. 47.

16 *New York Times* vom 16. Juni 1974. Ich verdanke diesen Hinweis Singer 1979, S. 308.

17 So zum Beispiel Rachels 1979, S. 150, zur Praxis des ›Nicht-Codierens‹.

18 So zum Beispiel *70 N.J. 10, In der Sache von Karen Quinlan, einer mutmaßlich inkompetenten Person*, Oberstes Gericht von New Jersey, vorgetragen am 26. Januar 1976, entschieden am 31. März 1976; wiederabgedruckt in Steinbock (Hg.) 1980, S. 23-44.

19 Die Verlautbarung von 1986 des Rats für ethische und juristische Probleme der AMA datiert vom 15. März 1986. Sie wurde von der AMA in Typoskriptform verteilt.

20 *Heilige Kongregation*, Erklärung zur Euthanasie, S. 9-11.

21 Siehe beispielsweise den bereits angesprochenen Fall ›Baby Doe‹, bei dem ein untergeordnetes Gericht in Indiana die Entscheidung der Eltern unterstützte, ihr am Down-Syndrom leidendes Neugeborenes durch Vorenthalten von Nahrung, Wasser und chirurgischer Versorgung sterben zu lassen. Zu einer Diskussion dieses Falls siehe Kuhse/Singer 1985.

22 *Heilige Kongregation*, Erklärung zur Euthanasie, S. 8-9.

23 Zitiert von K. L. Woodward, »Eine Ethik der Wunder«, *Newsweek*, 19. September 1977.

Literatur

Aristoteles, *Politik*, Zürich–München 1971.

Thomas von Aquin, *Summa theologica*, Salzburg–Heidelberg–Graz 1933 ff.

Thomas Morus, *Utopia*, Darmstadt 1964.

Platon, *Politeia*, Stuttgart 1958, 1982.

Humphrey Primatt, *A Dissertation on the Duty of Mercy and the Sin of Cruelty to Brute Animals*, London 1776.

Lucius Aenaeus Seneca, »Über den Zorn«, in: Seneca, *Philosophische Schriften*, Bd. 1, hg. von Manfred Rosenbach, Darmstadt 1969.

–, »An Lucilius. Briefe über Ethik«, in: Seneca, *Philosophische Schriften*, Bd. 3, hg. von Manfred Rosenbach, Darmstadt 1974.

Anscombe, Gertrude E. M. (1958), »Modern Moral Philosophy«, in: *Philosophy* 33, S. 1-19; dt. »Moderne Moralphilosophie«, in: Günter Grewendorf/Georg Meggle (Hg.), *Seminar: Sprache und Ethik. Zur Entwicklung der Metaethik*, Frankfurt 1974, S. 217-243.

Barth, Karl (1957), *Kirchliche Dogmatik*, Bd. 3, 4. Teil, Zürich.

Bennett, Jonathan (1966), »›Whatever the Consequences‹«, in: *Analysis* 26 (1965/66), S. 83-102.

Brody, Howard (1976), *Ethical Discussions in Medicine*, Boston.

Burton, Arthur W. (1979), *Medical Ethics and the Law*, Glebe/Australia.

Callahan, Daniel (1969), »The Sanctity of Life«, in: Donald R. Cutler (Hg.), *Updating Life and Death*, Boston.

Edelstein, Ludwig (1967), *Ancient Medicine: Selected Papers of Ludwig Edelstein*, hg. von Owsei Temkin/C. Lilian Temkin, Baltimore/MA.

Finnis, John (1980), *Natural Law and Natural Rights*, Oxford.

Frankena, William K. (1977), »The Ethics of Respect for Life«, in: Stephen R. Barker (Hg.), *Respect for Life in Medicine, Philosophy, and the Law*, Baltimore, S. 24-62.

Glover, Jonathan (1977), *Causing Death and Saving Lives*, Harmondsworth.

Habermas, Jürgen (1973), *Legitimationsprobleme im Spätkapitalismus*, Frankfurt.

Hare, Richard M. (1952), *The Language of Morals*, Oxford; dt. *Die Sprache der Moral*, Frankfurt 1972.

– (1981), *Moral Thinking. Its Levels, Method and Point*, Oxford.

Harkness, Georgia (1954), *The Sources of Western Morality*, New York.

Heenan, Cardinal John (1974), »A Fascinating Story«, in: S. Lack/R. Lamerton (Hg.), *The Hour of our Death*, London.

Kadish, Sanford H. (1977), »Respect for Life and Regard for Rights in the Criminal Law«, in: Stephen R. Barker (Hg.), *Respect for Life in Medicine, Philosophy, and the Law*, Baltimore, S. 63-101.

Karnofsky, David A. (1960), »Why Prolong the Life of a Patient with Advanced Cancer?«, in: *Cancer Journal for Clinicians* 10.

Kelly, Gerald (1958), *Medico-Moral Problems*, St. Louis.

Keyserlingk, Edward W. (1979), *Sanctity of Life or Quality of Life in the Context of Ethics, Medicine and Law*. Study Written for the Law Reform Commission of Canada, Ottawa, Law Reform Commission, S. 9-47.

Kohl, Marvin (1974), »The Sanctity-of-Life Principle«, in: Marvin Kohl (Hg.), *The Morality of Killing: Sanctity-of-Life, Abortion and Euthanasia*, London, S. 3-23.

Kuhse, Helga (1982), »An Ethical Approach to IVF and ET: What Ethics

is All About«, in: William Walters/Peter Singer (Hg.), *Test-Tube Babies*, Melbourne, S. 22-35.
– (1987), *The Sanctity-of-Life Doctrine. A Critique*, Oxford.
– /Peter Singer (1985), *Should the Baby Live? The Problem of Handicapped Infants*, Oxford.
Lecky, William E. H. (1894), *History of European Morals from Augustus to Charlemagne*, 11. Auflage, London, Bd. 11.
Lyon, Jeff (1985), *Playing God in the Nursery*, New York.
Mackie, John L. (1977), *Ethics. Inventing Right and Wrong*, Harmondsworth; dt. *Ethik. Auf der Suche nach dem Richtigen und Falschen*, Stuttgart 1981.
May, William (1976), »Ethics and Human Identity: The Challenge of the New Biology«, in: *Horizons* 3, S. 35-37.
Moore, George E. (1903), *Principia Ethica*, Cambridge; dt. *Principia Ethica*, Stuttgart 1970.
Rabkin, Mitchell T. u. a. (1976), »Orders Not to Resuscitate«, in: *The New England Journal of Medicine* 295, S. 364-366.
Rachels, James (1979), »Euthanasia, Killing and Letting Die«, in: John Ladd (Hg.), *Ethical Issues Relating to Life and Death*, New York, S. 146-163.
– (1980), »Euthanasia«, in: Tom Regan (Hg.), *Matters of Life and Death*, New York, S. 28-66.
– (1986), *The End of Life*, Oxford.
Ramsey, Paul (1968), »The Morality of Abortion«, in: Daniel H. Labby (Hg.), *Life or Death*, Seattle/Washington, S. 60-93.
– (1978), *Ethics at the Edges of Life*, New Haven.
Robertson, John A. (1981), »Dilemma in Danville«, in: *The Hastings Center Report* 11, S. 5-8.
Rostand, Jean (1973), *Humanly Possible: A Biologist's Notes on the Future of Mankind*, New York.
Schweitzer, Albert (1923), *Kultur und Ethik* (*Kulturphilosophie*, Teil 2), Bern.
Sidgwick, Henry (1902), *The Ethics of T. H. Green, H. Spencer, and J. Martineau*, London.
Singer, Peter (1979); *Practical Ethics*, Cambridge; dt. *Praktische Ethik*, Stuttgart 1984.
Steinbock, Bonnie (Hg.) (1980), *Killing and Letting Die*, Englewood Cliffs/NJ.
Temkin, Owsei (1977), »Respect for Life in the History of Medicine«, in: Stephen F. Barker (Hg.), *Respect for Life in Medicine*, Baltimore, S. 15-16.
Veatch, Robert M. (1977), *Case Studies in Medical Ethics*, Cambridge/ MA und London.

Judith Jarvis Thomson
Eine Verteidigung der Abtreibung[1]

Gegnerschaft zur Abtreibung beruht meist auf der Prämisse, daß der Fötus ein menschliches Wesen ist, eine Person, beginnend mit dem Augenblick der Konzeption. Für diese Prämisse werden Argumente angeführt, allerdings keine besonders überzeugenden. Man nehme beispielsweise das am häufigsten angeführte Argument. Wir werden aufgefordert, zur Kenntnis zu nehmen, daß die Entwicklung eines menschlichen Wesens von der Konzeption über die Geburt zur Kindheit kontinuierlich verläuft. Dann wird behauptet, es sei willkürlich, in dieser Entwicklung eine Grenze zu ziehen, einen Zeitpunkt zu wählen und zu sagen: »Vor diesem Punkt stellt das Ding keine Person dar, nach diesem Punkt ist es eine Person«. Für eine solche Entscheidung gebe es der Sache nach keinen guten Grund. Daraus wird geschlossen, daß der Fötus vom Augenblick der Konzeption an eine Person ist – oder daß wir ihn zumindest als solche bezeichnen sollten. Aber diese Konklusion folgt keineswegs. Ähnliches könnte über die Entwicklung von einer Eichel zu einer Eiche gesagt werden; aber daraus folgt nicht, daß Eicheln Eichen sind oder daß wir sie zumindest so bezeichnen sollten. Argumente dieser Form werden manchmal ›Kontinuitätsargumente‹ genannt[2] – der Ausdruck erläutert sich vielleicht selbst –, und es ist enttäuschend, daß die Abtreibungsgegner sich so stark und unkritisch auf sie stützen.

Ich gebe jedoch gern zu, daß die Aussichten schlecht stehen, eine ›Grenze‹ in der Entwicklung des Fötus ziehen zu können. Ich neige ebenfalls zu der Annahme, daß wir wahrscheinlich akzeptieren müssen, daß der Fötus schon eine ganze Zeit vor der Geburt eine Person geworden ist. Tatsächlich ist man überrascht, wenn man zum ersten Mal hört, wie früh in seinem Leben er beginnt, menschliche Merkmale anzunehmen. Bei Erreichen der zehnten Woche beispielsweise zeigt er bereits ein Gesicht, Arme und Füße, Finger und Zehen, er verfügt über Organe, und Gehirnaktivität ist meßbar.[3] Andererseits halte ich die Prämisse für falsch; ich glaube, daß der Fötus keine Person vom Augenblick der Konzeption an ist. Eine eben befruchtete Eizelle, ein eben eingenisteter Zellhaufen, sind nicht mehr eine Person, als eine

Eichel eine Eiche ist. Aber davon soll hier nicht die Rede sein. Denn es scheint mir von großem Interesse, zu fragen, was sich weiter ergibt, wenn wir den Opponenten die Prämisse schenken. Wie, genau betrachtet, sollte man von hier zu der Schlußfolgerung gelangen, Abtreibung sei moralisch unerlaubt? Abtreibungsgegner verwenden in der Regel den größten Teil ihrer Anstrengungen darauf, zu zeigen, daß der Fötus eine Person ist, und machen sich kaum die Mühe einer Erklärung des Schritts von diesem Punkt zur Unerlaubtheit der Abtreibung. Vielleicht sehen sie den Schritt für zu einfach und offensichtlich an, als daß er der Erläuterung bedürfte. Oder vielleicht verhalten sie sich auch nur ökonomisch in ihrem Argumentieren. Viele der Abtreibungsbefürworter berufen sich auf die Prämisse, daß der Fötus keine Person ist, sondern nur eine kleine Portion Zellgewebe, die erst bei Geburt zu einer Person werden wird. Und warum sollte man mehr an Argumenten aufwenden als nötig? Wie immer die Erklärung aussieht, ich möchte behaupten, daß der von ihnen vorgenommene Schritt weder einfach noch offensichtlich ist, daß er zu einer genaueren Untersuchung als der üblichen herausfordert und daß wir bei genauerer Untersuchung dazu neigen werden, ihn nicht zu akzeptieren.

Ich schlage deshalb vor, daß wir zugestehen, daß der Fötus vom Augenblick der Konzeption an eine Person ist. Wie entwickelt sich das Argument von da aus? Ungefähr so, nehme ich an. Jede Person hat ein Recht auf Leben. Deshalb hat der Fötus ein Recht auf Leben. Ohne Zweifel hat die Mutter das Recht, zu entscheiden, was in und mit ihrem Körper geschehen wird; jeder würde das zugestehen. Aber zweifellos ist das Lebensrecht einer Person stärker und zwingender als das Entscheidungsrecht der Mutter darüber, was in und mit ihrem Körper geschieht, und wiegt es deshalb auf. Also darf der Fötus nicht getötet, eine Abtreibung nicht ausgeführt werden.

Das klingt plausibel. Aber jetzt möchte ich Sie bitten, sich folgendes vorzustellen. Sie wachen morgens auf und finden sich in einem Bett liegend, Kopf an Kopf mit einem bewußtlosen Geiger. Einem berühmten bewußtlosen Geiger. An ihm wurde eine bedrohliche Nierenkrankheit diagnostiziert, und die Gesellschaft der Freunde der Musik hat alle verfügbaren Patientenunterlagen durchsucht und herausgefunden, daß allein Sie die richtige Blutgruppe haben, um helfen zu können. Sie hat Sie deshalb gekidnappt, und letzte Nacht wurde der Blutkreislauf des Geigers an den Ihren angeschlossen, so daß Ihre Nieren dazu benutzt werden können, Gift ebenso aus seinem wie aus Ihrem Blut herauszuziehen. Der Krankenhausdirektor sagt jetzt zu Ihnen: »Sehen Sie, wir bedauern sehr, daß Ihnen die Gesellschaft der Freunde der Musik das angetan hat – wir hätten es nie erlaubt, wenn wir davon gewußt hätten. Aber sie haben es eben getan, und jetzt ist der Geiger an Sie angeschlossen. Sie abzukoppeln würde bedeuten, ihn zu töten. Aber keine Angst, es handelt sich nur um neun Monate. Nach dieser Zeit wird er sich von seinem Leiden erholt haben und kann ohne Gefahr von Ihnen abgekoppelt werden.« Ist Ihnen unter dem Gesichtspunkt der Moral auferlegt, sich in diese Situation zu fügen? Es wäre zweifellos ausgesprochen nett von Ihnen, wenn sie es täten, von großer Freundlichkeit. Aber *müssen* Sie sich fügen? Wie, wenn es nicht neun Monate, sondern neun Jahre wären? Oder noch länger? Wie, wenn der Krankenhausdirektor sagte: »Wirklich Pech, muß ich sagen, aber jetzt müssen Sie den Rest Ihres Lebens im Bett verbringen, der Geiger an Sie angeschlossen. Denn rufen Sie sich folgendes in Erinnerung. Alle Personen haben ein Lebensrecht, und Geiger sind Personen. Zugegeben, Sie haben ein Recht, zu entscheiden, was in und mit Ihrem Körper geschieht, aber das Lebensrecht einer Person wiegt stärker als Ihr Recht, zu entscheiden, was in und mit Ihrem Körper geschieht. Deshalb können Sie nie mehr von ihm abgekoppelt werden.« Ich vermute, Sie würden das als lächerlich ansehen, was nahelegt, daß tatsächlich etwas falsch ist an dem plausibel klingenden Argument, das ich zuvor erwähnte.

Natürlich wurden Sie in diesem Fall gekidnappt, Sie stellten sich nicht freiwillig für die Operation zur Verfügung, mit deren Hilfe der Geiger an Ihre Nieren angeschlossen wurde. Können die Abtreibungsgegner, die auf der erwähnten Grundlage argumentieren, eine Ausnahme bei Abtreibung nach einer Vergewaltigung machen? Zweifellos. Sie können betonen, daß alle Personen nur dann ein Lebensrecht haben, wenn sie nicht durch Vergewaltigung gezeugt wurden. Oder sie können sagen, daß alle Personen ein Lebensrecht haben, aber manche weniger als andere, daß insbesondere diejenigen ein geringeres haben, die durch Vergewaltigung gezeugt wurden. Aber diese Behauptungen klingen ziemlich eigenartig. Denn sicher sollte die Frage, ob man überhaupt ein Lebensrecht hat oder wieviel man hat, nicht davon abhängen, ob

man das Resultat einer Vergewaltigung ist. Und tatsächlich treffen auch diejenigen, die auf die erwähnte Weise gegen Abtreibung opponieren, keine solche Unterscheidung und machen deshalb auch keine Ausnahme im Falle von Vergewaltigung.
Ebensowenig machen sie eine Ausnahme für einen Fall, in dem die Mutter die neun Monate ihrer Schwangerschaft im Bett verbringen muß. Sie würden zugeben, daß dies äußerst bedauerlich ist und eine große Belastung für die Mutter; aber nichtsdestotrotz, alle Personen haben ein Lebensrecht, der Fötus ist eine Person, und so weiter. Ich vermute, daß sie tatsächlich nicht einmal eine Ausnahme für den Fall zuließen, in dem wunderlicherweise die Schwangerschaft neun Jahre dauerte oder sogar den Rest des Lebens der Mutter.
Einige würden nicht einmal eine Ausnahme machen für den Fall, daß die fortgeführte Schwangerschaft möglicherweise das Leben der Mutter verkürzt. Sie halten Abtreibung in gleicher Weise für unerlaubt, auch wenn es darum geht, das Leben der Mutter zu retten. Solche Fälle sind heute ziemlich selten, und viele Abtreibungsgegner akzeptieren diese extreme Position nicht. Dennoch ist sie ein geeigneter Punkt, um die Diskussion zu beginnen: eine Anzahl interessanter Überlegungen ergeben sich aus ihr.

I

Nennen wir die Ansicht, daß Abtreibung sogar dann unerlaubt ist, wenn es darum geht, das Leben der Mutter zu retten, die ›extreme Position‹. Ich möchte zuerst behaupten, daß sie nicht aus dem früher genannten Argument entspringt, sofern man nicht einige ziemlich starke Prämissen hinzufügt. Angenommen, eine Frau ist schwanger geworden und erfährt jetzt, daß sie unter einer Herzschwäche leidet, die sie sterben lassen wird, wenn sie das Baby bis zur Geburt austrägt. Was darf für sie getan werden? Der Fötus hat, als Person, ein Lebensrecht, aber auch die Mutter ist eine Person, also hat auch sie ein Lebensrecht. Vermutlich haben beide das gleiche Recht auf Leben. Wieso ist anzunehmen, daß eine Abtreibung nicht ausgeführt werden darf? Sollten wir vielleicht eine Münze werfen, wenn Mutter und Kind ein gleiches Lebensrecht haben? Oder sollten wir zum Lebensrecht der Mutter ihr Recht hinzufügen, zu entscheiden, was in und mit ihrem

Körper geschieht, ein Recht, das ihr jeder bereit scheint zuzugestehen – so daß die Summe ihrer Rechte jetzt stärker wiegt als das Lebensrecht des Fötus?

Das bekannteste Argument ist in diesem Zusammenhang das folgende. Wir werden darauf hingewiesen, daß Abtreiben ein direktes Töten des Kindes bedeutete[4], während nichts zu tun nicht hieße, die Mutter zu töten, sondern nur, sie sterben zu lassen. Außerdem würde man, indem man das Kind tötete, eine unschuldige Person töten, denn das Kind hat nichts Schlimmes getan und beabsichtigt nicht den Tod seiner Mutter. Weiter sind verschiedene Möglichkeiten denkbar, wie dieses Argument fortgeführt werden kann. (1) Weil aber das direkte Töten einer unschuldigen Person immer und absolut unerlaubt ist, darf eine Abtreibung nicht ausgeführt werden. Oder (2), weil das direkte Töten einer unschuldigen Person Mord bedeutet und Mord immer und absolut unerlaubt ist, darf eine Abtreibung nicht ausgeführt werden.[5] Oder (3), da die Pflicht, sich des Tötens einer unschuldigen Person zu enthalten, zwingender ist als die Pflicht, eine Person vor dem Sterben zu bewahren, darf eine Abtreibung nicht ausgeführt werden. Oder (4), wenn die einzigen Alternativen das direkte Töten einer unschuldigen Person oder das Sterbenlassen einer Person sind, ist vorzuziehen, die Person sterben zu lassen, und deshalb darf eine Abtreibung nicht ausgeführt werden.[6]

Einige scheinen der Meinung gewesen zu sein, daß dies keine weiteren Prämissen darstellen, die hinzugefügt werden müssen, um die Konklusion zu erzielen, sondern daß sie aus der bloßen Tatsache folgen, daß eine unschuldige Person über ein Lebensrecht verfügt.[7] Aber das scheint mir ein Fehler, und die vielleicht einfachste Weise, dies zu zeigen, liegt in dem Hinweis, daß, obwohl unschuldige Personen sicherlich ein Lebensrecht haben, die in (1)-(4) enthaltenen Thesen alle falsch sind. Man betrachte beispielsweise (2). Wenn direktes Töten einer unschuldigen Person Mord bedeutet und deshalb unerlaubt ist, dann bedeutet das von der Mutter ausgeführte direkte Töten der unschuldigen Person in ihr Mord und ist deshalb unerlaubt. Aber es kann nicht ernsthaft als Mord angesehen werden, wenn die Mutter an sich selbst eine Abtreibung vornimmt, um ihr Leben zu retten. Es kann nicht ernsthaft behauptet werden, sie *müsse* sich zurückhalten, sie *müsse* passiv bleiben und ihren eigenen Tod abwarten. Betrachten wir erneut das Beispiel mit Ihnen und dem Geiger. Da liegen Sie, im Bett neben dem Geiger, und der Krankenhausdirektor sagt: »Es ist wirklich eine grauenhafte Geschichte, und ich leide mit Ihnen, aber, sehen Sie, durch diese Prozedur werden Ihre Nieren außergewöhnlich stark belastet, und Sie werden innerhalb eines Monats sterben. Aber Sie *müssen dennoch* hierbleiben. Denn Sie abzukoppeln würde direktes Töten des Geigers bedeuten, und das ist Mord, und Mord ist nicht erlaubt.« Wenn irgendwas in der Welt zutrifft, so das, daß Sie keinen Mord begehen, nicht etwas Unerlaubtes tun, wenn Sie hinter sich greifen und sich von dem Geiger abkoppeln, um Ihr Leben zu retten.

Bisher richtete sich in der Literatur zur Abtreibung die Aufmerksamkeit wesentlich auf die Frage, was eine dritte Partei auf die Bitte der Frau nach Abtreibung hin tun oder nicht tun darf. Das ist in gewisser Weise verständlich. So wie die Dinge liegen, kann eine Frau nicht viel tun, um ohne Gefahr selbst eine Abtreibung an sich vorzunehmen. Deshalb wird die Frage gestellt, was eine dritte Partei tun darf, und was die Mutter tun darf, wird, soweit es überhaupt Erwähnung findet, gleichsam nebenbei aus dem gefolgert, was dritte Parteien tun dürfen. Es scheint mir aber, daß eine solche Behandlung bedeutet, der Mutter gerade den Status der Person zu verweigern, auf den beim Fötus soviel Gewicht gelegt wird. Denn man kann das, was eine Person tun darf, nicht einfach dem entnehmen, was einer dritten Partei erlaubt ist. Angenommen, Sie finden sich in einem winzigen Haus mit einem wachsenden Kind eingeschlossen. Ich meine ein sehr kleines Haus und ein sehr schnell wachsendes Kind – Sie stehen schon gegen die Wand des Hauses gepreßt, und in einigen Minuten werden Sie zerquetscht werden. Das Kind wird hingegen nicht zerquetscht werden. Wenn es nicht am Wachsen gehindert wird, wird es sich verletzen, aber schließlich einfach das Haus sprengen und befreit herausspringen. Ich könnte nun gut verstehen, wenn ein Zuschauer sagte: »Es gibt nichts, was ich für Sie tun kann. Wir können nicht zwischen Ihrem Leben und seinem wählen, wir können nicht diejenigen sein, die entscheiden, wer am Leben bleiben soll, wir können nicht eingreifen.« Aber daraus kann nicht gefolgert werden, daß auch Sie nichts tun können, daß Sie das Kind nicht angreifen dürfen, um Ihr Leben zu retten. Wie unschuldig immer das Kind sein mag, Sie müssen nicht passiv abwarten, bis es Sie zerquetscht. Vielleicht wird eine Schwangere vage so betrachtet, als hätte sie den Charakter eines Hauses, dem man kein Recht auf Notwehr zubilligt. Aber auch wenn die Frau das Kind beherbergt, sollte in Erinnerung bleiben, daß sie eine Person ist, die es beherbergt.

Ich sollte vielleicht innehalten, um ausdrücklich zu betonen, daß ich nicht behaupte, Menschen hätten das Recht, alles Beliebige zu tun, um ihr Leben zu retten. Vielmehr glaube ich, daß es drastische Einschränkungen für das Recht auf Notwehr gibt. Wenn Ihnen jemand für den Fall mit dem Tod droht, daß Sie jemand anderen nicht zu Tode foltern, so glaube ich nicht, daß Sie das Recht zu diesem Foltern haben – auch nicht, um Ihr Leben zu retten. Aber der betrachtete Fall ist hiervon sehr verschieden. In unserem Fall sind nur zwei Personen betroffen, eine, deren Leben bedroht ist, und eine, die es bedroht. Beide sind unschuldig: die bedrohte wird nicht aufgrund irgendeiner Schuld bedroht, die bedrohende bedroht nicht aufgrund irgendeiner Schuld. Aus diesem Grund mögen wir der Meinung sein, daß wir als Zuschauer nicht eingreifen können. Aber die bedrohte Person kann eingreifen.

Zusammengefaßt darf eine Frau ihr Leben zweifellos gegen eine Bedrohung verteidigen, die von dem ungeborenen Kind ausgeht, auch wenn es dessen Tod bedeutet. Und das zeigt nicht nur, daß die in (1)-(4) enthaltenen Thesen falsch sind; es zeigt auch, daß die extreme Position zu Abtreibung falsch ist und wir deshalb keine anderen möglichen Strategien überprüfen brauchen, um von dem zu Beginn genannten Argument aus zu ihr zu gelangen.

II

Die extreme Position könnte natürlich zu der Aussage abgeschwächt werden, daß Abtreibung zwar erlaubt ist, um das Leben der Mutter zu retten, aber nicht von einer dritten Partei, sondern nur von der Mutter selbst vorgenommen werden darf. Aber auch das kann nicht richtig sein. Denn wir sollten beachten, daß die Mutter und das ungeborene Kind nicht zueinander stehen wie zwei Mieter in einem kleinen Haus, das durch einen unglücklichen Zufall an beide vermietet wurde: der Mutter *gehört* das Haus. Der Umstand, daß sie die Besitzerin ist, verstärkt die Anstößigkeit des Versuchs, aus der Annahme, die Mutter könne nichts tun, zu folgern, dritte Parteien könnten nichts tun. Aber noch mehr: es wirft einiges Licht auf die Annahme, dritte Parteien könnten nichts tun. Es zeigt ohne Frage, daß eine dritte Person, die sagt: »Ich kann nicht zwischen euch wählen«, sich etwas vormacht, wenn sie das für Unparteilichkeit hält. Wenn Müller einen bestimmten Mantel gefunden hat und sich überzieht, den er braucht, um nicht zu erfrieren, den aber auch Schmidt benötigt, um nicht zu erfrieren, dann stellt es keine Unparteilichkeit dar, zu sagen: »Ich kann nicht zwischen euch wählen«, wenn Schmidt der Mantel gehört. Frauen haben wieder und wieder gesagt: »Mein Bauch gehört *mir*!«, und sie haben Anlaß, wütend zu sein, Anlaß, sich zu fühlen, als würden sie gegen eine Gummiwand rennen. Schließlich wird uns Schmidt kaum freudig zustimmen, wenn wir ihm gegenüber sagten: »Natürlich ist es dein Mantel; jeder würde zugestehen, daß es deiner ist. Aber niemand darf entscheiden, wer ihn benutzen kann, du oder Müller.«

Wir sollten wirklich fragen, was zu der Äußerung verleitet: »Niemand darf entscheiden«, angesichts der Tatsache, daß der Körper, der das Kind beherbergt, der Körper der Mutter ist. Es mag einfach daran liegen, daß diese Tatsache nicht anerkannt wird. Aber es mag auch etwas Interessanteres im Spiel sein, nämlich die Vorstellung, daß man ein Recht hat, sich zu weigern, Hand an Menschen zu legen, auch wenn es gerecht und fair wäre, sogar wenn Gerechtigkeit zu fordern scheint, daß irgend jemand es tut. Gerechtigkeit mag beispielsweise fordern, daß irgend jemand Schmidts Mantel von Müller zurückholt, und dennoch haben Sie ein Recht, sich zu weigern, derjenige zu sein, der Hand an Müller legt, ein Verweigerungsrecht, ihm gegenüber physische Gewalt auszuüben. Das muß, denke ich, zugestanden werden. Aber dann sollte man nicht sagen: »Niemand darf entscheiden«, sondern nur: »*Ich* kann nicht entscheiden«, und tatsächlich nicht einmal das, sondern: »*Ich* will nicht *handeln*«, wobei offengelassen ist, ob jemand anderer handeln kann oder sollte, insbesondere ob nicht jemand in einer institutionellen Position, in der Rolle, die Rechte anderer zu schützen, sowohl handeln kann als auch sollte. Das würde also keine Schwierigkeit aufwerfen. Ich habe nicht zu zeigen versucht, daß irgendeine dritte Partei der Forderung der Mutter nachkommen muß, eine Abtreibung auszuführen, um ihr Leben zu retten; sondern nur, daß sie es kann.

Ich vermute, daß nach manchen Ansichten vom menschlichen

Leben der Körper der Mutter nur eine Leihgabe an sie darstellt, wobei diese Leihgabe zu keinem vorrangigen Anspruch berechtigt. Jemand mit dieser Ansicht mag die Äußerung »Ich kann nicht entscheiden« für wirklich unparteilich halten. Aber ich werde diese Möglichkeit einfach vernachlässigen. Meine eigene Überzeugung geht dahin, daß, wenn ein menschliches Wesen überhaupt einen gerechten und vorrangigen Anspruch auf irgendetwas hat, es einen gerechten, vorrangigen Anspruch auf seinen Körper hat. Und vielleicht braucht das hier sowieso nicht verteidigt zu werden, da, wie erwähnt, die betrachteten Einwände gegen Abtreibung zulassen, daß die Frau über ein Entscheidungsrecht verfügt, was in und mit ihrem Körper geschieht.

Aber obwohl sie es zulassen, wird dabei, wie ich zu zeigen versuchte, nicht ernst genommen, was dies bedeutet. Ich behaupte, daß derselbe Sachverhalt sogar noch deutlicher wiederkehrt, wenn wir von den Fällen abgehen, in denen das Leben der Mutter auf dem Spiel steht, und uns, wie ich jetzt vorschlage, auf die wesentlich häufigeren Fälle konzentrieren, in denen eine Frau eine Abtreibung aus einem weniger gewichtigen Grund anstrebt als dem, ihr Leben zu retten.

III

Wenn das Leben der Mutter nicht auf dem Spiel steht, scheint das zu Beginn genannte Argument eine wesentlich größere Kraft zu haben. »Jeder hat ein Recht auf Leben, deshalb hat die ungeborene Person ein Recht auf Leben.« Und ist nicht das Lebensrecht des Kindes gewichtiger als alles andere, mit Ausnahme des Lebensrechts der Mutter selbst, das sie als Grund für eine Abtreibung vorbringen kann?

Dieses Argument behandelt das Lebensrecht, als wenn es unproblematisch wäre. Das ist es nicht, und dies scheint mir genau die Ursache des Irrtums zu sein.

Denn wir sollten nun zu guter Letzt fragen, was es bedeutet, ein Lebensrecht zu haben. Nach den Ansichten einiger umfaßt ein Recht auf Leben das Recht, zumindest die minimalen Mittel zu bekommen, die nötig sind, um weiter am Leben bleiben zu können. Aber wenn nun ein Mensch auf das, was tatsächlich das Minimum an Mitteln für sein weiteres Leben ausmacht, über-

haupt kein Recht hat? Wenn ich todkrank bin und das einzige, was mein Leben retten kann, die Berührung meiner fiebrigen Stirn durch Henry Fondas kühle Hand wäre, habe ich dennoch nicht das Recht auf die Berührung meiner fiebrigen Stirn durch Henry Fondas kühle Hand. Es wäre furchtbar nett von ihm, von der Westküste herzufliegen, um das für mich zu tun. Es wäre weniger nett, obwohl zweifellos gut gemeint, wenn meine Freunde zur Westküste flögen und Henry Fonda mit zurückbrächten. Aber ich habe kein Recht gegenüber irgend jemand, daß er dies für mich tun sollte. Oder, um wieder zu der früher erwähnten Geschichte zurückzukommen, die Tatsache, daß der Geiger für sein Überleben Ihre Nieren benötigt, besagt nicht, daß er das Recht auf längerfristigen Gebrauch Ihrer Nieren hat. Er hat sicher kein Recht Ihnen gegenüber, daß *Sie* ihm den langfristigen Gebrauch Ihrer Nieren erlauben sollten. Denn niemand hat ein Recht, Ihre Nieren zu gebrauchen, wenn Sie ihm nicht ein solches Recht einräumen; und niemand hat das Recht Ihnen gegenüber, daß Sie ihm dieses Recht einräumen – sofern Sie ihm weiter den Gebrauch Ihrer Nieren erlauben, bedeutet das eine Freundlichkeit Ihrerseits und nicht etwas, das er von Ihnen als ihm geschuldet beanspruchen könnte. Ebensowenig hat er irgendein Recht anderen gegenüber, daß *diese* ihm den längerfristigen Gebrauch Ihrer Nieren verschaffen sollten. Sicher hat er kein Recht gegenüber der Gesellschaft der Freunde der Musik, ihn überhaupt erst an Sie anzuschließen. Und wenn Sie jetzt beginnen, sich abzukoppeln, nachdem Sie erfahren haben, daß Sie sonst neun Jahre neben ihm im Bett verbringen müßten, gibt es niemand auf der Welt, der Sie daran hindern könnte, um auf diese Weise zu erzwingen, etwas zu bekommen, worauf er ein Recht hat.
Manche vertreten eine noch engere Position zum Lebensrecht. Nach ihrer Ansicht umfaßt es nicht das Recht, irgend etwas zu bekommen, sondern beschränkt sich auf das Recht, von niemand getötet zu werden, und nichts weiter. Hierbei entsteht aber eine ähnliche Schwierigkeit. Wenn sich jeder enthalten sollte, diesen Geiger zu töten, dann muß sich jeder enthalten, eine große Menge verschiedener Dinge zu tun. Jeder muß sich enthalten, ihm die Kehle durchzuschneiden, jeder muß sich enthalten, ihn zu erschießen – und jeder muß sich enthalten, Sie von ihm abzukoppeln. Aber hat er ein Recht gegenüber allen, daß sie sich enthalten, Sie von ihm abzukoppeln? Sich dessen enthalten heißt, ihm

weiter zu erlauben, Ihre Nieren zu benutzen. Es könnte gesagt werden, daß er ein Recht uns gegenüber hat, daß *wir* ihm erlauben, weiter Ihre Nieren zu benutzen. Das heißt, während er kein Recht uns gegenüber hätte, daß wir ihm zum Gebrauch Ihrer Nieren verhelfen, könnte argumentiert werden, daß er auf jeden Fall ein Recht uns gegenüber hat, daß wir jetzt nicht eingreifen und ihn um die Benutzung Ihrer Nieren bringen. Ich werde auf Interventionen seitens dritter Parteien später zurückkommen. Aber sicher hat der Geiger Ihnen gegenüber kein Recht, daß *Sie* ihm den Gebrauch Ihrer Nieren weiter erlauben sollten. Wie gesagt: wenn Sie ihm den Gebrauch erlauben wollen, ist es eine Freundlichkeit Ihrerseits, aber nichts, was Sie ihm schulden.

Die Schwierigkeit, die ich hier hervorhebe, ist nicht auf das Lebensrecht beschränkt. Sie kehrt wieder in Verbindung mit all den anderen Naturrechten. Und sie ist etwas, worauf eine angemessene Theorie der Rechte eine Antwort finden muß. Für unsere gegenwärtigen Zwecke ist es ausreichend, die Aufmerksamkeit darauf zu lenken. Aber ich möchte betonen, daß ich nicht sage, Menschen hätten kein Lebensrecht – ganz im Gegenteil, es scheint mir, daß wir als wichtigste Kontrolle der Akzeptierbarkeit einer Theorie der Rechte vorsehen müssen, daß in dieser Theorie als Wahrheit gilt, daß alle Personen ein Lebensrecht haben. Ich sage nur, daß ein Lebensrecht haben weder ein Recht auf den Gebrauch noch ein Recht auf die Erlaubnis des längerfristigen Gebrauchs eines anderen Körpers garantiert – auch wenn man ihn gerade zum Überleben benötigte. Die Abtreibungsgegner werden sich deshalb nicht so ganz einfach und klar auf das Lebensrecht stützen können, wie sie selbst offenbar geglaubt haben.

IV

Es gibt eine andere Methode, die Schwierigkeit sichtbar zu machen. In den meisten Fällen bedeutet jemandem etwas vorzuenthalten, wozu er ein Recht hat, ihn ungerecht zu behandeln. Angenommen, ein Junge und sein kleiner Bruder bekommen zu Weihnachten zusammen eine Packung Schokolade. Wenn der ältere Junge die Packung nimmt und sich weigert, seinem Bruder etwas von der Schokolade abzugeben, verhält er sich ihm gegenüber ungerecht, denn der Bruder hat ein Recht auf die Hälfte davon erhalten. Aber nehmen wir an, daß Sie, nachdem Sie erfahren haben, sie müßten sonst neun Jahre im Bett bei dem Geiger verbringen, sich von ihm abkoppeln. Sie verhalten sich fraglos ihm gegenüber nicht ungerecht, denn Sie gaben ihm nicht das Recht, Ihre Nieren zu gebrauchen, und niemand anderer kann ihm ein solches Recht gegeben haben. Aber wir müssen beachten, daß Sie ihn töten, indem Sie sich abkoppeln; und Geiger haben, wie jedermann sonst, ein Lebensrecht und nach der eben betrachteten Ansicht deshalb ein Recht, nicht getötet zu werden. Sie tun also in diesem Fall etwas, wozu er vermutlich das Recht hat, daß Sie es nicht tun sollten, aber Sie handeln ihm gegenüber nicht ungerecht, wenn Sie es tun.

Die Verbesserung, die man an diesem Punkt vorschlagen könnte, lautet: Das Lebensrecht besteht nicht im Recht, nicht getötet zu werden, sondern vielmehr im Recht, nicht ungerechterweise getötet zu werden. Dieser Vorschlag ist dem Risiko der Zirkularität ausgesetzt, aber wie auch immer: er würde uns helfen, die Tatsache, daß der Geiger ein Lebensrecht hat, mit der Tatsache vereinbar zu machen, daß Sie ihm gegenüber nicht ungerecht handeln, wenn Sie sich abkoppeln und ihn dadurch töten. Denn wenn Sie ihn nicht ungerechterweise töten, verletzen Sie sein Lebensrecht nicht, und deshalb ist nicht verwunderlich, daß Sie ihm keine Ungerechtigkeit zufügen.

Wenn aber diese Verbesserung angenommen wird, tritt deutlich eine Kluft im Argument gegen Abtreibung zutage: Es reicht keineswegs aus, zu zeigen, daß der Fötus eine Person ist, und uns zu erinnern, daß alle Personen ein Lebensrecht haben – es ist auch nötig, zu zeigen, daß das Töten des Fötus sein Lebensrecht verletzt, das heißt, daß Abtreibung ein ungerechtes Töten darstellt. Und trifft das zu?

Ich vermute, wir können als gegeben annehmen, daß die Mutter im Fall der Schwangerschaft durch Vergewaltigung der ungeborenen Person kein Recht auf den Gebrauch ihres Körpers für Nahrung und Obdach gegeben hat. Aber bei welcher Schwangerschaft könnte vermutet werden, daß die Mutter der ungeborenen Person ein solches Recht gibt? Es verhält sich ja nicht so, als ob ungeborene Personen in der Welt umherschwebten und eine Mutter, die ein Kind möchte, zu einer davon sagte: »Ich lade dich ein, hereinzukommen.«

Es könnte aber vorgebracht werden, daß es andere Weisen gibt, ein Recht auf den Gebrauch des Körpers einer anderen Person zu erwerben, als dadurch, von dieser Person zum Gebrauch eingeladen worden zu sein. Angenommen, eine Frau vollzieht freiwillig Geschlechtsverkehr und weiß von der Wahrscheinlichkeit, mit der er zu einer Schwangerschaft führt; ist sie nicht teilweise verantwortlich für die Anwesenheit, genauer: sogar für die eigentliche Existenz der ungeborenen Person in ihr? Zweifellos lud sie sie nicht ein, hereinzukommen. Aber verleiht nicht die teilweise Verantwortlichkeit dafür, daß sich die ungeborene Person dort befindet, dieser das Recht auf Nutzung ihres Körpers?[8] Wenn ja, dann wäre das Abtreiben des Ungeborenen eher vergleichbar mit dem Wegnehmen der Schokolade durch den Jungen und weniger mit ihrem Sich-Abkoppeln vom Geiger – es abzutreiben würde ihm etwas vorenthalten, worauf es ein Recht hat, und fügte ihm deshalb eine Ungerechtigkeit zu.
Darüber hinaus kann außerdem gefragt werden, ob sie es töten darf, sogar um ihr eigenes Leben zu retten: Wenn sie es freiwillig zum Leben brachte, wie kann sie es jetzt töten, auch wenn es in Notwehr geschieht?
Als erstes ist anzumerken, daß es sich hier um eine neue Perspektive handelt. Abtreibungsgegner waren so sehr damit beschäftigt, die Unabhängigkeit des Fötus zu begründen, um nachzuweisen, daß er ebenso ein Recht auf Leben hat wie seine Mutter, daß sie dazu neigten, den möglichen Argumentationsgewinn zu übersehen, den sie aus der *Abhängigkeit* des Fötus von der Mutter ziehen könnten, um zu zeigen, daß ihr eine besondere Art von Verantwortung für ihn obliegt, eine Verantwortung, die ihm ihr gegenüber Rechte zuteilt, die von keiner unabhängigen Person besessen werden – wie einem kranken Geiger, der für sie ein Fremder ist.
Auf der anderen Seite würde dieses Argument der ungeborenen Person nur dann ein Recht auf den Körper seiner Mutter einräumen, wenn deren Schwangerschaft aus einem freiwilligen Akt resultierte, der in klarem Wissen über die Möglichkeit einer daraus folgenden Schwangerschaft vollzogen wurde. Es würde die ungeborene Person vollständig ausklammern, deren Existenz durch Vergewaltigung verursacht ist. Solange also kein weiteres Argument zur Verfügung steht, hätten wir deshalb die Folgerung zu akzeptieren, daß ungeborene Personen, deren Existenz auf

Vergewaltigung beruht, kein Recht auf Nutzung der Körper ihrer Mütter haben, und sie abzutreiben deshalb nicht heißt, ihnen etwas zu nehmen, worauf sie ein Recht haben, und also kein ungerechtes Töten darstellt.

Wir sollten außerdem beachten, daß nicht klar ist, daß dieses Argument überhaupt so weit führt, wie es vorgibt. Denn verschiedene Fälle sind denkbar, und auf die Einzelheiten kommt es an. Wenn die Luft im Zimmer stickig ist und ich deshalb ein Fenster öffne, um es zu lüften, und ein Einbrecher hereinklettert, wäre es absurd, zu sagen: »Aha, jetzt kann der Einbrecher bleiben, sie gab ihm ein Recht, ihr Haus zu benutzen – denn indem sie freiwillig etwas tat, was ihn in die Lage versetzte, hineinzugelangen, in klarem Wissen, daß es Einbrecher gibt und daß Einbrecher einbrechen, ist sie teilweise verantwortlich für seine Anwesenheit.« Es wäre noch absurder, dies zu sagen, wenn ich an der Außenseite meiner Fenster Eisenstäbe angebracht hätte, um gerade zu verhindern, daß Einbrecher hereingelangen, und ein Einbrecher nur deshalb hereinkommt, weil die Stäbe nicht in Ordnung waren. Es bleibt ähnlich absurd, wenn wir uns vorstellen, daß es nicht ein Einbrecher ist, der hereinklettert, sondern eine unschuldige Person, die hereinstolpert oder hereinfällt. Oder angenommen, es verhielte sich folgendermaßen: Menschensamen treiben in der Luft wie Blütenstaub, und wenn Sie Ihre Fenster öffnen, kann einer hereinschweben und in Ihren Teppichen oder Polstermöbeln Wurzeln schlagen. Sie wollen keine Kinder, weshalb Sie Ihre Fenster mit feinem Maschengitter versehen, dem allerbesten, das Sie kaufen können. Es kann jedoch passieren, und passiert tatsächlich bei sehr, sehr seltener Gelegenheit, daß eines der Gitter ein Loch hat – und ein Samen hereintreibt und Wurzeln schlägt. Hat die Personen-Pflanze, die sich jetzt entwickelt, ein Recht auf die Nutzung Ihres Hauses? Sicher nicht, trotz des Umstands, daß Sie freiwillig Ihre Fenster öffneten, bewußt Teppiche und Polstermöbel behielten, und wußten, daß Gitter manchmal fehlerhaft sind. Jemand mag sagen, daß Sie verantwortlich sind für das Wurzelschlagen, daß die Personen-Pflanze ein Recht auf Ihr Haus hat, weil Sie schließlich ein Leben *hätten führen können* mit unbedecktem Fußboden und ungepolsterten Möbeln oder mit versiegelten Fenstern und Türen. Aber das dürfte nicht ausreichen, denn nach demselben Einwand kann jede Frau eine Schwangerschaft durch Vergewaltigung verhindern, indem sie sich ihren

Uterus entfernen läßt oder jedenfalls nie ohne eine (verläßliche!) Leibwache aus dem Haus geht.

Es scheint mir, daß das betrachtete Argument bestenfalls zeigen kann, daß es *einige* Fälle gibt, in denen die ungeborene Person ein Recht auf die Nutzung des Körpers ihrer Mutter hat, und deshalb *einige* Fälle, in denen Abtreibung ungerechtes Töten darstellt. Es besteht Spielraum für viele Argumente und Kontroversen darüber, welche Fälle dies (soweit überhaupt) genau sind. Aber ich denke, wir sollten diesen Punkt umgehen und ihn offenlassen, denn jedenfalls zeigt das Argument sicher nicht, daß jede Abtreibung ungerechtes Töten darstellt.

V

In diesem Zusammenhang ist jedoch noch ein weiteres Argument möglich. Wir müssen zweifellos zugestehen, daß es Fälle geben kann, in denen es moralisch ungebührlich wäre, eine Person von Ihrem Körper auf Kosten des Lebens dieser Person zu entfernen. Angenommen, Sie erfahren, daß der Geiger nicht neun Jahre Ihres Lebens benötigt, sondern nur eine Stunde. Alles, was Sie tun müssen, um sein Leben zu retten, ist, eine Stunde in diesem Bett bei ihm zu verbringen. Außerdem sei angenommen, daß die Überlassung des Gebrauchs Ihrer Nieren für eine Stunde Ihre Gesundheit nicht im geringsten beeinträchtigte. Zugestanden, Sie wurden gekidnappt. Zugestanden, Sie gaben niemandem die Erlaubnis, ihn an Sie anzuschließen. Dennoch scheint mir offenkundig, daß Sie ihm erlauben *sollten*, Ihre Nieren für diese Stunde zu benutzen. Es zu verweigern wäre moralisch ungebührlich.

Angenommen weiter, eine Schwangerschaft dauerte nur eine Stunde und brächte keine Bedrohung für Leben oder Gesundheit. Und angenommen, eine Frau wird schwanger infolge einer Vergewaltigung. Zugestanden, sie tat nichts Freiwilliges, um die Existenz des Kindes herbeizuführen. Zugestanden, sie tat überhaupt nichts, was der ungeborenen Person ein Recht auf die Nutzung ihres Körpers geben könnte. Dennoch kann man wohl sagen, wie in der zuletzt formulierten Geschichte vom Geiger, daß sie ihr erlauben *sollte*, für diese Stunde in ihrem Körper zu bleiben – daß es von ihr moralisch ungebührlich wäre, das zu verweigern.

Manche neigen dazu, den Begriff »Recht« so zu gebrauchen, daß aus der Tatsache, daß Sie einer Person den Gebrauch Ihres Körpers für die Stunde, die sie benötigt, erlauben sollten, folgt, daß diese das Recht hat, Ihren Körper für die Stunde zu gebrauchen, die sie benötigt, auch wenn dieser Person das Recht nicht gegeben wurde, weder von irgendeiner Person noch durch eine Handlung. Wer so spricht, kann auch sagen, daß daraus ebenfalls folgt, daß Sie ihr gegenüber ungerecht handeln, falls Sie sich weigern. Diese Verwendung des Begriffs ist vielleicht so verbreitet, daß man sie nicht falsch nennen kann; dennoch scheint es mir eine unglückliche Aufweichung, wo man besser strengere Zügel anlegen sollte. Angenommen, die von mir früher erwähnte Packung Schokolade wäre nicht beiden Jungen gemeinsam gegeben worden, sondern nur dem älteren Jungen. Da sitzt er und verputzt, ohne die Miene zu verziehen, die ganze Schachtel, neidisch beobachtet von seinem kleineren Bruder. In diesem Fall würden wir wahrscheinlich sagen: »Du solltest nicht so gemein sein. Du solltest Deinem Bruder etwas von Deiner Schokolade abgeben.« Meiner Meinung nach folgt aus der Richtigkeit dieser Ermahnung gerade nicht, daß der Bruder ein Recht auf einen Teil der Schokolade hat. Wenn der Junge sich weigert, seinem Bruder etwas abzugeben, dann ist er gierig, geizig, gefühllos – aber nicht ungerecht. Ich vermute, daß die Leute, an die ich denke, erwidern würden, daß folgt, daß der Bruder ein Recht auf einen Teil der Schokolade hat und daß der Junge ungerecht handelt, wenn er sich weigert, seinem Bruder etwas abzugeben. Aber dies zu sagen heißt verschleiern, was wir auseinanderhalten sollten: nämlich den Unterschied zwischen der Weigerung des Jungen in diesem Fall und der Weigerung des Jungen im früheren Fall, in dem die Packung beiden Jungen gemeinsam gegeben wurde und in dem der kleine Bruder deshalb über einen in jeder Hinsicht klaren Anspruch auf die Hälfte verfügt.

Ein weiterer Einwand gegen einen Gebrauch des Begriffs »Recht«, der zuläßt, daß aus dem Umstand, daß A etwas für B tun sollte, folgt, daß B ein Recht darauf hat, daß A es für B tut, besteht darin, daß dieser Gebrauch die Frage, ob ein Mensch ein Recht auf eine Sache hat, davon abhängig werden läßt, wie leicht es ist, ihm dazu zu verhelfen. Und das scheint nicht nur bedauerlich, sondern moralisch unakzeptabel. Betrachten wir noch einmal den Fall von Henry Fonda. Ich sagte früher, daß ich kein Recht hätte auf die Berührung meiner fiebrigen Stirn durch seine kühle Hand, auch wenn es nötig wäre, um mein Leben zu retten. Ich sagte, es wäre furchtbar nett von ihm, wenn er von der Westküste herflöge, um mir zu helfen, aber daß ich ihm gegenüber nicht das Recht hätte, daß er es tun sollte. Aber angenommen, er befindet sich nicht an der Westküste. Angenommen, er muß nur quer durch das Zimmer gehen, seine Hand kurz auf meine Stirn legen, und simsalabim, mein Leben ist gerettet. Dann sollte er es zweifellos tun, es zu verweigern wäre moralisch unanständig. Kann eingewandt werden: »Aha, nun gut, dann folgt, daß sie in diesem Fall ein Recht auf die Berührung ihrer Stirn durch seine Hand hat, so daß es ungerecht von ihm wäre, es zu verweigern«? So daß ich ein Recht habe, wenn es einfach für ihn ist, zu helfen, jedoch kein Recht, wenn es beschwerlich ist? Es ist eine eher schockierende Vorstellung, daß jemandes Rechte schwächer werden sollten und sich auflösen, wenn es schwerer und schwerer wird, sie ihm gegenüber zu erfüllen.

Nach meiner Ansicht sollten wir deshalb nicht folgern, wenn Sie den Geiger Ihre Nieren für die eine Stunde benutzen lassen sollten, die er benötigt, daß er ein Recht dazu hat. Wir sollten sagen, daß Sie sich, wenn Sie sich weigern, wie der Junge verhalten, dem die ganze Schokolade gehört und der nichts abgeben will: egozentrisch und gefühllos, sicher unanständig, aber nicht ungerecht. Und analog, daß, auch wenn wir annehmen, eine aufgrund von Vergewaltigung schwangere Frau sollte der ungeborenen Person die Nutzung ihres Körpers für die Stunde erlauben, die sie benötigt, wir nicht folgern können, daß diese ein Recht darauf hat. Wir sollten folgern, daß sie egozentrisch, gefühllos, unanständig ist, aber nicht ungerecht, wenn sie sich weigert. Diese Vorwürfe sind nicht weniger schwerwiegend, sie sind nur verschieden. Es ist jedoch nicht nötig, auf diesem Punkt zu beharren. Wenn jemand »er hat ein Recht« aus »Sie sollten« ableiten will, dann muß er dennoch zugeben, daß es Fälle gibt, in denen von Ihnen nicht moralisch gefordert ist, daß Sie diesem Geiger den Gebrauch Ihrer Nieren gestatten, in denen er also kein Recht auf deren Gebrauch hat und in denen Sie ihm gegenüber nicht ungerecht handeln, wenn Sie sich weigern. Und dasselbe gilt für Mutter und ungeborenes Kind. Mit Ausnahme derjenigen Fälle, in denen die ungeborene Person ein Recht hat, es zu fordern – und wir ließen die Möglichkeit offen, daß es solche Fälle geben könnte –, kann von niemand moralisch *verlangt* werden, große Opfer zu bringen, Opfer an Gesundheit, an verschiedensten Interessen und Angelegenheiten, an unterschiedlichsten Pflichten und Zugeständnissen, während neun Jahren oder auch nur neun Monaten, um eine andere Person am Leben zu erhalten.

VI

Wir müssen tatsächlich unterscheiden zwischen zwei Arten von Samaritern: dem ›guten Samariter‹ und dem ›minimal anständigen Samariter‹, wie wir ihn nennen könnten. Die Geschichte vom guten Samariter, an die Sie sich erinnern werden, lautet folgendermaßen:

»Ein Mann ging von Jerusalem nach Jericho hinab und wurde von Räubern überfallen. Sie plünderten ihn aus und schlugen ihn nieder; dann gingen sie weg und ließen ihn halbtot liegen. Zufällig kam ein Priester denselben Weg herab; er sah ihn und ging weiter. Auch ein Levit kam zu der Stelle; er sah ihn und ging weiter. Dann kam ein Mann aus Samarien, der auf der Reise war. Als er ihn sah, hatte er Mitleid, ging zu ihm hin, goß Öl und Wein auf seine Wunden und verband sie. Dann hob er ihn auf seine Reittier, brachte ihn zu einer Herberge und sorgte für ihn. Am anderen Morgen holt er zwei Denare hervor, gab sie dem Wirt und sagte: Sorge für ihn, und wenn du mehr für ihn brauchst, werde ich es dir bezahlen, wenn ich wiederkomme« (Lukas 10, 30–35).[9]

Der gute Samariter unterbrach, mit einigen Unkosten für ihn selbst, seine Pläne, um einem Bedürftigen zu helfen. Wir bekommen nicht gesagt, was die Alternativen waren, ob also der Priester und der Levit hätten helfen können, wenn sie weniger unternommen hätten als der Samariter. Aber angenommen, sie hätten es gekonnt, dann zeigt der Umstand, daß sie überhaupt nichts unternahmen, daß sie nicht einmal minimal anständige Samariter waren, nicht weil sie keine Samariter waren, sondern weil sie nicht einmal minimal anständig waren.
Diese Beurteilungen sind natürlich graduell zu verstehen, aber es gibt eine Grenzlinie, die vielleicht am klarsten sichtbar wird in der Geschichte von Kitty Genovese, die, Sie erinnern sich vielleicht, ermordet wurde, während 38 Menschen zusahen oder zuhörten, ohne irgend etwas für ihre Hilfe zu tun. Ein guter Samariter wäre sofort hingeeilt, um ihr gegen die Mörder zu helfen. Oder vielleicht sollten wir lieber einräumen, daß das ein ›überra-

gender Samariter‹ getan hätte, denn damit hätte er sich selbst in Lebensgefahr gebracht. Die 38 Menschen unterließen aber nicht nur das, sie machten sich nicht einmal die Mühe, zum Telefon zu gehen, um die Polizei zu rufen. Bei minimal anständigen Samaritern würde man zumindest das letztere erwarten, und daß sie es nicht taten, war ungeheuerlich.

Nachdem er die Geschichte vom guten Samariter erzählt hatte, sagte Jesus: »Gehet hin und tut desgleichen.«

Vielleicht wollte er sagen, daß wir moralisch aufgefordert sind, wie der gute Samariter zu handeln. Vielleicht wollte er auch die Menschen auffordern, mehr zu tun, als moralisch von ihnen verlangt wird. Auf jeden Fall scheint klar, daß von keinem der 38 Zuschauer moralisch gefordert war, hinzueilen und Hilfe unter Lebensgefahr zu leisten, und daß nicht von jedermann moralisch gefordert ist, daß er lange Abschnitte seines Lebens (neun Jahre oder neun Monate) darauf verwendet, das Leben einer Person zu erhalten, die kein besonderes Recht hat (wir ließen die Möglichkeit hiervon offen), es zu fordern.

Tatsächlich ist, mit einer vielsagenden Klasse von Ausnahmen, niemand in irgendeinem Land der Erde *rechtlich* dazu verpflichtet, auch nur annähernd so viel wie das für jemand anderen zu tun. Die Klasse der Ausnahmen ist offenkundig. Mein vorrangiges Interesse gilt hierbei nicht der Beschaffenheit des Rechts zu Abtreibung, aber es lohnt sich, dem Umstand Aufmerksamkeit zu schenken, daß in keinem Bundesstaat dieses Landes [USA] jemand vom Gesetz gezwungen wird, auch nur als minimal anständiger Samariter anderen gegenüber zu handeln. Es gibt kein Gesetz, nach dem die 38, die dabeistanden, als Kitty Genovese starb, hätten angeklagt werden können. Im Kontrast hierzu werden in den meisten Bundesstaaten dieses Landes Frauen durch das Gesetz gezwungen, sich nicht nur als minimal anständige Samariter, sondern als gute Samariter gegenüber den ungeborenen Personen in ihren Körpern zu verhalten. Das belegt von sich aus wenig, weil leicht gesagt werden könnte, daß es Gesetze in diesem Land geben sollte, die zumindest minimal anständige Samariter fordern – wie es sie in vielen europäischen Staaten gibt.[10] Aber es zeigt zumindest, daß große Ungerechtigkeiten im bestehenden Recht enthalten sind. Und es zeigt auch, daß die Gruppen, die gegenwärtig gegen die Liberalisierung der Abtreibungsgesetze agieren, nämlich darauf hinarbeiten, daß die Freigabe der Abtreibung durch einen Bundesstaat für verfassungswidrig erklärt wird, besser damit beginnen sollten, zugunsten der generellen Annahme von Gesetzen für gute Samariter einzutreten, wenn sie sich nicht dem Vorwurf heuchlerischen Handelns aussetzen wollen.[11]

Ich selbst bin der Meinung, daß Gesetze für minimal anständige Samariter eine Sache wären, Gesetze für gute Samariter eine ganz andere, und letztere tatsächlich höchst fragwürdig. Aber es geht uns hier nicht um das Recht. Wir sollten nicht fragen, ob irgend jemand durch das Gesetz gezwungen werden sollte, ein guter Samariter zu sein, sondern ob wir uns in eine Situation fügen müssen, in der jemand gezwungen wird – etwa durch die Natur –, ein guter Samariter zu sein. Wir müssen jetzt, mit anderen Worten, Interventionen seitens dritter Parteien betrachten. Ich hatte gesagt, daß von keiner Person moralisch zu fordern ist, große Opfer zu bringen, um das Leben eines anderen zu retten, der kein Recht hat, sie zu fordern, und zwar sogar dann, wenn die Opfer nicht das Leben selbst umfassen. Es ist von uns nicht moralisch gefordert, uns gegenseitig als gute Samariter zu verhalten, oder zumindest nicht als sehr gute Samariter. Aber wie ist es, wenn sich jemand einer solchen Situation der erzwungenen Hilfe nicht entziehen kann? Wie, wenn er uns bittet, ihn daraus zu befreien? Es scheint mir offenkundig, daß es Fälle gibt, in denen wir dazu in der Lage sind, Fälle, in denen ein guter Samariter ihn daraus befreien würde. Da liegen Sie, Sie wurden gekidnappt, und neun Jahre im Bett bei dem Geiger stehen Ihnen bevor. Sie haben Ihr eigenes Leben zu führen. Sie bedauern es, aber Sie können es einfach nicht über sich bringen, einen so großen Teil Ihres Lebens aufzugeben, um seines zu erhalten. Sie können sich nicht selbst befreien, und bitten uns, es zu tun. Ich würde denken, daß wir offensichtlich – in Anbetracht dessen, daß er über kein Recht verfügt, sich Ihres Körper zu bedienen – nicht zustimmen müssen, daß Sie gezwungen werden, so viel aufzugeben. Wir dürfen tun, was Sie verlangen. Und es steckt in diesem Tun keine Ungerechtigkeit gegenüber dem Geiger.

VII

In Übereinstimmung mit dem Grundgedanken der Abtreibungsgegner habe ich durchweg vom Fötus als einer Person gesprochen, und meine Frage richtete sich darauf, ob das eingangs genannte Argument, das speziell vom Fötus als Person ausgeht, seine Folgerung wirklich ausweisen kann. Ich habe zu zeigen versucht, daß dies nicht der Fall ist.

Aber natürlich gibt es solche Argumente und solche, und es könnte gesagt werden, ich hätte mich einfach an das falsche gehalten. Es könnte eingewandt werden, nicht nur der Umstand sei wichtig, daß der Fötus eine Person ist, sondern eine Person, der gegenüber die Frau eine besondere Art von Verantwortung trägt, die ihrer Eigenschaft als Mutter entspringt. Und es könnte gesagt werden, deshalb seien alle meine Analogien irrelevant – denn man hat gegenüber dem Geiger nicht diese besondere Art von Verantwortung. Henry Fonda hat nicht diese besondere Verantwortung mir gegenüber. Und unsere Aufmerksamkeit könnte auch noch darauf gelenkt werden, daß das Gesetz Männer und Frauen *sehr wohl* dazu zwingt, für ihre Kinder zu sorgen.

Ich habe mich genaugenommen mit diesem Argument bereits im Abschnitt IV auseinandergesetzt, wenn auch nur kurz; aber eine (noch kürzere) Zusammenfassung mag jetzt hilfreich sein. Wir haben sicher keine solche ›besondere Verantwortung‹ für eine Person, wenn wir sie nicht explizit oder implizit übernommen haben. Wenn zwei Eltern nicht versuchen, eine Schwangerschaft zu verhindern, wenn sie nicht abtreiben und das Kind zum Zeitpunkt der Geburt nicht zur Adoption freigeben, sondern es vielmehr mit nach Hause nehmen, dann haben sie für es Verantwortung übernommen, ihm Rechte zugestanden, und können ihm *jetzt* nicht, weil sie es beschwerlich finden, ihre Fürsorge unter Bedrohung seines Lebens entziehen. Wenn sie aber alle vernünftigen Vorkehrungen trafen, kein Kind zu bekommen, so haben sie nicht einfach aufgrund ihrer biologischen Beziehung zu dem entstehenden Kind eine besondere Verantwortung ihm gegenüber. Sie können Verantwortung für es übernehmen wollen – oder sie können es nicht wollen. Und ich bin der Meinung, daß sie sich weigern können, wenn die Übernahme von Verantwortung große Opfer bedeutete. Ein guter Samariter – oder zumindest ein überragender Samariter, wenn das nötige Opfer außergewöhnlich groß wäre – würde sich nicht weigern. Aber ein guter Samariter würde auch Verantwortung für den Geiger übernehmen; und ebenso würde Henry Fonda, wäre er ein guter Samariter, von der Westküste herüberfliegen und Verantwortung für mich übernehmen.

VIII

Viele von denen, die Abtreibung als moralisch erlaubt ansehen wollen, werden meine Argumentation in zweierlei Hinsicht für unbefriedigend halten. Erstens, obwohl ich sage, daß Abtreibung nicht unerlaubt ist, sage ich doch nicht, daß sie immer erlaubt ist. Es kann durchaus Fälle geben, in denen das Kind auszutragen von der Mutter nur die Anstrengung eines minimal anständigen Samariters verlangt, und das ist der Standard, unter den wir nicht fallen sollten. Ich tendiere dazu, es gerade für einen Vorteil meiner Theorie zu halten, daß sie kein generelles »ja« oder »nein« anbietet. Sie läßt zu und unterstützt unsere Vorstellung, daß sich beispielsweise eine bis zur Verzweiflung eingeschüchterte vierzehnjährige Schülerin, die aufgrund einer Vergewaltigung schwanger ist, *selbstverständlich* für eine Abtreibung entscheiden kann und daß jedes Gesetz, das dies ausschließen würde, ein indiskutables Gesetz wäre. Sie läßt ebenfalls zu und unterstützt unsere Vorstellung, daß in anderen Fällen der Rückgriff auf eine Abtreibung wirklich anstößig ist. Die Forderung einer Frau nach Abtreibung wäre anstößig – ebenso anstößig wie das Handeln eines Arztes, der sie vornimmt –, wenn sie sich im siebten Monat befindet und die Abtreibung nur will, um das Ärgernis zu vermeiden, eine Reise ins Ausland verschieben zu müssen. Der bloße Umstand, daß die Argumente, auf die ich die Aufmerksamkeit gelenkt habe, alle Fälle von Abtreibung moralisch gleich behandeln, genauer sogar alle Fälle von Abtreibung, bei denen das Leben der Mutter nicht in Gefahr ist, sollte sie von vornherein zweifelhaft erscheinen lassen.

Während ich mit meiner Argumentation, zweitens, die Erlaubtheit von Abtreibung in einigen Fällen vertrete, befürworte ich damit nicht das Recht, das ungeborene Kind zu töten. Es ist leicht, diese beiden verschiedenen Dinge zu verwechseln, weil der Fötus bis zu einem bestimmten Punkt in seinem Leben nicht in der Lage ist, außerhalb des Körpers der Mutter zu überleben. Ihn aus ihrem Körper zu entfernen bedeutet deshalb seinen Tod. Aber beides ist auf wichtige Weise verschieden. Ich habe argumentiert, daß von Ihnen nicht moralisch zu fordern ist, neun Monate im Bett zu verbringen, um das Leben des Geigers zu retten. Aber dies behaupten heißt keineswegs behaupten, daß Sie – für den Fall, Sie koppeln sich ab, ein Wunder geschieht, und er überlebt – das Recht haben, sich umzudrehen und ihm die Kehle durchzuschneiden. Sie können sich befreien, auch wenn es ihn das Leben kostet; aber Sie haben nicht das Recht, seinen Tod auf andere Weise garantiert zu bekommen, sollte ihn das Abkoppeln nicht töten. Es gibt einige, die diesen Aspekt meiner Argumentation für unbefriedigend halten. Eine Frau mag sich von dem Gedanken ausgesprochen gepeinigt fühlen, daß ein Kind, ein Stück ihrer selbst, zur Adoption freigegeben werden und auf Nimmerwiedersehen verschwinden sollte. Sie mag deshalb nicht nur wünschen, daß das Kind von ihr weggenommen wird, sondern mehr noch, daß es stirbt. Manche Abtreibungsgegner neigen dazu, dergleichen nur mit Verachtung abzutun, wobei sie mangelnde Sensibilität gegenüber einer Quelle tiefer Verzweiflung zeigen. Dennoch stimme ich zu, daß dem auf den Tod des Kindes gerichteten Wunsch nicht nachgegeben werden darf, sollte sich herausstellen, daß das Kind lebend zu entfernen ist.

An diesem Punkt ist jedoch in Erinnerung zu rufen, daß wir durchweg einfach unterstellt haben, daß der Fötus vom Augenblick der Konzeption an ein menschliches Wesen ist. Eine sehr frühe Abtreibung ist sicher kein Töten einer Person und wird deshalb von keiner meiner hier angestellten Überlegungen berührt.

Anmerkungen

1 Ich bin James Thomson für Diskussion, Kritik und viele hilfreiche Hinweise sehr verpflichtet.

2 Im Original »slippery slope arguments«. Dem entspricht in der deutschsprachigen Literatur das ›Argument des Dammbruchs‹, was aber auf die Beziehung Eichel-Eiche nicht paßt (Anmerkung des Übersetzers).

3 Callahan 1970, S. 373. Dieses Buch bietet einen faszinierenden Überblick über alle verfügbaren Informationen zur Abtreibung. Die jüdische Tradition wird im Überblick dargestellt in Feldman 1968, Teil 5; die katholische Tradition in Noonan 1970.

4 Der Begriff »direkt« wird in den hier angesprochenen Argumenten als *terminus technicus* verwendet. Grob gesagt, ist mit »direktem Töten« entweder Töten als Zweck an sich oder als Mittel zu einem Zweck gemeint, beispielsweise für den Zweck, jemandes Leben zu retten. Siehe auch Anm. 7 für ein Beispiel dieses Gebrauchs.

5 Vgl. das *Rundschreiben von Papst Pius XI. über die christliche Ehe:* »Wie sehr wir auch die Mutter bemitleiden, deren Gesundheit und sogar deren Leben ernsthaft bedroht ist bei Befolgung der Pflicht, die ihr durch die Natur auferlegt wird, was könnte ein hinreichender Grund sein, um auf irgendeine Weise den direkten Mord eines Unschuldigen zu rechtfertigen? Das genau ist es, womit wir es hier zu tun haben« (Acta Apostolicae Sedis 22, 562, 1930). Noonan (1970, S. 43) liest das folgendermaßen: »Welcher Grund kann je ausreichen, auf irgendeine Weise das direkte Töten eines Unschuldigen zu rechtfertigen? Denn darum handelt es sich.«

6 Die These (4) ist auf interessante Weise schwächer als diejenigen unter (1), (2) und (3): letztere schließen Abtreibung sogar in Fällen aus, in denen Mutter *und* Kind sterben werden, wenn keine Abtreibung vorgenommen wird. Im Unterschied hierzu könnte jemand, der die in (4) ausgedrückte Überzeugung vertritt, ohne Widerspruch sagen, daß man das Sterben von zwei Personen nicht dem Töten von einer vorziehen muß.

7 Vgl. die folgende Passage aus Pius' XII. *Ansprache an die italienische katholische Gesellschaft der Hebammen:* »Dem Kind in der mütterlichen Brust wurde das Leben unmittelbar von Gott verliehen. – Deshalb kann es keinen Menschen geben, keine menschliche Autorität, keine Wissenschaft, keine medizinische, eugenische, soziale, ökonomische oder moralische ›Indikation‹, die einen gültigen rechtlichen Grund beibringen oder liefern könnte für das direkte und absichtliche Beseitigen eines unschuldigen menschlichen Lebens, also ein Beseitigen, das Vernichtung entweder als einen Zweck verfolgt, oder als ein Mittel für einen anderen, vielleicht selbst nicht verwerflichen Zweck. – Das Kind, noch ungeboren, ist ein Mensch im selben Umfang und aus demselben Grund wie die Mutter« (Zitiert nach Noonan 1970, S. 45) (Acta Apostolicae Sedis 43, 838-839, 1951).

8 Von der Notwendigkeit einer Klärung dieses Arguments überzeugten mich Mitglieder der ›Gesellschaft für Moral- und Rechtsphilosophie‹, vor der dieser Artikel ursprünglich vorgetragen wurde.

9 Nach: Einheitsübersetzung der Heiligen Schrift. *Das Neue Testament*, 2. Auflage, Stuttgart 1980, S. 175 (Anmerkung des Übersetzers).

10 Zur Diskussion der damit einhergehenden Schwierigkeiten sowie einer Auswertung der europäischen Erfahrung mit solchen Gesetzen siehe Ratcliffe (Hg.) (1966).

11 Thomsons Aufsatz wurde zuerst 1971 veröffentlicht; die höchstrichterliche Entscheidung zur Abtreibung fiel in den USA am 22. 1. 1973 (»Roe vs. Wade«). Sie gibt Abtreibung mit gewissen Einschränkungen bis zum Zeitpunkt der Lebensfähigkeit des Fötus außerhalb des Mutterleibs (etwa im sechsten Monat) frei (Anmerkung des Übersetzers).

Literatur

Callahan, Daniel (1970), *Abortion: Law, Choice and Morality*, New York.

Feldman, David M. (1968), *Birth Control in Jewish Law*, New York.

Noonan, John T. Jr. (1970), »An Almost Absolute Value in History«, in: John T. Noonan Jr. (Hg.), *The Morality of Abortion*, Cambridge/Mass., S. 1-59.

Ratcliffe, James M. (Hg.) (1966), *The Good Samaritan and the Law*, New York.

Richard M. Hare
Abtreibung und die Goldene Regel

I

Damit Philosophen eine ethische Theorie auf praktische Dinge erfolgreich anwenden können, müssen sie zuerst über eine Theorie verfügen. Das mag offensichtlich scheinen; oft verfahren sie aber, als wäre es nicht so. Der wichtigste Beitrag eines Philosophen zu einem moralischen Problem sollte sein, uns zu zeigen, was gute und was schlechte Argumente sind. Und um das zu können, braucht er eine Methode, das eine vom anderen zu unterscheiden. Die Moralphilosophie benötigt deshalb eine Basis in der philosophischen Logik – der Logik der moralischen Begriffe. Wir beobachten aber beispielsweise, daß Professor Judith Jarvis Thomson in einem Artikel zu Abtreibung, der zu Recht für Einfallsreichtum und Lebendigkeit der Beispiele gerühmt wird, so verfährt, als wäre das in keiner Weise nötig (siehe Thomson). Sie stellt die Beispiele einfach vor uns hin und fragt, was unser Urteil zu ihnen wäre. Aber wie wissen wir, ob das, was wir dazu sagen möchten, eine sichere Grundlage hat? Kann es nicht sein, daß wir nur deshalb dazu neigen, es zu sagen, weil wir in einer bestimmten Denkweise erzogen wurden? Und war dies notwendig die richtige? Es ist ausgesprochen unterhaltsam, in derselben Zeitschrift das Gefecht zwischen ihr und John Finnis zu beobachten, der als entschiedener Katholik über Intuitionen verfügt, die von den ihren (und meinen) auf abenteuerlichste Weise abweichen (siehe Finnis 1973). Ich weiß nicht, wie man entscheiden soll, ob Finnis recht hat, wenn er behauptet, Selbstmord sei »ein Paradigmafall einer Handlung, die immer moralisch unakzeptabel ist«; ebensowenig, ob dasselbe für Professor Thomson gilt, wenn sie die zweifellos populärere These vertritt, daß wir ein Entscheidungsrecht dazu haben, was in und mit unseren Körpern geschieht (Finnis 1973, S. 129; Thomson, S. 108). Wie würden wir zwischen diesen potentiell unverträglichen Intuitionen entscheiden? Handelt es sich nur um einen Wettbewerb in Rhetorik?
Im Gegensatz hierzu sollte ein Philosoph, der zur Lösung dieses oder eines ähnlichen moralischen Problems beitragen möchte,

versuchen, auf der Grundlage einer Analyse der moralischen Begriffe und ihrer logischen Eigenschaften eine Theorie des moralischen Argumentierens zu entwickeln, die dann festlegt, welche Argumente wir akzeptieren sollten. Professor Thomson mag überrascht sein, mich das sagen zu hören, weil sie mich für einen Emotivisten hält[1], trotz der Tatsache, daß ich zwei meiner ersten Artikel einer Widerlegung des Emotivismus widmete (Hare 1949; 1951). Ihre Beispiele sind unterhaltsam und helfen, unsere Vorurteile bloßzulegen, aber sie werden zu nichts sonst in der Lage sein, solange wir keine Methode haben, um zu entscheiden, welche Vorurteile aufgegeben werden sollten.

II

Ich werde zwei Ansatzweisen gegenüber der Abtreibungsfrage verwerfen, die sich als ziemlich unergiebig erwiesen haben. Die erste stellt die Frage in Begriffen der ›Rechte‹ des Fötus oder der Mutter; die zweite fordert als notwendige Voraussetzung der Lösung des Problems eine Antwort auf die Frage: »Ist der Fötus eine Person?« Die erste Ansatzweise ist im Augenblick wenig förderlich, weil niemand auch nur einigermaßen plausibel erläutert hat, wie wir über Rechte schlüssig argumentieren könnten. Rechte sind das Lieblingsrevier von Intuitionisten, und es dürfte schwerfallen, irgendeinen überzeugt geäußerten Rechtsanspruch zu finden, dem nicht mit ähnlicher Überzeugung die Berufung auf ein alternatives Recht entgegenzusetzen ist, so daß unmöglich beide Rechte gleichzeitig gelten können. Das trifft offensichtlich auf die hier behandelte Kontroverse zu, wie es auch zutrifft im Falle der Besitzrechte – einer hat das Recht, nicht hungern zu müssen, ein anderer das Recht, das Geld zu behalten, das ihm Essen verschaffen könnte. Professor Thomson glaubt offensichtlich an Besitzrecht, weil sie eigenartigerweise das Entscheidungsrecht einer Frau darüber, was in oder mit ihrem Körper geschieht, im Besitzverhältnis zu ihm fundiert. Wir könnten fragen, ob, wenn das zutrifft, dieser Besitz auch veräußerbar ist. Könnte behauptet werden, daß beim Ehevertrag Ehefrau und Ehemann einander gegenseitig einige ihrer Besitzrechte auf den eigenen Körper verleihen? Wenn ja, könnte man dann nicht männliche Chauvinisten finden, die bereit wären zu fordern, daß, wenn der Ehemann einen Erben haben möchte, die Frau keine absolute Freiheit zur Abtreibung beanspruchen dürfte? Als Rechtsfrage könnte dies durch Gerichte und die Gesetzgebung entschieden werden, aber als eine moralische Frage ...?

[...][2]

III

Der andere wenig förderliche Ansatz, der danach fragt, ob der Fötus eine Person ist, ist so umfassend populär, daß diese Frage in vielen Texten als der Schlüssel zu dem ganzen Problem angesehen wird. Der Grund dafür ist leicht zu sehen. Wenn es ein weithin akzeptiertes Moralprinzip gibt, nach dem das absichtliche Töten von anderen unschuldigen Personen immer Mord darstellt und deshalb falsch ist, dann scheint ein einfacher Weg, zu bestimmen, ob das Töten von Föten falsch ist, darin zu bestehen, zu bestimmen, ob sie Personen sind, und damit ein für allemal zu entscheiden, ob sie unter das Prinzip fallen. Aber diese Ansatzweise ist in bekannte Schwierigkeiten geraten, deren wesentlichste Ursache die folgende ist. Wenn ein normatives oder evaluatives Prinzip mit Hilfe eines Prädikats formuliert wird, das verschwommene Umrisse hat (wie praktisch alle Prädikate), dann werden wir nicht in der Lage sein, das Prinzip zu benutzen, um Grenzfälle zu entscheiden, ohne vorher einige Norm- oder Wertsetzungen vorzunehmen. Wenn wir durch ein Gesetz den Gebrauch von Fahrzeugen in einem Park verbieten, und jemand glaubt, mit Rollschuhen in den Park fahren zu können, werden noch soviel Grübelei und noch so viele Inspektionen von Rollschuhen für uns die Frage nicht entscheiden können, ob Rollschuhe Fahrzeuge ›im Sinne des Gesetzes‹ sind, wenn das Gesetz nicht festgelegt hat, ob sie es sind. Der Richter muß entscheiden, ob sie als solche angesehen werden *sollten*. Und das ist eine weitere Spezifikation des Gesetzes (siehe Aristoteles, *Nikomachische Ethik*, 5, 1137 b 20; ich verdanke das Rollschuhbeispiel H. L. A. Hart). Der Richter mag sehr gute Gründe des Gemeinwohls oder der Moral für seine Entscheidung haben, aber er kann sie nicht mit Hilfe irgendeiner physikalischen oder metaphysischen Untersuchung von Rollschuhen treffen, die dartun soll, ob es *wirklich* Fahrzeuge sind. Wenn er nicht ein allzu weltfremdes Leben geführt hat, dürfte er alles Nötige über Rollschuhe wissen, bevor der Fall überhaupt vor Gericht kam.

In derselben Weise ist die Entscheidung, den Fötus von der Befruchtung oder den ersten Bewegungen oder von Geburt oder irgendeinem sonst denkbaren Zeitpunkt an eine Person zu nennen und danach seine Zerstörung für Mord zu erklären, einfach weil er eine Person darstellt, unausweichlich eine moralische Entscheidung, für die wir moralische Gründe haben müssen. Es ist für diesen Einwand nicht nötig, zu behaupten, daß das Wort »Person« ein moralisches Wort ist; obwohl in vielen Kontexten einiges für diese Annahme spricht. Es ist nur nötig, zu beachten, daß »Person«, auch wenn deskriptiv, kein völlig festgelegter Begriff ist: Er hat einen vagen Randbereich, wie die Abtreibungskontroverse nur allzu deutlich beweist. Wenn wir deshalb entscheiden, daß ›im Sinne des Prinzips über Mord‹ ein Fötus eine Person wird, sobald Befruchtung stattfindet, entscheiden wir eine moralische Frage und sollten moralische Gründe für unsere Entscheidung haben. Es bringt nichts, den Fötus genauer zu inspizieren, um uns zu überzeugen, daß er *wirklich* eine Person ist (wie diejenigen zu versuchen scheinen, die soviel Aufhebens darum machen, daß er Arme und Beine hat). Wir haben bereits alle Information über Föten, die wir brauchen. Nötig ist Nachdenken über die moralische Frage: »Wie sollte ein Wesen, über dessen Eigenschaften, Situation und wahrscheinliche Zukunft wir angemessen informiert sind, behandelt werden?« Wenn wir in der Neigung, uns dieser moralischen Frage zu entziehen – sie ohne eigenes moralisches Nachdenken zu beantworten –, erst die Ärzte um Auskunft angehen, ob der Fötus wirklich eine Person ist, und dann, wenn sie uns alles gesagt haben, worüber sie verfügen, die Metaphysiker, verfallen wir nur in die bekannte Untugend der Philosophen (denen gegenüber zumindest meine Kollegen in der Sprachphilosophie auf der Hut sein sollten, weil das der wesentliche Zweck unserer Ausbildung ist): die Untugend, substanzielle Probleme mit verbalen Kunstgriffen lösen zu wollen.

Ich sage nicht, daß anatomische Forschung am Fötus keine Bedeutung für moralische Fragen zu Abtreibung hat. Wenn sie beispielsweise zeigen könnte, daß Föten wirklich im selben Ausmaß leiden wie Erwachsene, dann wäre das ein guter moralischer Grund, ihnen keine Schmerzen zuzufügen. Es reicht nicht, zu zeigen, daß sie sich hin und her bewegen, wenn sie gepiekt werden, denn das tun auch Regenwürmer; und ich glaube nicht, daß die Verteidiger von Rechten ungeborener Kinder diese Rechte auf Regenwürmer ausdehnen wollen. Enzephalogramme sind vorteilhafter; aber es gibt außergewöhnliche theoretische wie praktische Schwierigkeiten in der Folgerung von Enzephalogrammen auf bewußte Erfahrungen. Ohne solche Folgerungen, die außerdem Föten radikal von anderen Wesen zu unterscheiden erlauben müßten, zu deren Schutz die Abtreibungsgegner keinen Finger rühren würden, liegt das Hauptgewicht des Arguments gegen Abtreibung wahrscheinlich nicht auf dem Leiden des Fötus, sondern der Verletzung von Interessen derjenigen Person, zu der sich der Fötus normalerweise entwickeln würde. Diese Interessen werden das Thema des größten Teils im Rest dieses Artikels sein.

Wir können uns unserer moralischen Frage auf die allgemeinste Weise nähern, indem wir fragen, ob es *irgend etwas* bezüglich des Fötus *oder* der Person gibt, zu der er sich entwickeln kann, das uns zu der Aussage veranlassen sollte, wir dürften ihn nicht töten. Wenn jemand, anstatt diese Frage zu stellen, weiter indirekt fragen will, ob der Fötus eine Person ist und ob es *deshalb* falsch ist, ihn zu töten, dann hat er die Freiheit, das zu tun. Aber ich muß betonen, daß die Gründe, die er dafür zu geben vermag, ihn eine Person zu nennen und deshalb sein Töten für falsch zu halten (oder daß er keine Person ist und es deshalb nicht falsch ist, ihn zu töten), genau dieselben moralischen Gründe sein werden, wie ich sie in Antwort auf meine viel direktere Frage geben will. Welchen Weg immer man einschlägt, man kann nicht vermeiden, eine begründete Antwort auf diese moralische Frage zu geben; warum also nicht den einfachsten Weg gehen? Zu sagen, daß der Fötus eine Person ist (oder keine), stellt *in sich selbst* keinen moralischen Grund für oder gegen Töten dar. Es faßt nur alle Gründe zusammen, die wir zugunsten der Berücksichtigung des Fötus innerhalb einer bestimmten Kategorie von Wesen haben mögen, die zu töten falsch ist oder nicht falsch ist (das heißt der Personen oder Nichtpersonen). Das Wort »Person« leistet hier nichts, außer uns zu verwirren.

IV

Gibt es also etwas hinsichtlich des Fötus, das moralische Probleme über die Berechtigung aufwirft, ihn zu töten? An diesem Punkt muß ich bekennen, daß ich keine persönlichen Ziele verfolge – ich bin weder ein engagierter Abtreibungsverteidiger noch ein engagierter Abtreibungsgegner –, ich will der Sache nur mit Engagement auf den Grund gehen. Im weiteren Verlauf der Argumentation wird zu sehen sein, daß der erste Schritt, den ich tun werde, Wasser auf die Mühlen der Abtreibungsgegner leiten wird; aber noch bevor sie Zeit haben werden, sich darüber zu freuen, wird sich zeigen, daß dieser Schritt unausweichlich einen weiteren mit sich bringt, der die Gegenseite ermutigen sollte. Wir werden irgendwo in der Mitte stehenbleiben, aber vielleicht mit einer klareren Vorstellung, wie man in Prinzip Fragen gegenüber einzelnen Abtreibungen beantworten kann.

Der einzige oder zumindest der wichtigste Umstand hinsichtlich des Fötus, der die moralische Frage aufwirft, liegt darin, daß die Schwangerschaft, wenn sie nicht abgebrochen wird, mit hoher Wahrscheinlichkeit zur Geburt und zum Heranreifen einer Person führt, wie wir es sind. Das Wort »Person« schlüpft hier wieder in die Argumentation herein, aber in einem Kontext und einer Bedeutung, die nicht die alten Schwierigkeiten aufwerfen. Denn es ist klar, daß zumindest wir durchschnittlichen Erwachsenen Personen sind. Wenn wir gewiß wären, daß der Fötus auf keinen Fall ausgetragen werden wird, dann würde von dem moralischen Problem wenig übrigbleiben, abgesehen von den wahrscheinlich minimalen Unbequemlichkeiten, die durch frühzeitige Beendigung der Schwangerschaft für die Mutter und möglicherweise für den Fötus verursacht werden. Wenn wir andererseits wüßten – um Professor Tooleys Science-fiction-Beispiel zu benutzen[3] –, daß ein Katzenembryo, wenn er nicht abgetrieben würde, sondern eine Wunderdroge verabreicht bekäme, sich in ein Wesen mit einem menschlichen Gehirn wie dem unseren verwandelte, so würde das ebenfalls ein moralisches Problem aufwerfen. Möglicherweise ist Professor Tooley gegenteiliger Meinung; das wird sich noch zeigen. Es ist, um seinen hilfreichen Ausdruck zu gebrauchen, die ›Potentialität‹ des Fötus, sich zu einer Person im vollständig normalen Sinn zu entwickeln, die das Problem aufwirft. Und es liegt an Tooleys Annahme, daß, wenn einmal das

›Potentialitätsprinzip‹ (siehe unten) zugestanden wird, die Konservativen oder extremen Abtreibungsgegner das Spiel leicht gewinnen werden, daß er Gründe sucht, um es zu widerlegen; aber wiederum: das wird sich gleich genauer zeigen.
Wir können erklären, warum die Potentialität des Fötus, sich zu einer Person zu entwickeln, ein moralisches Problem aufwirft, wenn wir uns auf einen Typ von Argument beziehen, der auf die eine oder andere Weise die formale Basis fast aller derjenigen Theorien des moralischen Argumentierens bildete, die viel Wertvolles zu unserem Verständnis dieses Arguments beigetragen haben. Ich meine die christliche (und tatsächlich sogar vor-christliche) ›Goldene Regel‹, den Kantischen Kategorischen Imperativ, die Theorie des idealen Beobachters, die rationale Kontrakttheorie, verschiedene Versionen des Utilitarismus und meinen eigenen universellen Präskriptivismus (siehe Hare 1972 a; 1973; 1976). Ich würde behaupten, daß die letzte dieser Positionen am ehesten verspricht, das, was allen diesen Theorien gemeinsam ist, auf klare Weise hervorzubringen und so ihre Rechtfertigung der Logik nach einsichtig zu machen; aber es ist nicht der Zweck dieses Artikels, diese Rechtfertigung selbst zu versuchen. Da das Abtreibungsproblem tatsächlich sehr häufig von einem christlichen Standpunkt aus diskutiert wird und da ich auf diese Weise einen provisorischen Ansatzpunkt für das Argument zu finden hoffe, dem viele zustimmen würden, werde ich statt dessen die Form des Arguments wählen, die auf der Goldenen Regel beruht: daß wir anderen gegenüber so handeln sollten, wie wir wollen, daß sie uns gegenüber handeln.[4] Es bedeutet eine logische Erweiterung dieser Form eines Arguments, zu sagen, daß wir anderen gegenüber so handeln sollten, wie *wir begrüßen*, daß uns gegenüber *gehandelt wurde*. Zwei vermutlich leicht akzeptable Veränderungen sind hierin enthalten. Die erste betrifft den bloßen Unterschied in den zwei Zeiten, der nicht moralisch relevant sein kann. Statt zu sagen, daß wir anderen gegenüber so handeln sollten, wie wir möchten, daß sie (in der Zukunft) uns gegenüber handeln, sagen wir, daß wir anderen gegenüber handeln sollten, wie wir begrüßen, daß sie uns gegenüber gehandelt haben (in der Vergangenheit). Die zweite Veränderung betrifft den Übergang vom Hypothetischen zum Tatsächlichen: Statt zu sagen, daß wir anderen gegenüber handeln sollten, wie wir möchten, daß sie uns gegenüber gehandelt hätten, sagen wir, daß wir anderen gegen-

über handeln sollten, wie wir begrüßen, daß sie uns gegenüber gehandelt haben. Ich kann nicht sehen, daß dies einen Unterschied im Geist des Gebots ausmachen sollte, und logische Gründe dafür, die Goldene Regel so zu erweitern, können, basierend auf dem universellen Präskriptivismus, in jedem Fall gegeben werden.

Es ist offensichtlich, wie dieses Gebot auf das Abtreibungsproblem anzuwenden ist. Wenn wir froh sind, daß niemand die Schwangerschaft beendete, die zu *unserer* Geburt führte, dann sind wir *ceteris paribus* aufgefordert, keine Schwangerschaft zu beenden, die zur Geburt einer Person führen würde, mit einem Leben wie dem unsrigen. Starke Aufmerksamkeit gebührt offensichtlich der *ceteris-paribus*-Klausel und ebenso dem Ausdruck »wie dem unsrigen«. Die ›Universalisierbarkeit‹ moralischer Urteile, einer der logischen Gründe der Goldenen Regel, fordert von uns, dieselben moralische Urteile über qualitativ identische Fälle zu treffen sowie über Fälle, die *relevant* gleich sind. Da keine Fälle in diesem Bereich qualitativ *identisch* sein werden, müssen wir mit relevanter Gleichheit auskommen. Ohne ein sehr schwieriges Problem in der Moralphilosophie anzuschneiden, können wir die Schwierigkeit vielleicht umgehen, indem wir beachten, daß die relevanten Aspekte hierbei diejenigen Dinge bezüglich unseres Lebens sein werden, die uns froh machen, daß wir geboren wurden. Diese Dinge können auf hinreichend allgemeine Weise formuliert werden, um alle die Personen einzubeziehen, die froh sind, geboren worden zu sein, oder froh sein werden oder würden, geboren zu werden. Diejenigen, die nicht froh sind, daß sie geboren wurden, werden dennoch einen Grund haben, diejenigen nicht abzutreiben, die froh wären; denn selbst die ersteren wünschen sich für den Fall, daß sie, wenn sie froh wären, geboren zu sein, nicht abgetrieben worden wären. Obwohl ich also der Einfachheit halber das Gebot auf eine Weise formuliert habe, daß es nur auf die Abtreibung von Menschen zutrifft, die ein Leben wie die abtreibende Person haben, kann es verallgemeinert werden, um die Abtreibung eines jeden Fötus einzubeziehen, der, wenn nicht abgetrieben, sich zu jemandem entwickelt, der froh ist, zu leben.

Ich komme jetzt zurück zu Professor Tooleys Wunderkätzchen. Er sagt, daß, wenn es durch Verabreichen einer Wunderdroge gegenüber einem Katzenembryo möglich würde, es dazu zu bringen, sich in ein Wesen mit einem menschlichen Gehirn wie dem unseren zu verwandeln, wir uns dennoch nicht unter irgendeiner Verpflichtung sehen sollten, entweder die Droge dem Kätzchen zu verabreichen oder von der Abtreibung solcher Kätzchen abzusehen, denen die Droge von anderen verabreicht wurde. Er benutzt dies als ein Argument gegen das ›Potentialitätsprinzip‹, das besagt, daß, wenn es irgendwelche Eigenschaften gibt, die erwachsene menschliche Wesen haben und die alle Organismen, die sie haben, mit einem ernsthaften Lebensrecht ausstatten, »zumindest eine dieser Eigenschaften von der Art ist, daß jeder Organismus, der diese Eigenschaft *potentiell* besitzt, allein dadurch über ein gewichtiges Lebensrecht verfügt – einfach aufgrund dieser Potentialität, wobei ein Organismus eine Eigenschaft potentiell besitzt, wenn er sie im normalen Verlauf seiner Entwicklung annehmen wird« (Tooley, S. 177; Hervorhebung von mir). Etwas kürzer und mit Hilfe des Begriffs »moralisch unakzeptabel« anstatt der »Rechte« formuliert, sagt das Potentialitätsprinzip, daß, wenn es moralisch unakzeptabel wäre, ein erwachsenes menschliches Wesen zu töten, weil es eine bestimmte Eigenschaft hat, es moralisch unakzeptabel ist, einen Organismus (zum Beispiel einen Fötus) zu töten, der diese Eigenschaft im Verlauf seiner normalen Entwicklung bekommen wird.

Es gibt einen untergeordneten Einwand gegen Tooleys Gedankengang, der nur kurz erwähnt werden muß. Die Verabreichung von Wunderdrogen ist nicht Teil einer normalen Entwicklung, weshalb Tooley nicht die Worte benutzt haben sollte »im normalen Verlauf seiner Entwicklung«. Sie schwächen sein ›Kätzchen-Beispiel‹. Aber wir können unsere Zusammenfassung seines Prinzips verbessern, indem wir die Wörter »im normalen Verlauf seiner Entwicklung« auslassen und durch »wenn wir es nicht töten« ersetzen. Ich glaube nicht, daß diese Ersetzung Tooleys Argument irgendwie schwächer macht, als es bereits ist.

Angenommen nun, daß ich entdeckte, ich selbst wäre das Resultat einer Anwendung der Wunderdroge auf einen Katzenembryo. Um diese Erweiterung des Beispiels plausibel zu machen, müssen wir annehmen, daß die Droge sogar noch wunderkräftiger ist und Katzenembryos dazu bringen kann, sich zu Wesen ebenso mit menschlichen Körpern zu entwickeln, nicht nur mit menschlichem Verstand. Aber es ist schwer zu sehen, warum das einen moralischen Unterschied ausmachen sollte, insbesondere für

Tooley, der in keinem seiner Argumente auf die Körpergestalt baut. Wenn das einträte, würde es meine Gründe dafür, froh zu sein, daß ich nicht abgetrieben wurde, nicht aufheben. Ich treffe zweifellos die Präskription, daß man keinen Katzenembryo abgetrieben haben sollte, den die Wunderdroge dazu gebracht hätte, sich in *mich* zu entwickeln. Und deshalb muß ich aufgrund der Goldenen Regel akzeptieren, daß ich keinen Katzenembryo abtreiben sollte, dem die Wunderdroge verabreicht wurde und der sich deshalb in eben ein Wesen wie mich entwickeln wird. Und das ist, wieviel immer es taugt, genau das, was ich auch behaupten möchte. Die Tatsache, daß ich dies überzeugt behaupte, während Tooley überzeugt das Gegenteil behauptet – so überzeugt, daß er meint, dieses einzelne Beispiel sei ausreichend, um seinen Einwand gegen das Potentialitätsprinzip zu stüzten, und es unterläßt, ein anderes zu formulieren –, zeigt gerade, wie unangemessen Intuitionen als Wegweiser für moralische Folgerungen sind. Der phantastische Charakter seines Beispiels (ebenso wie der einiger Beispiele Professor Thomsons) macht es sogar noch schwieriger, sicher zu sein, daß wir sagen, was wir darüber sagen *sollten*. Unsere Intuitionen sind das Ergebnis unserer Erziehung, und wir wurden nicht anhand von Fällen erzogen, bei denen Kätzchen in Wesen mit menschlichem Verstand verwandelt werden können oder bei denen Leute gekidnappt und mit ihrem Blutkreislauf an berühmte Geiger mit Nierenversagen angeschlossen werden, wie in Professor Thomsons Beispiel.

Das Problem wird schwieriger, wenn wir fragen, ob dasselbe Argument benutzt werden könnte, um zu zeigen, daß es falsch wäre, diese Wunderdroge – angenommen, sie wäre erfunden – nicht auf alle Katzenembryos anzuwenden, deren man habhaft werden kann. Ich werde die Diskussion dieses Problems aufschieben, bis wir das ähnliche Problem diskutiert haben, ob uns nicht das Potentialitätsprinzip, einmal begründet, eine extrem konservative Position nicht nur zur Abtreibung aufzwingt, sondern auch zur Verhütung, und sogar Enthaltsamkeit verbietet. Wenn wir zulassen, daß uns die Möglichkeit zur Menschenzeugung die Verpflichtung auferlegt, Menschen zu zeugen, sollten wir dann nicht die Pflicht haben, alle menschlichen Wesen zu zeugen, die wir zeugen können, und werden dann nicht sogar Mönche und Nonnen König Lears Gebot befolgen müssen: »Let copulation thrive«?[5] Zudem werde ich auf das allgemeine Problem zurückkommen, das damit aufgeworfen wird. Wir werden sehen, daß es sich einfach um das bekannte Problem der richtigen Bevölkerungspolitik handelt, das unabhängig davon betrachtet werden muß, wie wir die augenblickliche Frage beantworten.

V

Ich schlage vor, es als erwiesen anzusehen, daß das Potentialitätsprinzip durch das eine Beispiel Tooleys nicht widerlegt ist und daß es deshalb unterschüttert bleibt, bis jemand ein besseres Argument dagegensetzt – was ich nicht erwarte, weil das Potentialitätsprinzip seinerseits, wie die bereits betrachteten Beispiele zeigen, in der Goldenen Regel fundiert werden kann und die Goldene Regel über eine sichere logische Grundlage verfügt, was ich bereits erwähnte, aber nicht Gelegenheit hatte zu erhärten.
Warum ist Tooley der Meinung, daß für den Fall, das Potentialitätsprinzip sei einmal zugestanden, die extrem konservative Position zur Abtreibung unangreifbar wird? Offensichtlich deshalb, weil er außer acht gelassen hat, einige andere potentielle Wesen zu berücksichtigen. Betrachten wir, um damit zu beginnen, das nächste Kind, das diese Mutter haben wird, wenn diese Schwangerschaft abgebrochen wurde, das sie aber nicht haben wird, wenn die Schwangerschaft fortgesetzt werden kann. Warum wird sie es nicht haben? Aus einer Reihe verschiedener Gründe. Der schwerwiegendste Grund wäre, daß die Mutter sterben oder unfruchtbar würde, würde diese Schwangerschaft fortgesetzt. Ein anderer könnte sein, daß die Eltern, vielleicht aus moralisch berechtigten Gründen, einfach entschieden haben, daß ihre Familie groß genug ist, wenn dieser Fötus geboren wird. Ich werde die moralischen Prinzipien für Familienbegrenzung später diskutieren. Im Augenblick nehme ich einmal an, daß es moralisch akzeptabel ist für Eltern, die Entscheidung zu treffen, nachdem sie beispielsweise fünfzehn Kinder haben, keine weiteren bekommen zu wollen, und diese nicht gerade strenge Begrenzung ihrer Familie durch völlige Enthaltsamkeit zu erreichen.
In allen diesen Fällen gibt es genaugenommen die Wahl zwischen dem Austragen des gegenwärtigen oder eines späteren Kindes. Die meisten, die Abtreibung ablehnen, betonen zwar besonders, daß es falsch ist, die Geburt dieses Kindes zu verhindern, aber

sagen nichts über die moralische Qualität des Verhinderns eines späteren Kindes. Meine Intuition (auf die ich mich in keiner Weise berufen möchte) geht dahin, daß sie einen Fehler machen, wenn sie eine so starke Unterscheidung treffen. Die Unterscheidung wird darin begründet gesehen, daß der Fötus bereits als einzelnes lebendes Wesen an einer bestimmten Stelle im Ganzen existiert, während das mögliche zukünftige Kind im Augenblick nur durch ein unbefruchtetes Ei und ein Spermium repräsentiert wird, das in den Testikeln des Vaters bereits existieren mag oder auch nicht. Aber kann dies eine so gewichtige Unterscheidung stützten?

Erstens, warum glaubt man, daß es einen Unterschied ausmacht, daß sich das genetische Material, das das Entstehen des zukünftigen Kindes und Erwachsenen verursacht, an zwei verschiedenen Orten befindet? Wenn ich eine Pflicht habe, eine bestimmte Tür zu öffnen, und zwei Schlüssel nötig sind, um sie aufzuschließen, scheint es meiner Meinung nach keinen Unterschied für meine Pflicht zu bedeuten, daß ein Schlüssel bereits im Schloß steckt und der andere sich in meiner Hosentasche befindet. Das ist soweit eine Intuition, und ich will sie nicht als beweiskräftig hinstellen; ich führe die Parallele nur ein, um einige Vorurteile zu beseitigen. Das eigentliche Argument ist dieses: wenn ich froh bin, geboren worden zu sein (die Grundlage des Arguments – zur Erinnerung –, daß mir deshalb die Goldene Regel eine Verpflichtung auferlegt, andere nicht daran zu hindern, geboren zu werden), beschränkt sich diese Einstellung nicht darauf, froh zu sein, daß man mich nicht abtrieb. Ich bin auch froh, daß meine Eltern überhaupt Geschlechtsverkehr hatten, ohne Verhütungsmittel zu benutzen. Aus meiner Freude hierüber gewinne ich also, in Verbindung mit der erweiterten Goldenen Regel, nicht nur eine Pflicht, nicht abzutreiben, sondern auch eine Pflicht, mich nicht des Zeugens zu enthalten. In der Entscheidungssituation, die ich vorgestellt habe, in der entweder dieses Kind oder das nächste möglich sind, aber nicht beide, kann ich nicht diese beide Pflichten erfüllen. In den Worten einer mir gegenüber aufmunternd geäußerten Spruchweisheit von Mr. Anthony Kenny kann man deshalb sagen: »Wenn du einander widersprechende Pflichten hast, so ist eine davon nicht deine Pflicht.« Aber welche?

Ich glaube nicht, daß irgendeine allgemeine Antwort auf diese Frage gegeben werden kann. Wenn der augenblickliche Fötus stark behindert sein wird, sollte er sich zu einem Erwachsenen fortentwickeln, weil beispielsweise seine Mutter Röteln hatte, aber es gute Gründe für die Annahme gibt, daß das nächste Kind vollständig normal und so glücklich wie die meisten Menschen sein wird, wäre es sinnvoll, diesen Fötus abzutreiben und das nächste Kind zur Welt zu bringen, weil das nächste Kind wesentlich froher über sein Leben sein wird als dieses. Die Goldene Regel hilft uns nicht direkt in Fällen, bei denen wir es nicht vermeiden können, *einigen* anderen gegenüber nicht das zu tun, von dem wir uns wünschen, daß es uns selbst gegenüber getan würde (was sich so erklärt, daß wir in dem Falle, daß wir es einigen gegenüber tun, wir uns selbst daran hindern, anderen gegenüber ebenso zu handeln). Aber sie kann uns indirekt zur Orientierung dienen, wenn sie mit Hilfe eines einfachen Kunstgriffs zusätzlich erweitert wird, um zu beantworten, was ich anderswo ›multilaterale‹ Situationen nannte. Wir sollten, alles in allem, den anderen Betroffenen gegenüber das tun, was wir wünschen, daß es uns gegenüber getan würde, wenn wir mit ihnen, einem nach dem anderen, in zufälliger Reihenfolge identisch wären (siehe Lewis 1946, S. 547; Haslett 1974, Kap. 3; vgl. Hare 1963, S. 123). In diesem Fall, wenn also die Schwangerschaft beendet wird, erhalte ich nach dieser Überlegung überhaupt kein Leben in einer meiner Inkarnationen und ein glückliches in der anderen; wenn hingegen nicht abgebrochen wird, erhalte ich ein elendes Leben in der einen, gar kein Leben in der anderen. Deshalb sollte ich die Wahl treffen, abzubrechen. Um dieses Ergebnis zu bekommen, ist es nicht nötig, anzunehmen (wie wir es taten), daß der augenblickliche Fötus sich zu einer Person entwickeln wird, die großes Leid zu ertragen hat; sondern nur, daß die Glückserwartung dieser Person um soviel geringer ist als die Erwartung der später möglichen Person, daß die anderen Gesichtspunkte (die ich gleich nennen will) aufgewogen werden.

Die Wahrscheinlichkeit, daß es ein anderes Kind geben wird, um dieses zu ersetzen, ist in den meisten Fällen viel geringer als die Wahrscheinlichkeit, daß sich dieser Fötus zu einem lebenden Kind entwickeln wird. Von letzterer Wahrscheinlichkeit sagt man, daß sie in normalen Fällen 80% beträgt; die Wahrscheinlichkeit, daß ein nächstes Kind geboren wird, kann viel geringer sein (die Eltern können sich trennen; einer von beiden kann sterben oder unfruchtbar werden; oder sie können einfach ihren Entschluß ändern, Kinder zu haben). Wenn ich in einem solchen normalen Fall nicht abbreche, erhalte ich, bei derselben Konstellation, die 80%-Chance eines normalen glücklichen Lebens in einer Inkarnation und überhaupt keine Lebenschance in der anderen; aber wenn ich abbreche, bekomme ich eine viel geringere Chance auf ein normal glückliches Leben in der zweiten Inkarnation und überhaupt keine Chance in der ersten. Deshalb sollte ich in diesem Fall nicht abbrechen. Indem wir diese Art von Überlegung auf verschiedene Fälle anwenden, erhalten wir eine Methode, die Anwendung der Goldenen Regel auf sie anschaulich darzustellen. Die Fälle werden alle verschieden sein, aber die Relevanz der Unterschiede für die moralische Entscheidung wird klarer werden. Es sind diese Unterschiede in der Wahrscheinlichkeit, ein Leben zu bekommen, und zwar ein glückliches, die erstens die generelle Regel rechtfertigen (der die meisten Leute zustimmen würden), daß Abtreibungen im allgemeinen vermieden werden sollten, und zweitens die Ausnahmen zu dieser Regel rechtfertigen (die viele Menschen jetzt akzeptierten, obwohl sie sich natürlich in ihrer Beurteilung von Wahrscheinlichkeiten unterscheiden werden).

Ich folgere deshalb, daß ein erwiesenes Potentialitätsprinzip die extrem konservative Position auf keinen Fall unangreifbar machte, wie Tooley meint. Es liefert nur eine zurückweisbare oder widerlegbare generelle Ablehnung von Abtreibung – und zwar eine ziemlich leicht zurückweisbare, wenn gute Gründe vorliegen. Die Interessen der Mutter mögen durchaus in vielen Fällen verschiedene Anlässe bieten, obwohl ihre Interessen nicht die einzigen sind, wir müssen auch andere beachten. Die Liberalen können aus dieser Art von Argument alles folgern, was immer vernünftigerweise zu erwarten möglich ist, denn bei den Fällen, in denen sie dem Abbruch zustimmen würden, werden meist die Interessen der Mutter stark genug sein, um die Abwägung zwischen den Interessen aller Betroffenen zu entscheiden, einschließlich derjenigen potentieller Personen.

Die Absicht dieser Argumentation ist es, die moralische Beurteilung von Verhütung und von Abtreibung einander etwas anzunähern. Jedoch werden wichtige Unterschiede erhalten bleiben. Da ist der Umstand, daß der Fötus eine sehr gute Chance hat, ein normaler Erwachsener zu werden, wenn ihm zugestanden wird, sich weiter zu entwickeln, während die Chance viel geringer ist, daß ein einzelner Koitus dieses Ergebnis zeitigt. Weiter: Wenn eine allgemeine Pflicht des Erzeugens von Kindern anerkannt würde (was die von mir vorgeschlagene Auffassung fordert), würde die Tötung eines Fötus das Nichterfüllen dieser Pflicht für einen wesentlich längeren Zeitraum bedeuten (den Zeitraum von seiner Zeugung bis zur Zeugung des eventuell nächsten Kindes); wenn man dagegen jetzt kein Kind zeugt, kann man eines fünf Minuten später zeugen. Drittens entwickeln Eltern eine Zuneigung zu dem Kind im Mutterleib (deshalb das Argument »Wir würden alle anders darüber denken, wenn die Körper durchsichtig wären«), und darum kann eine Abtreibung, wie immer das kompensierende Gut beschaffen sein mag, auch ihnen Schaden zufügen, zusätzlich zu dem (eventuellen) Schaden für das künftige, abzutreibende Kind. Das ist aber nicht der Fall, wenn sie sich nur des Zeugens enthalten. Diese Unterschiede reichen aus, um die moralische Kluft zwischen Kontrazeption und Abtreibung zu erklären, die in den Intuitionen der meisten Menschen zu finden ist. Man muß in seinen Ansichten schon sehr extrem sein, um Verhütung für ebenso sündhaft zu halten wie Abtreibung oder Abtreibung für *nichts weiter* als eine von mehreren Verhütungsmöglichkeiten.

VI

Wir müssen jetzt einige mögliche Einwände zu diesem Vorschlag betrachten. Einige davon beruhen auf vermuteten Unverträglichkeiten mit der anerkannten Meinung. Ich werde auf sie, aus einer Reihe von Gründen, nicht weiter eingehen. Der erste ist, daß es im Augenblick schwierig sein dürfte, auf irgendeine allgemein anerkannte Meinung zu Abtreibung zu verweisen. Aber selbst wenn wir das könnten: es ist eine schwierige Frage in der Moralphilosophie, die ich ausführlich an anderer Stelle diskutiert habe (siehe Hare 1971; 1972 b; 1976), wieviel Beachtung der anerkannten Meinung zu moralischen Themen geschenkt werden sollte. Ich werde meine Position hierzu zusammenfassen, ohne sie zu verteidigen. Es gibt zwei Ebenen des moralischen Denkens. Die erste (Ebene 1) umfaßt die Anwendung erlernter Prinzipien, die *ziemlich* allgemein und einfach sein müssen, um gelernt werden zu können; die zweite (Ebene 2) umfaßt die Kritik und möglicherweise Modifikation dieser allgemeinen Prinzipien im Licht ihrer Folgen auf einzelne Fälle, tatsächliche oder vorgestellte. Der Zweck dieses zweiten, reflektierten Denkens ist es, diejenigen allgemeinen Prinzipien zum Gebrauch auf der ersten Ebene auszuwählen, die, wenn allgemein akzeptiert und eingeschärft, zur stärksten Annäherung an diejenigen Resultate führten, die man bekäme, wenn man genügend Zeit und Information hätte sowie von Selbsttäuschung hinreichend frei wäre, um in jedem Einzelfall Überlegungen auf der Ebene 2 anstellen zu können. Die Intuitionen, die viele Moralphilosophen als den letzten Entscheidungsgrund betrachten, sind das Ergebnis ihrer Erziehung – das heißt der Tatsache, daß gerade diese Prinzipien der Ebene 1 von denen akzeptiert wurden, die sie am meisten beeinflußt haben. Bei der Diskussion über Abtreibung sollten wir kritisch im Sinne der Ebene 2 denken. Es ist deshalb ziemlich nutzlos, mit den Intuitionen der Ebene 1 zu argumentieren, die wir zufällig erworben haben. Es handelt sich nicht um die Frage, welches unsere Intuitionen *sind*, sondern wie sie sein *sollten* – eine Frage, die auf nützliche Weise veranschaulicht werden kann, indem wir fragen: »Welche Überzeugungen zur Abtreibung sollten wir unseren Kindern vermitteln?«

Diese Sichtweise mag helfen, zwei häufige Einwände zu beantworten. Der erste behauptet, daß die verbreitete Meinung einen stärkeren moralischen Unterschied sieht zwischen unterlassenem Zeugen und dem Töten eines Fötus, als die hier vorgelegte Position es zuließe. Manchmal wird gesagt, daß diese Unterscheidung auf der allgemeineren gründet zwischen Akten des Unterlassens und solchen des Tuns. Es gibt starke Argumente gegen die moralische Relevanz dieser letzten Unterscheidung (Tooley, S. 180-182; siehe Glover 1977, Kap. 7); und wenn wir in unseren Beispielen immer sorgfältig Gleiches in Beziehung setzen und die Goldene Regel darauf anwenden, werden wir keinen moralisch relevanten Unterschied zwischen Akten des Tuns und Unterlassens feststellen, vorausgesetzt, wir überlegen im Sinn der Ebene 2. Es kann jedoch gut sein, daß die Prinzipien der Ebene 1, die wir als Ergebnis dieses Überlegens gewählt haben, die Unterscheidung zwischen Tun und Unterlassen gebrauchen würden. Der Grund hierfür ist, daß diese Unterscheidung, obwohl philosophisch sehr verwirrend und sogar fragwürdig, von durchschnittlichen Menschen auf der Ebene des Alltagsverstands handhabbar ist. Sie kann außerdem genutzt werden, um Klassen von Fällen voneinander zu unterscheiden, die ein differenzierteres Denken ebenso trennen würde, aber erst als Ergebnis einer sehr langwierigen Untersuchung, die nicht ihrerseits bereits Gebrauch von der Tun/Unterlassen-Unterscheidung machte. Die Tun/Unterlassen-Unterscheidung dient also als nützlicher Ersatz für Unterscheidungen, die tatsächlich moralisch wichtig sind, auch wenn sie selbst es nicht ist. So mag beispielsweise, soweit die Goldene Regel betroffen ist, kein moralisch relevanter Unterschied vorliegen *in sonst identischen Fällen* zwischen dem Töten und dem Unfähigsein, am Leben zu erhalten. Aber wenn die Menschen das Prinzip verinnerlicht haben, daß es falsch ist, unschuldige Menschen zu töten, aber nicht immer falsch, sie nicht länger am Leben zu erhalten, werden sie in der Praxis eher das Richtige tun, als wenn ihre verinnerlichten Prinzipien keine solche Unterscheidung umfassen. Das liegt daran, daß die meisten Fälle des Tötens sich von den meisten Fällen des unterlassenen Am-Leben-Erhaltens in einer wichtigen *anderen* Weise unterscheiden, so daß die ersteren mit größerer Wahrscheinlichkeit falsch sind als die letzteren. Und im Fall von Abtreibung und unterlassener Zeugung ist es *möglich* (ich sage nicht: notwendig), daß die besten Ebene-1-Prinzipien des praktischen Gebrauchs größere Unterschiede bei Geburt und Konzeption hervorheben, als eine differenzierte Reflexion auf der Ebene 2 rechtfertigen könnte. Der Grund ist, daß Konzeption und Geburt Grenzlinien darstellen, die auch für den Mann auf der Straße leicht erkennbar sind, so daß Prinzipien der Ebene 1, die sich dieser Grenzen bedienen, um einen moralischen Kontrast hervorzuheben (welchen moralischen Kontrast?), in der Praxis zu den moralisch besten Ergebnissen führen können. Aber wenn wir darüber streiten (was wir tun), ob das der Fall ist oder nicht, sind beweisende Rückgriffe auf die Intuitionen des Mannes auf der Straße völlig irrelevant.

Zweitens gibt es den Einwand des ›Dammbruchs‹. Wenn wir Verhütung gutheißen, warum dann nicht auch Abtreibung; und wenn Abtreibung, warum nicht Kindstötung; und wenn Kindstötung, warum nicht das Morden von Erwachsenen? Gegen die allzu bereitwillige Aufgabe von verbreiteten allgemeinen Prinzipien der Ebene 1 hat dieses Argument einiges Gewicht; denn wenn, psychologisch gesehen, ein durchschnittlicher Mensch oder Arzt sich einige allgemeine Prinzipien über Töten angeeignet hat, die für den Alltag brauchbar sind, und ihm nun jemand sagt, daß sie nicht universell befolgt werden sollten, kann es gut sein, daß er sie auch in Fällen mißachten wird, in denen er es nicht sollte. Das Argument kann überzogen werden – ich glaube nicht, daß viele Ärzte, die sich daran gewöhnt haben, Abtreibung zuzustimmen, deshalb gefährdeter sind, ihre Frauen zu ermorden. Aber das Argument hat auf dieser Stufe *etwas* an Bedeutung, besonders wenn in der Erziehung der meisten Menschen oder Ärzte außergewöhnliches Gewicht auf generelle Prinzipien mit großer Starre gelegt wurde – solche Prinzipien sind natürlicherweise geeignet für ›Dammbrüche‹. Wenn wir aber auf der Ebene 2 diskutieren, welches unsere Prinzipien der Ebene 1 sein sollten, hat das Argument wenig Bedeutung. Denn wir könnten möglicherweise andere, ähnlich einfache Prinzipien entwickeln, die gegen Dammbrüche gefeit wären und Grenzen an anderen Stellen zögen. Möglicherweise *sollten* wir das tun, wenn die Alternativen bei allgemeiner Befolgung in der Praxis öfter zu den richtigen Ergebnissen führten. Tooley empfiehlt eine solche moralische Grenze kurz *nach* der Geburt, und seine Gründe haben starke Anziehungskraft.[6] Für den Augenblick genügt es festzuhalten, daß, wenn sich eine Grenze als gegen Dammbruch gesichert erwiese und auf geeignete Weise fast alle die aufgrund von Ebene-2-Überlegungen falschen Fälle zusammenfaßte und von den erlaubten absonderte, es keinen Einwand gegen diesen Vorschlag bedeutete, daß er mit den Intuitionen der meisten Menschen unverträglich ist. Diese Intuitionen sind das Ergebnis von Versuchen, die Dinge zu einem lobenswerten praktischen Zweck zu vereinfachen – ähnlich wie frühere, die so großes Gewicht auf das erste Fühlen der Kindsbewegung legten. Sie können aber nicht ohne Zirkel zur Selbstbewertung verwendet werden. Wie Tooley nahelegt, müssen wir echt moralische Gründe zur Unterscheidung von Fällen finden. Wenn (wie anzunehmen ist) die sich dabei ergebenden Unterscheidungen sehr kompliziert sind, müssen wir sie für den alltäglichen Gebrauch soweit wie möglich vereinfachen. Und es gibt keinen Grund, zu vermuten, daß die besten Vereinfachungen die bisher gängigen sind – sicher nicht in einem Bereich, in dem sich die Umstände so radikal geändert haben wie bei Abtreibung.

VII

Wie wir sahen, ist der Einwand möglich, daß die von mir verteidigte Position unbegrenztes Zeugen erforderte, aufgrund des Arguments, daß das Nichtzeugen jedes einzelnen Kinds, das man zeugen hätte können, einen dem Vorwurf aussetzt, diesem Kind gegenüber nicht so zu handeln, wie man froh ist, daß einem selbst gegenüber gehandelt wurde (nämlich: zu bewirken, daß es geboren wird). Es gibt aber auch nach der vorliegenden Position Gründe dafür, die Bevölkerung zu begrenzen. Nehmen wir an, daß Erwachsene nach Belieben erzeugt werden könnten, nicht durch Heranwachsen in Müttern, im Leib von Katzen oder in Reagenzgläsern, sondern augenblicklich durch die Bewegung eines Zauberstabs. Dennoch hätte man dann eine Bevölkerungspolitik für die Welt im ganzen zu formulieren sowie für einzelne Gesellschaften und Familien. Es gäbe eine Grenze, von der ab die zusätzlichen Mitglieder jeder dieser Gruppen den anderen Mitgliedern Belastungen auferlegten, die groß genug sind, um insgesamt den Vorteil aufzuwiegen, der durch das zusätzliche Mitglied entsteht. In Begriffen des Utilitarismus setzt das klassische oder Gesamtnutzenprinzip der Bevölkerung eine Grenze, die, obwohl höher als beim Durchschnittsnutzenprinzip, dennoch eine Grenze ist (siehe meine Besprechung von Rawls: Hare 1973, S. 244 f.). Formuliert man denselben Sachverhalt in Begriffen der Goldenen Regel, die meiner vorliegenden Argumentation als Grundlage dient, so kann das Gute, von dem wir froh sind, daß es uns getan wird und wurde und das auch potentiellen Menschen gegenüber getan wird, durch das Übel neutralisiert werden, das anderen tatsächlichen oder potentiellen Menschen gegenüber verursacht wird. Wenn wir der Reihe nach über alle einzelnen Fälle von Leben oder Nichtleben nachdächten, hätten wir die Grundlage dafür, eine Bevölkerungspolitik zu wählen, die sich von der am klassischen Nutzenprinzips orientierten nicht unterschiede. Wie restriktiv diese Politik wäre, würde auf Annahmen beruhen hinsichtlich der Wirkungen des Überschreitens bestimmter Grenzwerte bei der Zunahme an Bevölkerungsgröße und -dichte. Ich glaube, daß auch dann, wenn potentielle Menschen als Gegenstände von Pflichten akzeptiert werden, die entsprechende Politik ziemlich restriktiv sein wird. Aber dies ist offensichtlich nicht der geeignete Ort, um diese Ansicht zu verteidigen.

In der Argumentation dieses Artikels klafft unter anderem eine große Lücke, weil ich nicht in der Lage bin, die Frage zu behandeln, ob wir – wenn wir die Interessen der potentiellen Menschen, in die sich der Fötus entwickeln wird, gegen die Interessen anderer potentieller Menschen abwägen – diese zweite Klasse auf andere Mitglieder derselben Familie beschränken sollten oder in sie *jede* potentielle Person einbeziehen, die in irgendeinem Sinn die zuerst genannten potentiellen Personen ›ersetzen‹ könnte. Die Beantwortung dieser wichtigen Frage scheint von einer anderen Frage abzuhängen: In welchem Ausmaß wird die Geburt oder Nichtgeburt *dieser* Person die Geburt oder Nichtgeburt der anderen mehr oder weniger wahrscheinlich machen? Das ist eine demographische Frage, die mich im Augenblick in Verwirrung versetzt. Aber sie müßte offensichtlich in jeder erschöpfenden Behandlung der Moral der Abtreibung beantwortet werden. Ich habe allerdings so argumentiert (vielleicht zu unüberlegt), als wenn nur andere potentielle Mitglieder derselben Familie berücksichtigt werden müßten. Das genügte, um das wichtige Prinzip zu veranschaulichen, um dessen Erklärung es mir ging.

VIII

Zuletzt: ein Logiker könnte einwenden, daß diese potentiellen Menschen nicht existieren und nicht identifiziert oder individuiert werden können und deshalb auch nicht Gegenstände von Pflichten sind. Wenn ich meine eigene Position in Begriffen von Rechten oder Interessen formuliert hätte, könnte derselbe Einwand so formuliert werden, daß nur tatsächliche Menschen über beides verfügen. Zwei Punkte können gegen diesen Einwand sofort angeführt werden. Der erste ist vielleicht oberflächlich. Es wäre eigenartig, wenn es eine Handlung gäbe, deren Ausführung es unmöglich machte, daß sie falsch ist. Aber wenn der Einwand richtig wäre, wäre der Akt des Abtreibens einer möglichen Person ein solcher Akt. Indem die Existenz des Objekts falschen Handelns verhindert wird, würde die Falschheit des Handelns beseitigt. Das scheint ein zu einfacher Weg, dem Verbrechen auszuweichen.

Zweitens scheint es keinen prinzipiellen Einwand gegen das Verurteilen hypothetischer Handlungen zu geben. Es wäre für Nixon falsch gewesen, länger im Amt des Präsidenten zu bleiben. Und es scheint ein ziemlich sicheres Prinzip darzustellen, daß, wenn sinnvoll ist, Werturteile über einen ausgeführten Handlungsakt zu treffen, es ebenso sinnvoll ist, gegensätzliche Urteile über das hypothetische Unterlassen des Akts zu treffen. »Nixon hat richtig gehandelt, als er zurücktrat« ist sinnvoll; und deshalb auch »Nixon hätte falsch gehandelt, wäre er nicht zurückgetreten«. Aber wir stimmen Handlungen zu, die unsere eigene Existenz zum Ergebnis haben – jeden Sonntag danken wir in Tausenden von Kirchen für unsere Schöpfung, ebenso wie für unseren Schutz und alle guten Dinge in unserem Leben. Und Aristoteles sagt, daß wir dieselbe Dankbarkeit unseren weltlichen Vätern als »Ursachen unserer Existenz« zeigen sollten (*Nikomachische Ethik*, 8, 1161 a 17, 1163 a 6, 1165 a 23). Deshalb ist es zumindest sinnvoll, von Gott oder unseren Vätern zu sagen, daß, wenn sie unsere Existenz nicht bewirkt hätten, sie für uns nicht so wohltätig gehandelt hätten, als sie hätten können. Und das ist alles, was meine Argumentation benötigt.

Wenn wir jetzt zu den rein logischen Einwänden kommen, so bemerken wir, daß die Nichtaktualität der potentiellen Person – des vermuteten Gegenstands der Pflicht, zu zeugen oder nicht abzutreiben – etwas anderes ist als ihre Nichtidentifizierbarkeit. Unglücklicherweise ist »identifizierbar« ein mehrdeutiges Wort. In einer Bedeutung kann ich den Nächsten, der meine Nische in der Bibliothek übernimmt, identifizieren, indem ich ihn auf diese Weise beschreiben; aber in einer anderen Bedeutung kann ich ihn nicht identifizieren, weil ich keine Vorstellung habe, wer er ist. Die Person, die geboren werden wird, wenn diese zwei Menschen ihren Koitus in genau fünf Minuten beginnen, wird durch diese Beschreibung identifiziert; und ebenso die Person, die geboren worden wäre, wenn sie vor fünf Minuten begonnen hätten. Wenn wir (das ist eine zusätzliche Beobachtung) genügend mechanische und andere Information hätten, könnten wir, wenn wir wollten, außerdem die Haarfarbe und alle anderen Merkmale dieser Person mit ähnlicher Genauigkeit angeben wie das Ergebnis einer Computerlotterie, deren Wahrscheinlichkeitsmechanismus wir detailliert inspizieren könnten. In diesem Sinn ist deshalb die potentielle Person identifizierbar. Wir wissen nicht, wer sie sein wird, in dem Sinn, daß wir nicht wissen, welche tatsächlich jetzt existierende Person sie sein wird, weil sie nicht mit irgendeiner jetzt existierenden Person identisch sein wird. Aber es ist schwer zu sehen, wieso die Unmöglichkeit, eine logisch unerfüllbare Forderung des Identifizierens mit einer bereits existierenden Person zu erfüllen, die Argumentation in Schwierigkeiten bringt. Die mögliche Person ist identifizierbar in dem Sinn, daß auf sie identifizierend Bezug genommen werden kann. Deshalb kann die Nichtidentifizierbarkeit kein Problem sein.

Kann Nichtaktualität ein Problem sein? Sicher nicht die *gegenwärtige* Nichtaktualität. Wir können nachfolgenden Generationen schaden und ihnen gegenüber unmoralisch handeln, indem wir weltweit alle Rohstoffvorräte verbrauchen oder zuviel Radioaktivität freisetzen. Aber angenommen, daß ihnen das nicht nur Leiden zufügt, sondern tatsächlich verhindert, daß sie geboren werden (zum Beispiel, daß die Radioaktivität jeden/jede auf einen Schlag zeugungsunfähig machte). Wie zuvor scheint es, daß wir dankbar sein können, daß unsere Väter nichts dergleichen verursachten, womit sie unsere Existenz verhindert hätten. Warum können wir deshalb nicht sagen, daß, wenn wir uns wie unsere Väter akzeptabel verhalten, wir von unseren Kindern oder Enkeln gut behandelt werden dürften, oder wenn wir uns in dieser Hinsicht schlechter verhielten als unsere Väter, wir von unseren Kindern oder Enkeln schlechter behandelt werden dürften? Es scheint eigenartig, daß, wenn wir uns nur etwas schlechter verhielten, so daß die nächste Generation nur den halben zahlenmäßigen Umfang hätte, den sie sonst gehabt hätte, wir dieser Generation gegenüber schlecht gehandelt hätten; daß wir aber dann, wenn wir uns viel schlechter verhalten hätten, so daß die nachfolgende Generation auf Null reduziert würde, wir ihr gegenüber überhaupt nichts Schlechtes getan hätten.

Das ist offensichtlich eine sehr schwierige Thematik und benötigt wesentlich ausführlichere Diskussion. Hier kann ich nur zu erreichen hoffen, daß die Annahme zweifelhaft erscheint, die einige ohne weiteres akzeptieren: nämlich daß man einer Person nicht schaden kann, wenn man ihre Existenz verhindert. Sicher, jetzt gibt es sie nicht, so daß ihr Schaden zugefügt werden könnte. Und sie wird der Existenz nicht *beraubt* in dem Sinn, daß sie ihr genommen würde, obwohl sie ihr *nicht gegeben* wird. Aber wenn es für sie gut gewesen wäre, zu existieren (weil dies alle guten Dinge ermöglichte, die sie, einmal am Leben, genießen könnte), dann bedeutete es sicher einen Schaden, daß sie nicht existiert und in der Lage ist, diese Dinge zu genießen. Sie hatte nicht zu leiden, hätte aber gute Dinge erleben können, und das trat nicht ein.

IX

Ich folgere deshalb, daß eine systematische Anwendung der christlichen Goldenen Regel auf Abtreibung die folgenden Richtlinien zeitigt. Abtreibung ist prima facie und im allgemeinen falsch, wenn nicht hinreichende gegenteilige Gründe vorliegen. Da sie aber im wesentlichen deshalb falsch ist, weil sie das Entstehen einer Person verhindert, nicht aufgrund von Schlechtem, das dem Fötus angetan wird, sind solche gegenteiligen Gründe in vielen Fällen nicht schwer zu finden. Und wenn die Beendigung dieser Schwangerschaft den Beginn einer anderen, günstigeren, erleichtert oder ermöglicht oder wahrscheinlicher macht, ist nicht viel nötig, um sie zu rechtfertigen.

Ich habe nicht diskutiert, wie Abtreibungsgesetze beschaffen sein sollten; diese Frage müßte das Thema eines anderen Artikels sein. Ich habe nur die moralischen Aspekte des Abbruchs einzelner Schwangerschaften behandelt. Wie ich begann, werde ich mit dem nachdrücklichen Hinweis darauf schließen, daß meine Argumentation auf einer ausgearbeiteten ethischen Theorie beruht, auch wenn ich hier nicht den Platz hatte, diese Theorie zu entwickeln (ich habe das in meinen Büchern unternommen). Diese Theorie bietet eine logische Basis für die Goldene Regel. Obwohl sie nicht auf einem utilitaristischen Prinzip *gegründet* ist, liefert sie auch eine Basis für eine bestimmte Art von Utilitarismus, der die Nachteile vermeidet, die an einigen anderen Versionen kritisiert wurden (siehe Hare 1976). Aber ich werde diese letzten Behauptungen jetzt nicht verteidigen. Wenn sie in Zweifel gezogen werden, kann dieser Streitpunkt nur auf dem Gebiet der ethischen Theorie selbst ausgefochten werden. Aus diesem Grund ist es so bedauernswert, daß so viele – sogar Philosophen – der Meinung sind, sie könnten über Abtreibung diskutieren, ohne in den grundlegenden Problemen der Moralphilosophie Klarheit zu erlangen.

Anmerkungen

1 Thomson/Dworkin (Hg.) 1968, S. 2; siehe Richards 1973, S. 71 als Beispiel für ein ähnliches Mißverständnis. Ich bin Professor Richards höchst dankbar, daß er dieses Mißverständnis in seinem Artikel Richards 1974, Anm. 255, geklärt hat.
2 Ausgelassen sind hier einige Bemerkungen Hares darüber, daß gegenwärtig keine Theorie moralischer Rechte verfügbar ist bzw. wie moralische Rechte in die Ethik eingeführt werden müßten. Solange keine Theorie der moralischen Rechte vorliegt, sollte seiner Meinung nach das moralische Problem der Abtreibung ohne Berufung auf Rechte diskutiert werden. Siehe auch seine späteren Überlegungen in Hare 1981, Kap. 9, und Hare 1989 b (Anmerkung des Übersetzers).
3 Tooley, S. 182 f. Es wird deutlich werden, wieviel ich diesem Artikel schulde.
4 Matthäus 7, 12. Es hat viele Mißverständnisse der Goldenen Regel gegeben, von denen ich einige in Hare 1975 diskutiere.
5 »Laßt der Vermehrung Lauf« (4. Aufzug, 6. Auftritt; nach Schlegel/Tieck).
6 Tooley, S. 186 f. Wenn das Potentialitätsargument zugestanden wird, wird die Zahl erlaubter Kindstötungen wesentlich beschränkt, jedoch nicht gegen Null gehen. Siehe Hare, S. 374-383.

Literatur

Aristoteles, *Nikomachische Ethik*, übersetzt von Hans Dirlmeier, Stuttgart 1969.

Finnis, John (1973), »The Rights and Wrongs of Abortion«, in: *Philosophy & Public Affairs* 2.2, S. 117-145.
Glover, Jonathan (1977), *Causing Death and Saving Lives*, Harmondsworth.
Hare, Richard M. (1949), »Imperative Sentences«, in: *Mind* 58, S. 21-39; auch in: ders., *Practical Inferences*, London 1971, S. 1-21.
– (1951), »Freedom of the Will«, in: *Proceedings of the Aristotelian Society*, Supplement Bd. 25, S. 201-216; auch in: ders., *Essays on the Moral Concepts*, London 1972, S. 1-12.
– (1963), *Freedom and Reason*, Oxford; dt. *Freiheit und Vernunft*, Düsseldorf 1973; Frankfurt 1983.
– (1971), »The Argument from Received Opinion«, in: ders., *Essays on Philosophical Method*, London, 115-135.

– (1972 a), »Rules of War and Moral Reasoning«, in: *Philosophy & Public Affairs* 1.2, S. 166-181; auch in: Hare 1989 b.
– (1972 b), »Principles«, in: *Proceedings of the Aristotelian Society* 72, 1972/73, S. 1-18; auch in: Hare 1989 a.
– (1973), »Critical Study: Rawls' Theory of Justice«, I und II, in: *Philosophical Quarterly* 23, S. 144-155 und S. 241-252; auch in: Hare 1989 a.
– (1975), »Euthanasia: A Christian View«, in: *Philosophic Exchange* 2.1, S. 43-52.
– (1976), »Ethical Theory and Utilitarianism«, in: Hywell D. Lewis (Hg.), *Contemporary British Philosophy*, Series 4, London, S. 113-131; auch in: Hare 1989 a.
– (1981), *Moral Thinking. Its Levels, Method and Point*, Oxford.
– (1989 a), *Essays in Ethical Theory*, Oxford.
– (1989 b), *Essays in Political Morality*, Oxford.
Haslett, David W. (1974), *Moral Rightness*, Den Haag.
Lewis, Clarence I. (1946), *An Analysis of Knowledge and Valuation*, La Salle/Ill.
Richards, David A. J. (1973), »Equal Opportunity and School Financing: Towards a Moral Theory of Constitutional Adjudication«, in: *Chicago Law Review* 41.
– (1974), »Free Speech and Obscenity in Law«, in: *University of Pennsylvania Law Review* 123.
Thomson, Judith J./Gerald Dworkin (Hg.) (1968), *Ethics*, New York.

Michael Tooley
Abtreibung und Kindstötung[1]

Dieser Essay behandelt die Frage nach der moralischen Beurteilung von Abtreibung und Kindstötung. Der wichtigste traditionell vorgebrachte ethische Einwand gegen diese Praktiken beruht auf der Überzeugung, daß menschliche Föten und Säuglinge ein Lebensrecht besitzen. Es ist diese Annahme, die hier im Zentrum der Betrachtung stehen wird. Als wichtigste Frage ist deshalb zu diskutieren, welche Eigenschaften ein Gegenstand besitzen muß, damit er ein ins Gewicht fallendes Lebensrecht hat. Meine Vorgehensweise wird darin bestehen, ein grundlegendes Moralprinzip aufzustellen und zu verteidigen, das eine Bedingung angibt, die ein Organismus erfüllen muß, um ein gewichtiges Lebensrecht zu besitzen. Es wird sich zeigen, daß menschliche Föten und Neugeborene diese Bedingung nicht erfüllen und daß sie deshalb kein Lebensrecht haben. Wenn es also keine anderen gewichtigen Einwände zu Abtreibung und Kindstötung gibt, ist man zu der Folgerung gezwungen, daß diese Praktiken moralisch akzeptabel sind. Im Kontrast hierzu kann sich herausstellen, daß unsere Behandlung ausgewachsener Angehöriger anderer Spezies – Katzen, Hunde, Eisbären – moralisch nicht zu verteidigen ist. Denn es ist durchaus möglich, daß diese Tiere Eigenschaften besitzen, die ihnen zu einem Lebensrecht verhelfen.

1. Abtreibung und Kindstötung

Ein Grund, warum die Frage nach der moralischen Qualität von Kindstötung der Untersuchung wert ist, ist der, daß es ohne angemessene Behandlung des Themas Kindstötung sehr schwierig scheint, eine vollständig zufriedenstellende liberale Position zu Abtreibung zu formulieren. Das Problem, dem sich der Liberale konfrontiert sieht, besteht im wesentlichen darin, einen nichtwillkürlichen Grenzpunkt anzugeben: Auf welcher Stufe der Entwicklung eines menschlichen Wesens ist nicht mehr erlaubt, es zu vernichten? Es ist wichtig, sich über die hierin enthaltene Schwierigkeit im klaren zu sein. Der Einwand des Konservativen geht nicht dahin, daß wegen der kontinuierlichen Entwicklung von der Zygote zu einem neugeborenen Baby zu folgern sei, es wäre, wenn es ernsthaft falsch ist, ein neugeborenes Baby zu töten, ebenfalls ernsthaft falsch, eine Zygote zu vernichten oder irgendeine dazwischenliegende Entwicklungsform eines menschlichen Wesens. Sein Punkt ist vielmehr, daß, wenn man behauptet, es sei falsch, ein neugeborenes Baby zu töten, aber nicht eine Zygote oder eine dazwischenliegende Entwicklungsform eines menschlichen Wesens, man in der Lage sein sollte, einen *moralisch relevanten* Unterschied zu benennen zwischen einem neugeborenen Baby und der davorliegenden Entwicklungsform eines menschlichen Wesens.

Vor genau dieselbe Schwierigkeit kann natürlich eine Person gestellt werden, die Kindstötung für moralisch erlaubt hält. Der Konservative wird fragen, welche moralisch relevanten Unterschiede zwischen einem erwachsenen menschlichen Wesen und einem neugeborenen Baby bestehen. Was macht es moralisch zulässig, ein Baby zu vernichten, aber falsch, einen Erwachsenen zu töten? Die Herausforderung bleibt also bestehen. Ich werde aber zu zeigen versuchen, daß es in diesem Fall eine ausgesprochen plausible Antwort gibt.

Über die moralische Qualität von Kindstötung nachzudenken zwingt einen, diese Herausforderung ernst zu nehmen. Im Fall der Abtreibung kann eine Reihe von Ereignissen als Grenzpunkte gewählt werden – beispielsweise das erste Spüren von Kindsbewegungen oder Lebensfähigkeit außerhalb des Mutterleibs –, und dabei ist leicht zu übersehen, daß keines dieser Ereignisse irgendeine moralisch relevante Veränderung des sich entwickelnden Menschen darstellt. Wenn man dagegen Kindstötung verteidigen will, muß man sich besonders klar darüber sein, was etwas zu einer Person macht, was ihm ein Lebensrecht verleiht.

Die Abtreibungsthematik hebt sich von den meisten anderen moralischen Problemen interessanterweise darin ab, daß die plausiblen Positionen zur Abtreibung extreme Positionen zu sein scheinen. Denn wenn ein menschlicher Fötus eine Person ist, wird man zu der Aussage tendieren, man sei im allgemeinen nur berechtigt, ihn zu töten, um das Leben der Mutter zu retten.[2] Das ist die extreme konservative Position.[3] Wenn auf der anderen Seite der Fötus keine Person ist, warum sollte es dann ernsthaft falsch sein, ihn zu töten? Warum sollte es nötig sein, auf beson-

dere Umstände zu verweisen, um solches Handeln zu rechtfertigen? Das Ergebnis lautet, daß kein Platz für eine gemäßigte Position zum Thema Abtreibung bleibt, so wie man sie beispielsweise in den Empfehlungen des Modell-Strafgesetzbuches findet.[4]
Abgesehen von dem Licht, das es auf die Abtreibungsfrage werfen kann, ist das Thema Kindstötung auch an sich interessant und wichtig. Das theoretische Interesse wurde schon erwähnt: man ist gezwungen, sich der Frage zu stellen, was eine Person ausmacht. Die praktische Bedeutung hiervon muß nicht umständlich erläutert werden. Die meisten Menschen würden gerne Kinder großziehen, die nicht unter massiven Gebrechen oder ernsthaften physischen, emotionalen oder kognitiven Behinderungen leiden. Wenn zu zeigen wäre, daß es keinen moralischen Einwand gegen Kindstötung gibt, könnte das Glück in der Gesellschaft wesentlich und mit Gründen vermehrt werden.
Kindstötung ist auch der starken Emotionen wegen von Interesse, die sie hervorruft. Die typische Reaktion auf Kindstötung ist vergleichbar mit der Reaktion auf Inzest oder Kannibalismus, oder mit den Reaktionen früherer Generationen auf Masturbation oder oralen Sex. An die Stelle der Berufung auf sorgfältig formulierte Moralprinzipien tritt eine vorrangig gefühlsmäßige Antwort. Wenn sogar Philosophen auf diese Weise reagieren, indem sie keine Argumente anbieten und Kindstötung in Bausch und Bogen verwerfen, liegt der Verdacht nahe, daß man es mit einem Tabu zu tun hat, nicht mit einem rationalen Verbot.[5] Ich werde zu zeigen versuchen, daß dies tatsächlich der Fall ist.

2. Terminologie: »Person« gegenüber »menschliches Wesen«

Wie ist der Terminus »Person« zu interpretieren? Ich werde den Begriff einer Person als reinen Moralbegriff verwenden, frei von jedem deskriptiven Inhalt. Genauer wird nach meinem Gebrauch der Satz »X ist eine Person« gleichbedeutend sein mit dem Satz: »X hat ein (gewichtiges) moralisches Recht auf Leben.«
Diese Verwendung weicht etwas von der vielleicht üblicheren Interpretationsweise des Terminus »Person« ab (sofern als reiner Moralbegriff verwendet), wonach der Satz, X sei eine Person, besagt, daß X Rechte hat. Wenn alles, was Rechte hat, ein Recht

auf Leben hätte, wären diese Interpretationen extensional äquivalent. Aber ich neige zu der Annahme, daß es keine abzeptablen Moralprinzipien gibt, die zu folgern erlauben, daß, was immer irgendwelche Rechte hat, auch ein Lebensrecht hat. Meine Begründung ist folgende: Vor der Alternative, entweder getötet oder für eine Stunde gefoltert zu werden, würden die meisten erwachsenen Menschen sicher letzteres wählen. Deshalb scheint es plausibel zu sagen, daß es schlimmer ist, ein erwachsenes menschliches Wesen zu töten, als es für eine Stunde zu foltern. Im Gegensatz dazu scheint es mir ernsthaft falsch, ein neugeborenes Kätzchen für eine Stunde zu quälen, während es nicht ernsthaft falsch ist, es zu töten. Das *legt nahe*, daß neugeborene Kätzchen ein Recht haben können, nicht gefoltert zu werden, ohne doch ein gewichtiges Lebensrecht zu haben. Denn es scheint wahr zu sein, daß ein Individuum immer dann ein Recht auf etwas hat, wenn gilt, daß, sofern es dieses wünscht, es für andere falsch wäre, es ihm vorzuenthalten. Wenn es also falsch ist, bei einem Kätzchen eine bestimmte Empfindung auszulösen, obwohl es diese Empfindung nicht haben möchte, folgt hieraus, daß das Kätzchen ein Recht hat, von der Empfindung unbehelligt zu bleiben.[6] Ich werde später auf dieses Beispiel zurückkommen. Es geht mir hier nur um den Hinweis, daß es einen Grund dafür liefert, daß aus akzeptablen Moralprinzipien nicht folgt, daß für den Fall, etwas habe überhaupt Rechte, es auch ein gewichtiges Lebensrecht hat.

Es gibt in der gegenwärtigen Diskussion eine Tendenz, Begriffe wie »Person« und »menschliches Wesen« austauschbar zu verwenden. Baruch A. Brody beispielsweise verweist auf die Schwierigkeit, festzustellen, »ob das Vernichten des Fötus ein menschliches Leben beseitigen heißt«, und behauptet, es sei sehr überzeugend, daß das »Beseitigen eines menschlichen Lebens eine Handlung sei, die schlechte Folgen für den habe, dessen Leben beseitigt wird« (Brody 1971, S. 357f.). Wenn Brody sich auf etwas als menschliches Leben bezieht, konstruiert er diesen Bezug offensichtlich so, daß er einschließt, der Gegenstand sei eine Person. Denn wenn jeder lebende Organismus, der zur Spezies *Homo sapiens* gehört, als menschliches Leben zählte, bestünde keine Schwierigkeit, festzustellen, ob der Fötus in einer menschlichen Mutter ein menschliches Leben ist.

Dieselbe Tendenz ist in Judith Jarvis Thomsons Artikel zu finden, der mit der Feststellung beginnt: »Gegnerschaft zur Abtreibung beruht meist auf der Prämisse, daß der Fötus ein menschliches Wesen ist, eine Person, beginnend mit dem Augenblick der Konzeption« (Thomson, S. 107). Dasselbe gilt für Roger Wertheimer, der explizit sagt: »Zuallererst sollte ich erwähnen, daß die Ausdrücke ›ein menschliches Leben‹, ›ein menschliches Wesen‹, ›eine Person‹ im vorliegenden Kontext nahezu austauschbar sind« (Wertheimer 1971, S. 69).

Die Tendenz, Ausdrücke wie »Person« und »menschliches Wesen« austauschbar zu gebrauchen, ist aber nicht vorteilhaft. Zum einen stärkt sie unterderhand die abtreibungsfeindlichen Positionen. Denn im Rahmen dieser Verwendung wird jemand mit einer liberalen Haltung zur Abtreibung zu der Behauptung gezwungen, daß Föten keine menschlichen Wesen seien, zumindest nicht bis zu einem bestimmten Zeitpunkt. Sogar Philosophen werden von diesem Gebrauch in die Irre geführt. Wertheimer sagt beispielsweise, daß »mit der Ausnahme von Mißgeburten jedes Mitglied unserer Spezies unzweifelhaft eine Person ist, ein menschliches Wesen, spätestens bei Geburt« (1971, S. 69). Trifft wirklich *unzweifelhaft* zu, daß neugeborene Babys Personen sind? Das ist sicher eine verwegene These. Wertheimer fällt der Verwirrung zum Opfer, die durch die Praxis der auswechselbaren Verwendung von »Person« und »menschliches Wesen« nahegelegt wird. Ein anderes Beispiel bietet Thomson: »Ich neige ebenfalls zu der Annahme, daß wir wahrscheinlich akzeptieren müssen, daß der Fötus schon eine ganze Zeit vor der Geburt eine Person geworden ist. Tatsächlich ist man überrascht, wenn man zum ersten Mal hört, wie früh in seinem Leben er beginnt, menschliche Merkmale anzunehmen. Bei Erreichen der zehnten Woche beispielsweise zeigt er bereits ein Gesicht, Arme und Füße, Finger und Zehen, er verfügt über Organe, und Gehirnaktivität ist meßbar« (Thomson, S. 107). Aber was haben solche physiologischen Merkmale mit der Frage zu tun, ob der Organismus eine Person ist? Thomson stellt nicht einmal diese Frage, teilweise, denke ich, wegen der unglücklichen Verwendung von Begriffen. Als Ergebnis nimmt sie es praktisch als gegeben hin, daß es einige Fälle gibt, in denen Abtreibung »wirklich anstößig« ist (S. 128).

Es gibt einen zweiten Grund, warum es, philosophisch gesehen, problematisch ist, »Person« und »menschliches Wesen« austauschbar zu gebrauchen. Wenn man behauptet, daß die Debatte zwischen Abtreibungsbefürwortern und -gegnern im Kern darum geht, ob der Fötus ein Mensch ist, ist die Folgerung naheliegend, daß es sich im wesentlichen um einen Streit über bestimmte Tatsachen handelt, einen Streit darüber, welche Eigenschaften ein Fötus besitzt. So sagt beispielsweise Wertheimer, daß, »wenn man auf der angestaubten Tatsachen/Wert-Distinktion beharrt, man sagen sollte, daß sich der Disput um eine Tatsachenfrage in dem Sinn dreht, in dem es eine Tatsache ist, daß die Negersklaven menschliche Wesen waren« (1971, S. 78). Ich werde zeigen, daß die beiden Fälle nicht parallel liegen und daß im Falle der Abtreibung vorrangig zur Debatte steht, welche Moralprinzipien man akzeptieren sollte. Wenn man behauptet, daß der zentrale Streitpunkt zwischen Konservativen und Liberalen in der Abtreibungsfrage darin besteht, ob der Fötus eine Person ist, ist offensichtlich, daß der Disput entweder darauf gerichtet sein kann, welche Eigenschaften ein Gegenstand haben muß, um eine Person zu sein, um ein Lebensrecht zu besitzen – eine moralische Frage –, oder darauf, ob der Fötus einer bestimmten Entwicklungsstufe die entsprechenden Eigenschaften tatsächlich besitzt. Die Versuchung zu der Annahme ist beseitigt, der Streit könne nur einer über Tatsachen sein.

Es sollte jetzt klar sein, warum die übliche Praxis nicht vorteilhaft ist, Ausdrücke wie »Person« und »menschliches Wesen« bei Diskussionen über Abtreibung auswechselbar zu gebrauchen. Es wäre vielleicht am besten, die Termini »Mensch« oder »menschlich« ganz zu vermeiden und statt dessen einen Ausdruck zu verwenden, der viel eher so verstanden wird, daß er sich auf eine bestimmte, mit physiologischen Kriterien charakterisierte Art eines biologischen Organismus bezieht, wie »Angehöriger der Spezies *Homo sapiens*«. Meine eigene Argumentation wird den Terminus »Mensch« nur in Kontexten gebrauchen, in denen es philosophisch ungefährlich ist.

3. Die grundlegende Frage: Wann ist ein Angehöriger der Spezies Homo sapiens eine Person?

Um das Problem der moralischen Beurteilung von Abtreibung und Kindstötung zu lösen, ist es nötig, die folgenden Fragen zu beantworten: Welche Eigenschaften muß etwas haben, um eine Person zu sein, das heißt, über ein gewichtiges Lebensrecht zu verfügen? An welchem Punkt in der Entwicklung eines Angehörigen der Spezies *Homo sapiens* besitzt ein Organismus die Eigenschaften, die ihn zu einer Person machen? Die erste Frage wirft ein moralisches Problem auf. Sie zu beantworten heißt entscheiden, welche grundlegenden[7] Moralprinzipien man akzeptieren will, die eine Zuschreibung von Lebensrecht umfassen. Die zweite Frage wirft ein reines Tatsachenproblem auf, da die betroffenen Eigenschaften solche rein deskriptiver Art sind.

Manche Autoren scheinen ziemlich pessimistisch gestimmt hinsichtlich der Chance, die Frage nach der moralischen Beurteilung von Abtreibung zu beantworten. Einige sind tatsächlich so weit gegangen, zu behaupten, die Frage der personalen Existenz des Fötus sei in Prinzip unbeantwortbar: »Wir scheinen uns damit abfinden zu müssen, daß die Eigenschaft des Menschseins beim Fötus unentscheidbar ist« (Wertheimer 1971, S. 88). Ein Verständnis einiger der Ursachen dieses Pessimismus wird uns, wie ich denke, helfen, dem Problem beizukommen. Beginnen wir damit, die Analogie zu betrachten, die eine Reihe von Autoren zwischen dem Thema der Abtreibung und dem der Negersklaven gesehen haben. Die Frage in diesem Zusammenhang ist, warum es schwieriger sein sollte, zu entscheiden, ob Abtreibung und Kindstötung annehmbar sind, als es seinerzeit war, zu entscheiden, ob Sklaverei akzeptabel ist. Die Antwort scheint darin zu liegen, daß es im Falle der Sklaverei Moralprinzipien ziemlich unumstrittener Art gibt, die das Problem lösen. Die meisten würden einem Prinzip wie dem folgenden zustimmen: Kein Organismus, der Erfahrungen macht, der zu Denken und Sprachgebrauch fähig ist und niemandem Schaden zugefügt hat, sollte versklavt werden. Im Falle der Abtreibung reichen andererseits keine allgemein akzeptierten Bedingungen der Zuschreibung von Lebensrecht aus, das Problem zu lösen. Es ist leicht, weitere, angeblich hinreichende Bedingungen zu nennen, die das Problem lösen sollen, aber niemand war bisher damit erfolgreich, mit seinen Vorschlägen die anderen von diesen zusätzlichen Moralprinzipien zu überzeugen.

Ich teile diesen allgemeinen Pessimismus hinsichtlich der Chance nicht, das Problem von Abtreibung und Kindstötung zu lösen, weil ich es für möglich halte, ein sehr plausibles Moralprinzip anzugeben, das sich auf die Frage *notwendiger* Bedingungen des Lebensrechts bezieht, wobei die entsprechenden Bedingungen eine Antwort auf die Frage nach der Erlaubtheit von Abtreibung und Kindstötung liefern werden.

Eine zweite Ursache des Pessimismus sollte beachtet werden, bevor wir weitergehen. Sie hat mit dem Umstand zu tun, daß die Entwicklung eines Organismus von gradueller und kontinuierlicher Veränderung ist. Wie soll man angesichts dieser Kontinuität eine Grenze an irgendeinem Punkt ziehen und es für erlaubt erklären, ein Exemplar *Homo sapiens* bis zu diesem Punkt, aber nicht danach zu vernichten? Wäre nicht jeder gewählte Punkt mit Willkür behaftet? Ich werde auf dieses Bedenken gleich wieder zurückkommen. Es wirft kein ernsthaftes Problem auf, wenn einmal die grundlegenden, für die Zuschreibung des Lebensrechts eines Individuums relevanten Moralprinzipien gefunden sind.

Wenden wir uns jetzt der ersten und grundlegendsten Frage zu: Welche Eigenschaften muß etwas haben, um eine Person zu sein, das heißt ein gewichtiges Lebensrecht zu besitzen? Die Behauptung, die ich verteidigen will, ist diese: Ein Organismus besitzt ein gewichtiges Lebensrecht nur, wenn er über einen Begriff des Selbst als eines fortdauernden Subjekts von Erfahrungen und anderen mentalen Zuständen verfügt sowie glaubt, daß er selbst eine solche fortdauernde Entität darstellt.

Mein wichtigstes Argument zugunsten dieser Behauptung, die ich die ›Bedingung des Selbstbewußtseins‹ nennen will, wird am ehesten verständlich werden, wenn ich zuerst eine vereinfachte Version angebe und dann eine nötige Abwandlung betrachte. Die vereinfachte Version meines Arguments ist diese: Einem Individuum ein Recht zuschreiben heißt, etwas über die *prima-facie*-Verpflichtung seitens anderer Individuen sagen, auf bestimmte Weise zu handeln oder sich des Handelns zu enthalten. Die betreffenden Verpflichtungen sind jedoch konditionaler Art, abhängig vom Vorliegen bestimmter Wünsche des Individuums, dem das Recht zugeschrieben wird. Wenn beispielsweise ein Individuum einen bittet, etwas zu zerstören, worauf es ein Recht hat, so verletzt man sein Recht auf dieses Ding nicht, wenn man es daraufhin zerstört. Dies legt die folgende Analyse nahe: »A hat ein Recht auf x« ist ungefähr gleichbedeutend mit »Wenn A x wünscht, dann stehen andere unter der *prima-facie*-Verpflichtung, sich der Handlungen zu enthalten, die A um x brächten« (man vergleiche noch einmal die von Brandt verteidigte Analyse: Brandt 1959, S. 434-441).

Obwohl diese Analyse auf den ersten Blick plausibel scheint, gibt es Gründe, sie für nicht völlig richtig zu halten. Ich werde sie später betrachten. Bereits jetzt ist jedoch eine Ergänzung nötig, weil einige Aspekte des Begriffs eines Rechts im vorliegenden Kontext wichtig sind und dies etwas ausführlicher behandelt werden muß. Insbesondere scheint es eine begriffliche Wahrheit zu sein, daß Dinge ohne Bewußtsein, wie normalerweise Maschinen, keine Rechte haben können. Folgt diese begriffliche Wahrheit aus der gegebenen Analyse des Begriffs Recht? Die Antwort hängt davon ab, wie der Terminus »Wunsch« interpretiert wird. Wenn man eine vollständig behavioristische Interpretation von »Wunsch« wählt, so daß eine Maschine, die nach einer elektrischen Steckdose sucht, um ihre Batterien aufgeladen zu bekommen, als über den Wunsch verfügend beschrieben wird, aufgeladen zu werden, dann folgt aus dieser Analyse nicht, daß Objekte ohne Bewußtsein keine Rechte haben können. Wenn andererseits »Wunsch« so interpretiert wird, daß Wünsche Zustände sind, die notwendig in irgendeiner Art von Beziehung zu Bewußtseinszuständen stehen, wird aus der Analyse folgen, daß eine Maschine, die nicht bewußtseinsfähig ist und folglich nicht fähig zu Wünschen, keinerlei Rechte haben kann. Ich glaube, daß diejenigen, die Analysen des Begriffs eines Rechts ungefähr dieser letzteren Art vertreten, eine Interpretation des Terminus »Wunsch« vor Augen haben, der einen Bezug auf mehr als Verhaltensdispositionen umfaßt. Statt sich hierauf zu verlassen, ist jedoch offenbar vorzuziehen, eine solche Interpretation explizit zu formulieren. Die folgende Analyse ist ein naheliegender Versuch: »A hat ein Recht auf x« ist ungefähr gleichbedeutend mit »A ist von der Art, daß es ein Subjekt von Erfahrungen und anderen mentalen Zuständen ist; A ist fähig, x zu wünschen; und wenn A x wünscht, stehen andere unter der *prima-facie*-Verpflichtung, sich solcher

Handlungen zu enthalten, die ihn um die Erfüllung des Wunschs brächten.«

Der nächste Argumentationsschritt besteht im wesentlichen darin, diese Analyse auf den Begriff des Lebensrechts anzuwenden. Unglücklicherweise ist der Ausdruck »Recht auf Leben« nicht besonders günstig, denn er legt nahe, daß das entsprechende Recht die fortdauernde Existenz eines biologischen Organismus betrifft. Daß dies unrichtig ist, kann sichtbar gemacht werden, indem wir mögliche Verletzungen des Lebensrechts eines Individuums ansehen. Angenommen beispielsweise, daß mit Hilfe einer zukünftigen Technologie das Gehirn eines erwachsenen Menschen vollständig umprogrammiert würde, so daß der Organismus dabei mit Erinnerungen (oder vielmehr scheinbaren Erinnerungen), Überzeugungen, Einstellungen und Persönlichkeitsmustern versehen würde, die vollständig verschieden sind von denen, die zu ihm gehörten, bevor er dem Umprogrammieren unterworfen wurde. In einem solchen Fall würde man sicher sagen, daß ein Individuum zerstört wurde, daß das Lebensrecht eines erwachsenen Menschen verletzt wurde, obwohl kein biologischer Organismus getötet worden ist. Dieses Beispiel zeigt, daß der Ausdruck »Recht auf Leben« irreführt, denn worum es wirklich geht, ist nicht einfach die fortdauernde Existenz eines biologischen Organismus, sondern das Recht eines Subjekts mit Erfahrungen und anderen mentalen Zuständen auf fortdauernde Existenz.

Wenn wir diese präzisere Beschreibung des hier relevanten Rechts voraussetzen, sind wir jetzt in der Lage, die früher formulierte Analyse des Begriffs eines Rechts anzuwenden. Wenn wir das tun, sehen wir, daß die Aussage: »A hat ein Recht auf die fortdauernde Existenz als ein Subjekt von Erfahrungen und anderen mentalen Zuständen« ungefähr gleichbedeutend ist mit der Aussage: »A ist das Subjekt von Erfahrungen und anderen mentalen Zuständen; A ist fähig, weiter als ein Subjekt von Erfahrungen und anderen mentalen Zuständen zu existieren; und wenn A wünscht, als eine solche Entität zu existieren, dann stehen andere unter der *prima-facie*-Verpflichtung, ihn nicht daran zu hindern.«

Die letzte Stufe des Arguments besteht einfach darin, zu fragen, was der Fall sein muß, damit etwas fähig sein kann, einen Wunsch nach fortdauernder Existenz als ein Subjekt von Erfahrungen und anderen mentalen Zuständen zu haben. Der entscheidende Punkt dabei ist, daß die Wünsche, die ein Wesen haben kann, durch die Begriffe begrenzt sind, über die es verfügt. Denn die elementarste Form des Beschreibens eines bestimmten Wunschs besteht darin, ihn als den Wunsch zu beschreiben, daß eine bestimmte Proposition wahr ist.[8] Und da man nicht wünschen kann, eine bestimmte Proposition sei wahr, wenn man sie nicht versteht, und da man sie nicht verstehen kann, ohne über die nötigen Begriffe zu verfügen, folgt, daß die Wünsche, die man haben kann, begrenzt sind durch die Begriffe, über die man verfügt. Dies auf den vorliegenden Fall anzuwenden führt zu dem Ergebnis, daß eine Entität nicht etwas sein kann, das die Existenz eines Subjekts von Erfahrungen und anderen mentalen Zuständen wünscht, wenn sie nicht den Begriff von einem solchen Subjekt besitzt. Darüber hinaus kann eine Entität nicht wünschen, daß sie selbst als ein Subjekt von Erfahrungen und anderen mentalen Zuständen fortdauert, wenn sie nicht glaubt, im Augenblick ein solches Subjekt zu sein. Das vervollständigt die Rechtfertigung der Behauptung, eine notwendige Bedingung dafür, daß etwas ein gewichtiges Lebensrecht hat, bestehe darin, daß es über den Begriff des Selbst als eines fortdauernden Subjekts von Erfahrungen verfügt und daß es glaubt, selbst ein solches Wesen zu sein.

Betrachten wir jetzt eine wünschenswert scheinende Abwandlung im obigen Argument. Diese Abwandlung betrifft die wesentliche begriffliche Behauptung hinsichtlich der Beziehung zwischen der Zuschreibung von Rechten und der Zuschreibung der entsprechenden Wünsche. Bestimmte Situationen legen nahe, daß Ausnahmen zu der Behauptung möglich sind, daß, wenn eine Person etwas nicht will, man ihr Recht darauf nicht verletzen kann. Es gibt drei Arten von Situationen, die diese Behauptung in Frage stellen: (1) Situationen, in denen die Wünsche eines Individuums einen Zustand emotionaler Verwirrung erkennen lassen; (2) Situationen, in denen ein bisher bewußtes Individuum zeitweilig bewußtlos ist; (3) Situationen, in denen die Wünsche eines Individuums durch Konditionierung oder Indoktrination verzerrt wurden.

Als ein Beispiel der ersten Art betrachte man einen Fall, in dem ein erwachsener Mensch in einen Zustand der Depression verfällt, den sein Psychiater als vorübergehend erkennt. In diesem Zustand äußert er anderen gegenüber, daß er wünschte, tot zu sein. Sein Psychiater entscheidet – weil er die Ansicht akzeptiert, daß es keine Verletzung des Lebensrechts eines Individuums geben kann, ohne daß das Individuum einen Lebenswunsch hat –, den Willen seines Patienten zu erfüllen, und tötet ihn. Oder man betrachte einen ähnlichen Fall, in dem eine Person einer anderen eine Droge verabreicht, die einen Zustand zeitweiliger Depression verursacht. Der mit der Droge Behandelte äußert den Wunsch, tot zu sein; die Person, die die Droge verabreichte, tötet ihn. Möchte man nicht in diesen beiden Fällen sagen, daß der Akteur etwas ernsthaft moralisch Falsches tat, indem er die andere Person tötete? Und liegt der Grund dafür, daß die Handlung in beiden Fällen ernsthaft moralisch falsch war, nicht in dem Umstand, daß sie das Lebensrecht des Individuums verletzte? Wenn ja, so kann das Lebensrecht nicht mit einem Lebenswunsch in der beschriebenen Weise verbunden sein.

Die zweite Klasse von Situationen ist diejenige, bei der ein Individuum aus irgendeinem Grund bewußtlos ist – das heißt, es schläft, steht unter Drogen oder befindet sich in zeitweiligem Koma. Hat ein Individuum in diesem Zustand Wünsche? Manchmal wird gesagt, daß ein bewußtloses Individuum etwas will, aber es könnte eingewandt werden, daß eine solche Behauptung, wenn sie nicht offenkundig falsch sein soll, tatsächlich auf die Wünsche bezogen zu verstehen ist, die das Individuum *hätte*, wäre es jetzt bei Bewußtsein. Wenn die früher vorgeschlagene Analyse des Rechtsbegriffs richtig wäre, würde folgen, daß man das Recht eines Individuums nicht verletzt, wenn man sein Auto wegnimmt oder es tötet, während es schläft.

Schließlich betrachte man Situationen, in denen die Wünsche eines Individuums verzerrt wurden, entweder durch Einflüstern irrationaler Überzeugungen oder durch direktes Konditionieren. Auf diese Weise kann ein Individuum jemandem erlauben, es zu töten, weil es zu der Überzeugung gekommen ist, daß, wenn es zustimmt, für die Götter geopfert zu werden, es in einem künftigen Leben prächtig belohnt werden wird. Oder ein Individuum kann versklavt werden, nachdem es vorher dazu konditioniert wurde, ein Leben in der Versklavung zu wünschen. Würde man nicht sagen wollen, daß im ersten Fall das Lebensrecht eines Individuums, im letzteren sein Recht auf Freiheit verletzt wurde?

Situationen wie diese legen nachdrücklich nahe, daß es sogar dann, wenn ein Individuum etwas überhaupt nicht wünscht, dennoch möglich ist, sein Recht darauf zu verletzen. Eine Abänderung der früheren Analyse des Rechtsbegriffs scheint deshalb angebracht. Meiner Meinung nach erfaßt die vorgeschlagene Analyse die paradigmatischen Fälle der Verletzung individueller Rechte, aber es gibt andere, sekundäre Fälle, in denen man ebenso sagen will, daß jemandes Recht verletzt wurde, die aber nicht einbezogen sind.

Wie eine revidierte Analyse genau formuliert werden sollte, ist nicht klar. Hier wird es ausreichen, einfach zu sagen, daß im Lichte des Bisherigen das Recht eines Individuums auf x nicht nur verletzt werden kann, wenn es x wünscht, sondern auch, wenn es x jetzt *wünschte*, träfe nicht einer der folgenden Umstände zu: (1) es befindet sich in einem emotional unausgewogenen Zustand; (2) es ist vorübergehend bewußtlos; (3) es wurde konditioniert, einen Zustand zu wünschen, in dem x nicht gegeben ist.

Der entscheidende Punkt besteht nun darin, daß sogar dann, wenn diese Erweiterung der Bedingungen vorliegt, unter denen das Recht eines Individuums auf etwas verletzt werden kann, es immer noch zutrifft, daß jemandes Recht auf etwas nur verletzt werden kann, wenn er die begriffliche Fähigkeit besitzt, den entsprechenden Gegenstand zu wünschen. Ein Individuum beispielsweise, das jetzt wünschte, kein Sklave zu sein, befände es sich nicht in einem Zustand geistiger Verwirrung oder wäre es nicht zeitweilig bewußtlos oder vorher konditioniert worden, ein Sklave sein zu wollen, muß über die Begriffe verfügen, an die der Wunsch geknüpft ist, kein Sklave sein zu wollen. Da in das entworfene Argument tatsächlich nur die begriffliche Fähigkeit eingeht, die von dem Wunsch nach fortdauernder Existenz als ein Subjekt von Erfahrungen und anderen mentalen Zuständen vorausgesetzt wird, und nicht der Wunsch selbst, erschüttern die notwendigen Modifikationen in der Analyse der Verletzungsbedingungen nicht meine Verteidigung der Bedingung des Selbstbewußtseins.[9]

Um zusammenzufassen: Meine Argumentation bestand darin, daß ein Lebensrecht besitzen voraussetzt, daß man des Wunsches fähig ist, weiter als Subjekt von Erfahrungen und anderen mentalen Zuständen zu existieren. Dies setzt voraus, sowohl daß man den Begriff von einem solchen fortdauernden Wesen hat, als auch, daß man sich selbst für ein solches Wesen hält. Ein Wesen, dem dieses Bewußtsein von sich selbst als eines fortdauernden Subjekts mentaler Zustände abgeht, hat kein Lebensrecht.

Es wäre an diesem Punkt naheliegend, zu fragen, ob die Erfüllung dieser Voraussetzung nicht nur notwendig, sondern auch hinreichend dafür ist, daß ein Gegenstand ein Lebensrecht hat. Ich neige zu einer positiven Antwort. Jedoch ist diese Frage im vorliegenden Kontext nicht dringlich, da man bereits über die Grundlage für eine angemessene Verteidigung von Abtreibung und Kindstötung verfügt, solange die Voraussetzung tatsächlich eine notwendige ist. Wenn ein Organismus noch eine andere Bedingung erfüllen muß, damit er ein ernsthaftes Lebensrecht besitzt, wird das Ergebnis nur sein, daß sich der Zeitraum etwas länger erstrecken dürfte, in dem Kindstötung moralisch zulässig ist. Obwohl der Zeitpunkt, an dem der Organismus zum ersten Mal Selbstbewußtsein und damit die Fähigkeit des Wünschens erlangt, als Subjekt von Erfahrungen und anderen mentalen Zuständen fortzudauern, ein theoretisch falscher Grenzpunkt sein kann, ist er zumindest moralisch gesehen relativ sicher: ein hierbei möglicher Irrtum ist am wenigsten wahrscheinlich.

4. Einige kritische Bemerkungen zu alternativen Vorschlägen

Ich möchte jetzt die von mir vorgeschlagene Grenzlinie mit den traditionellerweise in der Abtreibungsdiskussion vorgebrachten Grenzpunkten vergleichen. Meine allgemeine Behauptung wird sein, daß keiner dieser Grenzpunkte durch Berufung auf überzeugende, grundlegende Moralprinzipien verteidigt werden kann. Die wichtigsten Vorschläge zu dem Zeitpunkt, nach dem es ernsthaft falsch ist, ein Wesen zu zerstören, das sich in einen erwachsenden Angehörigen der Spezies *Homo sapiens* entwickeln wird, sind die folgenden: (a) die Konzeption, (b) das Annehmen menschlicher Form; (c) das Erreichen der Fähigkeit, sich spontan zu bewegen; (d) die Lebensfähigkeit außerhalb des Mutterleibs; (e) die Geburt.[10] Die von diesen Grenzpunkten jeweils nahegelegten Moralprinzipien lauten wie folgt: (1) es ist, beginnend mit der Zygote, ernsthaft moralisch falsch, einen der Spezies *Homo sapiens* zugehörigen Organismus zu töten. (2) Es ist ernsthaft moralisch falsch, einen der Spezies *Homo sapiens* zugehörigen Organismus zu töten, der menschliche Form angenommen hat. (3) Es ist ernsthaft moralisch falsch, einen der Spezies *Homo sapiens* zugehörigen Organismus zu töten, der zu spontaner Bewegung fähig ist. (4) Es ist ernsthaft moralisch falsch, einen der Spezies *Homo sapiens* zugehörigen Organismus zu töten, der fähig ist, außerhalb des Mutterleibs zu leben. (5) Es ist ernsthaft moralisch falsch, einen der Spezies *Homo sapiens* zugehörigen Organismus zu töten, der sich nicht länger im Mutterleib befindet.

Als erstes will ich anmerken, daß nicht akzeptabel wäre, den Hinweis auf die Zugehörigkeit zur Spezies *Homo sapiens* bei diesen Prinzipien *einfach zu tilgen*, mit Ausnahme des Prinzips (2). Denn in diesem Fall wären die Prinzipien auf Tiere ganz allgemein anwendbar, und man wäre zu der Folgerung gezwungen, daß es ernsthaft moralisch falsch ist, einen Katzenfötus abzutreiben, oder daß es ernsthaft moralisch falsch ist, einen zu Bewegungen fähigen Katzenfötus abzutreiben, und so weiter.

Die zweite und entscheidende Anmerkung weist darauf hin, daß keines dieser angeführten fünf Prinzipien plausiblerweise für ein *grundlegendes* Moralprinzip gehalten werden kann. Irgendeines von ihnen in dieser Funktion zu akzeptieren würde dem gleichkommen, eine Aussage folgender Art als grundlegendes Moralprinzip zu akzeptieren: daß es moralisch erlaubt ist, schwarze Angehörige der Spezies *Homo sapiens* zu versklaven, aber nicht weiße Angehörige. Warum sollte es ernsthaft moralisch falsch sein, einen ungeborenen Angehörigen der Spezies *Homo sapiens* zu töten, aber nicht ernsthaft moralisch falsch, ein ungeborenes Kätzchen? Ein Unterschied hinsichtlich der Spezies ist nicht per se ein moralisch relevanter Unterschied. Wenn man der Meinung ist, es sei ernsthaft moralisch falsch, einen ungeborenen Angehörigen der Spezies *Homo sapiens* zu töten, nicht aber ein ungeborenes Kätzchen, sollte man in der Lage sein, auf eine moralisch relevante Eigenschaft zu verweisen, die von ungeborenen *Homo-sapiens*-Angehörigen besessen wird, nicht aber von ungeborenen Kätzchen. Ähnlich muß eine solche Eigenschaft genannt werden, wenn man es für ernsthaft moralisch falsch hält, ungeborene *Homo-sapiens*-Angehörige zu töten, die Lebensfähigkeit außerhalb des Mutterleibs erlangt haben, nicht aber für ernsthaft moralisch falsch, ungeborene Kätzchen auf derselben Stufe zu töten.

Welche Eigenschaft könnte einen solchen Unterschied belegen? Das heißt, auf welche *grundlegenden* Moralprinzipien kann sich eine Person zur Unterstützung ihrer Moralurteile zweiter Stufe berufen, die eines dieser fünf Prinzipien akzeptiert? Warum sollten Ereignisse wie das Annehmen menschlicher Form, das Erreichen der Bewegungsfähigkeit, das Eintreten von Lebensfähigkeit außerhalb des Mutterleibs oder die Geburt dazu dienen, ein Wesen mit einem Lebensrecht auszustatten? Für den Liberalen ist es nötig, zu zeigen, daß diese Ereignisse Veränderungen bedeuten oder mit Veränderungen einhergehen, die moralisch relevant sind.

Betrachten wir jetzt Gründe, warum die von den Grenzpunkten (b)-(e) angesprochenen Ereignisse nicht moralisch relevant sind, beginnend mit den beiden letzten: Lebensfähigkeit und Geburt. Der Umstand, daß ein Organismus nicht von einem anderen Organismus physiologisch abhängig oder daß er zu physiologischer Unabhängigkeit fähig ist, ist sicher irrelevant dafür, ob der Organismus ein Lebensrecht hat. Zugunsten dieser Behauptung betrachte man den spekulativen Fall, in dem ein Fötus fähig ist, eine Sprache zu lernen, während er sich noch im Mutterleib befindet. Man würde sicher nicht sagen, daß dieser Fötus kein Lebensrecht hätte, solange er nicht aus dem Mutterleib herauskäme oder solange er nicht fähig wäre, außerhalb des Mutterleibs zu existieren. Ein weniger spekulatives Beispiel ist der Fall siamesischer Zwillinge, die zu sprechen gelernt haben. Man möchte nicht sagen, daß einer der Zwillinge kein Lebensrecht hat, da er sterben muß, wenn beide getrennt werden. Deshalb scheint es schwierig, dem Einwurf des Konservativen zu widersprechen, ein Organismus, der vor der Geburt oder vor Erlangen von Lebensfähigkeit ohne Lebensrecht ist, könne dieses Recht nicht unmittelbar nach der Geburt oder nach dem Erreichen von Lebensfähigkeit erwerben.

Dies schließt allerdings Lebensfähigkeit als Grenzlinie nicht vollständig aus. Denn anstatt die Lebensfähigkeit als Grenzpunkt mit dem Argument zu verteidigen, daß erst dann der Fötus ein Lebensrecht erwirbt, könnte vielmehr argumentiert werden, daß erst dann, wenn ein Organismus physiologisch von einem anderen abhängig ist, das Lebensrecht des ersten mit dem Recht des letzten konfligieren kann, seinen Körper nach Gutdünken zu gebrauchen, und daß sogar das Verfügungsrecht des letzteren über seinen Körper häufig Vorrang vor dem Lebensrecht des anderen Organismus haben kann. Thomson hat diese Position verteidigt: »Ich sage nur, daß ein Lebensrecht haben weder ein Recht auf den Gebrauch noch ein Recht auf die Erlaubnis des längerfristigen

Gebrauchs eines anderen Körpers garantiert – auch wenn man ihn gerade zum Überleben benötigte. Die Abtreibungsgegner werden sich deshalb nicht so ganz einfach und klar auf das Lebensrecht stützen können, wie sie selbst offenbar geglaubt haben« (S. 117). Ich denke, daß Thomson mit der Behauptung recht hat, daß die Philosophen viel zu oberflächlich bei der Annahme waren, daß man, wenn man dem Fötus ein ernsthaftes Lebensrecht zugesteht, die konservative Abtreibungsposition akzeptieren muß. (Ein gutes Beispiel für die Unterlassung einer kritischen Behandlung dieser Frage liefert der Aufsatz von Brody 1971). Ich denke auch, daß die einzige Verteidigung der Lebensfähigkeit als Grenzpunkt, die überhaupt eine Aussicht auf Erfolgt hat, auf den Überlegungen aufbauen wird, die Thomson vorbringt. Ich bezweifle jedoch sehr, daß diese Verteidigung der Abtreibung letztlich haltbar ist. Ich denke, daß man sogar stärkere Annahmen als diejenigen Thomsons zugestehen und dennoch überzeugend für eine halbkonservative Position argumentieren kann.

Was mir vorschwebt, ist folgendes. Der Position sei zugestanden, daß das Recht einer Frau, ihren Körper von Parasiten zu befreien, die ihre Handlungsfreiheit einschränken und möglicherweise ihre Gesundheit beeinträchtigen, stärker ist als das Lebensrecht des Parasiten, und das sogar dann, wenn der Parasit ebensoviel Lebensrecht hat wie ein erwachsener Mensch. Man kann dennoch argumentieren, daß Abtreibung nicht erlaubt sein sollte. Denn wenn As Recht stärker ist als dasjenige Bs und es unmöglich ist, das Recht beider zu berücksichtigen, folgt nicht, daß eher das von A als das von B berücksichtigt werden sollte. Es kann möglich sein, A dafür zu entschädigen, daß sein Recht nicht berücksichtigt wird, aber unmöglich, B dafür zu entschädigen, daß sein Recht nicht berücksichtigt wird. In einem solchen Fall wäre es das beste, Bs Anspruch zu erfüllen und A zu entschädigen. Abtreibung kann ein hierfür relevantes Beispiel sein. Wenn der Fötus ein Lebensrecht hat und das Recht nicht respektiert wird, dann gibt es sicher keine Methode, den Fötus zu entschädigen. Wenn andererseits das Recht der Frau, ihren Körper von schädlichen und lästigen Parasiten zu befreien, nicht respektiert wird, kann sie entschädigt werden. Die gerechte Lösung schiene deshalb darin zu bestehen, Abtreibung zu verbieten, aber Frauen für die Belastung zu entschädigen, einen Parasiten bis zur Geburt auszutragen. Damit sind wir aber wieder bei einer (abgewandelten) konservativen Position.[11] Unsere Folgerung muß deshalb sein, daß es unwahrscheinlich sein dürfte, daß es eine befriedigende Verteidigung der Lebensfähigkeit oder der Geburt als Grenzpunkte geben kann.

Betrachten wir jetzt die dritte vorgeschlagene Grenzziehung, das Erreichen der Fähigkeit zu spontanen Bewegungen. Es könnte argumentiert werden, daß diese Fähigkeit zu erreichen ein moralisch relevantes Ereignis darstellt, weil eine Verbindung zwischen dem Begriff eines Akteurs und dem Begriff einer Person existiert, und bewegungsfähig sein anzeigt, daß ein Gegenstand ein Akteur ist (vgl. Wertheimers Bemerkungen: 1971, S. 79).

Es ist schwierig, auf diesen Vorschlag zu antworten, wenn er nicht etwas genauer formuliert wird. Angenommen, man hat das Interesse, hierbei einen bestimmten Grenzpunkt zu verteidigen, liegt es nahe, den Vorschlag so zu interpretieren, daß er Bewegungsfähigkeit als notwendige Bedingung für das Lebensrecht eines Organismus ansieht. Aber das dürfte nicht überzeugen, denn man will sicher erwachsenen Menschen ein Lebensrecht zuschreiben, die vollständig gelähmt sind. Vielleicht geht der Vorschlag eher dahin, daß Bewegungsfähigkeit eine hinreichende Bedingung dafür ist, daß etwas ein Lebensrecht haben kann. Es ist jedoch offenkundig, daß Bewegungsfähigkeit allein nicht hinreichend ist, denn dies würde bedeuten, daß alle Tiere und auch bestimmte Maschinen ein Lebensrecht hätten. Möglicherweise ist es deshalb die vernünftigste Interpretation der These, daß Bewegungsfähigkeit zusammen mit einer anderen Eigenschaft eine hinreichende Bedingung dafür darstellt, daß etwas ein Lebensrecht hat, wobei die andere Eigenschaft eine solche sein muß, die von ungeborenen Angehörigen der Spezies *Homo sapiens* besessen wird, aber nicht von ungeborenen Angehörigen anderer bekannter Spezies.

Die zentrale Frage richtet sich dann darauf, welches diese andere Eigenschaft ist. Solange das nicht gesagt wird, ist es sehr schwierig, die moralische Behauptung zu bewerten, daß Bewegungsfähigkeit in Verbindung mit dieser Eigenschaft eine hinreichende Grundlage dafür ist, einem Organismus ein Lebensrecht zuzuschreiben, und ebenso schwierig, die Tatsachenbehauptung zu bewerten, daß ein bewegungsfähiger menschlicher Fötus diese Eigenschaft besitzt, ein bewegungsfähiger Fötus, der zu einer anderen Spezies gehört, hingegen nicht. Ein Konservativer würde vermutlich Bewegungsfähigkeit als einen Grenzpunkt mit dem Argument ablehnen, daß die Frage, ob ein Organismus ein Lebensrecht hat, nur von seinen potentiellen Eigenschaften abhängt, die sich natürlich durch seinen Übergang zu Bewegungsfähigkeit nicht verändern. Wenn man andererseits eine liberale Abtreibungsposition vorzieht, kann man, denke ich, diesen dritten der vorgeschlagenen Grenzpunkte in seiner unspezifischen Form nur angreifen, indem man angibt, welche Eigenschaften notwendig oder welche hinreichend sind, damit ein Individuum ein Lebensrecht besitzt. Deshalb würde ich meine Kritik der Bewegungsfähigkeit als Grenzpunkt auf meine früher verteidigte These stützen, daß es eine notwendige Bedingung für das Besitzen von Lebensrecht eines Organismus darstellt, daß es sich selbst als fortdauerndes Subjekt von Erfahrungen und anderen mentalen Zuständen verstehen kann.

Der zweite vorgeschlagene Grenzpunkt – die Herausbildung einer erkennbar menschlichen Form – kann ziemlich schnell verworfen werden. Ich habe bereits hervorgehoben, daß die Zugehörigkeit zu einer bestimmten Spezies nicht selbst eine moralisch relevante Eigenschaft darstellt. Denn es ist offensichtlich, daß für den Fall, wir würden auf andere ›vernunftbegabte Tiere‹ stoßen, wie die Marsbewohner, die Tatsache, daß ihre physiologische Struktur sehr verschieden wäre von der unsrigen, keinen Grund darstellt, ihnen ein Lebensrecht zu verweigern.[12] Ähnlich ist klar, daß die Herausbildung einer menschlichen Gestalt nicht in sich selbst ein moralisch relevantes Ereignis darstellt. Noch scheint es irgendwelche Grundlagen für die Annahme zu geben, daß es eine andere, hiermit verbundene Veränderung gibt, die moralisch relevant wäre. Die Anziehungskraft dieses zweiten Grenzpunktes ist, meine ich, rein emotionaler Natur.

Die Folgerung scheint insgesamt also die zu sein, daß es sehr schwierig ist, die Grenzpunkte zu verteidigen, die traditionell von denen vorgebracht wurden, die entweder eine gemäßigte oder eine liberale Position zur Abtreibung vertraten. Der Grund ist, daß es keine fundamentalen Moralprinzipien zu geben scheint, auf die man sich zugunsten der betreffenden Grenzpunkte berufen könnte. Wir müssen jetzt sehen, ob der Konservative besser wegkommt.

5. Widerlegung der konservativen Position

Viele haben den Eindruck gewonnen, daß die Position des Konservativen eher zu verteidigen ist als die des Liberalen, weil der Konservative auf die graduelle und kontinuierliche Entwicklung eines Organismus verweisen kann, von einer Zygote hin zu einem erwachsenen menschlichen Wesen. Er kann dem Liberalen gegenüber einwenden, es sei moralisch willkürlich, wenn dieser eine Grenzlinie an irgendeinem Punkt innerhalb dieses kontinuierlichen Verlaufs zieht und Abtreibung vor, aber nicht nach diesem speziellen Punkt für erlaubt hält. Die Erwiderung des Liberalen bestünde vermutlich darin, die Betonung der Kontinuität des Vorgangs sei irreführend. Worum es dem Konservativen tatsächlich geht, ist, den Liberalen einfach herauszufordern, die Eigenschaften anzugeben, die ein Gegenstand haben muß, um eine Person zu sein, und zu zeigen, daß der sich entwickelnde Organismus diese Eigenschaften bereits *vor* dem vom Liberalen gewählten Punkt aufweist. Der Liberale kann daraufhin erwidern, daß seine Schwierigkeit, dieser Herausforderung zu begegnen, nicht als Grund genommen werden sollte, um seine Position zu verwerfen. Denn der Konservative kann der Herausforderung ebenfalls nicht begegnen; der Konservative ist gleichermaßen unfähig, zu sagen, welche Eigenschaften etwas haben muß, um ein Lebensrecht zu besitzen.

Obwohl diese Erwiderung das Argument des Konservativen nicht restlos erledigt, ist sie nicht ohne Kraft. Denn die Proponenten der Überzeugung, daß Abtreibung immer falsch ist, waren nicht in der Lage, die Frage nach den grundlegenden Moralprinzipien zu beantworten, auf denen ihre Position beruht. Sie gaben sich damit zufrieden, die Falschheit des Tötens irgendeines Organismus zu behaupten, beginnend mit der Zygote, wenn dieser Organismus der Spezies *Homo sapiens* angehört. Aber sie übersahen, daß dies kein akzeptables *grundlegendes* Moralprinzip sein kann, da der Speziesunterschied nicht in sich selbst einen moralisch relevanten Unterschied darstellt. Der Konservative kann jedoch erwidern, daß seine Position zu verteidigen ist – nicht jedoch die des Liberalen –, *ohne* sich über die Eigenschaften klar zu werden, die ein Ding haben muß, um Lebensrecht zu besitzen. Die Verteidigung des Konservativen wird auf den folgenden beiden Behauptungen beruhen: erstens, daß es eine Eigenschaft gibt, auch wenn man sie nicht genau benennen kann, die (a) erwachsene Menschen besitzen und die (b) jedem Organismus, der sie besitzt, ein gewichtiges Lebensrecht verschafft. Zweitens, daß für den Fall, daß es Eigenschaften gibt, die (a) und (b) erfüllen, zumindest eine dieser Eigenschaften von der Art ist, daß jeder Organismus, der diese Eigenschaft potentiell besitzt, allein dadurch über ein gewichtiges Lebensrecht verfügt – einfach aufgrund dieser Potentialität, wobei ein Organismus eine Eigenschaft potentiell besitzt, wenn er sie im normalen Verlauf seiner Entwicklung annehmen wird. Die zweite Behauptung – die ich als Potentialitätsprinzip bezeichnen werde – ist die entscheidende für die Verteidigung des Konservativen. Ihretwegen ist er in der Lage, seine Position zu verteidigen, ohne zu entscheiden, welche Eigenschaften ein Gegenstand haben muß, um ein Lebensrecht zu besitzen. Es reicht aus, zu wissen, daß erwachsene Angehörige der Spezies *Homo sapiens* ein solches Recht haben. Dann kann man nämlich folgern, daß jeder Organismus der Spezies *Homo sapiens*, beginnend mit der Zygote, aufgrund des Potentialitätsprinzips ebenso ein Lebensrecht haben muß.

Der Liberale kann im Gegensatz dazu kein vergleichbares Argument beibringen. Er kann seine Position nicht verteidigen, ohne zumindest teilweise Antwort auf die Frage danach zu geben, welche Eigenschaften ein Ding haben muß, um ein Lebensrecht zu besitzen.

Die Bedeutung des Potentialitätsprinzips reicht jedoch über den Umstand hinaus, daß es die Position des Konservativen unterstützt. Wenn das Prinzip unakzeptabel ist, so auch dessen Position. Denn wenn der Konservative die Ansicht nicht verteidigen kann, daß das Besitzen bestimmter potentieller Eigenschaften eines Organismus hinreichend ist, um ihm ein Lebensrecht zuzuschreiben, ist seine Behauptung, daß ein Fötus als *Homo-sapiens*-Angehöriger ein Lebensrecht hat, folgendermaßen anzugreifen. Der Grund, daß ein *Homo-sapiens*-Angehöriger ein Lebensrecht hat, nicht aber ein kleiner Affe, lautet, daß es bestimmte psychologische Eigenschaften gibt, die ersterer besitzt, die letzterem aber fehlen. Auch wenn man sich nun im unklaren befindet, welches diese Eigenschaften genau sind, ist doch klar, daß ein Organismus in den frühen Stadien der Entwicklung von einer Zygote zu einem erwachsenen Angehörigen der Spezies *Homo sapiens* diese Eigenschaften nicht besitzt. Man muß nur einen menschlichen Fötus mit einem Affenfötus vergleichen. Über welche mentalen Zustände sollte der erste verfügen, welche letzterer nicht hat? Die Annahme ist sicher vernünftig, daß es keine bedeutenden Unterschiede in ihren jeweiligen geistigen Existenzen gibt – vorausgesetzt, man will solchen Organismen überhaupt irgendwelche mentale Zustände zuschreiben. (Besitzt eine Zygote eine geistige Existenz? Hat sie Erfahrungen? Oder Überzeugungen? Oder Wünsche?) Es gibt natürlich physiologische Unterschiede, aber die sind als solche nicht moralisch relevant. *Wenn* man behauptete, daß potentielle Eigenschaften für die Zuschreibung eines Lebensrechts relevant sind, könnte man argumentieren, daß die physiologischen Unterschiede, obwohl nicht als solche moralisch relevant, aufgrund ihrer kausalen Folgen moralisch wichtig sind: Sie werden zu psychologischen Unterschieden führen, die moralisch relevant sind, und aus diesem Grund sind die physiologischen Unterschiede selbst ebenfalls moralisch relevant. Wenn das Potentialitätsprinzip aber nicht zur Verfügung steht, kann auch diese Argumentationslinie nicht verfolgt werden, und dann wird es keine Unterschiede geben zwischen einem menschlichen Fötus und einem Affenfötus, die der Konservative als Gründe aufbieten kann, um ersterem ein ernsthaftes Lebensrecht zuzuschreiben, letzterem aber nicht.

Die Folgerung ist deshalb verführerisch, daß die konservative Sicht zu Abtreibung genau dann akzeptabel ist, wenn das Potentialitätsprinzip akzeptabel ist. Aber wenn man sagt, daß die konservative Position verteidigt werden kann, wenn das Potentialitätsprinzip akzeptabel ist, so liegt darin die Annahme, daß die Argumentation erschöpft ist, wenn einmal zugestanden wird, daß der Fötus ein Lebensrecht hat; und, wie früher bemerkt, hat Thomson gezeigt, daß es ernsthafte Gründe gibt, diese Annahme zu bezweifeln. Der wichtige Punkt ist in diesem Zusammenhang jedenfalls der, daß die konservative Position zu Abtreibung *nur dann* akzeptabel ist, wenn das Potentialitätsprinzip haltbar ist.

Eine Methode, das Potentialitätsargument anzugreifen, besteht einfach darin, zugunsten der Bedingung des Selbstbewußtseins zu argumentieren – der These, daß nur ein sich selbst als fortdauerndes Subjekt von Erfahrungen begreifender Organismus ein Recht auf Leben hat. Denn diese Bedingung enthält die Verneinung des Potentialitätsprinzips, wenn sie mit der Behauptung verbunden wird, daß es mindestens eine Eigenschaft gibt, über die erwachsene Menschen verfügen, so daß jeder über sie verfügende Organismus ein ernsthaftes Lebensrecht hat. Oder zumindest ist das der Fall, wenn wir die unstrittige empirische Behauptung hinzunehmen, daß ein Organismus, der im normalen Verlauf der Entwicklung zu einem erwachsenen Menschen wird, nicht vom allerersten Beginn seiner Entwicklung an über den Begriff eines fortdauernden Subjekts von Erfahrungen verfügt, zusammen mit der Überzeugung, daß er selbst eine solche Entität ist.

Ich halte es jedoch für das beste, das Potentialitätsprinzip selbst kritisch zu prüfen und die Argumente dagegen nicht einfach auf die Selbstbewußtseinsbedingung aufzubauen. Der erste zu beachtende Punkt ist vermutlich, daß das Potentialitätsprinzip nicht verwechselt werden sollte mit Prinzipien wie dem folgenden: Der Wert eines Gegenstands ist verbunden mit dem Wert der Dinge, in die er sich entwickeln kann. Dieses ›Bewertungsprinzip‹ ist ziemlich vage. Es gibt Möglichkeiten, es präziser zu formulieren, die wir aber hier nicht betrachten müssen. Angenommen jedoch, daß man nicht von einem Recht auf Leben, sondern vom Wert des Lebens sprechen würde. Man erläge dann leicht dem Irrtum, daß das Bewertungsprinzip relevant ist für das Potentialitätsprinzip – genauer gesagt, es enthält. Aber das Lebensrecht eines Individuums ist nicht auf dem Wert seines Lebens gegründet. Die Behauptung, daß die Welt besser aussähe, wenn sie weniger Menschen enthielte, besagt nicht, daß es richtig wäre, eine solche bessere Welt durch Töten einiger ihrer gegenwärtigen Bewohner herbeizuführen. *Wenn* das Verfügen über ein Lebensrecht eine Sache des Werts eines Gegenstands wäre, dann würden die potentiellen Eigenschaften des Gegenstands, weil sie mit seinem erwarteten Wert verbunden sind, klar relevant sein für die Frage nach seinen Rechten. Umgekehrt, wenn einmal erkannt ist, daß die Rechte eines Dings nichts mit seinem Wert zu tun haben, wird klar, glaube ich, daß die potentiellen Eigenschaften eines Organismus irrelevant sind für die Frage nach seinem Lebensrecht.

Aber wenden wir uns jetzt der Aufgabe zu, eine direkte Widerlegung des Potentialitätsprinzips zu finden. Die grundlegende Frage ist diese: Gibt es irgendeine Eigenschaft J, welche die folgenden Bedingungen erfüllt:

(1) Es gibt eine Eigenschaft K, so daß jedes K besitzende Individuum ein Lebensrecht hat; und es gibt ein wissenschaftliches Gesetz G, das sagt, daß jeder die Eigenschaft J besitzende

Organismus im normalen Verlauf der Entwicklung zu einem späteren Zeitpunkt in Besitz der Eigenschaft K gelangen wird.

(2) Gegeben die Beziehung zwischen Eigenschaft J und Eigenschaft K, hat alles, was Eigenschaft J besitzt, ein Lebensrecht.

(3) Wenn die Eigenschaft J nicht auf die angezeigte Weise mit der Eigenschaft K verbunden wäre, wäre nicht der Fall, daß irgendetwas durch Besitz der Eigenschaft J ein Lebensrecht hätte.

Kurz gesagt, die Frage lautet, ob es eine Eigenschaft J gibt, die einem Organismus ein Lebensrecht *nur deshalb* verleiht, *weil* J in einer bestimmten kausalen Beziehung mit einer zweiten Eigenschaft K steht, die es mit sich bringt, daß alles, was diese Eigenschaft besitzt, ipso facto ein Lebensrecht hat.

Mein Argument bedient sich des folgenden kritischen Prinzips: C sei ein kausaler Prozeß, der normalerweise zu Ergebnis E führt. Sei A eine Handlung, die den Prozeß C auslöst, und B eine Handlung, die einen minimalen Energieaufwand umfaßt, der den Prozeß C beendet, bevor das Ergebnis E eintritt. Weiter sei angenommen, daß die Handlungen A und B keine anderen Folgen haben und daß E die einzige moralisch bedeutsame Folge des Prozesses C ist. Dann besteht kein moralischer Unterschied zwischen absichtlichem Ausführen der Handlung B und der absichtlichen Enthaltung, Handlung A auszuführen, bei unterstellter gleicher Motivation in beiden Fällen. Dieses Prinzip, auf das ich mich als das ›Prinzip der moralischen Symmetrie‹ hinsichtlich Handeln und Nichthandeln beziehe, würde von einigen Philosophen zurückgewiesen werden. Sie würden sagen, daß eine wichtige Unterscheidung zu ziehen sei zwischen dem, »was wir anderen Menschen in Form von Hilfe, und dem, was wir ihnen in Form von Nichteinmischung schulden« (Foot, S. 205); und daß letztere ›negative Pflichten‹, solche Pflichten sind, die zu mißachten bedenklicher ist als das Mißachten der ersten, ›positiven‹. Diese Ansicht entsteht aus einer intuitiven Reaktion auf Beispiele wie das folgende. Auch wenn es moralisch falsch ist, keine Lebensmittel an hungernde Menschen in anderen Teilen der Welt zu schicken, ist es dennoch wesentlich ernsthafter moralisch falsch, jemand zu töten. Und folgt dann nicht, daß jemandes Verpflichtung, sich zu enthalten, einen zu töten, eine gewichtigere Verpflichtung ist als die Verpflichtung, Leben zu retten?

Ich möchte zeigen, daß dies nicht die korrekte Folgerung ist. Es ist meiner Meinung nach verführerisch, diese Folgerung zu ziehen, wenn man es unterläßt, die Motivation zu beachten, die wahrscheinlich mit den entsprechenden Handlungen einhergeht. Wenn jemand eine Handlung ausführt, von der er weiß, daß sie einen anderen tötet, wird das gewöhnlich ein Grund für die Annahme sein, daß er die entsprechende Person töten wollte. Im Unterschied hierzu kann unterlassene Hilfe auch einfach nur Apathie, Bequemlichkeit, Selbstsucht oder einen amoralischen Standpunkt anzeigen: Daß eine Person wissentlich eine andere sterben läßt, wird normalerweise nicht zu der Folgerung ausreichen, daß sie den Tod dieser Person wünschte. Jemand, der wissentlich einen anderen tötet, handelt wahrscheinlich vom moralischen Standpunkt aus verwerflicher als jemand, der es unterläßt, eines anderen Leben zu retten.

Um zu verhindern, daß wir von unseren Intuitionen über bestimmte Fälle zu falschen Folgerungen verleitet werden, müssen wir in den beiden Situationen explizit die gleichen Motivationen annehmen. Man vergleiche beispielsweise die folgenden. (1) Müller sieht, daß Schmidt von einer Bombe getötet werden wird, wenn er ihn nicht warnt. Müllers Reaktion besteht darin: »Wie günstig, das erspart mir, Schmidt eigenhändig zu töten.« Müller läßt also zu, daß Schmidt von der Bombe getötet wird, obwohl er ihn leicht hätte warnen können. (2) Müller will den Tod von Schmidt und erschießt ihn deshalb. Kann man sagen, daß ein bedeutsamer Unterschied zwischen der Falschheit von Müllers Handlung in beiden Fällen besteht? Sicherlich nicht. Daran zeigt sich der Fehler, einen Unterschied zu sehen zwischen positiven Pflichten und negativen Pflichten sowie der Annahme, daß die letzteren stärkere Verbindlichkeiten auferlegen als die ersteren. Der Unterschied in unseren üblichen Ansichten zu Situationen, bei denen es um Hilfe für andere geht, und entsprechend zu Situationen, die Nichteinmischung anderen gegenüber betreffen, kann durch Hinweis auf die wahrscheinlichen Unterschiede in den situationell wirksamen Motiven erklärt werden und nicht durch Hinweis auf eine Unterscheidung zwischen positiven und negativen Pflichten. Ist einmal klar, daß die Motivation in den beiden Situationen dieselbe ist, erkennen wir Nichthandeln als ebenso falsch im einen Fall, wie Handeln im anderen.

Es gibt noch einen anderen Gesichtspunkt, der relevant sein mag. Handeln bringt Anstrengung mit sich, während Nichthandeln meist keine erfordert. Es erfordert gewöhnlich keinerlei Anstrengung meinerseits, mich zurückzuhalten, jemanden zu töten; aber jemandes Leben zu retten wird eine Verausgabung von Kraft mit sich bringen. Man muß deshalb fragen, ein wie großes Opfer einer Person moralisch abverlangt werden kann, um das Leben einer anderen zu retten. Wenn das Opfer an Zeit und Aufwand ziemlich groß ist, kann es sein, daß man moralisch nicht verpflichtet ist, das Leben eines anderen in dieser Situation zu retten. Eine oberflächliche Betrachtung solcher Fälle kann uns leicht dazu führen, die Unterscheidung zwischen positiven und negativen Pflichten hereinzubringen, aber wiederum ist klar, daß dies ein Fehler wäre. Der springende Punkt ist nicht, daß man eine größere Pflicht hat, sich zu enthalten, andere zu töten, als positive Handlungen auszuführen, die sie retten könnten. Wichtig ist vielmehr, daß positive Handlungen Anstrengung erfordern, und das bedeutet, daß eine Person bei der Entscheidung, was zu tun ist, ihr eigenes Recht des Verfügens über ihr Leben berücksichtigen muß, und nicht nur das Lebensrecht der anderen Person. Um diese Verwirrung zu vermeiden, sollten wir uns auf Vergleiche zwischen Situationen beschränken, in denen die positive Handlung eine minimale Anstrengung erfordert.

Das moralische Symmetrieprinzip, wie oben formuliert, berücksichtigt explizit diese beiden Faktoren. Es bezieht sich nur auf Situationspaare, in denen die Motivationen identisch sind und die positive Handlung eine minimale Anstrengung erfordert. Ohne diese Beschränkungen wäre das Prinzip einem ernsthaften Einwand ausgesetzt; mit ihnen scheint es vollkommen akzeptabel. Denn der zentrale Einwand gegen es beruht auf der Behauptung, daß wir positive von negativen Pflichten unterscheiden und anerkennen müssen, daß negative Pflichten strengere Verbindlichkeiten auferlegen als positive. Ich habe zu zeigen versucht, wie diese Behauptung einer fehlerhaften Indienstnahme unserer moralischen Intuitionen über bestimmte Situationen entspringt.

Mein Argument gegen das Potentialitätsprinzip kann jetzt formuliert werden. Angenommen, daß in der Zukunft eine Chemikalie entdeckt würde, die, wenn in das Gehirn eines Kätzchens injiziert, das Kätzchen dazu brächte, sich zu einer Katze mit einem menschlichen Gehirn zu entwickeln, und folglich zu einer Katze mit allen psychologischen Fähigkeiten, die typisch sind für erwachsene Menschen. Solche Katzen wären fähig zu denken, Sprache zu gebrauchen und so weiter. Es wäre zweifellos in einer solchen Situation moralisch nicht zu rechtfertigen, Angehörigen der Spezies *Homo sapiens* ein ernsthaftes Lebensrecht zuzuschreiben, ohne es ebenso den Katzen zuzulegen, die einen solchen Entwicklungsprozeß durchlaufen haben; denn es gäbe keine moralisch bedeutsamen Unterschiede.

Zweitens wäre es nicht ernsthaft moralisch falsch, sich zu enthalten, ein neugeborenes Kätzchen mit der besonderen Chemikalie zu injizieren und es statt dessen zu töten. Die Tatsache, daß man einen kausalen Prozeß auslösen kann, der ein Kätzchen in eine Entität verwandelte, die schließlich Eigenschaften besäße, die so beschaffen sind, daß alles, was diese Eigenschaften besitzt, ipso facto ein ernsthaftes Lebensrecht hat, bedeutet nicht, daß das Kätzchen schon ein gewichtiges Lebensrecht hat, bevor es dem Prozeß der Injektion und Verwandlung unterzogen wurde. Die Möglichkeit, Kätzchen in Personen zu verwandeln, wird es genausowenig moralisch falsch machen, neugeborene Kätzchen zu töten, so wenig falsch es jetzt ist.

Drittens ist es, unter dem Gesichtspunkt des Symmetrieprinzips, nicht ernsthaft moralisch falsch, in einen solchen Prozeß einzugreifen, wenn es nicht ernsthaft falsch ist, es zu unterlassen, einen solchen kausalen Prozeß auszulösen. Angenommen, einem Kätzchen wurde die Chemikalie aus Versehen injiziert. Solange es diejenigen Eigenschaften nicht entwickelt hat, die ihm nicht aus sich selbst zu einem Lebensrecht verhelfen, kann nichts daran falsch sein, den kausalen Prozeß zu unterbrechen und die Entwicklung der betreffenden Eigenschaften zu verhindern. Ein solches Unterbrechen könnte entweder so erreicht werden, daß dem Kätzchen eine ›neutralisierende‹ Chemikalie injiziert würde, oder einfach so, daß es getötet wird.

Wenn es aber nicht ernsthaft moralisch falsch ist, ein injiziertes Kätzchen zu vernichten, das natürlicherweise die Eigenschaften entwickeln wird, die ein Lebensrecht verleihen, kann es auch nicht moralisch falsch sein, einen Angehörigen der Spezies *Homo sapiens* zu vernichten, dem solche Eigenschaften fehlen, der sie aber natürlicherweise bekommen wird. Die potentiellen Eigenschaften sind in beiden Fällen dieselben. Der einzige Unterschied liegt darin, daß im Fall des menschlichen Fötus das Potential vom Beginn der Entwicklung des Organismus an vorlag, während es im Fall des Kätzchens erst mit dem Zeitpunkt der Injektion gegeben ist. Dieser Unterschied im Zeitpunkt, zu dem das Potential erworben wird, ist ein moralisch irrelevanter Unterschied.

Es sollte hervorgehoben werden, daß ich hier nicht annehme, ein menschlicher Fötus würde keine Eigenschaften besitzen, die als solche und ungeachtet ihrer kausalen Beziehungen zu anderen Eigenschaften Gründe liefern, dem, der sie besitzt, ein Lebensrecht zuzuschreiben. Der wichtige Punkt besteht nur darin, daß, wenn es ernsthaft moralisch falsch ist, etwas zu töten, der Grund nicht sein kann, daß der Gegenstand später Eigenschaften entwickelt, die ihm ihrerseits ein Lebensrecht verleihen.

Schließlich ist die Annahme vernünftig, daß es Eigenschaften gibt, wie sie erwachsene Angehörige der Spezies *Homo sapiens* besitzen, die ihr Lebensrecht begründen, und ebenfalls, daß jeder normale menschliche Fötus die Eigenschaften der erwachsenen Menschen besitzen wird. Es wurde aber eben gezeigt, daß, wenn es moralisch falsch ist, einen menschlichen Fötus zu töten, dies nicht an seinem Potential liegen kann. Deshalb ist man zu der Folgerung gezwungen, daß das Potentialitätsprinzip des Konservativen unakzeptabel ist.

Kurzum, jeder, der das Potentialitätsprinzip verteidigen will, muß entweder gegen das Prinzip der moralischen Symmetrie argumentieren oder behaupten, daß es in einer Welt, in der Kätzchen in ›vernunftbegabte Tiere‹ verwandelt werden könnten, ernsthaft moralisch falsch wäre, neugeborene Kätzchen zu töten. Die Annahme fällt schwer, daß viel zugunsten dieses letzteren moralischen Urteils vorgebracht werden könnte. Folglich ist zu erwarten, daß sich die Erwiderung des Konservativen gegen das Symmetrieprinzip richtet. Während ich nicht versucht habe, eine gründliche Verteidigung des Prinzips vorzulegen, habe ich doch zu zeigen versucht, daß der vermutlich stärkste Einwand dagegen – der sich auf eine Unterscheidung zwischen positiven und negativen Pflichten beruft – auf einer oberflächlichen Analyse unserer moralischen Intuitionen beruht. Ich glaube, daß eine gründlichere Untersuchung des Symmetrieprinzips es als vollkommen richtig auswiese. Wenn das gilt, sollten wir das Potentialitätsprinzip verwerfen und ebenso die konservative Position zu Abtreibung.

6. Zusammenfassung und Folgerungen

Kommen wir jetzt zu meiner grundlegenden These zurück, der Selbstbewußtseinsbedingung: Ein Organismus besitzt nur dann ein ernsthaftes Lebensrecht, wenn er über den Begriff des Selbst als eines fortdauernden Subjekts von Erfahrungen und anderen mentalen Zuständen verfügt, und glaubt, daß er selbst eine solche fortdauernde Entität ist. Meine Verteidigung dieser These bestand in zweierlei. Ich habe ein Argument vorgeschlagen, das sie direkt untermauert, und ich habe zu zeigen versucht, daß traditionelle konservative und liberale Ansichten zu Abtreibung und Kindstötung, die mit ihr unvereinbar wären, nicht haltbar sind. Ich möchte jetzt einen letzten Grund nennen, warum meine These akzeptiert werden sollte. Man betrachte das im zweiten Abschnitt erwähnte Beispiel – das des Tötens neugeborener Kätzchen, im Unterschied zu ihrem Foltern. Ich wies dort darauf hin, daß die meisten es im Fall erwachsener Menschen schlimmer fänden, ein Individuum zu töten, als es für eine Stunde zu foltern, daß wir aber das Töten eines neugeborenen Kätzchens gewöhnlich nicht als moralisch verwerflich ansehen, obwohl wir jemand, der ein Kätzchen für eine Stunde foltert, für abgründig bösartig hielten. Ich habe betont, daß dem als mögliche Folgerung zu entnehmen wäre, daß neugeborene Kätzchen ein Recht haben, nicht gefoltert zu werden, hingegen kein gewichtiges Lebensrecht. Wenn das die richtige Folgerung ist, wie kann man sie dann erklären? Ein Vorteil der Selbstbewußtseinsbedingung liegt darin, daß sie eine Erklärung dieser Situation liefert. Der Grund, daß ein neugeborenes Kätzchen kein Lebensrecht hat, wird durch die Tatsache erklärt, daß es nicht über den Begriff des Selbst verfügt. Aber wie sollte man das Recht des Kätzchens erklären, nicht gefoltert zu werden? Die Antwort lautet, daß der Wunsch, keinen Schmerz zu erleiden, einem Wesen auch dann zugeschrieben werden kann, wenn man nicht annimmt, daß es irgendeinen Begriff eines fortdauernden Selbst hat. Denn während ein Wesen, dem der Begriff des Selbst abgeht, nicht wünschen kann, daß ein Selbst nicht leidet, kann es wünschen, daß eine bestimmte Empfindung nicht existiert. Der erwünschte Zustand – die Abwesenheit einer speziellen Empfindung oder von Empfindungen einer speziellen Art – kann in einer rein phänomenologischen Sprache beschrieben werden und damit ohne den Begriff des fortdauernden Selbst.

Insofern das neugeborene Kätzchen die relevanten phänomenalen Begriffe besitzt, kann von ihm tatsächlich gesagt werden, daß es wünscht, eine bestimmte Empfindung sollte nicht existieren. Deshalb können wir ihm ein Recht zuschreiben, nicht gefoltert zu werden, auch wenn wir ihm kein Lebensrecht zuschreiben können, weil ihm der Begriff des fortdauernden Selbst fehlt.

Dies vervollständigt meine Diskussion der in den Fragen von Abtreibung und Kindstötung enthaltenen grundlegenden Moralprinzipien. Aber ich möchte noch eine Bemerkung zu einer wichtigen Tatsachenfrage machen, nämlich: zu welchem Zeitpunkt ein Organismus in den Besitz des Begriffs von einem Selbst als eines fortdauernden Subjekts von Erfahrungen und anderen mentalen Zuständen gelangt, zusammen mit der Vorstellung, daß es selbst eine solche fortdauernde Entität ist. Das ist offensichtlich ein Gegenstand für detaillierte psychologische Untersuchungen, aber Beobachtungen des Alltags machen vollkommen klar, glaube ich, daß ein neugeborenes Baby nicht über den Begriff eines fortdauernden Selbst verfügt, ebensowenig wie ein neugeborenes Kätzchen über diesen Begriff verfügt. Wenn das zutrifft, muß Kindstötung während eines kurzen Zeitraums nach der Geburt moralisch akzeptabel sein.

Aber wo ist die Grenze zu ziehen? Welches ist der Grenzpunkt? Wenn man die Meinung vertritt, wie es einige Philosophen getan haben, daß ein Individuum nur dann über Begriffe verfügt, wenn es diese Begriffe sprachlich ausdrücken kann, wäre es eine Sache der Alltagsbeobachtung, ob ein bestimmter Organismus über den Begriff eines fortdauernden Selbst verfügt oder nicht. Kindstötung wäre dann bis zu dem Zeitpunkt erlaubt, an dem ein Organismus lernte, wie man bestimmte Ausdrücke verwendet. Ich halte jedoch die Annahme für falsch, daß der Erwerb von Begriffen vom Erwerb einer Sprache abhängt. Man möchte beispielsweise mentale Zustände begrifflicher Art – wie Überzeugungen und Wünsche – Organismen zuschreiben, die unfähig sind, eine Sprache zu lernen. Dieses Thema vorsprachlichen Verstehens liegt offensichtlich außerhalb der hier verfolgten Diskussion. Ich will nur darauf hinweisen, daß, *wenn* ein Organismus Begriffe erwerben kann, ohne dabei eine Methode zu erwerben, diese Begriffe sprachlich auszudrücken, die Frage, ob ein bestimmter Organismus den Begriff des Selbst als eines fortdauernden Subjekts der Erfahrung und anderer mentaler Zustände hat (zusammen mit der Annahme, daß es selbst eine solche fortdauernde Entität ist), eine Frage sein kann, die ziemlich differenzierte experimentelle Techniken zu ihrer Beantwortung verlangt.

Wenn diese Darstellung ungefähr zutrifft, bleiben auf der Ebene praktischer moralischer Entscheidungen zwei Bedenken, deren eines sich als besonders beunruhigend erweisen kann. Das geringere Bedenken hat mit der Frage zu tun, wo die Grenze bei Kindstötung zu ziehen ist. Es ist deshalb nicht so problematisch, weil es kein ernsthaftes Bedürfnis gibt, den genauen Punkt zu wissen, an dem ein menschlicher Säugling ein Lebensrecht erwirbt. Denn bei der großen Mehrzahl der Fälle, in denen Kindstötung wünschenswert ist, wird sich das innerhalb kurzer Zeit nach der Geburt herausstellen. Da so gut wie gewiß ist, daß ein Säugling auf dieser Entwicklungsstufe nicht über den Begriff des fortdauernden Selbst verfügt und deshalb kein gewichtiges Lebensrecht hat, gibt es gute Gründe zu glauben, daß Kindstötung in den meisten Fällen moralisch erlaubt ist, in denen sie außerdem wünschenswert ist. Das praktische moralische Problem kann deshalb zufriedenstellend gehandhabt werden, indem man eine Zeitspanne wählt (wie eine Woche nach der Geburt) als den Zeitraum, in dem Kindstötung erlaubt ist. Dieser Zeitraum könnte dann abgeändert werden, wenn die Psychologen einmal den Zeitpunkt herausgefunden haben, an dem ein menschlicher Organismus die Überzeugung erlangt, er sei ein fortdauerndes Subjekt von Erfahrungen und anderen mentalen Zuständen.

Das beunruhigende Problem besteht darin, ob nicht auch erwachsene Tiere anderer Spezies als der des *Homo sapiens* ein ernsthaftes Lebensrecht besitzen können. Wenn man nämlich einmal zuläßt, daß ein Organismus über den Begriff des fortdauernden Selbst verfügen mag (zusammen mit der Annahme, daß er selbst eine solche Entität ist), ohne irgendwelche sprachlichen Ausdrucksweisen für diesen Begriff und diese Annahme, hat man sich der Frage zu stellen, ob nicht Tiere Eigenschaften besitzen können, die ihnen ein ernsthaftes Lebensrecht verleihen. Diese Überlegung ist selbst ziemlich geläufig und derart, daß sie von den meisten von uns gewöhnlich ohne weiteres Nachdenken verworfen wird. Die hier vorgebrachte Argumentationsweise legt nahe, daß sich diese Einstellung als grundlegend verkehrt erweisen kann. Wenn man einmal über die Frage nachdenkt, welche *grundlegenden* Moralprinzipien hinter der Zuschreibung von Lebensrecht an Organismen stehen, kann man sich zu der Folgerung gezwungen sehen, daß unsere gewöhnliche Behandlung der Tiere moralisch unhaltbar ist und daß wir tatsächlich unschuldige Personen ermorden.

Nachtrag (1989)

»Abtreibung und Kindstötung« wurde 1972 veröffentlicht. Seither habe ich über die darin berührten moralischen Probleme weiter nachgedacht, und das führte zunächst zu einigen revidierten Versionen meines ursprünglichen Artikels, dann 1983 zu der beträchtlich erweiterten Diskussion dieser Probleme, wie sie in meinem Buch *Abortion and Infanticide* enthalten sind (Tooley 1983). In der vorliegenden Nachschrift will ich die wichtigsten Aspekte herausstellen, in denen sich die Argumentation im Buch von der im ursprünglichen Artikel unterscheidet.

Soweit ich sehe, gibt es *fünf wichtige Unterschiede*. Der *erste* betrifft den Begriff des Rechts. Im ursprünglichen Artikel war ich der Meinung, daß eine begriffliche Verbindung besteht zwischen den Rechten, die ein Wesen haben kann, und der Art von Wünschen, zu denen es fähig ist. Die Komplexität dieser Verbindung brachte mich jedoch zu der Überzeugung, daß es vorteilhafter ist, in Form einer Beziehung zwischen Rechten und Interessen als zwischen Rechten und Wünschen zu argumentieren.

Ein Ergebnis dieser etwas veränderten Ansatzweise war die Formulierung des, wie ich es nenne, ›speziellen Interessenprinzips‹: »Es ist eine begriffliche Wahrheit, daß ein Wesen kein spezielles Recht *R* haben kann, wenn es nicht über ein Interesse *I* verfügt, das durch Besitz des Rechts *R* gefördert wird.«

Im weiteren benutzte ich dieses Prinzip in meinem Buch, um einige wichtige Folgerungen zu den Bedingungen zu gewinnen, unter denen ein Wesen ein Recht auf Weiterexistieren haben kann.

Ein *zweiter Unterschied* betrifft die Behandlung der Frage, ob das Vernichten potentieller Personen an sich ernsthaft moralisch falsch ist. In dem ursprünglichen Artikel hielt ich es nicht für falsch und entwickelte zur Unterstützung dieser Behauptung ein Argument, das sich eines Prinzips bediente, das ich das der ›moralischen Symmetrie‹ nannte. Das Thema potentieller Eigenschaften ist jedoch besonders wichtig, denn eine strenge Verurteilung von Abtreibung kann, wie ich in meinem ursprünglichen Artikel nahelegte und wie auch die nachfolgende philosophische Debatte bestätigt hat, nur dann überzeugend begründet werden, wenn zu zeigen wäre, daß Vernichten potentieller Personen ernsthaft moralisch falsch an sich ist. Aufgrund der Bedeutung dieses Punkts findet deshalb die Frage, ob potentielle Eigenschaften moralisch relevant sind, in meinem Buch eine wesentlich umfangreichere Behandlung. Ich versuche zusätzlich zu meinem urprünglichen Argument zu zeigen, daß es mindestens drei weitere starke Einwände gegen die Überzeugung gibt, das Vernichten potentieller Personen sei falsch an sich. Auch Einwände und Gegenargumente werden sehr detailliert behandelt.

Ein *dritter Unterschied* betrifft die Wichtigkeit religiöser Überzeugungen für die Fragen nach dem moralischen und rechtlichen Status von Abtreibung. Obwohl die Religion in gegenwärtigen Debatten zu Abtreibung häufig großen Raum einnimmt, setzen in eigenartigem Kontrast hierzu Philosophen meist einfach voraus, daß kein akzeptables Argument auf religiöse Prämissen gegründet werden kann. Mein ursprünglicher Artikel war in dieser Hinsicht keine Ausnahme. In meinem Buch schien es mir jedoch vorteilhafter, einige Überlegungen zu der Frage aufzunehmen, wie man sich auf Religion berufen könnte, um das Abtreibungsproblem zu lösen.

Das Hauptgewicht dieser Überlegungen betrifft zweierlei. Zuerst betrachte ich den Versuch, Abtreibung als moralisch falsch zu erweisen, indem argumentiert wird, jeder Mensch habe vom Augenblick der Konzeption an eine materielose, vernunftbegabte Seele. Zweitens prüfe ich die Frage, ob es richtig ist, sich in pluralistischen Gesellschaften zur Rechtfertigung von Gesetzen gegen Abtreibung auf religiöse Überzeugungen zu berufen, die nicht durch wissenschaftliche Daten untermauert sind, sondern nur auf Glauben beruhen.

Eine der zentralen Thesen, die meine Argumentation im Buch insgesamt zu erhärten sucht, ist die Behauptung, daß das Recht eines Individuums auf Weiterexistieren in *tatsächlichen psychischen* Eigenschaften begründet ist. Das Recht gründet nicht auf biologischen Tatsachen, wie beispielsweise der Zugehörigkeit zu einer besonderen Spezies, *Homo sapiens*. Ebensowenig gründet es auf religiösen Eigenschaften, wie dem Besitz einer materielosen

Seele. Und schließlich gründet es auch nicht auf reinen Potentialitäten.

Wenn diese grundlegende Folgerung zutrifft, haben nicht alle Menschen das Recht auf Weiterexistieren, und man sieht sich der entscheidenden Frage gegenüber: »An welchem Punkt seiner Entwicklung erwirbt ein normaler Mensch zum ersten Mal diejenigen tatsächlichen psychischen Eigenschaften, welche die ontologische Basis eines Rechts auf Weiterexistieren darstellen?«

Viertens. In meinem ursprünglichen Artikel habe ich mich darauf beschränkt, sehr kurz anzudeuten, warum es starke Gründe für die Annahme gibt, daß Menschen erst einige Zeit nach der Geburt diejenigen Eigenschaften erwerben, die ihnen ein Recht auf Weiterexistieren verleihen. Im Buch verwende ich hingegen ungefähr 50 Seiten auf eine detaillierte Darstellung und Erörterung der relevanten verhaltensbezogenen und neurophysiologischen Fakten über die menschliche Entwicklung (1983, S. 347-407). Diese wissenschaftlichen Fakten schließen natürlich selbst keine ethischen Folgerungen ein. Ich versuche aber zu zeigen, daß man sich in diesem Zusammenhang auf zwei Aussagen berufen kann, die durch die Argumentation in den vorangegangenen Teilen des Buchs gut gestützt sind.

Die erste lautet, daß das Lebensrecht eines Wesens auf tatsächlichen psychischen Eigenschaften gründet und nicht auf bloß *potentiellen*. Die zweite sagt, daß, auch wenn es schwierig ist, genau anzugeben, welches die relevanten Eigenschaften sind, doch klar ist, daß *bloßes Bewußtsein* nicht dafür ausreicht, damit ein Wesen ein Recht auf Leben hat. Vielmehr ist es die Präsenz einer entwikkelteren mentalen Fähigkeit – wie rationales Denken oder Selbstbewußtsein –, welche die Grundlage eines Rechts auf Weiterexistieren bildet.

Wenn wir diese beiden ethischen Prämissen zugestehen, dann erlauben uns die wissenschaftlichen Daten über menschliche Entwicklung einige wichtige Folgerungen zu der Frage zu ziehen, wann ein Angehöriger unserer Spezies ein Recht auf weitere Existenz hat; und es sind insbesondere zwei, die ich selbst ziehe. Die erste und wichtigere sagt, daß das verfügbare wissenschaftliche Wissen praktisch gewiß macht, daß menschliche Neugeborene keine Eigenschaften besitzen, die als Grundlage für ein Lebensrecht dienen können. Die zweite und eher tentative Folgerung sagt, daß Menschen erst mit zehn bis zwölf Wochen nach der

Geburt Eigenschaften erwerben, die als Grundlage für zumindest ein gewisses Recht auf weitere Existenz dienen können.

Ein *letzter* wichtiger Unterschied betrifft die Frage, ob das Recht auf Weiterexistieren gradueller Art sein kann. Im ursprünglichen Artikel habe ich im Rahmen der Annahme, daß ein Lebensrecht etwas ist, das ein Wesen entweder hat oder nicht hat, argumentiert, daß nicht zur Debatte steht, ob ein Wesen ein gravierenderes Lebensrecht hat als ein anderes. Aber obgleich diese Annahme von Philosophen umfassend akzeptiert wird, scheint sie mir ziemlich unplausibel zu werden, wenn man die Eigenschaften betrachtet, die vermutlich die Grundlage für ein Recht auf Weiterexistieren bilden. Denn erstens scheinen die betreffenden Eigenschaften solche zu sein, die nach Graden gestuft vorliegen können. Man nehme beispielsweise die Fähigkeit zu rationalem Denken oder die Fähigkeit, sich die eigene Zukunft vorzustellen und Pläne für diese Zukunft zu fassen. Und zweitens scheint der Umfang, in dem ein Wesen die relevanten Eigenschaften besitzt, einen Unterschied auszumachen hinsichtlich des Werts, den das Leben für dieses Wesen selbst hat. Man stelle sich vor, wie das Leben beispielsweise wäre, wenn unsere Wünsche und Interessen (wie vermutlich bei einigen anderen Spezies) auf Ereignisse innerhalb eines von der Gegenwart aus gemessen sehr kurzen Zeitraums beschränkt wären.

Solche Überlegungen brachten mich zu dem Ergebnis, daß das Recht auf Weiterexistieren vermutlich graduellen Charakter hat. Dieses Ergebnis führte in Verbindung mit der früheren Beobachtung, daß das Recht auf Weiterexistieren auf tatsächlichen psychischen (und nicht potentiellen) Eigenschaften beruht, zu der weiteren Folgerung, daß Menschen ein Lebensrecht nicht ein für alle Mal zu einem Entwicklungszeitpunkt erwerben, sondern auf graduelle Weise – beginnend wahrscheinlich (wie bereits erwähnt) mit zehn bis zwölf Wochen nach der Geburt.

Wenn diese Überlegungen zumindest tendenziell zutreffen, haben sie einige praktische Implikationen auch für andere Fragen als das vielumstrittene Problem des angemessenen rechtlichen Status der Abtreibung. Ich nenne hier nur zwei. Erstens: Wenn das Recht auf weitere Existenz gradueller Art ist, wird die Frage nach dem moralischen Status von Angehörigen anderer Spezies äußerst dringlich. Es dürfte meiner Meinung nach schwierig sein, die Folgerung zu vermeiden, daß erwachsene Angehörige bestimmter anderer Spezies mindestens ›Quasipersonen‹ sind, das heißt Wesen mit zumindest einigem Recht auf weitere Existenz, wenn auch nicht einem so gewichtigen wie dem von Personen. Zweitens: Die Frage nach der angemessenen Behandlung von Säuglingen, die schwer geschädigt oder mißgebildet sind, oder die an einer schweren Krankheit leiden, war in den letzten Jahren in vielen Ländern Anlaß umfangreicher Debatten. Das Problem wird überdies zunehmend wichtig, da Fortschritte der Medizintechnologie es ermöglichen, mehr und mehr Säuglinge am Leben zu erhalten, die früher kurz nach Geburt gestorben wären. Wenn Neugeborene Personen mit einem gewichtigen Lebensrecht sind, dann wirft diese Situation einen in dem meisten Fällen zermürbenden und unlösbaren Konflikt auf. Wenn menschliche Säuglinge aber, wie ich gezeigt habe, erst einige Wochen nach der Geburt auch nur den moralischen Status von Quasipersonen erwerben, ist die Situation radikal anders, denn dann ist Kindstötung eine mögliche Lösung.

Es versteht sich von selbst, daß keineswegs alle Philosophen der Auffassung sind, die meinen Folgerungen zugrundeliegenden Argumente seien richtig. Ich hoffe jedoch, daß die von mir vorgebrachten Thesen, sowie die zu ihrer Begründung aufgebotenen Argumente, zumindest weitere Diskussion stimulieren, sowohl zur Moral von Abtreibung und Kindstötung wie zu den grundsätzlicheren, hiermit zusammenhängenden Fragen – wie der nach der moralischen Relevanz von potentiellen Eigenschaften oder nach den Eigenschaften, aufgrund deren ein Wesen ein Recht auf Weiterexistieren hat. Denn die zufriedenstellende Beantwortung dieser Fragen ist nicht nur unverzichtbar, wenn man eine konsistente, umfassende und philosophisch haltbare Erklärung der Moral des Tötens gewinnen will, sie ist auch von großer sozialer Bedeutung.

Anmerkungen

1 Ich bin einer Reihe von Personen für ihre hilfreichen Hinweise dankbar, insbesondere den Herausgebern von *Philosophy & Public Affairs*, Rodelia Hapke und Walter Kaufmann. Natürlich sollte daraus nicht gefolgert werden, daß sie die in diesem Artikel geäußerten Ansichten teilen.

2 Judith Jarvis Thomson hat in ihrem Artikel »Eine Verteidigung der Abtreibung« (in diesem Band) mit großer Überzeugungskraft und erfindungsreich argumentiert, daß diese Folgerung falsch ist. Ich werde zu ihrer Argumentation weiter unten in diesem Aufsatz Stellung nehmen.

3 Obwohl es sich dabei um die Position handelt, die Konservative gewöhnlich einnehmen, bleibt unklar, ob es die Position ist, die sie einnehmen sollten. Denn ist der Fötus eine Person, ist es alles andere als klar, daß erlaubt ist, ihn zu vernichten, um die Mutter zu retten. Zwei Moralprinzipien bekräftigen die Ansicht, daß es der Fötus ist, der leben sollte. Sollte man, erstens, nicht (*ceteris paribus*) etwas einer Person geben, die von einem Gut weniger besessen hat, als einer Person, die mehr hatte? Die Mutter hatte bereits die Gelegenheit zu leben, der Fötus noch nicht. Die Wahl besteht also darin, entweder der Mutter mehr an Lebensmöglichkeiten zu geben, dem Fötus aber keine, oder dem Fötus die Möglichkeit zu einem Leben zu geben, aber der Mutter keine weitere. Fairneß gebietet ohne Zweifel die Wahl des letzteren. Zweitens, da der Fötus eine größere Lebenserwartung hat als die Mutter, verteilt man tatsächlich mehr Güter, wenn man das Leben des Fötus dem der Mutter vorzieht. – Die Position, die ich hier dem Konservativen nahelege, sollte nicht mit der offiziellen katholischen Position verwechselt werden. Die katholische Kirche ist der Meinung, daß es ernsthaft falsch ist, einen Fötus direkt zu töten, sogar dann, wenn dies zu unterlassen zum Tod *sowohl* der Mutter *als auch* des Fötus führte. Dieses perverse Werturteil ist kein Bestandteil der konservativen Position.

4 Abschnitt 230.3 des *Model Penal Code* des American Law Institute, Philadelphia 1962. Eine interessante, obwohl teilweise verworrene Diskussion des vorgeschlagenen Strafgesetzes ist enthalten in *Model Penal Code, Draft* No. 9, Philadelphia 1959, S. 146-162.

5 Ein eindeutiges Beispiel dieses Widerwillens, ernsthaft die Möglichkeit einzuräumen, daß in der eigenen Gesellschaft weit verbreitete Moralurteile dennoch falsch sein könnten, zeigt sich an Roger Wertheimers oberflächlichem Verwerfen von Kindstötung auf S. 69 f. seines Artikels (Wertheimer 1971).

6 Vgl. die Diskussion des Begriffs eines Rechts von Richard Brandt in seiner *Ethical Theory* (Brandt 1959, S. 434-441). Wie Brandt hervorhebt, haben manche Philosophen behauptet, daß nur Wesen Rechte haben können, die Rechte *einzufordern* in der Lage sind. Ich stimme Brandts Ansicht zu, daß »die Unfähigkeit, ein Recht einzufordern, das Recht nicht aufhebt« (S. 440).

7 Ein Moralprinzip, das von einer Person akzeptiert wird, ist *grundlegend für diese* genau dann, wenn ihr Akzeptieren nicht von irgendeiner ihrer (nicht-moralischen) Tatsachenüberzeugungen abhängt. Das

heißt, daß kein Wandel in ihren Tatsachenüberzeugungen sie dazu bringen würde, das betreffende Prinzip aufzugeben.

8 Im Alltag spricht man oft davon, Dinge zu wünschen, wie beispielsweise einen Apfel oder eine Zeitung. Dieser Sprachgebrauch ist elliptisch, wobei der Kontext in Verbindung mit dem gewöhnlichen Wissen dazu dient, deutlich zu machen, daß man einen Apfel essen und eine Zeitung lesen will. Die Rede davon, daß der Gegenstand des Wünschens die Wahrheit einer bestimmten Proposition ist, sollte nicht so verstanden werden, daß dabei irgendein besonderer ontologischer Anspruch aufgestellt würde. Der wesentliche Punkt ist einfach, daß nur Sätze in der Art von »Hans will, daß der Fall ist, daß er in den nächsten fünf Minuten einen Apfel ißt« eine hinreichend explizite Beschreibung der Wünsche einer Person liefern. Wenn man es unterläßt, solche Sätze zu verwenden, kann man empfindlich darüber in die Irre geführt werden, welche Begriffe von einem bestimmten Wunsch vorausgesetzt werden.

9 Es gibt jedoch andere als die hier diskutierten Situationen, die der These zuwiderzulaufen scheinen, daß eine Person kein Recht haben kann, wenn sie nicht begrifflich zu dem entsprechenden Wunsch in der Lage ist. Kann nicht beispielsweise ein kleines Kind das Recht auf eine Erbschaft haben, auch wenn es nicht begrifflich in der Lage ist, die Erbschaft zu wünschen? Es ist klar, daß solche Situationen sorgfältig erwogen werden müssen, um zu einer zufriedenstellenden Analyse des Begriffs eines Rechts zu gelangen. Ich neige zu der Annahme, daß die korrekte Beschreibung nicht lautet, das Kind habe jetzt ein Recht auf das Vermögen, sondern daß es ein solches Recht besitzen werde, wenn es erwachsen ist, und daß in der Zwischenzeit niemand sonst ein Recht auf das Vermögen habe. Meine Begründung dafür, daß das Kind jetzt kein Recht auf die Erbschaft hat, lautet, daß es jetzt mit ihr nichts anfangen kann, etwa sie veräußern oder verschenken, daß es aber später dazu in der Lage sein wird.

10 Ein anderer häufig geäußerter, in dieser Liste nicht enthaltener Vorschlag zum Grenzpunkt ist das erste Wahrnehmen von Kindsbewegungen. Ich lasse ihn aus, weil klar zu sein scheint, daß, wenn Abtreibung nach dem ersten Wahrnehmen von Kindsbewegungen falsch sein sollte, dies mit der Bewegungsfähigkeit des Fötus zu tun haben muß, nicht mit der Wahrnehmung dieser Bewegungsfähigkeit des Fötus durch die Mutter.

11 Zugegeben, diese Abänderung geht sehr weit, denn für den Fall, daß eine Gesellschaft sich weigerte, Frauen zu entschädigen, würde eine Frau bei einer Abtreibung nichts moralisch Falsches tun.

12 Dies bedarf der Qualifikation. Wenn ihr Zentralnervensystem von dem unseren radikal verschieden wäre, könnte es sein, daß man sich nicht für berechtigt hielte, ihnen mentale Zustände nach der Art von

Erfahrungen zuzuschreiben. Und dann wäre man, da es eine begriffliche Wahrheit zu sein scheint, daß nur Wesen mit Erfahrungszuständen Rechte haben können, zu der Folgerung gezwungen, daß man keine Gründe hat, ihnen irgendwelche Rechte zuzuschreiben.

Literatur

Brandt, Richard B. (1959), *Ethical Theory*, Englewood Cliffs/NJ.

Brody, Baruch A. (1971), »Abortion and the Law«, in: *Journal of Philosophy* 68.12, S. 357-369.

Tooley, Michael (1983), *Abortion and Infanticide*, Oxford.

Wertheimer, Roger (1971), »Understanding the Abortion Argument«, in: *Philosophy & Public Affairs* 1.1, S. 67-95.

Philippa Foot
Das Abtreibungsproblem und die Doktrin der Doppelwirkung

Einer der Gründe, warum sich die meisten von uns gegenüber dem Abtreibungsproblem verwirrt fühlen, liegt darin, daß wir dem Ungeborenen die Rechte von Erwachsenen und Kindern zugestehen und doch nicht zugestehen wollen. Wenn wir an ein Baby kurz vor der Geburt denken, scheint die Annahme absurd, daß die nächsten Minuten oder eventuell Stunden einen so radikalen Unterschied hinsichtlich seines Status bringen sollen. Und doch, wenn wir im Leben des Fötus zurückgehen, widerstrebt es uns zunehmend, zu sagen, daß dies ein menschliches Wesen ist und deshalb als solches behandelt werden sollte. Ohne Zweifel ist das die tiefste Quelle unseres Dilemmas, aber es ist nicht die einzige. Denn wir sind uns ebenso im unklaren hinsichtlich der allgemeinen Frage, was wir tun dürfen oder nicht tun dürfen, wenn die Interessen von menschlichen Wesen in Konflikt stehen. Wir haben starke Intuitionen zu bestimmten Fällen: beispielsweise, daß es richtig ist, das Bildungsniveau in unserem Land zu heben, obwohl uns Statistiken zu prognostizieren erlauben, daß eine Zunahme der Selbstmordrate folgen wird; daß hingegen nicht richtig ist, Schwachsinnige zu töten, um so die Krebsforschung zu fördern. Es ist allerdings nicht einfach, die Prinzipien zu erkennen, die hier im Spiel sind; und eine Methode, Licht auf die Abtreibungsthematik zu werfen, wird darin bestehen, Parallelen herauszufinden, die Erwachsene und geborene Kinder betreffen. Auf diese Weise werden wir in der Lage sein, das Problem der ›gleichen Rechte‹ zu isolieren und bei der Klärung etwas voranzukommen.

Ich werde natürlich nicht alle Prinzipien diskutieren, die benutzt werden können, um zu entscheiden, was zu tun ist, wenn die Interessen oder Rechte von Menschen in Konflikt stehen. Vielmehr möchte ich eine spezielle Theorie betrachten, die als ›Doktrin der Doppelwirkung‹ bekannt ist und die von Katholiken benutzt wird, um ihre Ansichten zur Abtreibung zu unterstützen, von ihnen aber auch anderweitig für anwendbar gehalten wird. In ihrer Anwendung auf Abtreibung schien diese Doktrin den Nichtkatholiken oft ein Stück völliger Sophistik. In der letzten Nummer der *Oxford Review* wurde sie von Professor Hart vernichtend kritisiert.[1] Und doch schien dieses Prinzip einigen Nichtkatholiken ebenso wie den Katholiken die einzige Handhabe gegen Entscheidungen in anderen Situationen bieten zu können, die völlig unakzeptabel sind. Es wird uns bei unserem Problem mit Abtreibung helfen, wenn dieser Konflikt gelöst werden kann.

Die Doktrin der Doppelwirkung ist auf der Unterscheidung zwischen dem gegründet, was jemand als Ergebnis seiner freiwilligen Handlung vorhersieht und was er, im strengen Sinne, beabsichtigt. Er beabsichtigt im strengen Sinn sowohl die Dinge, auf die er als Zwecke, als auch solche, auf die er als Mittel für seine Zwecke abzielt. Die Mittel mögen als solche bedauert, aber dennoch um der Zwecke willen gewünscht werden, ähnlich wie wir gefährliche Verrückte um unserer Sicherheit willen hinter Gitter sperren. Demgegenüber wird von einem Menschen gesagt, daß er nicht strikt oder direkt die vorhergesehenen Folgen seiner freiwilligen Handlungen beabsichtigt, wenn diese weder der Zweck sind, auf den er abzielt, noch das Mittel zu diesem Zweck. Ob das Wort »beabsichtigen« in beiden Fällen verwendet werden soll, spielt natürlich keine Rolle: Bentham sprach von *»indirekter Absicht«*, im Gegensatz zu *»direkter Absicht«* beim Verhältnis von Zwekken und Mitteln, und wir können ebensogut seiner Terminologie folgen. Jeder muß zugeben, daß irgendeine solche Unterscheidung getroffen werden kann, wenn auch auf verschiedene Weise, und es ist diese Unterscheidung, die für die Doktrin der Doppelwirkung wesentlich ist. Das Wort »Doppelwirkung« bezieht sich auf die zwei Wirkungen, die jede Handlung hervorrufen kann: die eine beabsichtigte und die andere vorhergesehene, aber keineswegs gewünschte. Mit der »Doktrin der Doppelwirkung« meine ich die These, daß es manchmal erlaubt ist, etwas mit indirekter Absicht herbeizuführen, was man nicht direkt beabsichtigen darf. Deshalb wird die Unterscheidung für die moralische Beurteilung bestimmter schwieriger Fälle für relevant gehalten. Es wird beispielsweise gesagt, daß Hysterektomie-Eingriffe den Tod des Fötus als vorhergesehen umfassen, aber nicht als strikte oder direkt beabsichtigte Folge der chirurgischen Handlung, während andere Operationen das Kind töten und als die direkte

Absicht zählen, ein unschuldiges Leben zu töten – eine Unterscheidung, die besonders erbitterte Reaktionen auf seiten der Nichtkatholiken hervorgerufen hat. Wenn es einem erlaubt ist, den Tod des Kindes herbeizuführen, warum spielt es dann eine Rolle, wie es getan wird? Die Doktrin der Doppelwirkung wird auch benutzt, um zu zeigen, daß in einem anderen Fall der Eingriff nicht erlaubt ist: der, in dem eine Frau in Wehen sterben wird, wenn nicht eine Kraniotomieoperation ausgeführt wird. In diesem Fall, so wird gesagt, darf man nicht operieren, sondern muß die Mutter sterben lassen. Wir sehen ihren Tod vorher, beabsichtigen ihn aber nicht direkt, wohingegen den Schädel des Kindes zertrümmern als direkte Beabsichtigung seines Todes zählen würde.[2]

Diese letzte Anwendung der Doktrin ist von Professor Hart mit dem Argument in Frage gestellt worden, daß der Tod des Kindes genaugenommen kein Mittel ist, um das Leben der Mutter zu retten, und von denjenigen, die sich der Unterscheidung zwischen direkter und indirekter Absicht bedienen, logisch als eine unerwünschte, aber vorhergesehene Folge behandelt werden sollte. Die Doktrin auf diese Weise zu interpretieren ist vollkommen vernünftig, wenn man die Sprache akzeptiert, die benutzt wurde; freilich würde eine solche Interpretation sie von Anfang an jeden Sinns berauben. Ein bestimmtes Ereignis mag unter einer seiner Beschreibungen gewünscht und unter einer anderen nicht gewünscht werden; aber wir können nicht beide als zwei verschiedene Ereignisse behandeln, von denen eines erstrebt wird, das andere nicht. Und sogar wenn man argumentieren würde, daß hier zwei verschiedene Ereignisse vorliegen – das Zertrümmern des Kinderschädels und der Tod –, so sind die zwei offensichtlich einander viel zu nahe, um die Doktrin der Doppelwirkung anzuwenden. Um zu sehen, wie eigenartig es wäre, wenn wir das Prinzip auf diese Weise benutzten, können wir die den Philosophen wohlbekannte Geschichte von dem dicken, in der Höhlenöffnung feststeckenden Mann heranziehen. Eine Gruppe von Höhlenforschern erlaubte unklugerweise dem dicken Mann, sie auf ihrem Weg aus der Höhle hinaus zu führen, und er steckt plötzlich fest, wobei er die anderen hinter sich einschließt. Offensichtlich wäre es angebracht, sich hinzusetzen und zu warten, bis der dicke Mann dünner wird; aber die Philosophen haben die Geschichte so konstruiert, daß das Wasser in der Höhle aufgrund der Flut steigt. Glücklicherweise (glücklicherweise?) hat die eingeschlossene Gruppe eine Stange Dynamit bei sich, mit der sie den dicken Mann aus der Höhlenöffnung sprengen kann. Entweder benutzt sie das Dynamit, oder sie ertrinkt. In einer Version wird der dicke Mann, dessen Kopf sich *innerhalb* der Höhle befindet, mit der Gruppe ertrinken; in der anderen wird er bald gerettet werden.[3] Das Problem ist: Darf die Gruppe das Dynamit benutzen oder nicht? Später werden wir Parallelen zu diesem Beispiel finden. Hier wird es angeführt, um uns aus einer allzu ernsten Stimmung zu bringen und weil es zeigen soll, wie lächerlich eine Version der Doktrin der Doppelwirkung wäre. Denn nehmen wir an, daß die eingeschlossenen Forscher argumentierten, der Tod des dicken Mannes sollte nur als eine vorhergesehene Folge der Handlung betrachtet werden, ihn in die Luft zu sprengen (»Wir wollten ihn nicht töten … nur in kleine Stücke sprengen«, oder sogar »… ihn nur aus der Höhle sprengen«). Ich glaube, daß die Proponenten der Doktrin der Doppelwirkung zu Recht eine solche Überlegung zurückweisen würden, obwohl sie beträchtliche Schwierigkeiten haben werden bei der Erklärung, wo die Grenze zu ziehen ist. Wie soll das Kriterium der ›Nähe‹ lauten, wenn wir akzeptieren, daß alles, was dem sehr nahe ist, das wir anzielen, als Bestandteil unseres Ziels gilt?

Wir wollen diese Schwierigkeit beiseitelassen und zu den Argumenten für und gegen die Doktrin zurückkehren, wobei wir diejenige ihrer Formulierungen annehmen wollen, die ihren Verteidigern am effektivsten erscheint, und wir unsererseits die Schwierigkeit umgehen können, indem wir uns daran orientieren, was innerhalb einer jeden vernünftigen Definition von ›direkter‹ und ›indirekter‹ Absicht klare Fälle sind.

Der erste, aus Fairneß gegenüber der Theorie eindeutig herauszustellende Punkt ist der, daß niemand behauptet, es sei unwichtig, was man herbeiführt, solange man das Übel nur immer vorhersieht und nicht strikt beabsichtigt. Wir könnten zum Beispiel an den (tatsächlichen) Fall der verbrecherischen Händler denken, die Speiseöl verkauften, von dem sie wußten, daß es giftig ist, und die damit eine Zahl von unschuldigen Menschen töteten, und diesen Fall mit dem einiger unbeschäftigter Totengräber vergleichen und kontrastieren, die, auf der verzweifelten Suche nach Kundschaft, in den Besitz desselben Öls gelangen und es verkaufen (oder vielleicht heimlich weggeben), um Aufträge für Gräber zu bekommen. Sie beabsichtigen strikt (direkt) den Tod, den sie verursachen, während die Händler vorbringen könnten, daß es nicht Teil ihres *Plans* war, daß jemand sterben sollte. Im Rahmen der Moral wie nach dem Gesetz würden die Händler als Mörder beurteilt; auch sind die Verteidiger der Doktrin der Doppelwirkung nicht gezwungen, zu sagen, daß zwischen den Fällen auch nur der geringste Unterschied an moralischer Schändlichkeit besteht. Wozu sie gezwungen sind, ist die These, daß es *manchmal* eine Differenz für die Erlaubtheit einer Handlung bedeutet, die Schaden für andere bringt, daß dieser Schaden, obwohl vorhergesehen, nicht Bestandteil der direkten Absicht des Akteurs ist. Ein Ziel wie das, sich seinen Lebensunterhalt zu verdienen, kann klarerweise nicht die direkte oder indirekte Absicht bezüglich des Todes unschuldiger Menschen rechtfertigen, aber in bestimmten Fällen ist man beruhigt, etwas wissentlich herbeizuführen, was man direkt nicht beabsichtigen dürfte.

Es ist jetzt an der Zeit, auszuführen, warum diese Doktrin ernst genommen werden sollte, obwohl sie ziemlich eigenartig klingt, obwohl es Schwierigkeiten bei der Unterscheidung gibt, auf der sie beruht, und sie zu einer sophistischen Folgerung bei Anwendung auf das Abtreibungsproblem führt. Der Grund für ihre Suggestivkraft liegt darin, daß ihre Kritiker oft zu kaum verteidigbaren Ansichten verpflichtet *schienen*. Deshalb wurde in der Kontroverse um Beispiele wie die folgenden gefochten. Angenommen, ein Richter oder Beamter sieht sich Aufrührern gegenüber, die fordern, einen Angeklagten für ein bestimmtes Verbrechen zu bestrafen, und damit drohen, blutige Rache an einem bestimmten Teil der Gemeinschaft zu üben. Da der wirkliche Verbrecher unbekannt ist, sieht sich der Richter nur so in der Lage, das Blutvergießen zu verhindern, daß er eine unschuldige Person fälschlicherweise anklagt und hinrichten läßt. Neben dieses Beispiel wird ein anderes gehalten, in dem ein Pilot, dessen Flugzeug abstürzen wird, entscheidet, ob er von einer stärker in eine weniger besiedelte Gegend steuern soll. Um die Parallele so stark wie möglich zu machen, kann auch angenommen werden, daß es sich um den Fahrer einer außer Kontrolle geratenen Straßenbahn handelt, die er nur von einem Gleis auf ein anderes steuern kann: fünf Männer arbeiten auf dem einen Gleis, einer auf dem anderen; jeder auf dem Gleis, das er ansteuert, wird getötet werden. Im Fall des Aufruhrs besitzt der Mob fünf Geiseln, so daß in beiden

Fällen das Leben eines Mannes gegen das von fünfen zu halten ist. Die Frage ist, warum wir ohne Zögern sagen sollten, daß der Fahrer auf das weniger frequentierte Gleis steuern sollte, während die meisten von uns die Vorstellung empörend fänden, daß der unschuldige Mann zu Unrecht verurteilt wird.

Es mag vorgebracht werden, daß das besondere Merkmal des letzten Falles darin besteht, daß es mit Korruption der Justiz zu tun hat, und das ist natürlich in der Tat wichtig. Aber wenn wir diesen besonderen Aspekt wegnehmen, indem wir unterstellen, daß eine Einzelperson eine andere unschuldige Person töten und als Verbrecher ausgeben soll, finden wir die Vorstellung immer noch empörend. Die Doktrin der Doppelwirkung bietet uns einen Weg aus der Schwierigkeit, indem sie hervorhebt, daß es eines ist, auf jemand zuzusteuern und dabei vorhersehen, daß man ihn töten wird, und ein anderes, seinen Tod als Teil des eigenen Plans anzustreben. Darüber hinaus gibt es ein sehr wichtiges Element des Guten in dem, was hier betont wird. Im tatsächlichen Leben wäre es kaum jemals ausgemacht, daß der Mann auf dem schmalen Gleis getötet würde. Möglicherweise kann er einen Fußtritt in der Seitenwand des Tunnels finden und sich daran festklammern, während das Gefährt vorbeirast. Der Straßenbahnfahrer wird dann *nicht* herunterspringen und ihm ein Brecheisen über den Schädel ziehen. Der Richter benötigt andererseits den Tod des unschuldigen Mannes für seine (guten) Zwecke. Wenn es sich als schwierig herausstellen sollte, das Opfer zu hängen, muß er zusehen, daß es auf andere Weise zu Tode kommt. Zu entscheiden, ihn hinzurichten, heißt entscheiden, *daß* dieses Übel *herbeigeführt werden wird,* und das muß deshalb als *Gewißheit* zählen, wenn das Gute und Schlechte gegeneinander abgewogen werden. Die Unterscheidung zwischen direkter und indirekter Absicht ist dabei wesentlich, und sie ist von großer Bedeutung in einer Welt voller Unsicherheit.

Dennoch ist das keine Methode, um die Doktrin der Doppelwirkung zu verteidigen. Denn die Frage ist, ob der Unterschied zwischen etwas anstreben und es indirekt beabsichtigen für moralische Entscheidungen als solcher relevant ist; nicht, ob er wichtig ist, wenn er mit einem Unterschied in der Gewißheit beim Abwägen von Gut und Schlecht verbunden wird. Darüber hinaus sind wir besonders an der Anwendung der Doktrin der Doppelwirkung auf die Abtreibungsfrage interessiert, und niemand kann bestreiten, daß es in der Medizin manchmal so vollständige Gewißheiten gibt, daß es eine reine Spitzfindigkeit wäre, vom ›wahrscheinlichen Resultat‹ dieses oder jenes Handelns zu sprechen. Es ist deshalb nicht aus bloß philosophischem Interesse, daß wir Ungewißheit ausklammern sollten, wenn wir die Beispiele genauer untersuchen, um die Doktrin der Doppelwirkung zu testen. Warum kann man nicht von dem Fall des Fahrers auf den des Richters folgern?

Ein anderes Paar von Beispielen wirft ein ähnliches Problem auf. Wir wollen einem in Lebensgefahr schwebenden Patienten eine massive Dosis eines Medikaments geben, das knapp ist. Jedoch kommen fünf andere Patienten an, von denen jeder mit einem Fünftel der Dosis gerettet werden könnte. Wir meinen mit Bedauern, daß wir nicht unseren gesamten Vorrat des Medikaments auf einen einzigen Patienten verwenden können, ebenso wie wir sagen würden, daß wir nicht alle Mittel einer Krankenstation für ein lebensbedrohlich krankes Individuum aufwenden können, wenn Krankenwagen vorfahren und die Opfer einer Massenkarambolage einliefern. Wenn das unsere einzige Alternative ist, fühlen wir uns gezwungen, eher einen Menschen sterben zu lassen als viele. Warum fühlen wir uns dann nicht berechtigt, Menschen im Interesse der Krebsforschung zu töten, oder um, sagen wir, Körperteile zu sammeln, die dann an Bedürftige weitergegeben werden? Ähnlich könnten wir annehmen, daß mehrere bedrohlich kranke Leute nur gerettet werden können, wenn wir ein bestimmtes Individuum töten und ein Serum aus seinem toten Körper herstellen. (Diese Beispiele sind nicht allzu phantastisch, wenn man gegenwärtige Kontroversen über die Lebensverlängerung von todkranken Patienten berücksichtigt, deren Augen oder Nieren für andere zu verwenden sind.) Warum können wir nicht vom Fall der knappen Medizin auf den anderen Fall folgern, bei dem der Körper für medizinische Zwecke benötigt wird? Wiederum stellt die Doktrin der Doppelwirkung eine Erklärung bereit. Im einen Fall, aber nicht im anderen beabsichtigen wir den Tod eines unschuldigen Menschen.

Ein weiteres Argument zeigt, daß, wenn die Doktrin der Doppelwirkung verworfen wird, dies zur Folge hat, uns hoffnungslos der Gewalt amoralischer Menschen auszuliefern. Nehmen wir beispielsweise an, daß ein Tyrann damit drohte, fünf Menschen zu foltern, wenn nicht wir selbst einen foltern. Wäre es, vorausgesetzt, wir glauben ihm, unsere Pflicht, entsprechend zu handeln, weil es nicht verschieden wäre davon, sich zu entscheiden, fünf Menschen vor seiner Folter zu retten anstatt einen? Wenn ja, so brauchte jeder, der uns zu etwas zwingen will, was wir für falsch ansehen, nur zu drohen, daß er selbst etwas tut, was wir als schlechter einstufen. Ein verrückter Mörder, der bekannt dafür ist, daß er seine Versprechen hält, könnte es so zu unserer Pflicht machen, einen unschuldigen Bürger zu töten, um den Mörder selbst auf diese Weise daran zu hindern, zwei zu töten. Vor dieser Folgerung werden wir wiederum durch die Doktrin der Doppelwirkung bewahrt. Wenn wir uns weigern, sehen wir vorher, daß die größere Zahl getötet werden wird, aber wir beabsichtigen es nicht: er ist es, der den Tod unschuldiger Personen beabsichtigt (das heißt, strikt oder direkt beabsichtigt), nicht wir.

Eine Zeitlang war ich der Meinung, daß diese Argumente zugunsten der Doktrin der Doppelwirkung schlüssig sind, aber jetzt glaube ich, daß der Konflikt auf andere Weise gelöst werden sollte. Der Hinweis, dem wir folgen sollten, ergibt sich daraus, daß die Stärke der Doktrin in der Unterscheidung zu liegen scheint zwischen dem, was wir *tun* (gleichgesetzt mit direkter Absicht), und dem, was wir *zulassen* (als nur indirekt beabsichtigt ansehen). Es ist bemerkenswert, daß die Kontrahenten gerne darüber diskutieren, ob wir für etwas, das wir zulassen, ebenso verantwortlich gehalten werden sollten wie für das, was wir tun (siehe zum Beispiel Bennett 1966 und Anscombe 1966; siehe auch Anscombe 1958). Nicht eindeutig klar ist aber, daß es dies ist, was sie diskutieren sollten, da die Unterscheidung zwischen dem, was man tut, und dem, was man zuläßt, nicht dieselbe ist wie die zwischen direkter und indirekter Absicht. Um das zu erkennen, muß man nur beachten, daß es möglich ist, etwas *überlegt* zuzulassen, wobei man es entweder um seiner selbst willen anstrebt oder als Teil eines Plans, um anderes zu erreichen. So kann eine Person wünschen, daß eine andere tot ist, und sie überlegt sterben lassen. Hingegen kann man aber auch von jemandem sagen, daß er Dinge *tut,* die er nicht tun will, so wie der Fahrer den Mann auf dem Gleis töten würde. Darüber hinaus gibt es eine große Klasse von Dingen, von denen man eher sagt, daß sie herbeigeführt als getan oder zugelassen werden, und beiderlei Arten von Absicht sind dabei möglich. So ist es möglich, den Tod eines Mannes *herbeizuführen,* indem man ihn mit einem lecken Boot aufs Meer schickt, und die Tötungsabsicht kann entweder direkt oder indirekt sein.

In welchem Zusammenhang immer sie mit der Doktrin der Doppelwirkung stehen mag (oder auch nicht), die Vorstellung des *Zulassens* ist es wert, in diesem Kontext genauer betrachtet zu werden. Ich werde den besonderen Fall des Erlaubens beiseitelassen, der die Vorstellung von Autorität umfaßt, und die beiden wichtigsten Klassen untersuchen, in die sich Fälle des Zulassens zu zerlegen scheinen. Da ist erstens das Zulassen, das ein Unterlassen des Verhinderns von etwas darstellt. Dafür braucht man eine Abfolge, die als irgendwie bereits im Gang befindlich angesehen wird, und etwas, das der Akteur zur Intervention tun könnte. (Der Akteur muß in der Lage sein, zu intervenieren, interveniert aber nicht.) So könnte er beispielsweise jemand warnen, aber *läßt es zu,* daß dieser in eine Falle gerät. Er könnte ein Tier füttern, aber *läßt es zu,* daß es aus Nahrungsmangel stirbt. Er könnte einen undichten Wasserhahn reparieren, aber *läßt es zu,* daß das Wasser weiter fließt. Das ist der Fall des Zulassens, mit dem wir es zu tun haben werden; aber der andere sollte auch Erwähnung finden. Es ist die Art des Zulassens, die ungefähr gleichzustellen ist mit *jemand in die Lage versetzen.* Die Kernidee zielt auf die Beseitigung eines Hindernisses, das gewissermaßen eine Abfolge von Ereignissen aufhält. So kann jemand einen Stöpsel ziehen und *ermöglichen,* daß das Wasser fließt; eine Tür öffnen und *ermöglichen,* daß ein Tier ins Freie gelangt; oder jemanden Geld geben und *ermöglichen,* daß er wieder auf die Beine kommt.

Die erste Art des Zulassens benötigt ein Unterlassen, aber es gibt keine andere allgemeine Entsprechung zwischen Unterlassen und Zulassen, Begehen und Herbeiführen oder Tun. Ein Schauspieler, der nicht zu einer Aufführung erscheint, wird sie in der Regel verhindern anstatt zuzulassen, daß sie verhindert wird. Ich erwähne die Unterscheidung zwischen Unterlassen und Begehen nur, um sie beiseitezustellen.

Wenn wir an die erste Weise des Zulassens denken (unterlassen, etwas zu verhindern), können wir fragen, ob es vom moralischen Standpunkt aus einen Unterschied gibt zwischen dem, was man tut oder verursacht, und dem, was man bloß zuläßt. Es scheint klar, daß bei bestimmten Gelegenheiten das eine so schlecht ist wie das andere, was sowohl in der Moral wie im Recht berücksichtigt wird. Ein Mann kann sein Kind oder seine alten Verwandten ebenso ermorden, indem er sie vor Hunger sterben läßt, wie wenn er ihnen Gift verabreicht; er dürfte auch in beiden Fällen wegen Mord verurteilt werden. In einem anderen Fall würden wir jedoch einen Unterschied machen. Die meisten von uns lassen zu, daß Menschen in Indien und Afrika vor Hunger sterben, und es ist sicher etwas moralisch Falsches daran, daß wir das tun. Die Annahme wäre jedoch unsinnig, daß der Unterschied zwischen dem Verhungernlassen der Leute in den unterentwikkelten Ländern und dem Senden giftiger Nahrungsmittel nur im Recht gilt. In unserem Moralsystem ist eine Unterscheidung verankert zwischen dem, was wir anderen Menschen in Form von Hilfe, und dem was wir ihnen in Form von Nichteinmischung schulden. Salmond drückte die Unterscheidung zwischen beidem in seiner *Jurisprudence* folgendermaßen aus:

»Ein positives Recht entspricht einer positiven Pflicht und ist ein Recht darauf, daß der, dem die Pflicht zukommt, eine positive Handlung zugunsten der berechtigten Person ausführt. Ein negatives Recht entspricht einer negativen Pflicht und ist ein Recht darauf, daß die verpflichtete Person sich einer Handlung enthält, die zuungunsten der berechtigten Person ausfiele. Das erstere ist ein Recht, positiv gefördert zu werden; das letztere ist nur ein Recht, keinen Schaden zugefügt zu bekommen« (Salmond 1957, S. 283).

Als allgemeine Darstellung von Rechten und Pflichten ist dies fragwürdig, denn nicht alle Rechte und Pflichten sind so eng mit Wohl und Schaden verbunden. Dennoch ist diese Einführung für unsere Zwecke gut brauchbar. Sprechen wir von negativen Pflichten, wenn wir an die Verpflichtung denken, sich solcher Dinge wie Töten oder Berauben zu enthalten; und von positiven Pflichten, beispielsweise Kinder oder bejahrte Eltern zu unterhalten. Es wird jedoch nützlich sein, den Begriff der positiven Pflicht über den Bereich dessen hinaus zu erweitern, was streng »Pflichten« genannt wird, um so Handlungen der Nächstenliebe unter diesen Titel zu bringen. Diese werden nur in einem schwachen Sinne geschuldet, und einige Akte der Nächstenliebe können kaum als in irgendeiner Weise *geschuldet* bezeichnet werden, so daß ich mich in diesem Punkt nicht an den üblichen Gebrauch halte.

Versuchen wir nun zu sehen, ob die Unterscheidung zwischen negativen und positiven Pflichten erklärt, warum wir das Handeln des Fahrers und das des Richters als verschieden ansehen; oder das der Ärzte, die das knappe Medikament zurückhalten, und jener, die sich einen Körper für medizinische Zwecke besorgen; das Handeln derjenigen, die sich entscheiden, fünf Menschen statt einen vor der Folter zu retten, und von solchen, die bereit sind, den einen von sich aus zu foltern, um fünf zu retten. In jedem Fall haben wir einen Pflichtenkonflikt, aber um welche Art von Pflichten handelt es sich? Wägen wir in jedem Fall positive Pflichten gegen positive, negative gegen negative, oder die einen gegen die anderen ab? Handelt es sich um eine Pflicht, sich des Schadenzufügens zu enthalten, oder eher um eine, Hilfe zu bringen?

Der Fahrer steht vor einem Konflikt negativer Pflichten, da es seine Pflicht ist, den Schaden für fünf Menschen zu vermeiden, und ebenso seine Pflicht, zu vermeiden, einem zu schaden. Unter den gegebenen Umständen ist er nicht zu beidem in der Lage, und es scheint klar, daß er den geringsten Schaden zufügen sollte, den er wählen kann. Der Richter wägt hingegen die Pflicht, keinen Schaden zuzufügen, gegen die Pflicht, Hilfe zu leisten, ab. Er will die unschuldigen Menschen retten, die vom Tod bedroht sind, aber kann es nur, indem er selbst Schaden zufügt. Da man *im allgemeinen* nicht dieselbe Pflicht hat, Menschen zu helfen, als sich beim Schadenzufügen zurückzuhalten, ist es nicht möglich, vom Fall des steuernden Fahrers aus zu einer Folgerung zu gelangen, was der Richter tun sollte. Interessanterweise wiegt sogar das Vorliegen einer stärksten Pflicht zu aktiver Hilfe nicht so schwer wie eine bestehende negative Pflicht. Es ist beispielsweise nicht erlaubt, einen Mord zu begehen, um seinen hungernden Kindern Lebensmittel zu verschaffen. Wenn zur Entscheidung steht, entweder einem oder vielen Schaden zuzufügen, scheint nur *ein* rationaler Handlungsweg möglich. Wenn zur Entscheidung steht, entweder einigen Hilfe zu bringen auf Kosten des Schadens für andere, oder sich zu weigern, Schaden zuzufügen, um Hilfe zu bringen, steht die ganze Sache zur Diskussion. Deshalb ist es nicht widersprüchlich von uns, zu denken, daß der Fahrer auf das Gleis steuern muß, auf dem nur ein Mensch steht, während der Richter (oder eine entsprechende Person) nicht töten darf, um den Aufruhr zu verhindern.

Betrachten wir jetzt das zweite Paar von Beispielen, das auf der einen Seite das knappe Medikament betraf und auf der anderen den Körper, der gebraucht wurde, um Leben zu retten. Wiederum finden wir einen Unterschied, der auf der Unterscheidung beruht zwischen der Pflicht, Schaden zu vermeiden, und der Pflicht, Hilfe zu bringen. Wenn ein Mensch eine massive Dosis des Medikaments benötigt und wir sie ihm vorenthalten, um fünf Menschen zu retten, wägen wir Hilfe gegen Hilfe ab. Aber wenn wir überlegen, einen Menschen zu töten, um mit seinem Körper andere zu retten, planen wir, ihm Schaden zuzufügen, um anderen Hilfe zu leisten. In einer interessanten Variante des Modells können wir annehmen, daß wir jemanden überlegt sterben lassen, statt ihn zu töten. (Vielleicht ist er ein Bettler, dem wir etwas zu essen geben möchten, aber dann sagen wir: »Nein, sie brauchen Körper für medizinische Forschung«.) Hier scheint es tatsächlich relevant, daß wir auf seinen Tod abzielen, indem wir ihn sterben lassen, aber vermutlich sind wir geneigt, dies eher als einen Verstoß gegen eine negative als gegen eine positive Pflicht zu nehmen. Wenn das zutrifft, so sehen wir, warum wir in keinem Fall in der Lage sind, aus dem Beispiel des knappen Medikaments eine Folgerung zu ziehen.

In den Beispielen des Folterns entweder von einem Menschen oder von fünf Menschen scheint das Prinzip dasselbe zu sein wie im letzten Paar von Beispielen. Wenn wir Hilfe bringen (Menschen retten, die bedroht sind, vom Tyrannen gefoltert zu werden), müssen wir offensichtlich eher die größere als die kleinere Gruppe retten. Jedoch folgt nicht, daß wir berechtigt wären, Schaden zuzufügen oder eine dritte Person dazu zu bringen, dies zu tun, um die fünf zu retten. Deshalb können wir uns weigern, von unmoralischen Menschen mit Drohungen zum Handeln gezwungen zu werden. Uns unsererseits zu enthalten, Schaden zuzufügen, ist eine strengere Pflicht, als andere Menschen daran zu hindern, Schaden zuzufügen, was nicht heißt, daß das zweite nicht in der Tat eine sehr strenge Pflicht wäre.

So weit sind die Folgerungen dieselben wie jene, zu denen wir mit Hilfe der Doktrin der Doppelwirkung kommen könnten; aber in anderen Fällen werden sie verschieden sein, und der Vorteil scheint vollständig auf seiten der Alternative. Angenommen beispielsweise, es gibt fünf Patienten in einem Krankenhaus, deren Leben durch Herstellen eines bestimmten Gases gerettet werden könnte, das aber unweigerlich tödliche Dämpfe in den Raum eines anderen Patienten entließe, den wir aus bestimmten Gründen unmöglich transportieren können. Sein Tod ist, da er uns nicht dient, eindeutig eine Nebenwirkung und nicht direkt beabsichtigt. Warum ist also dieser Fall verschieden von dem des knappen Medikaments, wenn der entscheidende Punkt bei diesem darin liegt, daß wir den Tod des einzelnen Patienten vorhersahen, aber nicht im engeren Sinn beabsichtigten? Und doch ist er zweifellos verschieden. Die Verwandten des mit Gas vergifteten Patienten hätten vermutlich Erfolg, wenn sie das Krankenhaus verklagten und die ganze Geschichte ans Tageslicht käme. Wir mögen es besonders verwerflich finden, daß jemand *verbraucht* wird, wie in dem Fall, daß er zum Zweck medizinischer Forschung getötet wird oder man ihn sterben läßt, und der Umstand des *Verbrauchens* mag sogar festlegen, wie wir Handlungsentscheidungen in einigen Fällen treffen werden, aber das Prinzip scheint unwichtig im Vergleich mit unserer Abneigung, Schaden zuzufügen, um Hilfe zu bringen.

Meine Folgerung besteht darin, daß die Unterscheidung zwischen direkter und indirekter Absicht nur eine untergeordnete Rolle bei der Bestimmung dessen spielt, wie wir in diesen Fällen urteilen, während die Unterscheidung zwischen dem Vermeiden von Schaden zufügen und dem Hilfebringen tatsächlich sehr wichtig ist. Ich habe natürlich nicht zu zeigen versucht, daß es keine anderen Prinzipien gibt. Zum Beispiel macht es klarerweise einen Unterschied aus, ob unsere positive Pflicht eine starke Pflicht ist oder eher ein Akt der Nächstenliebe: unsere eigenen Kinder zu ernähren oder die in fernen Ländern. Es mag ebenso einen Unterschied ausmachen, ob die voraussichtlich leidende Person für an dem drohenden Unglück unbeteiligt gehalten wird und ob ihre Anwesenheit eine Drohung für andere bedeutet. In vielen Fällen werden wir es sehr schwierig finden, zu einem Urteil zu gelangen, und ich habe nicht versucht, im Sinne einer allgemeinen Folgerung der Art zu argumentieren, daß wir nie, wie immer das Verhältnis von Gut und Übel aussieht, einem einzelnen Schaden zufügen können, um anderen zu helfen, sogar dann nicht, wenn dieses Schadenzufügen den Tod bedeutet. Ich habe nur zu zeigen versucht, daß wir, auch wenn wir die Doktrin der Doppelwirkung verwerfen, nicht zu der Folgerung gezwungen sind, daß der Umfang des Übels immer unser Maßstab sein muß.

Kommen wir nun zum Abtreibungsproblem zurück und führen unseren Plan aus, Parallelen herauszufinden, die eher mit Erwachsenen oder Kindern als mit Ungeborenen zu tun haben. Wir müssen etwas über die verschiedenen Fälle sagen, in denen Ab-

treibung aus medizinischen Gesichtspunkten erwogen werden kann.
Zuerst gibt es die Situation, in der nichts zu unternehmen ist, was das Leben von Mutter *und* Kind rettet, aber in der das Leben der Mutter zu retten ist, indem das Kind getötet wird. Das entspricht dem Fall des dicken Mannes in der Höhlenöffnung, der unweigerlich mit den anderen ertrinken muß, wenn nichts getan wird. Wenn, wie postuliert, die Folgen gewiß sind, gibt es in diesem Fall keinen ernsthaften Interessenkonflikt, da der dicke Mann in jedem Fall sterben wird und vernünftigerweise die Handlung ausgeführt wird, die irgend jemand rettet. Es bedeutet einen starken Einwand gegenüber denjenigen, die meinen, daß die direkte Beabsichtigung des Todes einer unschuldigen Person niemals gerechtfertigt werden kann, daß dieses Edikt sogar in diesem Fall zutrifft. Die katholische Doktrin der Abtreibung muß in diesem Punkt mit der Ansicht der meisten vernünftigen Menschen in Konflikt geraten. Darüber hinaus wären wir berechtigt, die Operation mit welcher Methode auch immer auszuführen, und es ist weder eine notwendige noch eine gute Rechtfertigung des speziellen Falls der Hysterektomie, daß der Tod des Kindes nicht direkt beabsichtigt, sondern eine vorhergesehene Nebenfolge der Handlung ist. Welchen Unterschied kann es ausmachen, wie der Tod herbeigeführt wird?
Zweitens haben wir den Fall, in dem es möglich ist, eine Operation auszuführen, die die Mutter retten und das Kind töten *oder* die Mutter töten und das Kind retten wird. Das ist eine Parallele zu dem berühmten Fall der schiffbrüchigen Seeleute, die glaubten, jemand über Bord werfen zu müssen, damit ihr Boot in einem Sturm nicht kentere, und zu dem anderen berühmten Fall der zwei Matrosen, Dudley und Stephens, die den Kabinenjungen töteten und aufaßen, als sie ohne Lebensmittel auf dem Meer trieben. Auch hier ist kein Interessenkonflikt im Spiel, soweit die Handlungsentscheidung betroffen ist, sondern nur soweit es um die Entscheidung geht, wer zu retten ist. Wiederum wäre es vernünftig, zu handeln, obwohl man jemanden verstehen könnte, der sich vor dieser widerwärtigen Handlung zurückhielte, entweder weil er eher vorzöge zu sterben als dergleichen zu tun, oder weil er über die Grenzen vernünftigen Hoffens hinaus durchhielte. Im wirklichen Leben gibt es kaum je die von Philosophen postulierten Gewißheiten, und Dudley und Stephens wurden

nicht lange nach ihrer grauenhaften Mahlzeit gerettet. Wäre hingegen die Gewißheit absolut, wie es im Abtreibungsfall sein mag, schiene es besser, einen zu retten als niemanden. Wahrscheinlich sollten wir zugunsten der Mutter entscheiden, wenn wir ihr Leben gegen das des ungeborenen Kindes abwägen, aber es ist bemerkenswert, daß wir einige Jahre später ohne weiteres umgekehrt entscheiden können.

Das schlimmste Dilemma entsteht bei der dritten Art von Beispiel, bei dem man das Kind töten muß, etwa indem man seinen Schädel zertrümmert, um die Mutter zu retten, während im Fall des Nichthandelns die Mutter sterben wird, aber das Kind nach ihrem Tod sicher geboren werden kann. In diesem Fall ist die Doktrin der Doppelwirkung angewandt worden, um zu zeigen, daß man nicht intervenieren darf, da der Tod des Kindes direkt beabsichtigt wäre, derjenige der Mutter nicht. In genauer Parallele zu Fällen, die kein Ungeborenes betreffen, mögen wir die Konklusion richtig finden, auch wenn der gegebene Grund falsch ist. Angenommen beispielsweise, daß im späteren Leben die Anwesenheit eines Kindes sicher den Tod für die Mutter bedeutete. Wir würden uns zweifellos nicht für berechtigt halten, sie von ihm auf eine Weise zu befreien, die seinen Tod bedeutete. Denn im allgemeinen glauben wir nicht, daß wir eine unschuldige Person töten dürfen, um eine andere zu retten, ganz abgesehen von der besonderen Fürsorge, die wir Kindern gegenüber für angebracht halten, wenn sie es einmal mit List und Tücke geschafft haben, geboren worden zu sein. Was wir bereit sein mögen zu tun, wenn eine große Menge von Leuten im Spiel wäre, ist eine andere Sache, und das ist vielleicht der Schlüssel zu einer ziemlich verbreiteten Ansicht über Abtreibung auf seiten derjenigen, die die Rechte des ungeborenen Kinds ziemlich ernst nehmen. Sie fühlen vermutlich, daß, wenn *genügend* Menschen im Spiel wären, einer geopfert werden muß, und sie sehen den Konflikt zwischen dem Leben der Mutter und dem Leben des ungeborenen Kindes so, als wenn dabei viele gegen einen stünden. Aber natürlich teilen viele Menschen diese Ansicht überhaupt nicht, weil sie nicht dazu neigen, dem Fötus oder ungeborenen Kind etwas dem üblichen menschlichen Status Vergleichbares in Hinblick auf Rechte zuzubilligen. Ich habe nicht zugunsten dieser Standpunkte oder gegen sie argumentiert, sondern nur versucht, einige der Kräfte ausfindig zu machen, die uns hin und her zerren. Der lockere Ton der Beispiele verfolgt nicht die Absicht, jemand zu verletzen.

Anmerkungen

1 Hart 1967. Ich verdanke diesem Artikel und einem Gespräch mit Professor Hart viel, obwohl ich nicht weiß, ob er dem Folgenden zustimmen wird.
2 Zur Diskussion der katholischen Abtreibungslehre siehe Williams 1957, sowie Stevas 1963.
3 Professor Hart machte mich auf diese Unterscheidung aufmerksam.

Literatur

Anscombe, Gertrude E. M. (1958), »Modern Moral Philosophy«, in: *Philosophy* 33, S. 1-19; dt. »Moderne Moralphilosophie«, in: Günter Grewendorf/Georg Meggle (Hg.), *Seminar: Sprache und Ethik. Zur Entwicklung der Metaethik*, Frankfurt 1974, S. 217-243.

– (1966), »A Note on Mr. Bennett«, in: *Analysis* 26, 1965/66, S. 208.

Bennett, Jonathan (1966), »›Whatever the Consequences‹«, in: *Analysis* 26, 1965/66, S. 83-102.

Hart, Herbert L. A. (1967), »Intention and Punishment«, in: *The Oxford Review* 4; auch in: ders., *Punishment and Responsibility*, Oxford 1968, S. 113-135.

Salmond, John W. (1957), *Jurisprudence*, 11. Auflage, hg. von G. Williams, London.

Stevas, John N. St. (1963), *The Right to Life*, London.

Williams, Glanville (1957), *The Sanctity of Life and the Criminal Law*, New York.

Neue Reproduktionstechniken

Mary Warnock
Haben menschliche Zellen Rechte?[1]

Die Kommission der britischen Regierung zur Untersuchung menschlicher Fortpflanzung und Embryologie, deren Vorsitzende ich war, gab die Empfehlung, daß Forschung mit menschlichen Embryonen unter bestimmten Bedingungen weiter erlaubt sein sollte.[2] Die Frage ist: Haben wir dabei richtig entschieden? Oder trifft im Gegenteil zu, daß die Zellansammlung, die der Embryo während der vierzehn Tage nach Befruchtung darstellt, *Rechte* hat, die zu schützen sind – wie beispielsweise ein Recht auf sein Leben und ein Recht, nicht als Forschungsmaterial verwendet, sondern in den Uterus implantiert zu werden, wo er sich weiter entwickeln kann?

Manche haben diese Frage zu beantworten versucht, indem sie eine weitere Frage aufwarfen, ob nämlich der frühe Embryo eine *Person* ist oder nicht. Die Vermutung geht dahin, daß, wenn gezeigt werden kann, der Embryo *sei* eine Person, daraus folgt, daß er über Rechte verfügt, denn sicher haben alle Personen Rechte, und zwar, wie manchmal behauptet wird, nur Personen. Beispielsweise kann argumentiert werden, daß im Fall von Kindern das Recht sie in gewisser Weise als Personen anerkennt, da sie ein Lebensrecht haben sowie ein Recht, nicht als Forschungsmaterial verwendet zu werden. Nicht einmal Eltern haben das Recht, an ihren Kindern Forschung zuzulassen. Die Rechte des Kindes sind in dieser Hinsicht absolut. Wenn der menschliche Embryo ebenso wie ein Kind als eine Person anzusehen ist, dann sind seine Rechte dieselben.

Ich möchte jedoch versuchen, mich der Frage nach den Rechten des Embryos zu nähern, ohne die Frage zu bemühen, ob er eine Person ist oder nicht. Personalität ist ein berüchtigt schwieriger und mehrdeutiger Begriff, und wenn man in diesem Zusammenhang ohne ihn auskäme, wäre das vorzuziehen. Um ein Beispiel zu nennen: John Harris von der Universität Manchester meinte, daß die Frage, ob Forschung mit menschlichen Embryonen erlaubt sei oder nicht, und für wie lange, gleichbedeutend ist mit der Frage, *wann menschliches Leben beginnt, moralische Relevanz zu haben* (Harris 1983). Damit würde ich völlig übereinstimmen. Er sagt dann aber weiter, daß diese Frage *dieselbe* sei wie die, wann der Embryo zu einer Person wird. Und an diesem Punkt kann sich, meiner Meinung nach, Verwirrung einschleichen. Denn die Frage nach der *moralischen Relevanz*, die Frage also, *wann Embryonen moralisch berücksichtigt werden sollen*, ist offensichtlich eine, die durch Urteilen und Entscheiden von einem bestimmten moralischen Standpunkt aus beantwortet werden muß. Es ist keine Tatsachen-, sondern eine Wertfrage. In welchem Ausmaß *sollten* wir ein menschliches Leben in seinen frühesten Stadien wertschätzen? Das in die Frage zu übersetzen, ob ein Embryo in seinen frühesten Stadien *eine Person ist*, klingt jedoch wie die Übersetzung in eine Tatsachenfrage. Es klingt, als ob wir durch Untersuchen des Embryo und Entdecken seiner Eigenschaften eine nicht-kontroverse Antwort finden könnten. Daß Personalität, der Besitz oder Nicht-Besitz dieser Eigenschaft, ebensosehr eine Wertfrage ist wie die Frage, wann menschliches Leben moralisch berücksichtigenswert wird, ist für viele schwer zu verstehen. Und doch ist es offenkundig der Fall. Der Philosoph John Locke wußte, daß, wie er sich ausdrückte, das Wort »Person« – das er von dem Wort »Mensch« unterschied – kein biologischer, sondern ein *Rechts*begriff ist. Das heißt soviel wie zu sagen, daß zu *entscheiden* ist, ob jemand – oder ein Rechtssubjekt – eine Person genannt werden kann. Um das zu entscheiden, müssen wir die Kriterien kennen, die entwickelt wurden, um solche Fälle zu entscheiden, oder wir müssen selbst neue Kriterien aufstellen.

Es kann natürlich gute oder schlechte Kriterien für solche Zuschreibungen geben. Einige werden zu moralisch akzeptablen, einige zu moralisch unakzeptablen Folgen führen. Wenn unter den Kriterien des Personseins aufgelistet wäre, daß der betreffende Mensch beispielsweise kein Kriegsgefangener sein dürfe, würde das zu der Konsequenz führen, die den antiken Römern im Unterschied zu uns annehmbar schien, nämlich daß Kriegsgefangene in den Besitz derer übergehen, die sie gefangennahmen, und daß sie keine Rechte haben. Es gibt, um ein anderes Beispiel zu nennen, eine Gruppe von Kinderärzten, die, wenn sie wissen wollen, ob sie ein Neugeborenes am Leben erhalten sollen, das anhand der Frage zu entscheiden suchen, ob es eine Person ist, und um dies zu entscheiden, versuchen sie zu erfragen, ob seine Eltern *wollen, daß es lebt* (Silverman 1981). Dieses einigermaßen eigenartige Kriterium hätte bei verbreiteter Anwendung Folgen, die nahezu jeder für unmoralisch halten dürfte. Denn warum sollte das Kriterium, ›erwünscht‹ zu sein, nur auf Neugeborene zutreffen? Warum sollte es nicht auf andere Kinder angewandt werden, oder sogar auf Erwachsene? Wenn es nach diesem Kriterium jemand gäbe, der von niemanden erwünscht wäre, wäre er keine Person und hätte folglich keine Rechte. Es ist leicht vorzustellen, wie senile und abhängige Erwachsene unter diese Kategorie fallen können. Diesen Einwand gegenüber dem Kriterium erheben, heißt natürlich, eine Form des ›Dammbruch-Arguments‹ als Kritik zu benutzen. Und generell bin ich nicht besonders beeindruckt von solchen Argumenten. Denn mir scheint, daß man bei steigendem Wasserspiegel meist irgendwo ein Limit setzen kann; das ist auf jeden Fall die entscheidende Aufgabe. Es ist nicht nötig, das Wasser bis zum Rand steigen zu lassen, und tatsächlich stellt der Vorschlag der Kommission, die Verwendung von Embryonen zu Forschungszwecken nach 14 Tagen zu verbieten, genau eine solche Grenze dar, die gezogen wird, um einen Dammbruch zu verhindern. Dennoch glaube ich, daß, wenn ein Kriterium des Personseins vorgeschlagen wird, ihm allgemeine Geltung einzuräumen ist. Und dieses spezielle Kriterium des Erwünschtseins muß seiner allgemeinen Folgen wegen zurückgewiesen werden.

Die üblichste Form eines Personalitätskriteriums ist jedoch von demjenigen Silvermans verschieden. Die Kriterien werden üblicherweise anhand bestimmter Merkmale formuliert, die ein Wesen *besitzen muß*, um berücksichtigt zu werden. Die geforderten Merkmale sind von verschiedener Art. Aber sie umfassen fast durchweg Rationalität (was immer darunter gemeint ist) und die Fähigkeit des Wesens, ›sein eigenes Leben wertzuschätzen‹. Dieses letzte Kriterium, das John Harris neben anderen in die Definition einer Person aufnimmt, scheint mir zu viele Wesen entweder aus- oder einzuschließen. Menschen mit Selbstmordneigung beispielsweise oder solche, die ihr Leben aus irgendeinem Grund opfern wollen, könnten das Kriterium verfehlen. Oder das Kriterium scheitert an Unklarheit. Wie wissen wir, ob ein Wesen es erfüllt oder nicht? Wenn das Wesen zu erkennen gibt, daß es sein Leben schätzt, indem es Überlebenswillen manifestiert, dann würden die meisten Tiere die meiste Zeit über als Personen zählen. Wenn andererseits ein Wesen *äußern* muß, daß es sein Leben schätzt, um entsprechend beurteilt zu werden, dann werden wiederum zu viele Menschen ausgeschlossen. Dieselbe Art von Schwierigkeiten entsteht, wie immer die für Personalität vorgeschlagenen Kriterien beschaffen sind. Ich glaube, daß der einzige Weg aus der Schwierigkeit der kürzeste ist: den Begriff der Person einfach ganz zu umgehen. Der Begriff wurde schließlich erst auf der Grundlage eingeführt, daß Personen die Träger von Rechten sind. Da es keine unabhängig zufriedenstellende Möglichkeit zu geben scheint, eine Person von einer Nichtperson zu unterscheiden, abgesehen von ihren vermuteten Rechten, scheint es besser, die direkte Route zu nehmen und zu fragen, ob menschliche Embryos Rechte haben.

Wiederum erscheint die Frage, wenn sie so formuliert wird, wie eine Tatsachenfrage. Sie scheint wie eine Frage, deren Antwort entweder wahr oder falsch sein wird, von derselben Art wie die, ob ein Embryo Beine hat. Aber natürlich ist es keine solche Frage. Man kann einen Embryo nicht im Reagenzglas beobachten und ausmachen, ob er Rechte hat. Die Sache ist ein bißchen schwieriger. Es gibt Umstände, in denen ich ein Recht in Anspruch nehmen und die Tatsachenbehauptung aufstellen kann, daß ich dieses Recht besitze. Wenn ich beispielsweise einen Platz im Zug nach Edinburgh reserviert habe und entdecke, daß jemand anderer ihn besetzt hält, kann ich ein Recht reklamieren und meine Berechtigung ausweisen, indem ich den Fahrschein zeige, der einen Beweis für den abgeschlossenen Vertrag darstellt. Ähnlich, wenn mir der Zutritt zu einer Bar oder einem Pub mit dem Grund verweigert wird, daß ich eine Frau bin, kann ich das Zutrittsrecht in Anspruch nehmen und mich in diesem Fall auf das Gesetz gegen die Diskriminierung der Geschlechter berufen. Wenn es zutrifft, daß das Gesetz mich unterstützt und daß die Umstände gerade die vom Gesetz vorgesehenen sind, dann habe ich gezeigt, daß ich tatsächlich im Besitz des beanspruchten Rechts bin. Wenn ich Ihnen vorwerfe, daß Sie mein Land widerrechtlich betreten, können Sie erwidern, daß es ein Wegerecht gibt, und die Frage kann auf die eine oder andere Weise entschieden werden, indem man die lokalen Statuten konsultiert. Immer wenn ein Gesetz existiert, das ein Recht verleiht, jemandem erlaubt, etwas zu tun, oder jemand anderem verbietet, diesen zu hindern, dann ist es eine *Tatsache*, daß it es eine *Tatsache*, daß ein Recht existiert, erzeugt durch das Gesetz.

Angenommen nun, daß ich ein Recht in Anspruch nehme in einem Bereich, auf den das Recht nicht zutrifft. Nehmen wir an, daß meine Eltern für mich in ihrem Testament einen Spottbetrag vorsahen, viel weniger als den großzügigen Anteil, mit dem sie meine Brüder und Schwestern bedachten. Wenn ich jetzt ein Recht auf einen gleichen Anteil an der Erbschaft beanspruche, muß ich meinen Anspruch auf etwas anderes gründen als das elterliche Testament. Nach diesem habe ich *kein* Recht. Ich wurde mit ein paar Pfennigen abgespeist. Deshalb muß ich mich auf die Behauptung zurückziehen, daß ich ein *moralisches* Recht habe; es handelt sich um einen Fall ›natürlicher Gerechtigkeit‹. Ich habe ein moralisches Recht, ich kann sogar versuchen, das Gesetz zu bemühen, es einzuklagen, und möglicherweise habe ich dabei Erfolg.

Aber häufig wissen die Leute, wenn sie behaupten, moralisch im Recht zu sein, daß, wie die Dinge nun einmal liegen, das Gesetz ihre Ansprüche nicht unterstützen wird, auch wenn sie der Meinung sind, daß es das sollte. Sie behaupten, es gebe ein Moralprinzip, in Übereinstimmung mit dem sie ein Recht haben, und daß das Gesetz diesem Recht entsprechen sollte, obwohl es ihm faktisch nicht entspricht. Man stelle sich beispielsweise jemand mit einem schwerbehinderten Kind vor, der sich in den sechziger Jahren mit seiner örtlichen Schulbehörde im Streit über die Erziehung des Kindes befand. Die Behörde am Ort war der Meinung, daß keine geeignete Schule zur Verfügung stehe, die das Kind besuchen könnte. Die Mutter oder der Vater wiesen darauf hin, das Kind habe ein Recht auf Ausbildung. In jenen Tagen befanden sich aber, zumindest im englischen Königreich, die Eltern im Unrecht, soweit das Gesetz betroffen war. Wenn ein Kind für nicht erziehungsfähig gehalten wurde, kam es in den Verantwortungsbereich des Ministeriums für Gesundheit und Sozialversorgung, nicht den des Kultusministeriums. Dem Elternteil stand in jenen Tagen nur offen, zu sagen, daß das Kind, da es eine Ausbildung bekommen *sollte,* tatsächlich ein *moralisches Recht* auf Ausbildung habe, also das *Gesetz geändert werden sollte.* Und natürlich wurde in den frühen siebziger Jahren das Gesetz geändert, und das Kind bekam das legale Recht, welches zuvor nur ein moralisches Recht war.

Wenden wir jetzt dieses Beispiel auf Embryos an. Wie sollen wir die Frage beantworten: »Hat ein Embryo Rechte?« Zuerst sollten wir vielleicht zusehen, welche Rechte beansprucht werden. Weiter oben legte ich dar, daß diejenigen, die meinten, Embryos hätten Rechte aufgrund ihres Personseins, behaupten würden, daß ihre Rechte im Recht auf Leben und folglich dem Recht verankert seien, nicht für Forschungszwecke verwendet zu werden. Aber »Recht auf Leben« ist vielleicht nicht ganz korrekt. Denn wenn ein *in vitro* befruchteter Embryo in den Uterus einer Frau eingebracht wird, aber nicht einnistet, wird er sich nicht zu einem Baby entwickeln und tatsächlich nicht am Leben bleiben. Aber niemand würde vermutlich vorbringen, daß seine Rechte verletzt wurden. Das Recht scheint am ehesten in dem Recht zu bestehen, in einen Uterus übertragen zu werden; das heißt eher, die *Chance* auf Leben zu bekommen als das Leben selbst.

In diesem Zusammenhang ist eine ziemlich merkwürdige Beobachtung zu machen, auf die ich hinweisen muß, ohne daß uns das lange aufhalten wird. Vom Standpunkt des Embryos und im gegenwärtigen Kontext (vorausgesetzt also die gegenwärtig relativ niedrige Erfolgsrate bei IVF) ist die Wahrscheinlichkeit, am Leben zu bleiben, ziemlich gering, auch wenn der Embryo nicht zur Forschung verwendet wird. Sie ist fast vergleichbar der Wahrscheinlichkeit, im englischen Königreich schließlich an die Universität zu gelangen, wenn man auf der Sexta ist. In diesem Fall war alles, was in der Vergangenheit gefordert wurde, Chancengleichheit – das Recht auf Konkurrenz. Erst später erkannten viele, daß das Recht auf Konkurrenz als solches sehr wenig wert ist, wenn man mit Sicherheit verliert. Und deshalb begann man in Hinblick auf Erziehung die Gleichheit des Ausbildungsresultats als Recht zu fordern, nicht nur die der Ausbildungschancen. Heute wird von manchen gesagt, daß Embryos ein Recht auf die Chance der Einnistung haben. Vielleicht herrscht in einigen Jahren die Meinung, daß für Embryos das Recht auf Entwicklung wichtig ist, nicht nur die Entwicklungs*chance,* wenn klar ist, daß einige, die in den Uterus zurückübertragen werden, ohne Chance sind.

Sehen wir davon einmal ab: Gegenwärtig wird das Recht als Recht auf die Lebenschance angesehen; und entsprechend als Recht auf Schutz vor Forschung, die auch der geringsten Chance des Embryos ein Ende setzte, zuerst ein Fötus und dann ein Baby zu werden. *Hat also ein Embryo im 2- oder 4-Zellstadium diese Rechte?* Eines ist sicher: Nach Maßgabe des Rechts in Großbritannien, wie in den meisten anderen Ländern, hat er sie nicht.[3] Es gibt keinerlei Gesetz, das die Rechte von Embryos *in vitro* schützen würde; kein Gesetz, das die beliebige Manipulation von Embryos im Labor erlaubte oder nicht erlaubte, welche Art von Manipulation auch immer erwogen wird. Das Recht des Embryos kann also kein *tatsächliches* Recht sein, das durch ein *tatsächliches* Gesetz untermauert würde. Es kann bestenfalls ein *moralisches Recht* sein, das zugunsten des Embryos und mit Blick auf ein Gesetz beansprucht wird, das gelten *sollte,* aber gegenwärtig noch nicht existiert. Jeder, der gegenwärtig sagt, daß Embryos Rechte haben, sagt, daß ein parlamentarischer Gesetzesbeschluß kommen *sollte,* der sie schützte. Und wie wir sahen, muß jeder solche Anspruch auf Moralprinzipien beruhen, nicht auf einem Gesetz – den Prinzipien, die eventuell in das Gesetz einbezogen und von ihm ausgedrückt werden *sollten.*

Wenn aber das Argument zugunsten der Rechte von Embryos von bestimmten Moralprinzipien abhängt, in Übereinstimmung mit denen (wenn die Dinge so wären, wie sie sein sollten) das Gesetz verabschiedet würde, nicht auf dem gegenwärtigen Gesetz beruht, worin besteht dann der Wert, von *Rechten* zu reden? Warum nicht statt dessen davon reden, was sein *sollte,* wie man Embryos behandeln *sollte,* welche Moralprinzipien nötig sind? Wenn wir uns darauf beschränken, in Begriffen zu reden, die sagen, was sein soll, würden wir explizit in Wert-, nicht Tatsachenbegriffen reden; und das wäre meiner Meinung nach ein großer Vorteil. Die moralischen, *wesentlich* moralischen Grundlagen der Argumentation wären dann explizit und klar.

Eine ähnliche Überlegung könnte angestellt werden hinsichtlich der sogenannten Tierrechte. Und tatsächlich wurde von R. G. Frey in seinem Buch *Interests and Rights: The Case against Animals* (Frey 1980) und in *Rights, Killing, and Suffering* (Frey 1983) so argumentiert. Die Überlegung, die er verteidigt, ist – kurz gesagt – die, daß ein Recht, das nicht auf dem Gesetz beruht, statt dessen auf einem Moralprinzip basiert und daß deshalb vieles dafür spricht, das Vokabular von Rechten in solchen Fällen ganz zu vermeiden und sich direkt auf das Moralprinzip zu beziehen, auf das es, wenn es ein Gesetz gäbe, gegründet wäre und das ein Recht verliehe oder erzeugte.

Nachdem ich argumentiert habe, es sei besser, den Begriff der Person zu umgehen, der nur eingeführt wird, um auf den Begriff der Rechte des Embryos hinzuleiten, schlage ich jetzt vor, daß wir auch den Begriff eines Rechts selbst umgehen und statt dessen über die Art und Weise reden, wie Embryos behandelt werden sollten – eine Diskussion, die völlig offenkundig moralischer Art sein wird.

Damit sind wir zu guter Letzt zum Kernpunkt gekommen: Nicht »Welches sind die Rechte menschlicher Embryos?«, sondern »Wie sollten wir ihnen gegenüber handeln?« Was für ein Schutz sollte ihnen durch das Gesetz gewährt werden, so daß sie schließlich, wenn wir das anstreben, einige Rechte bekommen, die durch neue Gesetze erzeugt werden?

Da wir uns jetzt ganz offensichtlich im Bereich von Moralprinzipien bewegen, nicht von Tatsachen, und mit Gegenständen zu tun haben, die in die Gesetzgebung einbezogen werden sollten, ist es naheliegend, daß wir uns bei der Bestimmung dessen, was *zu tun ist,* welche öffentliche Politik *verfolgt werden sollte,* als erstes an den Utilitarismus um Hilfe wenden. Denn von allen Moralphilosophien war es gerade der Utilitarismus in seiner ursprünglichen Form bei James Mill, Jeremy Bentham und John Stuart Mill, der explizit auf die Anleitung der öffentlichen Politik gerichtet war, mit dem Ziel, die Richtung der Gesetzgebung nach dem Maßstab des größten Nutzens für die größte Zahl festzulegen. Nun gibt es diejenigen, unter ihnen der berühmte Dr. Robert Edwards von Bourne Hall, einer der Gründungsväter des *In-vitro*-Fertilisationsprogramms, die bei der Frage, wie menschliche Embryos behandelt werden sollten, ganz ausdrücklich als Utilitaristen argumentieren. Dr. Edwards argumentiert, daß, da das einzige Kriterium des moralisch Richtigen das Überwiegen von Lust über Schmerz, Glück über Unglück ist, kein möglicher Zweifel darüber bestehen kann, wo die *richtige* Alternative liegt, wenn die Ergebnisse der Forschung mit Embryos für unfruchtbare Menschen, für diejenigen, deren Interesse dem Zurückdrängen deformierender genetischer Krankheiten gilt, oder für diejenigen, deren Ziel einfach darin besteht, unser Wissen über die frühesten Stadien der embryonalen Entwicklung zu erweitern, von Vorteil sind; und wenn andererseits den Forschungssubjekten, nämlich den Embryonen selbst, keine Schmerzen zugefügt werden. Es ist *richtig,* menschliche Embryos auf jede Weise zu manipulieren, die dem Rest der menschlichen Spezies Vorteile bringt, vorausgesetzt, es ist sicher, daß sie keine Schmerzen empfinden. Unzählige medizinische und therapeutische Vorteile werden aus der gegenwärtigen und zukünftigen Forschung mit menschlichen Embryonen resultieren. Daß die Embryonen selbst keine Schmerzen leiden, ist gewiß, da sie in diesem Stadium über kein Zentralnervensystem und kein Gehirn verfügen. Das Übergewicht von Gutem über Schlechtem, Lust über Schmerz deutet also eindeutig auf die Seite der Forschung.

Dennoch bleiben sogar auf der Basis des Utilitarismus einige Fragen unbeantwortet. Insbesondere bleibt die Frage offen, inwieweit man im Kalkül von Lust und Schmerz statt der Schmerzen von Embryos (denn sie werden zweifellos keine wahrnehmen) die Gefühle der Empörung derjenigen berücksichtigen sollte, die es einfach für moralisch falsch halten, menschliche Embryos für Forschung zu benutzen. Wenn jemand Utilitarist ist und deshalb der Ansicht verpflichtet, das richtige Handeln sei dasjenige, das mehr Nutzen als Schaden bringt, ist er oder sie gehalten, in dieser Abwägung die den Menschen zugemutete moralische Beleidigung oder Verletzung zu berücksichtigen, wenn eine Praxis zugelassen oder sogar ermutigt wird, die sie ernstlich und aufrichtig als falsch ansehen.

Einem überzähligen Embryo, der nicht implantiert werden kann, weil er Teil einer Menge von Embryonen war, von denen einige, aber nicht alle für eine geplante Schwangerschaft gebraucht werden, kann nicht geschadet werden, wenn er für Forschungszwecke verwendet und dann vernichtet wird. Denn er würde, wenn nicht implantiert, auf jeden Fall sterben. Er kann keine Schmerzen empfinden, da er aus einigen Zellen ohne Nervensystem besteht. Deshalb kann *ihm* kein Schaden entstehen, wenn er vernichtet wird, sondern nur anderen. Der Schaden gegenüber anderen kann aber keine davon verschiedene Form annehmen als die eines *Verstoßes gegen moralische Gefühle.* Wenn das Verletzen moralischer Gefühle im Kalkül von Lust und Schmerz nicht berücksichtigt werden dürfte, wäre der Staat nicht berechtigt, einzugreifen, um die Forschung mit menschlichen Embryos zu beenden oder sie auch nur zu kontrollieren. Diese ganze Forschung könnte so lange erlaubt bleiben, solange sie nützlich ist. Das ist meiner Meinung nach das Argument, das heute von vielen Utilitaristen bis zur letzten Konsequenz gedacht wird, einschließlich, vermute ich, von Dr. Edwards.

Wie ich aber bereits angedeutet habe, sind *in Wirklichkeit,* ungeachtet der Theorie, die meisten Wissenschaftler durchaus bereit, tatsächlich sogar darum bemüht, daß über die Forschung Kontrolle ausgeübt wird, um den *moralischen Gefühlen* eines großen Teils der Öffentlichkeit und eines Teils der Wissenschaftlergemeinde selbst zumindest ein Stück entgegenzukommen. Und an diesem Punkt, möchte ich meinen, bricht der Utilitarismus zusammen. Denn in dem Augenblick, in dem das Kriterium für das Richtige und Falsche von der einfachen Berechnung von Vor- und Nachteilen dahin überführt wird, die *moralischen Gefühle* der Menschen zu berücksichtigen, gerät es meiner Meinung nach zu einem anderen Konstrukt. Es geht dann nicht mehr darum, exakt herauszudestillieren, was richtig und was falsch ist, noch genau herauszubringen, welches Ergebnis besser ist als ein anderes. Das Kriterium ist einbezogen in das viel unklarere, weniger geordnete Geschäft von Kompromissen – des Versuchs, Problemen mit einer moralischen Lösung zu begegnen, die Menschen so wenig als möglich verletzt und schockiert, während von den Vorteilen der utilitaristischen Kalkulation für die Gesellschaft so viele wie möglich bewahrt werden. Die moralisch beste Grundlage für das Recht muß eine sein, die, soweit vorhersehbar, praktikabel, auf vernünftige Weise nützlich ist und dennoch nicht als ein vollständiger Ausverkauf von Ideen oder Weltanschauungen aufzufassen sein wird.

Denn bei dem Versuch, eine Politik auszuzeichnen, welche die moralisch bestmögliche ist, kann man die starken und festverwurzelten moralischen Gefühle eines großen Teils der Bevölkerung nicht übergehen. Gesetze müssen mit einem Blick auf das Gemeinwohl entworfen werden, und in grober Näherung bedeutet das, daß sie auf das utilitaristische Prinzip des größten Glücks der größten Zahl gegründet werden müssen oder zumindest das Prinzip des größten Wohls der größten Zahl. Gesetze können keine Gefühle ausdrücken. Aber die Beziehung zwischen Recht und Moral ist so beschaffen, daß Gefühle beim Entwurf von Gesetzesvorschlägen nicht übergegangen werden dürfen. Denn Moral wird, wie Hume sagte, »viel mehr gefühlt als beurteilt«[4], und den moralischen Gefühlen der Menschen keine Beachtung schenken heißt, auf Moral ganz verzichten. Und das steht dem Recht nicht offen. Die Moral von kaum jemandem besteht in nichts anderem als dem Kalkulieren von Nutzen und Schaden, auch wenn solche Kalkulationen ihren Stellenwert haben. Damit Moral überhaupt existieren kann, privat oder öffentlich, muß es einige Dinge geben, die ungeachtet ihrer Folgen *nicht getan werden sollten*, einige Grenzen, die nicht überschritten werden dürfen.

Was eine dieser Grenzen kannzeichnet, ist häufig ein Sinn der Empörung bei gegenteiligem Handeln; ein Gefühl, daß eine bestimmte Praxis zu erlauben verwerflich wäre oder ein Stück Einbruch der Zivilisation. Jemand, der beispielweise das Gefühl hat, es sei falsch, die Toten ohne Zeremonie in die Erde zu schaufeln, kann möglicherweise nicht mehr vorbringen, als daß er solche Handlungsweisen für unpassend oder unziemlich oder unzivilisiert hält. Aber gerade diese Gefühle geben zu Imperativen Anlaß: man *sollte* die Toten mit Achtung behandeln. Ähnlich, um unserem Thema wieder näher zu kommen, mögen diejenigen, die aus moralischen Gründen gegen kommerzielle Agenturen für die Vermittlung von Leihmüttern Einspruch erheben, nur das Gefühl haben, daß sie sich schämten, in einer Gesellschaft zu leben, in der solche Agenturen erlaubt sind. Ein bestimmtes Schamgefühl haben muß jedem Moralprinzip zugrunde liegen.

Ich sollte an dieser Stelle vielleicht eine Bemerkung über Religion machen. Es gibt viele, die sagen, daß ihre Religion sie lehrt, menschliche Embryos verbrauchende Forschung dürfe es nicht geben. Die meisten, die das sagen, werden fortfahren, diese Lehren mit Hilfe einer Aussage wie der zu rechtfertigen, daß alles menschliche Leben als Geschenk Gottes gleichermaßen heilig ist und daß dies die Botschaft der Kirche oder anderer religiöser Autoritäten darstellt. Obwohl aber Gläubige ihre moralischen Überzeugungen zu Recht auf Autorität, auf die Kirche oder die Bibel gründen können, können Gesetzgeber das nicht tun. Ihre Grundlage und ihre Rechtfertigung muß im moralischen Sensorium derer liegen, für die sie Gesetze entwerfen. Nur ein Teil dieser Menschen umfaßt Gläubige, und von diesen sind nur einige der Meinung, daß ihre Religion die letzte Autorität für ihre Moralprinzipien abgeben sollte. Viele, sogar viele unter den Gläubigen, sind der Meinung, daß Menschen ihr eigenes Gewissen zu befragen haben, wenn sie entscheiden wollen, was moralisch richtig oder falsch ist. Religiöser Glaube kann solche Entscheidungen beeinflussen, aber sie nicht aufzwingen.

Diejenigen, die der Meinung sind, daß die Religion einen absoluten und umfassenden rechtlichen Schutz für Embryos fordert, werden natürlich von keinem Argument umzustimmen sein, sei es einem utilitaristischen oder einem anderen. Sie können aber nicht das Recht beanspruchen, dem Land insgesamt ein Gesetz aufzuerlegen, das letztlich auf einem Dogma beruhen würde. Vielleicht ist der Hinweis angebracht, daß einige der römisch-katholischen Mitglieder des Oberhauses, die zunächst überzeugt waren, daß ihre Religion ein Gesetz fordert, das jede Forschung mit menschlichen Embryos verbietet, ihre Ansichten jetzt geändert haben, nachdem sie Laboratorien besuchten, in denen solche Forschung gegenwärtig betrieben wird. Diese lernbereiten Adligen sind jetzt der Meinung, daß der Embryo während der ersten vierzehn Tage nicht völlig durch das Gesetz geschützt werden sollte. Sie haben selbst gesehen, was einen vierzelligen Embryo tatsächlich ausmacht, und ziehen es vor, ihn einen ›Prä-Embryo‹ statt einen Embryo zu nennen.

Die offenkundige Schwierigkeit bei dem Versuch, ein Gesetz vorzuschlagen, das hinreichend auf Moralprinzipien gegründet ist, liegt im Fehlen durchgängiger oder universaler moralischer Gefühle, besonders in einer pluralistischen Gesellschaft wie der unsrigen. Nachdem die Untersuchungskommission die Idee verworfen hatte, daß menschliche Embryos ein *Recht* auf Leben oder auf die Chance zu leben haben (weil es gegenwärtig kein Gesetz gibt, das ihnen solche Rechte zuspräche), war sie, wie ich geschildert habe, mit der anspruchsvollen und offenkundig nicht-faktischen Frage konfrontiert, wie menschliche Embryos behandelt werden *sollten*. Wie weitgehend *sollten* sie vom Gesetz geschützt werden? Und obgleich wir uns mit größter Anstrengung bemühten, einander zuzuhören, um vorschnelle oder unbedachte Urteile zu vermeiden, unsere moralischen Urteile frei und ohne Anklage oder Übertreibung zu äußern, konnten wir dennoch zu keiner Übereinstimmung kommen.

Wir stimmten in einigen wichtigen Aspekten überein. Am wichtigsten: Wir stimmten darin überein, daß die Eigenschaft des Embryos, menschlich zu sein, ihn hinsichtlich Forschung in eine von allen anderen Tieren (ob selbst auf embryonaler Stufe oder voll entwickelt) zu unterscheidende Kategorie stellt. Einfach aufgrund seiner Eigenschaft, ein Mensch zu sein und aus menschlichen Zellen zu bestehen, war sogar ein zweizelliger Embryo Gegenstand anderer Überlegungen als derjenigen, die auf ein völlig perfekt geformtes Exemplar einer beliebig anderen Spezies zutreffen würden. Ein solches Bevorzugen des Menschlichen wird manchmal für irrational gehalten, sogar für willkürlich. Es wird von einigen als grundloses und nicht rechtfertigbares Vorurteil angesehen, ähnlich wie Rassismus oder Sexismus, und wird sogar ›Speziesismus‹ genannt. Wir waren im Gegenteil alle der Meinung, daß es der Rechtfertigung bedürfte, die eigene Spezies einer anderen *nicht* vorzuziehen. Diejenigen, die einen Grund für nötig halten, um zu erklären, warum sie eher einen Menschen als einen Hund oder eine Fliege retten, machen sich selbst eines Vorurteils schuldig. Keiner von uns hatte einen Zweifel, daß der menschliche Embryo im Labor, erzeugt durch Befruchtung aus einem menschlichen Ei und menschlichem Samen, ein *besonderes* Ding ist, das besonderen rechtlichen Schutz verdient. Die einzige Frage bezog sich auf Natur und Umfang dieses Schutzes. Genau in diesem Punkt konnten wir kein übereinstimmend geteiltes Ergebnis erzielen.

Ich möchte aus dem Minderheitsvotum zitieren, das von drei Mitgliedern der Kommission unterzeichnet wurde, die der Meinung waren, dem Embryo müsse völliger Schutz vor Forschung gewährt werden. Die Minderheit schrieb folgendermaßen: »Der besondere Status des menschlichen Embryos und der ihm zu leistende rechtliche Schutz sind unserer Meinung nach nicht von der Entscheidung abhängig, wann er zu einer Person wird.« (Und ich würde hinzufügen, daß sie deshalb auch nicht von der Entscheidung abhängen, ob er ein Träger von Rechten ist.) »Es ist klar, daß, wenn einmal dieser Status (einer Person) zugestanden ist, auch alle Moralprinzipien und alle gesetzmäßigen Verfügungen zutreffen, die für Personen und ihre Rechte gelten. Bevor jedoch dieser Punkt erreicht ist, hat der Embryo einen speziellen Status *aufgrund seines Potentials für Entwicklung*, nämlich hin zu einer Stufe, auf der ihm jeder den Status einer menschlichen Person zuerkennen würde. Es ist unserer Ansicht nach falsch, etwas mit dem Potential, sich zu einer menschlichen Person zu entwickeln, zu erzeugen und es dann bewußt zu vernichten. Wir empfehlen deshalb, daß nichts unternommen werden darf, was die Chance einer erfolgreichen Implantation des Embryo verringerte.« Und diese Empfehlung der Kommissionsminderheit würde natürlich jeden Gebrauch des Embryo für Forschung ausschließen, in deren Folge er nicht implantiert werden könnte und seine Chance verloren hätte, sich weiter zu entwickeln.

Die Mehrheit der Kommission empfahl andererseits, daß Forschung während vierzehn Tagen nach der Befruchtung erlaubt sein sollte. Das heißt, daß wir während der vierzehn Tage den menschlichen Embryo, obwohl eindeutig menschlich und eindeutig lebendig, für so weitgehend verschieden von einem entwickelten menschlichen Wesen ansahen, daß er, im Unterschied zu einem Kind oder Erwachsenen, als Forschungsgegenstand behandelt werden darf, vorausgesetzt, daß die Forschung nötig ist und nicht leichtfertig unternommen wird. Wie die bereits erwähnten adeligen Lords würden wir ihn einen ›Prä-Embryo‹ nennen.

Es könnte vermutlich gesagt werden, daß jedes menschliche Wesen, ein Kind oder Erwachsener, ›nichts als eine Ansammlung von Zellen‹ ist. Bei Menschen im allgemeinen (oder auch bei Tieren) wäre aber eine solche Beschreibung paradox reduktionistisch. Gegenüber dem Embryo unmittelbar nach der Befruchtung würde die Beschreibung jedoch zutreffen. Er ist eine Ansammlung von besonderen, nämlich menschlichen Zellen, aber nichtsdestoweniger eine Ansammlung von Zellen. Ich will nicht versuchen, auf die Geschichte der Entwicklung des Embryo nach der Befruchtung, soweit sie gegenwärtig bekannt ist, im Detail einzugehen. Ich will nur erwähnen, daß sich schr bald nach der Befruchtung die angesammelten Zellen, die sich jetzt von zwei auf sechzehn und mehr vervielfältigen, in einer lockeren Konfiguration aneinanderhängen und in eine innere und äußere Gruppe teilen. In der inneren Gruppe beginnt sich der eigentliche Embryo auszubilden, mittels der Ausbildung einer Zellplatte, der sogenannten Keimscheibe. Innerhalb dieser Scheibe werden sich die ersten erkennbaren Merkmale des eigentlichen Embryo ausbilden. Das erste dieser Merkmale heißt der Primitivstreifen, der als weitere Ansammlung von Zellen innerhalb der Keimscheibe entsteht. Diese Ansammlung tritt am vierzehnten oder fünfzehnten Tag nach der Befruchtung auf. Eine einzelne Keimscheibe kann zwei Primitivstreifen erzeugen, und dies ist der letzte Zeitpunkt, an dem sich eineiige Zwillinge ausbilden können. Beginnend mit dem vierzehnten Tag formen sich verschiedene identifizierbare Merkmale während einer Periode rascher Veränderung in und um die Keimscheibe. Dann schließlich, am siebzehnten Tag, entsteht die Neuralrinne, die sich nach sechs weiteren Tagen in die Anfänge der Wirbelsäule zu verwandeln beginnt. Wir, die Mehrheit der Kommission, empfehlen, daß die Forschung am menschlichen Embryo am vierzehnten Tag wegen der dann erfolgenden Ausbildung des Primitivstreifens beendet werden soll. Bis zu diesem Zeitpunkt ist es schwierig, den Embryo als ein Individuum anzusehen, denn er kann sich immer noch zu zwei Individuen entwickeln. Keines der Identitätskriterien, die auf mich zutreffen oder auf Hans, Heinz oder Heinrich und die den einen von uns vom anderen unterscheiden, werden vom Embryo an diesem sehr frühen Zeitpunkt erfüllt. Die Ansammlung von Zellen, obwohl locker verbunden, ist noch kaum ein einzelner Gegenstand, noch handelt es sich um mehrere. Sie ist noch nicht darauf festgelegt, entweder einer oder mehrere zu sein. Aber nach dem vierzehnten oder fünfzehnten Tag besteht kein Zweifel, daß es Hans, Heinz oder Heinrich ist, der sich entwickelt, oder alle drei zusammen, aber als drei Individuen. In diesem Stadium ist deshalb der eigentliche Embryo unterscheidbar geworden von den Zellen, die sich zu seiner Schutzhülle im Uterus entwickeln werden, der Plazenta. Bis zu diesem Zeitpunkt kann, wie ich sagte, die ganze Ansammlung von Zellen anstatt als Embryo als Prä-Embryo angesehen werden.

Wir waren uns natürlich nicht uneinig über die Tatsachenfragen. Wir waren uns nur uneinig in einer Frage: Was folgt daraus, wenn man diese Ansammlung von Zellen als ein ›potentiell‹ menschliches Wesen betrachtet? Oder, sollte das immer noch eine irreführende Frage sein, kann man auch fragen: Welche Forderungen sind darin enthalten, ›potentiell‹ das eine oder andere zu sein? Wenn wir übereinstimmen, daß der Prä-Embryo potentiell ein menschliches Wesen (oder zwei menschliche Wesen) *ist*, schließt das notwendigerweise ein, *daß diese Potentialität nicht eingeschränkt werden darf?* Ich glaube nicht, daß es das einschließt. Wenn ein Kind ein potentieller Gelehrter ist, kann das heißen, daß das Kind ein Gelehrter sein wird, *wenn* bestimmte Bedingungen erfüllt sind, wie, daß das Kind gut ausgebildet oder gefördert wird. Das Kind mag sich aber dennoch nicht zum Gelehrten entwickeln, und gegen niemand muß ein Vorwurf berechtigt sein, daß er die erforderlichen Bedingungen nicht erfüllte. Wenn x potentiell y ist, so bedeutet das, daß x unter bestimmten Bedingungen y sein kann. Aber der Bedeutung dieser Bedingung genaues Gewicht zu geben ist alles andere als einfach, noch kann es mit Hilfe einer Faustregel oder in allgemeinen Begriffen geschehen. Wenn ich sage, daß mein Garten potentiell fruchtbar ist,

habe ich nicht sehr viel gesagt. Wer weiß, wieviele Bedingungen erfüllt sein müssen, bevor in ihm etwas wächst? Sage ich damit, daß er fruchtbar sein wird, wenn das Wetter gut ist? Wenn es soviel regnet wie vor drei Jahren? Wenn ich die ganze Erde austausche? Der Wert, den wir meinem Garten zumessen, wird *variieren,* je nachdem, was getan werden muß, um ihn fruchtbar zu machen. Es kann natürlich Gärten geben, die nicht einmal potentiell fruchtbar sind, und die sind die am wenigsten wertvollen. Aber der Maßstab für potentielle Fruchtbarkeit ist unbegrenzt. Ähnliches scheint mir für potentielle Menschen zu gelten. Menschlicher Samen ist potentieller menschlicher Baustoff, *wenn* er ein Ei befruchtet und implantiert wird. Menschliche Eizellen sind ähnlich potentielle menschliche Wesen, *wenn* sie mit Samen befruchtet und implantiert werden. Niemand nimmt jedoch an, daß Samen und Eizellen für sich selbst geschützt werden sollen, obwohl sie offenkundig *wertvoll* sind und nicht wie beliebig andere Dinge angesehen werden dürfen.
Daß Eizellen und Samen für sich keine Menschen werden können, sondern nur in Verbindung miteinander, scheint mir keinen Unterschied gegenüber dem frühen Embryo auszumachen, der für sich allein auch zu keinem Menschen werden kann, sondern, wenn nicht implantiert, absterben wird. Kurzum, ich glaube nicht, daß der Begriff der *Potentialität* irgendeine exakte Bedeutung hat, die es erforderlich machte, den Umgang mit frühen Embryonen unter völligen Schutz durch das Gesetz zu stellen. Die Frage, ob sie für Forschung verwendet werden dürfen, muß nicht in Hinblick auf ihre Potentialität beantwortet werden, sondern in Hinblick darauf, was sie sind – wie weit sie sind auf dem Weg, ein voll entwickelter Mensch zu werden. Und die Mehrheit der Kommission war der Meinung, daß sie so weit von voll entwickelten Menschen verschieden sind, daß der Schutz durch das Gesetz nicht absolut zu sein braucht. Soweit der Schutz eingeschränkt wird, sollte das aber der *Voraussetzung* unterliegen, daß der übrigen Menschheit – nicht potentiellen, sondern tatsächlichen Menschen – aus dieser Forschung Vorteile entstehen.
Auf diese Weise gelangen wir zu dem Kompromiß: dem Versuch, die utilitaristische Berücksichtigung nützlicher Folgen in Vereinbarung zu bringen mit den moralischen Gefühlen, daß menschliche Zellen, obwohl sie nicht identisch sind mit menschlichen Wesen, dennoch anders als alle sonstigen lebenden Gegenstände be-

handelt werden sollten; und in Vereinbarung mit der Meinung, daß es Grenzen für das gibt, was mit diesen Zellen unternommen werden darf, auch wenn sie keine Träger von Rechten sind. Sie dürfen nicht leichtfertig oder anders als für einen guten Zweck verwendet werden. Die Untersuchungskommission empfahl, daß Forschung mit menschlichen Embryonen *nur auf Bewilligung hin* durchzuführen sein sollte. Jedes Forschungsprojekt sollte eine gesonderte Bewilligung benötigen; und die Bewilligung sollte an Bedingungen geknüpft werden, wie beispielsweise die, daß die Forschung wissenschaftlich wertvoll ist und daß sie nicht *ohne* den Gebrauch von Embryonen verfolgt werden kann. Ein Bewilligungsgremium sollte eingesetzt werden, das nicht nur aus Wissenschaftlern und medizinischen Fachleuten besteht, sondern auch aus Laien. Und eine Aufsichtsbehörde sollte wirksam sein, die sicherstellt, daß Forscher die Bewilligungsbedingungen nicht verletzen. Zusätzlich empfahlen wir, daß keine Bewilligung für die Verwendung von Embryos gegeben wird, die älter sind als vierzehn Tage; und daß jeder, der einen Embryo im Labor länger als vierzehn Tage am Leben erhält, nicht nur der Verletzung der Bewilligungsbedingungen schuldig ist, sondern auch eines davon unabhängigen kriminellen Vergehens. Dies waren einige unserer Empfehlungen.

Bevor ich ende, möchte ich auf einen Einwand gegenüber unseren Empfehlungen zu sprechen kommen, keinen grundsätzlichen, sondern eher einen praktischen Einwand. Viele Leute haben gesagt, daß die vorgeschlagene Grenze von vierzehn Tagen von den Wissenschaftlern einfach mißachtet werden wird. Wenn sie Embryonen im Labor für längere Zeit am Leben erhalten wollen, dann werden sie das tun, ungeachtet der Bewilligungsbestimmungen oder sogar des Strafgesetzes. Ich teile diese Meinung nicht. Ich bin sicher, daß das Überwachungssystem gegenüber der Forschung wirksam sein kann und wird. Die Kommission verließ sich hierbei auf den Vergleich mit der Forschung, die lebende Tiere benutzt. Zum Gebrauch von Tieren in Laboratorien sind Bewilligungen seit mehr als hundert Jahren vergeben worden; und es gibt ein neues Gesetz, das kürzlich alle parlamentarischen Hürden passiert hat und nach dem eine revidierte Kommission des Innenministeriums eingerichtet wird, um Bewilligungen zu vergeben und die Forschung noch gründlicher zu überwachen. Das Aufsichtsgremium gegenüber Tierexperimenten ist gut eingeführt und wird hinreichend beachtet. Die Wissenschaftler verstoßen selten gegen die Bedingungen ihrer Bewilligung, in dem Bewußtsein, daß sie für den Fall des Verstoßes ihre Forschungsergebnisse nicht publizieren könnten. Sie würden die Achtung ihrer Kollegen verlieren und gleichzeitig in Gefahr geraten, daß sie, würden ihre Aktivitäten entdeckt, ihre Bewilligung verlieren würden und jede Bewilligung für ein neues Projekt verweigert bekämen. Das System ist tatsächlich effektiv hinsichtlich des Schutzes von Tieren, vorausgesetzt, daß ihr Gebrauch zu Experimenten nötig ist. Und es gibt auch Fälle, in denen Sanktionen angewandt werden. Sowohl die akademische Forschung, die hauptsächlich von den Forschungsausschüssen finanziert wird, als auch die kommerzielle Forschung werden von dem Gesetz erfaßt.

Ich glaube deshalb, daß ein gesetzliches Gremium mit dem Zweck, Kontrolle und Aufsicht gegenüber der Experimentalforschung mit menschlichen Embryos auszuüben, auf die gleiche Weise wirksam sein könnte. Die wissenschaftliche Welt anerkennt die Notwendigkeit strenger Kontrollen, schon um Mißtrauen und Befürchtungen in der Öffentlichkeit entgegenzukommen. Wenn die Zahl der im Labor verwendeten Embryos jedes Jahr veröffentlicht wird und eine öffentliche Garantie besteht, daß kein Embryo für länger als vierzehn Tage am Leben erhalten wird, kann sich nach und nach in der Öffentlichkeit Vertrauen herausbilden. Die Angst vor unaussprechlichen und grauenhaften Experimenten oder der Kreation von Frankenstein-Monstern im Labor kann mit der Zeit nachlassen, und die Wissenschaftler werden in der Lage sein, in einer relativ beruhigten und undramatischen Atmosphäre mit ihrer Arbeit fortzufahren, wenn auch unter Bedingung beträchtlicher Kontrollen und Einschränkungen. Ich glaube also, kurz gesagt, daß das System effektiv sein wird, und auch, daß es von äußerster Bedeutung ist, daß es dies sein sollte.

Die Wissenschaftler selbst wollen als Individuen anerkannt werden, die sich moralisch richtig verhalten. Sie wollen keine Verstöße begehen oder revolutionäre moralische Änderungen auslösen. Das ist der Grund, warum unser Kompromiß für sie im allgemeinen moralisch akzeptabel erscheint. Und ich hoffe, daß er schließlich für das Parlament und die Öffentlichkeit insgesamt annehmbar ist. Ich hoffe zumindest, genügend gesagt zu haben, um zu zeigen, wie wir zu unserem Ergebnis kamen. Wir wissen – und waren uns dessen die ganze Zeit bewußt –, daß der Kompromiß nicht jedermann richtig erscheinen wird, manchen sogar extrem falsch. Aber Gesetzgebungen müssen notwendigerweise versuchen, einen Ausgleich zu finden zwischen dem Individuum und der Gesellschaft; zwischen den Forderungen der öffentlichen und der privaten Moral.

Wohltönende Worte über Rechte dürften in diesem Punkt die Sache nur verwirren, indem sie die zu verfolgenden moralischen Fragen zu klären und zu präzisieren scheinen, in Wirklichkeit aber verschleiern. Rhetorik ist in einem solchen Zusammenhang generell fehl am Platz. Wir benötigen Nachdenklichkeit und die Bereitschaft, einen erfolgreichen Ausgleich herbeizuführen, indem ein Gut gegen ein anderes abgewogen wird. Solches Nachdenken benötigt Zeit und Anstrengung, ist aber eine unentbehrliche Grundlage für gute Gesetze.

Anmerkungen

1 Dieser Artikel ist der Text eines Vortrags, den Baroness Warnock als George Scott Visiting Fellow im Juli 1986 am Ormond College, Melbourne, hielt. Siehe auch einen weiteren Vortrag dieser Reihe: Warnock 1987 (Anmerkung des Herausgebers).

2 *Report of the Committee of Inquiry into Human Fertilisation and Embryology*, 1984, London, Her Majesty's Stationery Office (siehe Warnock (Hg.) 1985).

3 Es besteht Hoffnung, daß das betreffende Gesetz vor Ende des Jahres 1989 zur Abstimmung gebracht werden wird. Die Regierung veröffentlichte 1987 ein ›White Paper‹, das sich eng an die Empfehlungen der Warnock-Kommission hielt, mit der Ausnahme, daß zur Frage der Embryoforschung zwei alternative Klauseln aufgenommen wurden: die eine, nach der diese Forschung ganz zu verbieten wäre, die andere, sie unter Bedingung der Lizensierung bis zu 14 Tagen vom Zeitpunkt der Befruchtung ab zu erlauben. Wenn eine Gesetzesvorlage eingebracht werden wird, wird es im Parlament eine ›freie‹, parteilich ungebundene Abstimmung zu diesen Klauseln geben. Zu Beginn des Jahres 1989 fand im Oberhaus eine Debatte zum selben Thema ohne Ergebnis statt, als der Duke of Norfolk, der führende Laienkatholik des Landes, einen persönlichen Gesetzesvorschlag mit der Absicht einbrachte, Embryoforschung ganz zu verbieten. Das Oberhaus war hierüber zu gleichen

Teilen gegensätzlicher Meinung. Es ist deshalb schwierig, einzuschätzen, wie das Unterhaus über eine Gesetzesvorlage der Regierung abstimmen wird. Es mag den Versuch geben, die Klausel im neuen Gesetz zugunsten beschränkter Embryoforschung mit einer teilweisen Verschärfung der Abtreibungsgesetze zu kompensieren (Anmerkung März 1989).

4 David Hume, *Ein Traktat über die menschliche Natur*, hg. von Reinhard Brandt, Bd. 2, Hamburg 1978, III.i.2, S. 212.

Literatur

Frey, Raymond G. (1980), *Interests and Rights: The Case Against Animals*, Oxford.

– (1983), *Rights, Killing, and Suffering*, Oxford.

Harris, John (1983), »In Vitro Fertilization: The Ethical Issues I«, in: *The Philosophical Quarterly* 33, S. 217-237.

Silverman, William A. (1981), »Mismatched Attitudes about Neonatal Death«, in: *The Hastings Center Report* 11.6, S. 12-16.

Warnock, Mary (Hg.) (1985), *A Question of Life. The Warnock Report on Human Fertilisation and Embryology*, Oxford-New York.

– (1987), »›The Good of the Child‹«, in: *Bioethics* 1.2, S. 141-155.

Michael Lockwood
Der Warnock-Bericht: eine philosophische Kritik[1]

Der Vorstellung von einem Philosophen (einer Philosophin) im Vorsitz einer Regierungskommission werden die meisten Berufskollegen wahrscheinlich mit etwas gemischten Gefühlen begegnen. Auf der einen Seite ist der Gedanke erfreulich, daß die ›herrschenden Mächte‹ die besondere Art von Expertentum der Philosophen anerkennen und schätzen. Auch ist es angenehm, zu glauben, die Philosophie könnte zumindest bei einer Gelegenheit Einfluß auf die wirkliche Welt ausüben, parlamentarische Gesetzgebung könnte von philosophischen Überlegungen angeleitet werden (vorausgesetzt, die Empfehlungen der Kommission werden akzeptiert und in ein Gesetz überführt). Auf der anderen Seite aber herrschen zwischen Philosophen Kontroversen. Ähnlich geht es zweifellos den Angehörigen aller Professionen. Aber die Philosophen neigen doch dazu, einander auf grundsätzlichere Weise zu widersprechen als beispielsweise Physiker oder Angehörige der Medizinberufe. Ein Philosophenkollege kann deshalb durchaus im Zweifel sein, ob der oder die philosophisch ausgebildete Vorsitzende einer Regierungskommission die richtige Art philosophischer Anleitung beisteuert. Er mag sogar der Meinung sein, gar keine Philosophie sei besser als eine falsche. Dieser Vorbehalt kann verstärkt werden durch die Vermutung, daß ein die Kommission leitender Philosoph (eine Philosophin) sehr wahrscheinlich der (die) einzige philosophisch ausgebildete Beteiligte sein wird. Dinge, die er oder sie sagen mag, deren Strittigkeit Berufskollegen unmittelbar offenkundig wäre, bleiben deshalb wahrscheinlich ohne Widerspruch. Zweifellos entspringen solche Überlegungen zum Teil einem Anflug von Neid. Nahezu jeder Philosoph hätte meiner Vermutung nach liebend gern Mary Warnocks Position eingenommen, und nahezu jeder dürfte vollkommen überzeugt sein, daß seine Arbeit ohne Frage exzellent gewesen wäre – die platonische Konzeption vom Philosophenkönig stirbt nicht so leicht.

In einem Interview, das auf die Veröffentlichung des Berichts hin stattfand[2], wurde Mary Warnock gefragt, ob sie sich nicht tatsächlich des öfteren in der Rolle fand, den anderen Mitgliedern der Kommission philosophische Nachhilfestunden zu verabreichen. Das war, lautete ihre Antwort, ziemlich häufig der Fall. So häufig, meinte sie (nicht ohne Charme), daß die Situation entstand, daß die Kollegen zu stöhnen begannen, wann immer Philosophie erwähnt wurde, ziemlich ähnlich wie in der Untertertia beim Erwähnen lateinischer Prosa. (Nicht umsonst war Mary Warnock früher Schulrektorin.) Rückblickend hatte sie Zweifel, ob sie nicht »ein bißchen dominant« agiert hatte. Was, fragt man sich, hat sie den anderen nahegebracht? Hat sie milden Tadel ausgeteilt, wenn diese ein ›Sollen‹ von einem ›Ist‹ ableiteten? Hat sie eifrig Äquivokationsfehlschlüsse oder dergleichen in den Argumenten der anderen aufgespürt? Oder hat sie eine substantiellere Botschaft vermittelt? Ohne Frage enthält der veröffentlichte Bericht eine eigenständige philosophische Position. Und es ist nicht zu zweifeln, daß es zum großen Teil Mary Warnocks eigene ist, wenn man sie als diejenige wiedererkennt, die sie in mehreren Artikeln und Interviews verteidigt hat. Es ist diese Position, die ich in diesem Beitrag untersuchen will. Sie ist nach ihrer eigenen Angabe zum Teil eher ein Ergebnis ihrer Mitarbeit in der Kommission als eine Auffassung, die sie bereits mitbrachte.

Der größte Teil der Empfehlungen im Warnock-Bericht scheint mir außerordentlich sensibel, aber kaum ein interessanter Gegenstand für Betrachtungen unter philosophischen Gesichtspunkten. Ich werde mich deshalb in diesem Artikel auf die zwei Themen konzentrieren, die sowohl am kontroversesten sind, die aber auch am offenkundigsten Fragen von erkennbar philosophischem Charakter enthalten. Ich denke an die Themen der Forschung an menschlichen Embryos und der Leihmutterschaft.

Embryoforschung

Viele würden meinen, daß, wenn man die Ethik der wissenschaftlichen Forschung mit lebenden menschlichen Embryonen betrachtet, die Kernfrage lautet: »Ist der Embryo ein menschliches Wesen?«, oder vielleicht »Ist er eine Person?«, »Wann beginnt menschliches Leben (das einer Person)?« Die Überlegung hierbei ist, daß wir ausreichend klare und unstrittige Ansichten darüber haben, was für die Forschung moralisch erlaubt ist und was nicht, wenn es sich um Individuen handelt, die zweifellos menschliche Wesen oder Personen sind. Vieles von dem, was Wissenschaftler mit menschlichen Embryos zu Forschungszwecken anstellen möchten, oder vielleicht alles, würde allgemein als unannehmbar betrachtet, wenn es beispielsweise mit einem Kind oder sonst irgendeinem unschuldigen menschlichen Wesen ohne dessen Einwilligung unternommen würde. Wenn wir also wüßten, auf welcher Stufe der Embryo zu einem menschlichen Wesen oder einer Person wird, so wüßten wir auch, daß nach diesem Einschnitt die in Aussicht genommene Forschung auf jeden Fall moralisch unzulässig ist.

Diese Parallele kann natürlich bestritten werden, sogar von jemandem, der überzeugt ist, daß das Experimentieren mit einem menschlichen Embryo auf jeder Stufe seiner Entwicklung bedeutet, mit einem menschlichen Wesen zu experimentieren. Der frühe Embryo kann, anders als ein Kind, keine Schmerzen empfinden; und wenn er sowieso nicht in den Mutterleib zurückgebracht wird, kann man der Meinung sein, daß er durch physische Verletzung im Verlauf des Forschens keinen Schaden erleidet. Dennoch könnte argumentiert werden, daß, wenn man es wirklich mit einem menschlichen Wesen zu tun hat, das Experimentieren mit dem menschlichen Embryo einen offenkundigen Verstoß gegen das Kantische Prinzip darstellt, daß man niemals ein menschliches Wesen bloß als ein Mittel zu einem Zweck verwenden, sondern immer als einen Zweck an sich behandeln sollte: kurzum, Verwendung zu Forschungszwecken könnte als eine moralisch unakzeptable Form der Ausbeutung angesehen werden.

Ein weiterer Punkt ist dieser: Der Tod eines unschuldigen menschlichen Wesens ist, *ceteris paribus*, zu vermeiden. Deshalb muß es *prima facie* falsch sein, zuzulassen, daß sich ein Embryo über den Punkt hinaus entwickelt, an dem menschliches Leben beginnt, unter Umständen, unter denen dieses Leben notgedrungen frühzeitig vernichtet wird. Wenn er einen menschlichen Embryo im Labor über einen bestimmten Zeitpunkt hinaus am Leben erhält – unwichtig, ob für Zwecke des Experimentierens oder nur des Beobachtens –, würde der Wissenschaftler gerade das tun. Dies mag die einfallsreiche Erwiderung provozieren, daß nahezu jeder, der ein Kind hat, indirekt den Tod eines unschuldigen menschlichen Wesens verursacht – denn das Kind wird schließlich eines Tages sterben. Aber natürlich liegt der springende Punkt darin, daß vernünftigerweise erwartet werden kann, daß der schließliche Tod des Kindes, so bedauernswert er ist (es mag »sein, daß uns allen ein schlechtes Ende bevorsteht«, hat Tom Nagel bemerkt [1970, S. 23]), mehr als kompensiert wird durch das lebenswerte Leben, das ihm vorausgeht. Das kann aber schwerlich angesichts des Todes eines Embryo im Labor behauptet werden.

Aus diesen beiden Gründen heraus mag deshalb die Frage, wann menschliches Leben beginnt, wann wir es mit einem menschlichen Wesen oder einer Person zu tun haben, im vorliegenden Zusammenhang als zentral scheinen. Aber ist sie es auch? Eine philosophische Lektion, die Mary Warnock ihren Kommissionsmitgliedern offensichtlich erfolgreich hat angedeihen lassen – so erfolgreich, daß sie sich nicht nur im Bericht der Mehrheit, sondern auch in einem abweichenden Minderheitenvotum unbeirrt durchhält –, ist diese: Fragen wie »Wann beginnt Leben?«, »Wann entsteht ein menschliches Wesen?« und »Wann wird der Embryo oder Fötus zu einer Person?« sind auf keinen Fall eindeutig Tatsachenfragen. Katholiken beispielsweise, die die orthodoxe Position des Vatikans vertreten und darauf bestehen, daß, was mit Befruchtung beginnt, »nicht das Leben eines potentiellen menschlichen Wesens ist, sondern ein menschliches Leben mit einem Potential«[3], erheben keinen reinen Tatsachenanspruch – etwas, dessen Wahrheit oder Falschheit empirisch überprüft werden könnte. Nein, was sie sagen, enthält bereits verdeckt ein moralisches Urteil mit dem Ziel, daß dem menschlichen Embryo oder Fötus dasselbe Ausmaß an moralischer Achtung zugestanden werden sollte wie erwachsenen Angehörigen der menschlichen Spezies. Und dasselbe würde *mutatis mutandis* für jede andere Behauptung dazu gelten, wann menschliches Leben (oder das einer Person) beginnt; solche Behauptungen sind moralisch aufgeladen. Deshalb können sie nicht ohne Zirkularität in Anspruch genommen werden, um die Frage beilegen zu helfen, was moralisch annehmbares Verhalten gegenüber dem menschlichen Embryo darstellt und was nicht. Das beste ist, solche scheinbaren Tatsachenfragen beiseitezustellen und dazu überzugehen, direkt die eindeutige Wertfrage zu beantworten, wie menschliche Embryonen behandelt werden sollten.

Wenn man das Problem in diesem Licht sieht, dann, fährt das Argument fort, lassen sich plausiblerweise einige weitere Dinge behaupten. Erstens, der menschliche Embryo ist zumindest ein potentielles menschliches Wesen (in einer Bedeutung von »potentiell«, die »aktuell« weder enthält noch ausschließt). Das sollte moralisch gesehen an sich bereits als etwas gelten. Auf dieser Grundlage empfiehlt der Bericht, »daß einem Embryo der menschlichen Spezies ein gewisses Ausmaß an Schutz durch das Gesetz gewährt werden sollte« (WB, § 11.17). Außerdem, je weiter der Embryo entwickelt ist, je weiter er schon auf dem Weg gelangt ist, irreversibel ein menschliches Wesen zu werden, um so gewichtiger wird sein Anspruch auf moralischen Schutz. Wenn ich richtig verstehe, faßt der Bericht den menschlichen Embryo so auf, daß er, moralisch gesehen, ein erstes Segment eines kontinuierlichen Spektrums besetzt, das am anderen Ende Wesen umfaßt, die unbestreitbar menschliche Wesen oder Personen sind. Der Grad moralischer Achtung, der dem sich entwickelnden Embryo und Fötus geschuldet wird, korrespondiert – grob gesprochen – direkt mit seiner Entwicklungsstufe. Auch sehr frühe menschliche Embryonen sind deshalb nach dieser Ansicht nicht moralisch vernachlässigbar. Wenn aber auch zugestanden wird, daß sogar der sehr frühe Embryo einige moralische Berücksichtigung verdient, weil er das Potential zu menschlichem Leben hat, spielen freilich auch noch andere Gesichtspunkte eine Rolle. Die Förderung menschlichen Wissens ist ein Aspekt, der ebenfalls moralische Berücksichtigung verdient – sowohl im Sinne der zu erwartenden Vorteile für die Menschheit als auch im Sinne eines Werts an sich. Wenn man die Ethik der Forschung an menschlichen Embryonen bedenkt, müssen deshalb diese zwei Arten von Gesichtspunkten gegeneinander abgewogen werden.

Einige mögen, auch wenn sie akzeptieren, daß der eben skizzierte Rahmen für die Beurteilung des Problems geeignet ist, dennoch das Gefühl haben, daß der dem menschlichen Embryo aufgrund seines Potentials für ein menschliches Leben geschuldete moralische Schutz die Abwägung mit Forschungsgewinn von Beginn an ausschließt, so daß Forschung mit menschlichen Embryonen niemals erlaubt werden sollte. Das ist genau die Meinung, die in einem der Minderheitenvoten vorgebracht wurde (WB, Erklärung der abweichenden Meinung: B. Gebrauch von menschlichen Embryonen in der Forschung, S. 90-93). Andere werden denken

– und das ist die im Bericht formulierte Mehrheitsmeinung –, daß auf einer hinreichend frühen Stufe die Abwägung zugunsten des Zulassens einer bestimmten Forschung ausfallen wird: ernsthafter Forschung, das heißt solcher Forschung, der die Möglichkeit innewohnt, einen wichtigen Beitrag zum wissenschaftlichen Wissen zu leisten. Unausweichlich aber wird, wenn wir Embryonen in einem zunehmend fortgeschrittenen Stadium betrachten, die Waage an einem Punkt in die andere Richtung ausschlagen: dann wird der Schutz des Embryo die vordringliche Überlegung werden, und dann ist eine Zäsur erreicht, von der ab Forschung nicht mehr länger erlaubt sein sollte.

Wenn man es auf diese Weise sieht, gibt es natürlich keinen Grund für die Annahme, daß der Zeitpunkt, an dem sich die Waage in die andere Richtung bewegt, für jedes Forschungsvorhaben derselbe sein wird, an das jemand denken mag. Je wichtiger der Wert der Forschung, um so später in der embryonalen Entwicklung kann sie für berechtigt gehalten werden (immer angenommen, daß die Forschung Embryonen dieser fortgeschrittenen Entwicklungsstufe benötigt). Realistisch gesehen wäre es jedoch weder praktikabel noch zufriedenstellend, diese Fragen auf der Basis von Einzelfallbeurteilungen zu behandeln. Ebensowenig können wir aber die Entscheidung in solchen Dingen, in denen es um Sensibilität gegenüber menschlichem Leben geht, dem Gutdünken von Wissenschaftlern oder Ethikkommissionen überlassen, wie wohlmeinend sie auch immer sein mögen. Die Möglichkeiten des Mißbrauchs sind zu groß. Wenn verständliche Befürchtungen der Öffentlichkeit in dieser Hinsicht beseitigt werden sollen, ist es einfach nötig, irgendwo eine strikte Grenze zu ziehen und sicherzustellen, daß niemand sie überschreiten darf. Der Bericht beharrt nachdrücklich auf der Notwendigkeit von »begrenzenden Hindernissen« (WB, Vorwort, S. 2-3).

Wo genau die Grenze zu ziehen ist, wenn es sich bei der Entwicklung des Embryo um einen wesentlich kontinuierlichen Prozeß handelt, bleibt, wie der Bericht zugesteht, aufgrund der obigen Erwägungen notwendigerweise in gewissem Ausmaß willkürlich. Jedoch spricht einiges für die Wahl des vierzehnten Tages als Grenze, denn dieser liegt kurz vor dem Zeitpunkt, an dem sich der ›Primitivstreifen‹ ausbildet, der sich später zur Wirbelsäule entwickelt. Es wird allgemein angenommen, daß eine Teilung des Embryo, um identische Zwillinge, Drillinge etc. hervorzubringen, nach diesem Zeitpunkt unmöglich ist. In der Zeit davor hat sich, wie Mary Warnock es in einem Interview ausdrückte, »der Embryo noch nicht entschieden, wie viele Personen er sein wird«. In einem Sinn haben wir es deshalb noch nicht mit einem vollständig festgelegten Individuum zu tun.

Dies ist meiner Meinung nach der Gedankengang, der zu den folgenden zentralen Vorschlägen führt:

»Entsprechend empfehlen wir, daß kein lebender menschlicher Embryo, der einer *In-vitro*-Fertilisation entstammt, ob eingefroren oder nicht, sofern er nicht in eine Frau übertragen wird, länger als vierzehn Tage nach der Befruchtung am Leben erhalten werden darf, und daß er nach der Spanne von vierzehn Tagen nicht mehr als Forschungsgegenstand verwendet werden darf. Diese Spanne von vierzehn Tagen umfaßt nicht den Zeitraum, in dem der Embryo möglicherweise eingefroren war. Wir empfehlen weiter, daß das Behandeln oder Gebrauchen eines der *In-vitro*-Fertilisation entstammenden lebenden menschlichen Embryos als Forschungsgegenstand nach diesem Endpunkt ein kriminelles Delikt darstellen sollte« (WB, § 11.22).

Ich habe mein Bestes getan, um diese Kette von Überlegungen in so günstiger und überzeugender Weise darzustellen, wie es mir möglich ist – indem ich Punkte explizit machte, die ich im Bericht selbst nur implizit enthalten sehe. Dennoch kann ich nicht umhin, zu sagen, daß mir diese Argumentation philosophisch fehlerhaft erscheint. Zuallererst: Während es vollkommen richtig ist, daß Begriffe wie »Leben«, »Person« und »menschliches Wesen« in diesem Kontext sehr häufig auf eine Weise gebraucht werden, die moralisch voreingenommen ist, scheint mir nicht klar, daß sie auf diese Weise benutzt werden müssen; oder – was einige als den zweiten Teil des philosophischen Dilemmas hierbei sehen würden – daß dann, wenn sie nicht so gebraucht werden, diese Begriffe für die Entscheidung des moralischen Problems einfach irrelevant werden. Mehr hierzu in Kürze.

Ich bin zweitens nicht überzeugt, daß der Ausbildung des Primitivstreifens irgendeine moralische Relevanz zuerkannt werden sollte, auch wenn sie den letzten Zeitpunkt markiert, an dem eine Teilung des Embryo stattfinden kann. Zweifellos gibt es eine ehrbare Tradition in Philosophie wie Theologie, nach der menschliche Wesen aus ontologischer Notwendigkeit heraus unteilbar sind. (Dies wurde beispielsweise sowohl von Descartes wie von Leibniz zu begründen versucht.[4] Descartes betrachtete sogar diese vermutete Unteilbarkeit als einen Beweisgrund für den Dualismus von Körper und Geist: Da der Körper eindeutig teilbar ist, folgt, dachte er, daß er selbst von seinem Körper verschieden sei.[5]) Wenn der Embryo vor dem fünfzehnten Tag teilbar ist und Personen es nicht sind, dann mag es so scheinen, als folgte daraus, daß, zumindest bis zum Ablauf von fünfzehn Tagen, mit dem Embryo kein menschliches Wesen vorliegt.

Genaugenommen folgt dies natürlich nicht. Die Teilung des Embryos könnte dem Entstehen eines vollständig neuen menschlichen Wesens zugeordnet werden, in Verbindung mit einer der zwei Hälften. Oder wenn man es für einen Einwand hiergegen hält, daß eine grundlose Asymmetrie in einen scheinbar symmetrischen Vorgang eingeführt wird, so wird vielleicht das ursprüngliche menschliche Wesen durch die Teilung zerstört und durch zwei neue ersetzt. Wir können aber diesen Punkt ungeklärt lassen. (Die Frage, wie viele Seelen bei der Teilung eines Embryos im Spiel sind, ist die Art von Frage, die sich für jemanden anbietet, der sich mit der Frage zu langweilen beginnt, wie viele Engel auf einer Nadelspitze Platz haben.)

Ein bei weitem ernsthafterer Einwand gegen das Argument lautet, daß seine Prämisse ziemlich sicher falsch zu sein scheint. Denn es gibt beträchtliche Indizien dafür, daß menschliche Wesen teilbar sind, nicht nur im Sinn logischer Möglichkeit (daß es für menschliche Wesen logisch unmöglich sei, sich zu teilen, war nie eine plausible Behauptung), sondern tatsächlich. Wenn ich das sage, denke ich an die berühmten Experimente mit ›getrennten Gehirnhälften‹ von Sperry und anderen (Sperry 1968; weitere Verweise sind zu finden bei Nagel 1971), in denen ein auffallend dissoziiertes Verhalten bei Patienten mit einem getrennten Corpus Callosum hervorgerufen wurde, der Gewebsbrücke, die normalerweise die zwei Gehirnhälften miteinander verbindet. In experimentellen Situationen, bei denen erreicht wurde, daß verschiedene Informationen in die zwei Gehirnhälften gelangen, verhalten sich solche Patienten auf eine Weise, die Sperry selbst und verschiedene andere Forscher auf diesem Gebiet zu der Folgerung führten, daß die zwei Gehirnhälften mit verschiedenen Bewußtseinsströmungen verbunden sind. (Nicht unbedingt ist dieses Verhalten auf solche künstlich herbeigeführten Situationen beschränkt: In einem berühmten Fall wollte die rechte Hand des Patienten seine Frau umarmen, während die linke versuchte, sie wegzustoßen!) Sperrys eigene Interpretation der Beobachtungen wird zugegebenerweise nicht allgemein akzeptiert; aber es schiene angesichts dieser Phänomene eigenartig, weiter zu behaupten, daß menschliche Wesen essentiell unteilbar sind.[6] Auch wenn, wie einige meinten, die Verhaltensdissoziation der Patienten mit getrennten Gehirnhälften nicht vollständig ist, könnte sie ziemlich sicher dazu gebracht werden, indem man tieferliegende Gewebefasern durchtrennt. Das Kriterium der Teilbarkeit führt also meiner Meinung nach in diesem Zusammenhang in eine Sackgasse: Wenn sehr frühe Embryos aufgrund ihrer Teilbarkeit als nicht-menschliche Wesen anzusehen sind, dann sollte dasselbe wahrscheinlich auch für mich gelten.

Das sei aber nur am Rande bemerkt. Der Kern der Sache ist mit den Fragen verbunden, ob das dem menschlichen Embryo inhärente Potential zu einem menschlichen Leben (oder zum Leben einer Person) wirklich irgendwelchen moralischen Rang verleiht, wie der Warnock-Bericht annimmt, und ob man tatsächlich, wenn man dieser Frage gerecht werden will, die Frage umgehen kann, wann menschliches Leben beginnt. Ich glaube, daß die Antwort auf beide Fragen »nein« lautet. (Das nun folgende Argument entwickle ich ausführlicher und mit größerer Genauigkeit in einem kürzlich erschienenen Artikel: Lockwood 1988 a; siehe außerdem Hare 1988 und Lockwood 1988 b).

Die entscheidenden Punkte scheinen mir die folgenden zu sein. Erstens, die Rede von Potentialität ist in diesem Zusammenhang problematisch mehrdeutig. Ein Kind kann von sich die Vorstellung eines potentiellen Astronauten, Fußballstars oder (in einer früheren Generation) Lokomotivführers haben. Ein potentielles X sein heißt hier, potentiell ein X sein: das Kind ist für den unwahrscheinlichen Fall, daß es beispielsweise tatsächlich ein Astronaut wird, *genau dasselbe Individuum* wie der zukünftige Astronaut. Wenn wir auf einer bestimmten Stufe der Entwicklung des Embryos in diesem Sinn sagen könnten, daß eine potentielle Person existiert – etwas, das (angenommen, daß es sich in ein Wesen mit der Fähigkeit zu reflexivem Selbstbewußtsein, Vernunftdenken und so weiter entwickeln wird) als genau dasselbe Individuum angesehen werden kann wie das zukünftige Wesen –, dann ist klar, warum man annehmen sollte, daß ihm dies einen bestimmten moralischen Rang verleiht. Wenn wir annehmen, daß die Eigenschaften, die uns von anderen Tieren unterscheiden, solche sind, die zu haben wir uns insgesamt sehr glücklich schätzen, so können wir sehen, daß es wirklich im Interesse eines Wesens mit der Fähigkeit liegt, sie zu entwickeln und die Art von Leben zu genießen, die sie ermöglichen und in der sich dieses Potential entfalten kann. Entsprechend ist auch klar, warum man es für falsch halten sollte, ein Wesen mit einem solchen Potential zu töten, als auch (den Gedanken erweitert) für falsch, ein Individuum mit einem solchen Potential unter Umständen ins Leben zu bringen, unter denen das Potential nicht verwirklicht werden kann. Dieses Potential, so könnte überzeugend argumentiert werden, enthält die Art von Interesse, die einen moralischen Anspruch sicherstellt – und damit ein Interesse, das *(ceteris paribus)* sowohl berücksichtigt werden sollte, wenn wir auf es treffen, als auch nicht hervorgerufen werden sollte, wenn es nicht zu erfüllen ist.

Dieser letzte Punkt ist wichtig. Wenn gezeigt werden könnte, daß einen menschlichen Embryo zu erzeugen bedeutet, in der eben definierten Bedeutung eine potentielle Person zu erzeugen, dann würde es in diesem Sinn plausibel sein, die absichtliche Erzeugung menschlicher Embryos zu Forschungszwecken für ethisch problematischer anzusehen als die Verwendung von ›überzähligen‹ Embryos, die ein Nebenprodukt sind bei einer *In-vitro*-Fertilisation, die ihrerseits auf die Behandlung von Unfruchtbarkeit ausgerichtet ist. (Die Empfehlung zweier Mitglieder der Warnock-Kommission – die die Forschung mit menschlichen Embryos nicht grundsätzlich ablehnten –, daß die zuerstgenannte Praxis verboten werden sollte, entbehrt deshalb nicht einer gewissen Logik: siehe WB, Erklärung der abweichenden Meinung: C. Verwendung von menschlichen Embryos in der Forschung, S. 94, sowie § 11.25-11.30.) Nach derselben Überlegung wäre es natürlich vernünftig, Techniken vorzuziehen, die von vornherein keine solchen überzähligen Embryos erzeugen, und diejenigen Techniken, die weniger Embryos erzeugen, den produktiveren zu bevorzugen.

Alles hängt hier jedoch davon ab, ob die spätere Person tatsächlich zu dem früheren Zeitpunkt existierte, wenn auch ohne Selbstbewußtsein und die Fähigkeit rationalen Denkens und Handelns. Und das ist der Grund, warum die Frage, wann menschliches Leben beginnt, dabei entscheidend und unausweichlich ist. Die populäre Ansicht, nach der dies die zentrale

Frage ist, scheint mir zutreffend, und der Warnock-Bericht und Mary Warnock selbst scheinen mir im Irrtum, wenn sie sie verwerfen. Deshalb glaube ich ebenfalls, daß sie sich im Irrtum befinden bei der Annahme, die Frage, wann menschliches Leben beginnt, müsse bereits eine moralische Entscheidung enthalten. Letztlich muß die Frage, wann menschliches Leben beginnt, davon abhängen, worin die Identität der Art von Wesen besteht, die wir essentiell sind – was ich genau für dasjenige halte, was mit »menschlichem Wesen« im alltäglichen Sprachgebrauch bezeichnet wird. Wie weit zurück erstreckt sich meine Identität? Welches ist der früheste Zeitpunkt, an dem etwas existierte, das mit mir jetzt identisch ist? (Nicht qualitativ natürlich, aber identisch in dem Sinn, daß es genau dasselbe Individuum ist.) Dieses Problem der Identität menschlicher Wesen ist, philosophisch gesehen, notorisch schwierig; aber es wurde nicht generell für völlig von moralischer Entscheidung abhängig angesehen (was nicht heißt, daß keine moralische Entscheidung von der Identität menschlicher Wesen abhängen kann, wenn geeignete moralische Prämissen gegeben sind).

Worin *besteht* also tatsächlich unsere Identität? Es gibt eine bei John Locke (1632-1704) beginnende und andauernde Tradition, nach der unsere Identität in der Zeit gleichzusetzen ist mit psychologischer Verbundenheit. Erfahrungserinnerung war für Locke selbst der entscheidende Punkt. Aber spätere Philosophen haben zusätzlich auf andere psychologische Verbindungen und Kontinuitäten hingewiesen: die Erinnerung an Fertigkeiten und Tatsachen, an Handlungen und Erfahrungen, die Konsistenz zwischen früheren Absichten und darauf folgendem Verhalten, kontinuierliche Persönlichkeitsmerkmale, und so weiter. Mir scheint jedoch, daß solche Verbindungen und Kontinuitäten nicht dasjenige sind, *worin* unsere Identität *besteht*. Vielmehr sollten sie als *Manifestationen* von etwas Tieferliegendem angesehen werden. Das mag obskurantistisch klingen, ist es aber nicht. Wie John Mackie hervorgehoben hat (Mackie 1976, S. 199-203), ist es eine direkte Folge davon, daß man Identität als den Begriff einer *natürlichen Art* ansieht. Man vergleiche den Begriff des Wassers. Wir erkennen Wasser an seinem flüssigen Zustand, seiner Farblosigkeit, Geschmacklosigkeit, der Fähigkeit, Zucker und ähnliches zu lösen, seiner charakteristischen Dichte, dem Siede- und Gefrierpunkt, und vielem mehr. Aber nicht der Besitz dieser Eigenschaften ist es, der etwas zu Wasser macht; was Wasser ausmacht, ist der Umstand, daß es aus Molekülen zusammengesetzt ist, deren jedes von zwei Wasserstoff- und einem Sauerstoffatom gebildet wird. Die gewohnten, gewöhnlich beobachtbaren Eigenschaften von Wasser sind eine Folge dieser zugrundeliegenden Molekülstruktur, in Verbindung mit Bedingungen der Umgebung (Temperatur, Druck, usw.). Ebenso verhält es sich mit unserer Identität in der Zeit. Sie besteht in dem, was immer den eben angesprochenen psychologischen Verbindungen und Kontinuitäten unmittelbar zugrunde liegt und sie möglich macht. Und was kann das sein? Nun, alle Hinweise deuten darauf, würde ich denken, daß es sich um eine strukturelle Kontinuität innerhalb bestimmter Teile des Gehirns handelt (obwohl es manche gibt, die auf religiöser oder metaphysischer Grundlage argumentieren würden, hiermit sei eine materielose Seele gemeint). Man beachte, daß etwas immer noch Wasser sein kann – in dem erweiterten Sinn, in dem Eis und Dampf Wasser sind (und in dem der Philosoph Thales im 6. Jahrhundert vor Christus spekulierte, daß alles Wasser sein könnte) –, auch wenn die Bedingungen der Umgebung es hindern, die Eigenschaften zu manifestieren, an denen Wasser üblicherweise erkannt wird. Analog könnten wir uns nach der Betrachtungsweise, die ich vorschlage, Identität von einem früheren zu einem späteren Selbst hin bewahren durch die Anwesenheit der entsprechenden kontinuierlichen neuralen Struktur, auch wenn beispielsweise ein physisches oder psychologisches Trauma zu drastischen Diskontinuitäten auf der psychologischen Ebene geführt hat: zu Persönlichkeitswandel, Gedächtnisverlust oder anderem.

Was damit vorgeschlagen wird, ist dies: daß wir menschliche Wesen als nicht früher entstehend ansehen sollten als zu dem Zeitpunkt, zu dem die neuralen Strukturen entstehen, die an psychologischen Zuständen und Vorgängen konstitutiv beteiligt sind. Kurzum, wir sollten hier einen Begriff des *Gehirnlebens* anwenden, der analog ist zu dem des Gehirntods, der am Ende des Lebens benutzt wird. Es wird inzwischen weitgehend anerkannt, daß die Zerstörung derjenigen Gehirnstrukturen, die am engsten mit Geistestätigkeit, insbesondere bewußter Geistestätigkeit, verbunden sind, den Tod des entsprechenden menschlichen *Wesens* bedeutet, auch wenn im weiteren ein lebender menschlicher *Organismus* übrigbleibt – etwas, das für einige Zeit mit geeigneter künstlicher Unterstützung in einem biologischen Sinn fortfahren wird zu funktionieren. Auf parallele Weise schlage ich vor, daß wir, bevor nicht die für psychologische Vorgänge notwendigen neuralen Strukturen entstanden sind, das Leben des menschlichen Wesens als noch nicht begonnen ansehen sollten. Der menschliche Embryo ist mit zwei Wochen ein lebender menschlicher Organismus; aber er sollte nicht als ein menschliches Wesen angesehen werden. Tatsächlich sollte er nicht einmal als ein *potentielles* menschliches Wesen betrachtet werden, geschweige denn als eine potentielle Person – wenn man damit etwas meint, das das Potential hat, von sich aus tatsächlich ein menschliches Wesen oder eine Person zu sein. (Denn der Embryo mit zwei Wochen hat noch nicht einmal ein Gehirn.) Wenn es also dieser Gedanke sein sollte, der zu moralischen Zweifeln gegenüber der Embryoforschung Anlaß gibt, so können diese Zweifel als unbegründet verabschiedet werden.

Es gibt sicher einen anderen Sinn, in dem der Embryo klarerweise eine potentielle Person ist: er hat das Potential, zu einer Person zu werden. Manche dürften meinen, daß dies irgendwie zu Buche schlagen sollte. Aber ich kann keinen Grund erkennen, warum. Außerdem vermute ich stark, daß, was die Menschen zu dieser Denkweise gebracht hat, nur ihr Unvermögen ist, diese schwächere Art von Potentialität von der eben diskutierten stärkeren klar zu unterscheiden. In der Tat, wenn sie wichtig wäre, dann sollten menschliche Spermien und Eizellen ebenfalls einen moralischen Anspruch an uns stellen. Es scheint mir, daß diejenigen, die auf der Grundlage dieser letzteren, schwachen Art von Potentialität argumentieren, bei der ein potentielles X sein nicht heißt, potentiell ein X sein, nicht ausreichend in Unruhe versetzt werden von dieser offenkundigen Folge ihrer Überzeugungen. Es trifft natürlich zu, daß ein Sperma die Eizellen befruchten muß, damit Entwicklung beginnen kann. Aber warum sollte man meinen, daß die Trennung der Komponenten einen Unterschied ausmacht? (Mir fällt dabei die Frage ein, ob die Israelis die Atombombe besitzen, was sie nachdrücklich bestreiten: im allgemeinen nimmt man an, daß sie zwar die Komponenten gebaut und getestet haben, aber mit Bedacht darauf verzichten, sie endgültig zusammenzusetzen, womit sie im strengen Sinn ihre Behauptung bewahrheiten, keine Kernwaffe gebaut zu haben. Wenn es aber gerade das Potential für eine atomare Explosion ist, das uns interessiert, dann ist das einfach irrelevant: die Komponenten haben dieses Potential auch in ihrem nicht-zusammengesetzten Zustand, da sie ja ohne weiteres zusammengesetzt werden können.)

Was ist das praktische Ergebnis aus all dem? Nach meiner Kenntnis besteht nicht einmal zum Zeitpunkt von sechs Wochen die geringste Wahrscheinlichkeit, daß sich die Gehirnstrukturen, die (nach der von mir verteidigten Ansicht) eine *conditio sine qua non* der menschlichen Existenz sind, entwickelt haben, also dann, wenn das Embryonalstadium medizinisch gesehen durch das Fötalstadium abgelöst wird. Man kontrastiere damit den Umstand, daß es gegenwärtig nicht möglich ist, menschliche Embryonen im Labor für länger als ungefähr zehn Tage am Leben zu erhalten. So groß ist gegenwärtig der Abstand zwischen dem, was die augenblickliche Technik bewerkstelligen kann, um menschliche Embryos im Labor am Leben zu erhalten, und dem frühesten Zeitpunkt (vielleicht acht oder zehn Wochen), zu dem sich das Gehirn soweit entwickelt haben mag, um eine echte Gehirntätigkeit in minimalem Ausmaß zuzulassen – der früheste Zeitpunkt beispielsweise, an dem das Gehirn erkennbar fähig sein mag, Schmerzen zu fühlen –, daß man der Meinung sein könnte, hier bestünde keine unmittelbare praktische Notwendigkeit, überhaupt einen Grenzpunkt für Embryoforschung durch das Gesetz festzulegen. Das trifft wahrscheinlich zu, wenn man nur an Embryos denkt, die *in vitro* entwickelt werden. Aber natürlich gibt es auch das Problem, Forschung an *abgetriebenen* lebenden Embryos und Föten zu regulieren. Obwohl dies streng genommen außerhalb der Aufgabenstellung der Warnock-Kommission lag, ist es eindeutig eine Sache, für die Gesetzgebung angebracht ist; und es würde, wie der Warnock-Bericht hervorhebt (WB, § 11.18), eine kuriose Rechtsanomalie erzeugen, wenn das Gesetz, das sich auf Forschung an lebenden menschlichen Embryos und Föten bezieht, einen Unterschied auf der Grundlage ihrer Entstehung machte. In jedem Fall wurde von der Warnock-Kommission klarerweise erwartet, daß sie eine Zeitgrenze für Forschung an menschlichen Embryonen setzen würde, und man hätte ihr sicher Ausweichen gegenüber ihrer Verantwortung vorgeworfen, hätte sie es unterlassen.

Der Bericht erwägt tatsächlich die Möglichkeit, als Grenzpunkt das Einsetzen von »funktionaler Aktivität« im Zentralnervensystem zu nehmen, bemerkt jedoch, daß »nach gegenwärtigem Wissensstand das Einsetzen zentralnervöser funktionaler Aktivität nicht herangezogen werden kann, um eine Begrenzung der Forschung exakt festzulegen, weil der Zeitpunkt nicht bekannt ist« (WB, § 11.20). Stimmt; aber das ist kein Grund, um das Kriterium zu verwerfen, wenn funktionale Aktivität gerade das ist, was zählt. Die angemessene Reaktion wäre in diesem Fall, den spätesten Zeitpunkt zu wählen, für den die Experten übereinstimmend der Meinung sind, daß funktionale Aktivität an ihm ausgeschlossen ist.

Eine Arbeitsgruppe des Council for Science and Society, die gebildet wurde, um denselben Bereich von Themen zu erörtern wie die Warnock-Kommission, wählte in ihrem eigenen Bericht im wesentlichen diesen Ansatz – und schlug vor, daß sechs Wochen unter diesem Gesichtspunkt eine angemessene Grenzziehung sein können.[7] Ich vermute, daß dies unnötig vorsichtig sein dürfte, und in jedem Fall ist funktionale Aktivität *per se* nicht das Entscheidende von dem Standpunkt aus, den ich vertrete, sondern geistige Aktivität. (Vieles an Aktivität im Zentralnervensystem oder sogar im Gehirn findet statt – die Übertragung von Reflexen beispielsweise oder Temperaturregulierung –, was nichts mit Geistestätigkeit zu tun hat.) Dennoch, sechs Wochen ist ein verteidigbarer Zeitraum; diese Grenzziehung würde bedeuten, daß, wie wir sahen, Forschung an menschlichen Embryos erlaubt ist, hingegen nicht die Forschung an menschlichen Föten. Sie ist früh genug gelegt, würde ich denken, um Besorgnisse der Öffentlichkeit ausreichend beizulegen (nicht natürlich die der Anhänger von LIFE oder der Society for the Protection of the Unborn Child – allerdings würde ihnen nichts Geringeres als ein vollständiges Verbot solcher Forschung genügen). Sie ist aber auch ausreichend spät gelegt, um kein Forschungsprojekt einzuschränken, das in der vorhersehbaren Zukunft technisch möglich ist.

Manche mögen einwenden, daß selbst dann, wenn am Experimentieren mit menschlichen Embryonen bis zu sechs Wochen an sich nichts falsch ist, die Zulassung von Experimenten zu einem so späten Zeitpunkt einen gravierenden Schritt auf einem Weg bedeuten würde, der sich potentiell gesehen als sehr gefährlich erweisen kann. Kurzum, unter Verwendung der bekannteren Metapher: der Vorschlag ist dem Argument des ›Dammbruchs‹ ausgesetzt. Ich halte einen solchen Einwand in diesem Fall für unbegründet (obwohl es genaugenommen keine philosophische Frage ist, ob dies zutrifft oder nicht). Ungefähr der beste Schutz, den man gegen einen Dammbruch haben kann, ist eine mit Nachdruck geltend gemachte Grenzziehung, mit einem klaren Zeitpunkt, den fast jeder fähig ist zu erkennen. Ich bin der Meinung, daß eine Grenze beispielsweise von sechs Wochen, die mit dem Kriterium des ›Gehirnlebens‹ erklärt würde, diese Bedingungen erfüllt. Zugegeben, wenn dies als der relevante Grund der Grenzziehung anerkannt wäre und die Forschung im weiteren zeigen würde, daß sie (die zugrundeliegende Rechtfertigung vorausgesetzt) bei weitem zu früh war, dann kann Druck aus der Wissenschaftlergemeinschaft entstehen, um den Zeitraum etwas hinauszuschieben. Das würde aber schwerlich problematisch sein. Jeder würde erkennen, daß die der Grenzziehung zugrundeliegende Rechtfertigung das Experimentieren an einem Fötus auf späterer Stufe nicht sanktionierte, beispielsweise wenn er fähig ist, Schmerz zu empfinden. Jeder Druck in dieser Richtung würde deshalb von einer ziemlich anderen Überlegungsbasis ausgehen müssen.

Rein praktisch betrachtet, mögen sich die vierzehn Tage durchaus als ein besonders unglücklich gewählter Endpunkt herausstellen, da sie noch vor der einsetzenden Differenzierung liegen – dem Prozeß, in dem die Zellen beginnen, verschiedene Eigenschaften anzunehmen, die sich für Hautzellen, Leberzellen, Nervenzellen und so weiter eignen. Bisher sprachen wir nur von der Verwendung lebender menschlicher Embryos für wissenschaftliche Forschungszwecke. Aber es kann sich auch erweisen, daß sie von beträchtlicher therapeutischer Bedeutung sind. Nachdem eine Anzahl von Tierstudien vielversprechende Resultate zeitigten, begannen 1988 Ärzte in Großbritannien und Mexiko Patienten, die an Parkinsonscher Krankheit leiden, damit zu behandeln, daß sie in ihr Hirn Dopamin produzierende Zellen injizierten, die von abgetriebenen Föten genommen waren – offensichtlich mit einigem Erfolg, obwohl es noch zu früh ist, um zu beurteilen, ob die beobachtete kurzfristige Verbesserung anhält.

Ausgereifte Dopaminzellen werden zwar nicht abgestoßen, bleiben aber in ihrer neuen Umgebung inaktiv; die den lebenden Föten entnommenen Zellen hingegen sind aktiv. Nachdem der Differenzierungsvorgang begonnen hat, mag es sich tatsächlich als möglich erweisen, aus den sogenannten Stammzellen (also den Vorgängern der Zellinien, die charakteristisch sind für verschiedene Gewebearten) verschiedenste Arten von Zellkulturen für therapeutische Zwecke zu gewinnen, wofür Dopamin produzierende Zellen nur ein Beispiel wären. Es wurde unter anderem auch vermutet, daß Diabetes geheilt werden könnte durch die Injektion von insulinproduzierenden Zellen in die Bauchspeicheldrüse, die aus Embryos gewonnen wurden. (Abstoßungsprobleme sind im Fall der von Embryos oder Föten gewonnenen Zellen wesentlich geringer.)[8]

Noch eine andere Beobachtung zum Bericht hinsichtlich Embryoforschung scheint mir eine Bemerkung zu verdienen. »Wir stimmen darin überein«, wird gesagt, »daß der Embryo einer menschlichen Spezies einen besonderen Status haben sollte, und niemand sollte Forschung an menschlichen Embryonen anstellen, deren Zwecke durch die Verwendung von Tieren oder auf andere Weise erzielt werden könnte« (WB, § 11.17). Aus meiner Sicht ist es nicht intrinsisch falsch, mit menschlichen Embryonen zu experimentieren, vorausgesetzt, daß keine Absicht besteht, sie wieder einzusetzen, und deshalb ist es ethisch gesehen nicht nötig, nach Alternativen Ausschau zu halten. Was ich hier aber beunruhigend finde, ist der Vorschlag, daß es vorzuziehen wäre, lebende Tiere zu verwenden. Vielleicht ist damit nicht mehr gemeint, als daß es vorzuziehen wäre, Tierembryonen zu benutzen. Wenn hingegen gemeint ist, daß es besser wäre, ausgewachsene Tiere zu benutzen, Tiere, die über Bewußtsein verfügen und die Fähigkeit, Schmerz zu fühlen, dann befremdet mich der Vorschlag. Ich würde denken, daß es von jedem vernünftigen Standpunkt aus bei weitem vorzuziehen ist, mit einem nahezu mikroskopisch kleinen Klümpchen gefühllosem Protoplasma zu experimentieren als mit einem fühlenden, mit Interessen ausgestatteten Wesen, wenn auch von einer anderen Spezies. Wenn es um Schmerzen und Leid geht, habe ich tatsächlich Schwierigkeiten, zu sehen, warum die Speziezugehörigkeit relevant sein soll. Das Erleiden von Schmerzen einer bestimmten Intensität ist, soweit ich erkennen kann, nicht weniger zu bedauern und zu vermeiden, wenn es einem Hund zustößt, als wenn es einem Professor geschieht. Mary Warnock selbst hat in einer Erwiderung auf einen Artikel von John Harris (Harris 1983, S. 224) gegenüber möglichen Vorwürfen des ›Speziesismus‹ (um Richard Ryders umständlichen, aber sachlich zutreffenden Terminus zu benutzen) in diesem Zusammenhang geantwortet:

»Es ist Bestandteil unseres menschlichen Selbstverständnisses, daß wir andere Mitglieder der Spezies als in einer besonderen Beziehung zu uns selbst sehen sollten... Ich halte das Bevorzugen der Menschheit nicht für ›willkürlich‹, noch kann ich es als irgendeiner anderen Rechtfertigung für bedürftig ansehen als der, daß wir selbst Menschen sind« (Warnock 1983, S. 241 f.).

Aber warum könnten weiße Rassisten nicht ganz analog argumentieren, daß sie ihre Bevorzugung von Weißen keiner anderen Rechtfertigung für bedürftig ansehen als der, daß sie selbst Weiße sind? Vielleicht will Mary Warnock sagen, daß wir moralisch gesehen eine besondere Loyalität gegenüber den zu unserer eigenen Spezies Zugehörigen fühlen sollten, ebenso wie gegenüber Angehörigen unserer eigenen Familie. Aber das ist schwerlich eine sehr passende Analogie. Familienloyalität ist auf sozialen Beziehungen gegründet, nicht (oder zumindest nicht nur) auf biologischen. Wenn es hingegen eine Frage des sich Identifizierens sein sollte, so muß ich sagen, daß ich mich wesentlich stärker mit einem Laborkaninchen identifiziere, das wie ich selbst sieht, fühlt und Schmerz empfindet und ein Gehirn hat, als mit einem unentwickelten, gefühlsunfähigen und wortwörtlich gehirnlosen Klümpchen von Zellen.

Es ist zuzugeben, daß alles Bisherige in einem bestimmten Sinn von einem ziemlich engen rationalistischen Standpunkt aus vorgebracht wurde. Dabei handelt es sich um einen Bereich, in dem die Menschen starke Gefühle, Meinungen und Ängste haben. Der Bericht verkündet, in nicht gerade unklaren Begriffen, daß er sich bemüßigt fühlt, »die Gefühle sehr ernst zu nehmen, die in den Ermittlungen manifest wurden« (WB, Vorwort, S. 2). Wir sollten deshalb kurz betrachten, genau welches Gewicht die Kommission bei einer solchen Thematik den verbreiteten Gefühlen hätte geben sollen, insbesondere wenn die Gefühle von den Mitgliedern der Kommission nicht geteilt und von ihnen vielleicht sogar als irrational angesehen werden.

Damit erheben sich, scheint mir, ziemlich grundsätzliche Fragen dazu, was die Warnock-Kommission zu erreichen versuchen wollte; und sogar, etwas allgemeiner, dazu, was von der Regierung eingesetzte Kommissionen dieser Art zu erreichen versuchen sollten. Es gibt zwei extreme Ansichten, die man zu der letzteren Frage einnehmen könnte. Die eine sagt, daß in einer demokratischen Gesellschaft Gesetzgebung und politische Entscheidungen, welche die Allgemeinheit betreffen, die öffentliche Meinung angemessen wiederzugeben haben. Folglich besteht die Aufgabe einer Kommission wie der Warnock-Kommission zuerst darin, diese Meinung zu prüfen. Das, könnte man sagen, ist der eigentliche Rechtfertigungsgrund dafür, empirische Ermittlungen anzustellen. Dann sollte sie versuchen, einen gerechten Kompromiß zwischen den voneinander abweichenden Meinungen auszuarbeiten, die in dem vorgelegten Material eine Rolle spielen, wobei jede Ansicht proportional zu gewichten ist nach dem Umfang, in dem sie vertreten wird, und vielleicht auch proportional nach der Stärke des Gefühls, das dahinter steht. Dies würde die persönlichen Ansichten der Kommissionsmitglieder im wesentlichen irrelevant werden lassen. Und es würde auch heißen, daß es nicht zu den Aufgaben der Kommission gehört, zu versuchen, die *richtige* Ansicht zu solchen Dingen wie dem moralischen Status des menschlichen Embryos herauszuarbeiten (vorausgesetzt natürlich, daß es dabei überhaupt eine richtige Ansicht gibt). Von den Mitgliedern wäre also nicht verlangt, sich mit den philosophischen Fragen herumzuschlagen, die solche Problemfelder wie das der Embryoforschung aufwerfen.

Die andere extreme Ansicht zur eigentlichen Aufgabenstellung einer solchen Kommission würde ungefähr so lauten. Es *ist* genau die Funktion der Kommission, eine Klärung der Frage zu versuchen, welches die richtige Ansicht über solche Dinge wie die moralische Beurteilung der Embryoforschung ist. Und wenn erkannt wird, daß philosophische Überlegungen in diesem Zusammenhang wichtig sind, dann darf eine solche Kommission der Aufgabe nicht ausweichen, mit den philosophischen Problemen zu ringen. In dem Maße, wie *innerhalb der Kommission* unvereinbare Überzeugungsdifferenzen bestehen, können tatsächlich einige ihrer schließlichen Empfehlungen mangels einer besseren Alternative den Charakter eines Kompromisses tragen. Aber es ist nicht Bestandteil der Aufgabe der Kommission, das Aushandeln eines Kompromisses zu versuchen zwischen voneinander abweichenden Meinungen in der Öffentlichkeit insgesamt oder auch nur denen, die im Verlauf der Ermittlungen ausgedrückt wurden (ausgenommen in dem Fall, in dem diese Meinungen von einigen, aber nicht allen Kommissionsmitgliedern geteilt werden). Nur in dem Ausmaß, in dem die Kommissionsmitglieder von den Ermittlungen überzeugt werden, sollten diese sich auch in ihren

Empfehlungen niederschlagen. (In dieser Hinsicht könnte eine solche Kommission mit einer Jury bei Gericht verglichen werden.)

Es mag eingewandt werden, daß das letztere eine unannehmbar elitäre und undemokratische Konzeption der Rolle einer solchen Kommission wäre. Dagegen ist aber einzuwenden, daß sie vollkommen in Übereinstimmung steht mit einer *repräsentativen* Demokratie. Sie ist demokratisch, (a) weil die Kommission selbst von einer demokratisch gewählten Regierung eingesetzt wird, (b) weil die Mitglieder der Kommission bewußt gewählt sind, um ein Spektrum religiöser und anderer Überzeugungen zu repräsentieren, und (c) weil jede Organisation oder jeder einzelne Angehörige der Öffentlichkeit berechtigt ist, der Kommission relevante Fakten und Argumente vorzulegen. Die Kommissionsmitglieder haben, genauso wie die Parlamentsmitglieder, denen sie letztlich berichten, die Pflicht, die legitimen Interessen der Öffentlichkeit insgesamt zu berücksichtigen sowie Meinungen und Gefühlen Aufmerksamkeit zu schenken. Aber zu sagen, daß sie verpflichtet wären, aufgrund dieser Meinungen zu entscheiden, auch wo sie mit ihnen persönlich nicht übereinstimmen, hieße den Status der Kommissionsmitglieder auf den von bloßen ›Delegierten‹ im Sinn Burkes reduzieren, statt sie als Repräsentanten anzuerkennen. Kurzum, es würde die Vorstellung von politischer oder moralischer Führung jeden Inhalts berauben.

Ob nun mit guten oder schlechten Folgen, es scheint offenkundig, daß die Warnock-Kommission ihre eigene Rolle viel eher im Sinn der zweiten dieser Konzeptionen verstand als der ersten. Sie sah ihre Rolle darin, zu entscheiden, was nach eigenem Urteil, gegründet in ihrer professionellen Sachkompetenz, richtig ist. Darüber hinaus nahmen sich die Mitglieder zweifellos die philosophischen Probleme vor, und es gelang ihnen sogar, zu gewissen übereinstimmend geteilten Ergebnissen in philosophischen Fragen zu kommen. Mary Warnock teilt beispielsweise mit, daß die Kommission darin übereinstimmte, daß utilitaristische Überlegungen zwar ausgesprochen relevant sind für die Klärung moralischer Probleme, daß der Utilitarismus als umfassende Moraltheorie aber unzulänglich sei. Ähnlich bestand nach Mary Warnock Konsens, daß die Frage, wann menschliches Leben beginnt, keine objektive Tatsachenfrage ist. Hinsichtlich der Rolle der öffentlichen Meinung vermute ich aber, daß die Positionen irgendwo in der Mitte zwischen den beiden geschilderten extremen Ansichten lagen. Der Umstand, daß die Öffentlichkeit insgesamt oder ein wichtiger und repräsentativer Teil der Öffentlichkeit starke moralische Überzeugungen hat – auch wenn damit keine Fähigkeit einhergeht, eine ausformulierte rationale Rechtfertigung vorzulegen, die einen Philosophen zufriedenstellen würde –, ist ein Faktor, der es *verdient,* berücksichtigt zu werden, *wenn eine die Allgemeinheit betreffende Politik festgelegt werden soll,* allerdings nur ein Faktor unter anderen. Auch wenn die Überzeugung von einer großen Mehrheit der Öffentlichkeit geteilt wird, so folgt nicht automatisch, daß sie entscheidendes Gewicht bekommen sollte; aber sie sollte auch nicht außer acht gelassen werden. Es handelt sich um etwas, das neben allen anderen Überlegungen, die moralisch relevant scheinen, in die Abwägung einbezogen werden sollte. Dies war, denke ich, Mary Warnocks eigene Auffassung von der Rolle der verbreiteten Gefühle in Hinblick auf die Bestimmung von Politik durch Kommissionen wie ihre. Und diese Auffassung scheint mir im wesentlichen richtig.

Leihmutterschaft

Die Begriffe »Leih-«, »Ersatz-« oder »Mietmutterschaft« werden gebraucht, um zwei auf wichtige Weise verschiedene Praktiken anzusprechen. In der einen stellt der männliche Partner eines Paares das Sperma zur Verfügung, das dann benutzt wird, um eine Frau, die Leihmutter, zu inseminieren, so daß sie ein Kind empfangen, es austragen und dann dem Paar übergeben kann. In diesem Fall ist also die Leihmutter die genetische Mutter des entstandenen Kindes. In der zweiten Sorte von Fällen werden einer Frau eines oder mehrere Eier aus ihren Ovarien entfernt, von denen eines *in vitro* befruchtet wird, in der Regel mit dem Sperma ihres Ehemannes. Der entstandene Embryo wird in den Leib der Leihmutter übertragen, ebenfalls in der Hoffnung, daß sie ein Kind austragen wird, das sie später übergibt. In diesem Fall ist die Leihmutter nicht die genetische Mutter. Die normale Voraussetzung geht dahin, daß Paare oder alleinstehende Frauen auf diese Methoden nur dann zurückgreifen würden, wenn sie sich selbst für unfähig (oder für nicht ohne Gefahr fähig) halten, auf normale Weise Kinder zu bekommen. Das muß aber nicht notwendig der Fall sein. Eine Frau mag auf Leihmutterschaft zurückgreifen, um eine Unterbrechung ihrer Karriere zu vermeiden, die eine Schwangerschaft bedeuten würde, oder (besonders wenn es sich beispielsweise um ein Modell handelt oder einen Filmstar) um das Risiko zu vermeiden, ihrer Figur zu schaden. Die Warnock-Kommission war darin einmütig, Leihmutterschaft aus Bequemlichkeit für moralisch unannehmbar zu halten (WB, § 8.17; siehe auch Erklärung der abweichenden Meinung: A. Leihmutterschaft, S. 87). Ich stimme dem zu, und obwohl es sich um eine interessante philosophische Übung handeln mag, genauer darzulegen, warum es so offensichtlich unzulässig ist, ist es eine Übung, die ich anderen überlasse.

Nach dem gegenwärtigen Gesetzesstand gibt es keine Einwände, um Leute daran zu hindern, in eine private Leihmutterschaftsabmachung der ersten Art einzutreten, wobei das Paar das entstandene Kind dann adoptiert. Aber es dürfte unwahrscheinlich sein, daß ein Gericht einem Leihmuttervertrag irgendeine rechtliche Kraft zubilligt. Der Warnock-Bericht empfiehlt, daß solche privaten Abmachungen weiter legal bleiben, daß aber Leihmutterverträge gesetzlich als nicht einklagbar festgelegt werden sollen (WB, § 8.19). Das würde bedeuten, daß keine Leihmutter gezwungen werden könnte, das Kind herauszugeben, auch wenn sich das auftragstellende Paar möglicherweise gezahltes Geld zurückholen kann, indem es vor Gericht geht.

Die größte öffentliche Besorgnis wurde in diesem Land verursacht durch die Aktivitäten von (amerikanischen) kommerziellen Leihmutteragenturen. Die Warnock-Kommission war einstimmig der Meinung, daß kommerzielle Agenturen vollständig zu verbieten sind, daß das Führen einer solchen Agentur zu einem kriminellen Vergehen gemacht werden sollte. Die Kommission war jedoch geteilter Meinung, ob nicht-profitorientierten Agenturen unter Bedingung sorgfältiger Überwachung erlaubt sein sollte, einen Leihmutterservice anzubieten. Eine Minderheit war zustimmender Meinung (WB, Erklärung der abweichenden Meinung: A. Leihmutterschaft, S. 87-89). Am Ende entschied sich die Mehrheit der Kommission aber dafür, es zu einem kriminellen Vergehen zu machen, daß irgend jemand anderer als das beauftragende Paar oder die Leihmutter selbst (sogar, beispielsweise, der Hausarzt) sich wissentlich daran beteiligt, eine Leihmutterschwangerschaft herbeizuführen (WB, § 8.18). Wenn diese Empfehlungen als Gesetz in Kraft träten, wäre in diesem Land der rechtliche Status der Leihmutterschaft ziemlich ähnlich dem der Prostitution. Was brachte also die Warnock Kommission dazu, eine so einschneidende Gesetzgebung zu empfehlen? Waren die Gründe wohlüberlegt?

Es dürfte meiner Meinung nach bereits schwierig sein, auch nur gegen kommerzielle Leihmutteragenturen überzeugend zu argumentieren, wenn man sich einzig daran hält, daß sie handgreiflichen, moralunabhängigen Schaden anrichten. Wer schließlich erleidet Schaden? Wenn alles nach Plan verläuft, werden die Agentur und die Leihmutter etwas reicher sein und zusätzlich die Befriedigung teilen, anderen Glück gebracht zu haben; ein Paar wird etwas ärmer sein, aber in Besitz eines lange gewünschten Kindes; und ein Kind wird geboren, gehegt von vermutlich hingebungsvollen Eltern. Statistisch gesehen scheint das tatsächlich das Ergebnis zu sein, das sich in der Mehrzahl der Fälle einstellt. (Eine Leihmutteragentur in Los Angeles behauptet, sie habe mit Hilfe sorgfältiger Auswahl der möglichen Leihmütter 26 solcher Transaktionen ohne einen einzigen Mißerfolg arrangiert.[9]) Manchmal nehmen die Dinge zweifellos einen schlechten Verlauf. Die Leihmutter ändert ihre Meinung, will das Baby behalten, und es gibt Beschuldigungen und Leid auf beiden Seiten. Natürlich gibt es auch emotionelle Wagnisse, sowohl für die Leihmutter selbst, die sich schuldig fühlen kann, wenn sie das Kind aufgibt (obwohl es scheint, daß sie hierzu viel weniger Grund hat als beispielsweise eine bei fortgeschrittener Schwangerschaft abtreibende Frau), als auch für das Kind, das an Identitätsproblemen leiden kann, wenn es die Wahrheit erfährt. Mein Kollege Robert Elmore hat auch das mögliche Problem ins Spiel gebracht, das er das ›Syndrom des allzu kostbaren Kindes‹ nannte. Es mag nicht immer gut für das Kind sein, Eltern zu haben, die sich die Elternschaft so sehr wünschten und sie mit solchen Schwierigkeiten erreichten. Aber das kann natürlich ebenso wahrscheinlich im Fall des IVF-Kindes oder sogar in anderen, völlig ›normalen‹ Fällen eintreten.

Mary Warnock hat öffentlich geäußert, daß mögliche Risiken für das Kind ein vorrangiger Grund waren für die Empfehlungen ihrer Kommission (obwohl das im Bericht selbst nicht klar zum Ausdruck kommt).[10] Aber auch wenn es hier ernstzunehmende Gründe gäbe, um das Wohl des Kindes besorgt zu sein – im

Augenblick ist das reine Spekulation –, steckt eine gewisse Unlogik im Anführen dieses Arguments gegen Leihmutterschaft. Denn ein Kind, das in der Folge eines Leihmutterarrangements geboren wurde, hätte im alternativen Fall überhaupt nicht existiert. Es fällt schwer, zu glauben, daß die Probleme, denen es sich gegenübersieht, so ernsthaft sind, daß es besser gar nicht geboren worden wäre, oder so ernsthaft, daß andere ihm das wünschen würden. (Ein ähnlicher Punkt wird in Verbindung mit Embryonenspende von Singer/Wells 1984, S. 79 f., vorgebracht.) Das Leben ist leider immer von Unwägbarkeiten bedroht, und über einen bestimmten Punkt hinaus ist es nicht Sache des Staates, die Menschen gegen sie zu schützen, sondern vielmehr nur, sicherzustellen, daß sie sich hinreichend der Risiken bewußt sind, die sie eingehen. Hinsichtlich der Risiken stellt Leihmutterschaft, nach allem, was man lesen kann, kein ungünstigeres Glücksspiel dar als Liebe oder Ehe; und wir verbieten keineswegs kommerzielle Partnerschaftsagenturen oder Eheinstitute.

(Es mag der Erwähnung wert sein, daß mit dem Stand vom April 1989 erst zwei Empfehlungen des Warnock-Berichts Gesetzesgeltung erlangt haben. Die eine besagt, daß ein in der Folge einer Samenspende geborenes Kind in der Geburtsurkunde mit dem Ehemann der Mutter als Vater registriert werden darf. Die andere betrifft kommerzielle, profitorientierte Leihmutteragenturen. Ihnen wurde mit dem Gesetz für Ersatzmuttervereinbarungen, das am 16. Juli 1985 in Kraft trat, die Tätigkeit verboten. Das Gesetz machte es auch illegal, Leihmutterangebote zu annoncieren. Private Leihmuttervereinbarungen und die Tätigkeit nicht-profitorientierter Leihmutteragenturen bleiben rechtlich erlaubt, so wie es von der Minderheit der Warnock-Kommission empfohlen wurde. Die Gesetzgebung wurde im Parlament beschleunigt in Reaktion auf weitverbreitete Besorgnisse, die durch den Fall ›Baby Cotton‹ hervorgerufen wurden, in dem ein von einer englischen Leihmutter geborenes Kind, die im Auftrag eines amerikanischen Paares stand, unter die Vormundschaft des Gerichts gestellt wurde. Obwohl das Gericht sich weigerte, die Gültigkeit des Leihmuttervertrags anzuerkennen, entschied das Oberste Gericht, daß es dennoch im besten Interesse des Kindes sei, wenn es dem beauftragenden Paar übergeben werde. Das Kind wurde dann außer Landes geflogen.)

Von Leihmutterschaft wird manchmal angenommen, daß sie eine

Gefahr für die eheliche Beziehung oder die Institution der Familie darstellt. Mary Warnock zitiert in einem Artikel das Argument, daß sie ein »schädliches« »Einbrechen einer dritten Person in die Beziehung der Ehe« bedeuten kann (Warnock 1985, S. 144), ein Einwand, der auch im Bericht erwähnt wird (WB, § 8.19; siehe auch § 4.10). Welche Art von Schaden befürchtet wird, bleibt unklar, und sogar, ob dies überhaupt für ein utilitaristisches Argument gehalten wird: Vielleicht wird es für intrinsisch schädlich angesehen, daß eine dritte Partei auf die Weise in das Leben des beauftragenden Paares einbezogen wird, wie es bei der Leihmutter geschieht (oder geschehen kann). Aber dieses hypothetische, wenn nicht sogar bloß in der Vorstellung existierende Übel zählt wenig, würde ich denken, im Kontrast zu der bekannten Tatsache, daß Unfruchtbarkeit ihrerseits eine sehr weitgehende, manchmal unerträgliche Belastung für eine Ehe bedeuten kann.

Daß Leihmutterschaft irgendwie die Familie zu verändern oder zu untergraben droht, ist ein Einwand, der von einer Vielzahl von Leuten vorgebracht wurde, zum Beispiel von Keith Ward, Professor für Moraltheologie am Kings College in London.[11] Nach einiger Überlegung scheint das aber kaum plausibel. Zuerst, alle Erfahrung legt nahe, daß die Familie, soziologisch gesehen, eine der robustesten und widerstandsfähigsten Einrichtungen ist. Sogar bewußte Versuche, sich von der traditionellen Familie weg zu bewegen, wie bei einigen der frühen israelischen Kibbuzim oder den Kommunen der sechziger und frühen siebziger Jahre, sind ohne nennenswerten Erfolg geblieben. Zweitens, eine normale Familie ist schließlich genau das, was diejenigen anstreben, die ihr Heil bei Leihmutterschaft suchen – eine normale Familie ist eine mit Kindern. Und zu guter Letzt, es wird immer nur ein sehr kleiner Anteil von Paaren sein, die Gründe haben dürften, Leihmütter zu suchen: nämlich diejenigen Paare, bei denen (a) die Frau keine Babies auf normalem Weg bekommt und ihr (b) mit anderen Unfruchtbarkeitsbehandlungen nicht geholfen werden kann. Wenn neue Techniken wie IVF und Eispende in umfassenderem Maß verfügbar werden, ist anzunehmen, daß sich die bereits sehr kleine Zahl wahrscheinlich weiter verringern wird. Das Ausmaß, in dem Leihmutterschaft wahrscheinlich praktiziert werden wird, wird nie ausreichend sein, um irgendeinen Einfluß auf die Institution der Familie oder Ehe im allgemeinen zu haben.

Da eine Mehrheit der Warnock-Kommission offenkundig Leihmutterschaft in ein mit Prostitution vergleichbares Licht rücken wollte, ist es vielleicht nützlich, zu fragen, ob Prostitution etwas Entscheidendes mit Leihmutterschaft gemeinsam hat. Prostitution wird allgemein als für die Prostituierten selbst notwendig degradierend empfunden, häufig auch als degradierend für ihre Kunden. Und sie wird üblicherweise so eingeschätzt, daß sie Ausbeutung umfaßt, wiederum nicht unbedingt nur der Prostituierten selbst, sondern ziemlich wahrscheinlich auch ihrer Klienten. Etwas ist degradierend, nehme ich an, wenn es mit menschlicher Würde unvereinbar ist (auch wenn nicht einfach ist, zu erklären, was das genau heißt). Jemand ausbeuten bedeutet auf der anderen Seite, ihn auf eine Weise behandeln, die ungerecht oder unfair ist. Diese Begriffe sind im vorliegenden Kontext eindeutig miteinander verbunden. Was das Benutzen einer Person durch eine andere zu einem Fall von Ausbeutung macht, kann – zumindest zum Teil – darin bestehen, daß man den anderen dazu bringt, etwas zu tun, was diese Person degradiert.

Prostitution, nahm ich an, ist wesentlich degradierend. Es ist unmöglich, sich einen echten Fall der Prostitution vorzustellen, der nicht in gewissem Ausmaß degradierend wäre, auch wenn er alles in allem moralisch bewundernswert sein kann (wie bei der Angehörigen der Résistance, die sich als Prostituierte ausgibt, um dadurch wertvolle Information von Soldaten und Beamten der Besatzungsmacht zu erlangen). Leihmutterschaft, meine ich, ist nicht wesentlich degradierend. Es liegt nicht die geringste Degradierung in den Handlungen einer Frau, die aus Liebe für ihre kinderlose Schwester einwilligt, mit dem Sperma des Ehemanns ihrer Schwester inseminiert zu werden, so daß sie ihr und ihrem Mann das Baby verschaffen kann, nach dem sie sich sehnen. Hier handelt es sich nicht, wie bei der Angehörigen der Résistance, um einen Fall, in dem der intrinsisch degradierende Charakter der Handlung irgendwie kompensiert wird durch andere aufwertende Aspekte. Vielmehr ist einfach nichts daran degradierend. Ebensowenig muß dabei Ausbeutung vorliegen, wenn die Frau ihre Hilfe der Schwester gegenüber freiwillig anbietet und in keiner Weise dazu gezwungen wird. (Ich zweifle kaum, daß, nach allem, was ich sie sagen hörte, Mary Warnock dem zustimmen würde.) Damit haben wir eine wichtige Einsicht gewonnen. Wenn Leihmutterschaft degradierend ist, wenn sie Ausbeutung

umfaßt, dann ist das eine Folge von kontingenten, im Prinzip vermeidbaren Randerscheinungen dieser Praktik.
Das Motiv (oder vermutete Motiv) ist dabei offensichtlich ein entscheidender Faktor. Die Tatsache, daß Prostitution des Gewinns wegen betrieben wird, meist wegen monetären Gewinns, ist es, was sie zu dem macht, was sie ist und was sie degradierend werden läßt: Es reicht aus, den sexuellen Akt mit Schmutz zu überziehen. (Aus diesem Grund würde sich die Angehörige der Résistance in einem moralischen Sinn auch dann prostituieren, wenn sie mit den feindlichen Soldaten nur wegen des Erlangens von Information schliefe, ohne von ihnen bezahlt zu werden.) Man kann verleitet sein, zu denken, daß Schwangerschaft ähnlich beschmutzt wird durch die Beteiligung eines finanziellen Motivs. Aber das folgt nicht notwendig. Sex für Geld oder Gewinn ist hauptsächlich deshalb degradierend, weil das Motiv dazu dient, den Charakter der Beziehung zwischen den am sexuellen Akt beteiligten Menschen herabzusetzen und zu verzerren. (Typischerweise liegt keine Beziehung vor, die hinausginge über die zwischen Kunden und Lieferant.) Schwangerschaft umfaßt jedoch keine Beziehung in irgendeinem ähnlichen Sinn. Es ist deshalb alles andere als offenkundig, daß sie in Gefahr steht, durch Beteiligung eines finanziellen Motivs herabgesetzt oder beschmutzt zu werden, in derselben Weise oder im selben Ausmaß, in dem es beim Sexualakt geschieht. Zweifellos glauben viele werdende Mütter von sich selbst, daß sie eine Beziehung zu Babies haben. Aber es handelt sich um eine sehr einseitige und undurchsichtige Beziehung, und deren eine Seite: das Baby, bleibt, bis es geboren wird, wahrscheinlich vollständig unberührt von den Wünschen seiner Mutter.
Ein ganz anderer Grund, warum Leihmutterschaft für degradierend gehalten werden kann, ist der, daß sie irgendwie für menschlich herabwürdigend angesehen wird. Die Leute drücken ihren moralischen Widerwillen gegen Leihmutterschaft manchmal so aus, daß sie eine Analogie ziehen, weniger mit der Prostituierten als vielmehr mit der Zuchtstute (man vergleiche die Charakterisierung der Leihmutterschaft durch den konservativen Parlamentarier Nicholas Winterton als »behaftet mit dem Geruch von Zuchtfarmmentalität«[12]). Aber der Haupteinwand bei der Zuchtstute ist vielmehr, daß sie einfach ein Rädchen in einer kommerziellen Maschine ist und daß, was mit ihr getan wird, ihre

eigenen Instinkte ausbeutet, nichts ist, was sie wählt, sondern ihr von außen auferlegt wird. Eine Frau vergleichsweise behandeln, würde tatsächlich menschlich entwürdigend sein. Die Leihmutter aber wählt gerade das, was sie tut. Mary Warnock ist der Meinung, daß die Leihmutter, auch wenn es sich um eine (vermutlich) freie Entscheidung handelt, dennoch »für einen Zweck gebraucht wird, der nicht ihr eigener ist« (Warnock 1985, S. 144), und daß dies moralisch unzulässig sei. Der Warnock-Bericht nennt denselben Einwand (WB, § 8.17). Es gibt natürlich einen Sinn, in dem viele, vielleicht die meisten Formen eines Beschäftigungsverhältnisses ein Verwenden des Arbeitnehmers zu einem Zweck umfassen, der nicht sein eigener ist. Wir glauben aber in der Regel nicht, daß das automatisch solche Formen der Beschäftigung degradierend macht oder menschlich entwürdigend ist. Es handelt sich einfach um eine unausweichliche Begleiterscheinung des Arbeitens für andere. Man könnte jedoch der Meinung sein, daß die Beschäftigung beginnt, degradierend zu werden, wenn sie in einen so intimen Bereich einer Person eingreift, wie es eine Schwangerschaft tut. Die Art des ›Distanzierens‹, die wir alle auf viele unserer Aktivitäten anwenden können, kann eine Frau hinsichtlich ihrer eigenen Fortpflanzungsfunktion kaum bewerkstelligen. Und es ist nichts, was wir ihr zu erreichen wünschen würden, oder ihr moralisch empfehlen möchten, auch wenn sie es könnte.

Wenn das aber der Kernpunkt ist, dann gibt es keinen Grund für eine Frau, die sich freiwillig als Leihmutter zur Verfügung stellt, sich degradiert oder menschlich herabgestuft zu fühlen, wenn sie sich tatsächlich mit dem Ziel identifiziert und in dem Gedanken Befriedigung findet, daß sie einem anderen Paar zu Glück verhilft. In diesem Sinn, so scheint mir, kann die Leihmutterschaft völlig rehabilitiert werden durch den Geist, in dem sie ausgeführt wird, vorausgesetzt, es ist einer der Großzügigkeit. Und ich kann nicht sehen, daß dies unvereinbar wäre damit, daß der Leihmutter eine angemessene Kompensation geleistet wird für die Risiken, die sie auf sich nimmt, und die Beschwernisse, denen sie sich unterziehen muß.

Da vieles von dem, was ich sagte, kritsch war, sei mir erlaubt, mit dem Hinweis zu enden, daß es an dem Bericht vieles gibt, was hoch zu schätzen ist. Tatsächlich handelt es sich in mehrerlei Hinsicht um ein Vorbild dafür, wie ein Regierungsbericht aussehen sollte: er ist klar, fair und vor allem äußerst lesbar – ohne die schwerfällige, unverdauliche Prosa, die ein Markenzeichen so vieler Berichte darstellt. Überdies hat Mary Warnock selbst als Vorsitzende eine erstaunliche Leistung vollbracht, indem sie die offensichtlich sehr disparaten Ansichten in ihrer Kommission zu einem philosophisch kohärenten Ganzen zusammenschweißte. Der Bericht verdient, von vielen gelesen zu werden. In diesem Sinne hoffe ich, daß er allgemein als Ausgangspunkt für ernsthafte Diskussionen der behandelten Themen angesehen wird und nicht als Schlußpunkt der öffentlichen Debatte.

Anmerkungen

1 Der offizielle Titel des Warnock Berichts lautet: Department of Health and Social Security, *Report of the Comittee of Inquiry into Human Fertilization and Embryology,* Vorsitzende: Dame Mary Warnock DBE, Cmnd. 9314, London: HMSO, 1984. Im weiteren abgekürzt durch »WB«. Verweise auf den Bericht erfolgen, wenn nicht anders angezeigt, immer auf Paragraphen anstatt auf Seiten.

2 In der Sendung *Face the Press,* Kanal 4, 22. Juli 1984.

3 *Abortion and the Right to Life: A joint Statement of the Catholic Archbishops of Great Britain,* Abbots Langley, Herts.: Catholic Information Services 1980, § 12.

4 Bemerkungen dazu, daß Bewußtsein unteilbar ist, sind an vielen Stellen von Leibniz' Schriften zu finden, zum Beispiel in: *Neues System der Natur,* S. 259f., 265, 268.

5 *Meditationen,* 6. Meditation. Kant kritisiert Descartes' Argument in seiner *Kritik der reinen Vernunft* (»Kritik des Zweiten Paralogismus der Transzendentalen Psychologie«, A 351 ff.). Eine vorzügliche Diskussion dieser Kritik findet sich bei Bennett 1974, S. 85-87.

6 Zu einer philosophischen Diskussion der Bedeutung dieser Experimente siehe den Artikel von Nagel (1971) und außerdem Parfit 1984, S. 244-266. Parfit hält Sperrys Interpretation für korrekt. Nagel zieht sie in Zweifel und legt nahe, daß die Einheit des Bewußtseins kein Alles-oder-nichts-Sachverhalt ist. Nagel ist der Meinung, daß die experimentellen Daten, die Sperry zitiert, in gewissem Ausmaß durch die Tatsache entkräftet werden, daß das Verhalten der Subjekte mit ›getrenntem Gehirn‹ unter den meisten normalen Umständen vollständig integriert zu sein scheint. Das ist tatsächlich ein bemerkenswerter Umstand. Und er hat einige Forscher in diesem Gebiet dazu

geführt, spekulativ anzunehmen, daß die beiden Gehirnhälften sogar bei normalen Menschen mit verschiedenem Bewußtsein einhergehen! Unter diesem Gesichtspunkt ist der Grund, warum die zwei Hälften so effektiv zusammenarbeiten, auch wenn das Corpus Callosum getrennt wird, einfach der, daß sie lebenslange ›Übung‹ darin haben. Abgesehen von dieser Spekulation würde ich jedoch meinen, daß die Integration des Verhaltens hinreichend erklärt wird (a) durch die Tatsache, daß die zwei Hälften miteinander konsistente, wenn nicht sogar identische Informationen erhalten; und (b) durch die Tatsache, daß die zwei Hälften zur Zusammenarbeit hochmotiviert sind. In Verbindung mit diesem letzten Punkt ist es interessant, daß Donald und Valerie MacKay herausfanden, daß es ihnen nicht gelang, bei Subjekten mit ›getrennten Gehirnen‹ die beiden Hälften dazu zu bringen, in einem einfachen Spiel miteinander zu konkurrieren: jede Hälfte versuchte fortwährend der anderen zu helfen (MacKay 1982). Schließlich: Sogar unter normalen Umständen gibt es bei Subjekten mit ›getrennten Gehirnen‹ manchmal dramatische (und etwas unheimliche) Vorkommnisse der Dissoziation. Eines habe ich bereits erwähnt (das der Ehefrau und der Hände des Mannes). In einem anderen Fall klagte eine Frau, daß, wenn sie sich entscheide, ein bestimmtes Kleid zu tragen, und zur Garderobe gehe, ihre linke Hand zugreife und ein ganz anderes nehme.

7 Council for Science and Society, *Human Procreation: Ethical Aspects of the New Techniques*. Report of a Working Party, Oxford: Oxford University Press 1984, S. 53 f.

8 Die wahrscheinliche Auswirkung des Inkrafttretens der Empfehlungen des Warnock-Komitees als Gesetz auf die Forschung an menschlichen Embryos wird in einem Artikel von Sattaur (1984) beurteilt. Die therapeutischen Möglichkeiten werden kurz geschildert in Edwards/Steptoe 1981, S. 213-215.

9 Bill Handel, ein kalifornischer Rechtsanwalt, der die Agentur leitet, äußerte diese Behauptung in der Sendung »Today«, BBC Radio 4, am 24. September 1984.

10 Mary Warnock erwähnte das im Verlauf eines Interviews in der Sendung »Today«, a.a.O.

11 Von Keith Ward wurde berichtet, daß er sagte, Leihmutterschaft »könne die Familie ziemlich radikal verändern«, wobei er mit »verändern« offenkundig eine Veränderung zum Schlechteren meinte (*Daily Express* vom 24. September 1984, S. 1, Spalte 4).

12 *Daily Express* vom 24. September 1984, S. 2, Spalte 5.

Descartes, René, *Meditationen über die Grundlagen der Philosophie*, 2. Auflage 1642; Hamburg 1976 (Philosophische Bibliothek 271).
Kant, Immanuel, *Kritik der reinen Vernunft*, 2. Auflage Riga 1787; Akademie-Ausgabe, Bd. 3.
Leibniz, Gottfried Wilhelm, »Neues System der Natur und der Gemeinschaft der Substanzen, wie der Vereinigung zwischen Körper und Seele« (1695), in: ders., *Hauptschriften zur Grundlegung der Philosophie*, Bd. 2, hg. von Ernst Cassirer, 1. Auflage 1906, 3. Auflage Hamburg 1966 (Philosophische Bibliothek 108), S. 258-271.

Bennett, Jonathan (1974), *Kant's Dialectic*, Cambridge.
Edwards, Robert/Patrick Steptoe (1981), *A Matter of Life. The Story of a Medical Breakthrough*, London.
Hare, Richard M. (1988), »When does Potentiality Count? A Comment on Lockwood«, in: *Bioethics* 2.3, S. 214-226.
Harris, John (1983), »In Vitro Fertilization: The Ethical Issues I«, in: *Philosophical Quarterly* 33, S. 217-237.
Lockwood, Michael (1988 a), »Warnock versus Powell (and Harradine): When does Potentiality Count?«, in: *Bioethics* 2.3, S. 187-213.
– (1988 b), »Hare on Potentiality: A Rejoinder«, in: *Bioethics* 2.4, S. 243-252.
MacKay, Donald M./Valerie MacKay (1982), »Explicit Dialogue between Left and Right Half-Systems of Split Brains«, in: *Nature* 295, S. 690-691.
Mackie, John L. (1976), *Problems from Locke*, Oxford.
Nagel, Thomas (1970), »Death«, in: *Noûs* 4, S. 73-80; auch in: Nagel 1979, S. 1-10; dt. »Tod«, in: Nagel 1984, S. 15-24.
– (1971), »Brain Bisection and the Unity of Consciousness«, in: *Synthese* 22, S. 396-413; auch in Nagel 1979, S. 147-164; dt. »Zweiteilung des Gehirns und die Einheit des Bewußtseins«, in: *Nagel* 1984, S. 167-184.
– (1979), *Mortal Questions*, Cambridge; dt. *Über das Leben, die Seele und den Tod*, Königstein/Ts. 1984.
Parfit, Derek (1984), *Reasons and Persons*, Oxford.
Sattaur, Omar (1984), »New Conception Threatened by Old Morality«, in: *New Scientist* 103, Nr. 1423, S. 12-17.
Singer, Peter/Deane Wells (1984), *The Reproduction Revolution: New Ways of Making Babies*, Oxford.
Sperry, Roger W. (1968), »Hemisphere Disconnection and Unity in Conscious Awareness«, in: *American Psychologist* 13, S. 723-733.
Warnock, Mary (1983), »In Vitro Fertilization: The Ethical Issues II«, in: *Philosophical Quarterly* 33, S. 238-249.
– (1985), »The Artificial Family«, in: Michael Lockwood (Hg.), *Moral Dilemmas in Modern Medicine*, Oxford, S. 138-154.

Dieter Birnbacher

Gefährdet die moderne Reproduktionsmedizin die menschliche Würde?

»Menschenwürde«, »Achtung vor der menschlichen Würde« – das sind Begriffe, deren Pathos nicht von ungefähr in einem umgekehrten Verhältnis zu ihrer semantischen Bestimmtheit und Eindeutigkeit steht. Als absolute Grenzen des Zumutbaren nehmen diese Begriffe in unserer säkularisierten Kultur Funktionen ehemals religiös verankerter Tabuierungen wahr. Lückenlose Präzision jedoch, so scheint es, ist mit dem Wesen eines Tabus, und sei es auch eines so aufgeklärten, ›modernen‹ wie dem der Menschenwürde, kaum vereinbar. Es liegt, wie Leszek Kolakowski jüngst hervorgehoben hat (Kolakowski 1986, S. 12), etwas zutiefst Paradoxes darin, Tabus rational begründen zu wollen. Wesentlich für ein Tabu ist seine Absolutheit und Sakrosanktheit, und die scheint durch ›Vernünfteln‹ – durch Differenzierung, Präzisierung, Interpretation – eher Schaden zu nehmen.

An Klärung und Aufklärung auch der sensibelsten und verletzlichsten Begriffe unseres moralischen Denkens führt indes kein Weg vorbei. Spätestens seitdem der Begriff der Menschenwürde an zentraler Stelle in das Grundgesetz aufgenommen worden ist, stellen sich auch praktisch bedeutsame Fragen nach Inhalt und Grenzen dieses Begriffs. In der jüngst entbrannten Diskussion um die Vereinbarkeit einiger neuer und vor allem einiger der in Zukunft zu erwartenden Fortpflanzungstechnologien mit der Menschenwürde präsentieren sich diese Fragen in einer bisher nicht gekannten Zuspitzung. Um ihnen gerecht zu werden, werden wir nicht umhin können, uns ein Stück weit auf Vernünfteln, Interpretieren, Differenzieren einzulassen.

Eine Klärung ist noch aus anderen Gründen indiziert. In der Diskussion um Reproduktionsmedizin und Menschenwürde trifft man auf eine Reihe von Argumenten, die geradezu paradox erscheinen und nach Auflösung verlangen. So begegnet man dem Argument, der bisher noch nicht, aber sicher in Zukunft mögliche Austausch genetischen Materials in der menschlichen Keimbahn tangiere die Menschenwürde des dadurch partiell genetisch determinierten Kindes, indem es dieses in einer unhintergehbaren Weise fremdbestimme (Kluxen 1986, S. 7). Wie kann aber, so möchte man fragen, ein Kind durch seine eigene genetische Konstitution fremdbestimmt sein? Von »Selbstbestimmung« und »Fremdbestimmung« läßt sich sinnvoll doch nur in bezug auf Individuen reden, die einer wie immer rudimentären Willenstätigkeit fähig sind und in dieser von einem fremden Willen beeinflußt werden. Wäre es Fremdbestimmung, die genetische Konstitution eines Kindes partiell zu determinieren, würde daraus die absurde Konsequenz folgen, daß wir jede normale Zeugung als Fremdbestimmung und Angriff auf die Menschenwürde des Kindes verurteilen müßten. Schließlich ist die Wahl des Zeugungspartners nicht weniger eine ›schicksalhafte Vorprägung‹ des Kindes als ein begrenzter gentechnischer Eingriff. Niemand kann jedoch dadurch fremdbestimmt sein, daß er das Kind seiner Eltern ist und mit einigen ihrer Stärken einige ihrer physischen und psychischen Schwächen geerbt hat. Ohne dieses Erbe wäre er nicht der, der er ist. Fremdbestimmt, in seiner Freiheit beschränkt kann immer nur der werden, der von sich aus etwas ist. Man könnte sogar weiter gehen und sich vorstellen, daß es eines Tages gelänge, die genetische Konstitution eines Menschen so zu determinieren, daß dieser Mensch in besonderer Weise der freien Selbstbestimmung mächtig wäre. Sicher wäre mit einer derart perfektionierten Eugenik gegen die Menschenwürde verstoßen. Aber ihre Anwendung wäre kein Verstoß gegen die Selbstbestimmung und die individuelle Menschenwürde des Kindes, das aus ihr hervorgeht. Die individuelle Menschenwürde des Kindes wäre allenfalls dann verletzt, wenn es vorsätzlich oder fahrlässig genetisch so determiniert würde, daß es von seiner genetischen Konstitution daran gehindert wäre, ein menschenwürdiges Leben zu führen.

Derselbe ›Kategorienfehler‹ scheint mir in einem anderen Argument zu stecken, das in der Diskussion um die Genmanipulation vorgebracht worden ist: daß eine partielle Neudetermination seiner genetischen Konstitution die Identität des Kindes verfälschen würde (Eser 1985, S. 252). Auch dieses Argument ist nicht ohne Paradoxie. Von einer Verfälschung der Identität des Kindes kann schließlich nur dann gesprochen werden, wenn es bereits vorgängig zu der genetischen Teildeterminierung eine Identität besitzt. Zweifellos hat das in seiner genetischen Konstitution erfolgreich manipulierte Kind eine andere Identität als die, die es ohne Manipulation hätte. Aber die Abweichung vom ›natürlichen‹ Lauf der Dinge kann an sich selbst keine Verletzung der Menschenwürde eines Individuums begründen. Ansonsten müßten wir in allen künstlichen – auch therapeutischen oder pädagogischen – Eingriffen in das körperliche und geistige Leben eines Menschen einen unvertretbaren Eingriff in die Identität sehen, die ihm ›von Natur aus‹ mitgegeben ist.

Aus ähnlichen Gründen kann das ›Verfälschungs‹-Argument auch gegen das Klonieren nicht treffen. Ich kann zwar durchaus der Intention des Arguments zustimmen, daß die gezielte Herstellung einer beliebig großen Zahl genetisch identischer menschlicher Individuen ein Verstoß gegen die Menschenwürde wäre, nicht aber der Begründung, daß dies u. a. deshalb der Fall sei, weil bei Übertragung genetischen Materials in eine entkernte Eizelle dieser »eine völlig andere Identität oktroyiert« würde, wie es Albin Eser formuliert (ebd.). Von einer Eizelle zu sagen, ihr würde eine neue Identität ›aufgezwungen‹, überschreitet die Grenzen legitimer Anthropomorphisierung.

Diese Paradoxien lösen sich auf, wenn man daran erinnert, daß sich nicht erst im modernen, sondern schon im antiken Prinzip der Menschenwürde (vgl. Horstmann 1980, Sp. 1124) zwei verwandte, aber doch klar unterscheidbare Konzeptionen verbergen: die Konzeption der Achtung der Würde, die jedem *einzelnen* Menschen zukommt; und die Konzeption einer Achtung der Würde der Menschheit als *Gattung*. Bei der ersten Konzeption bedeutet Achtung der Menschenwürde die Achtung der Würde konkreter menschlicher Individuen, bei der zweiten die Achtung dessen, was den Menschen als Gattung über andere biologische Gattungen hinaushebt. Beide Male geht es um die kollektive Selbstachtung der Angehörigen der Gattung Mensch insgesamt, aber die Blickrichtung ist jeweils verschieden. Gegenstand der Achtung im ersten Fall ist ein konkreter leibhaftiger Mensch, im zweiten Fall eine Idee des Menschen, ein Bild des Eigentümlichen und Unverwechselbaren des Menschen als Gattung.

Dieser kategorialen Unterscheidung entspricht eine syntaktische. Individuelle Menschenwürde hat notwendig einen Träger, die konkreten Individuen. Ihnen kommt Menschenwürde konkret zu. Menschenwürde im gattungsbezogenen Sinn dagegen bedarf nicht in jedem Fall eines individuellen Trägers. Denn sie zu verletzen, bedeutet nicht, die Würde, die Rechte oder Interessen irgendeines Individuums zu verletzen. Es bedeutet eher, eine Norm der Gattungs- und Wesensangemessenheit zu verletzen. Im Extremfall bedarf es eines irgendwie direkt Betroffenen gar nicht.

Bei den zitierten Fällen, so meine ich, ist die Menschenwürde jeweils im gattungsbezogenen, nicht im individuellen Sinn verletzt. Bei keinem kann ernsthaft von der Schädigung eines Menschen gesprochen werden. Irreführenderweise sind die Argumente jedoch so formuliert, als ginge es darum, einen Menschen vor der Verletzung seiner individuellen Menschenwürde zu schützen.

Wichtig ist die Unterscheidung zwischen individueller und gattungsbezogener Menschenwürde vor allem deshalb, weil die Anwendungsbereiche der beiden Begriffe verschieden sind. Menschenwürde im individuellen Sinne kommt allen Menschen zu. Sie kann deshalb an keine irgendwie geartete Qualifikation gebunden sein, die de facto oder unter real möglichen Bedingungen nicht von allen Menschen erfüllt wird, auch nicht »die Fähigkeit, sein Leben in eigener Selbstverantwortung zu bestimmen und zu gestalten« (Benda/Maihofer/Vogel 1983, S. 122). Andernfalls müßte sie gerade denjenigen Psychotikern, Antisozialen, Abhängigen und anderen abgesprochen werden, die am ehesten Gefahr laufen, menschenunwürdig behandelt zu werden, und am meisten davor geschützt werden müssen. Gerade da, wo der Begriff praktisch bedeutsam ist, würde er versagen. Manche Autoren behelfen sich damit, denjenigen, die Rationalität und Autonomie nicht besitzen, die ›prinzipielle Fähigkeit‹ zuzubilligen, sie aufgrund der Zugehörigkeit zur Gattung zu besitzen. Aber diese Hilfskonstruktion ist wiederum paradox. Ein einzelnes untypisches Individuum besitzt eine Fähigkeit nicht dadurch, daß es zu einer Klasse gehört, deren typische Mitglieder diese Fähigkeit besitzen. Der Vogel Strauß besitzt nicht schon deshalb die ›prinzipielle Fähigkeit‹ zum Fliegen, weil typische Vögel sie besitzen. Auch in diesem Fall zeigt sich die Unumgänglichkeit der Unterscheidung zwischen individueller und gattungsbezogener Menschenwürde. Denn die Fähigkeit zu Rationalität, Moralität und Autonomie ist sehr wohl geeignet, die Sonderstellung der *Gattung* Mensch hervorzuheben. Diese Fähigkeiten gehören als unabdingbare Bestandteile zu dem Bild, das wir uns vom Menschen als einem

Naturwesen von besonderer Wertigkeit und besonderer Würde machen.

Individuelle Menschenwürde darf an keine anspruchsvollere Bedingung geknüpft sein als die, ein Mensch zu sein. Aber von dieser Bedingung sollten ihrerseits keine Abstriche gemacht werden. Das geeignetste Kriterium für den Beginn der individuellen Existenz als Mensch und damit als Träger individueller Menschenwürde scheint mir immer noch das ganz altmodische der Durchtrennung der Nabelschnur. Mit ihr fängt die Existenz des Menschen als eigenständiges Individuum, als Subjekt an. Das heißt nicht, daß nicht auch das, was menschlichen Zygoten, Embryonen und Föten angetan wird, gegen die Menschenwürde sein kann. Es heißt nur, daß es nicht gegen die indivduelle Menschenwürde dieser konkreten Zygoten, Embryonen, Föten sein kann.

Dagegen läßt sich der Begriff der Würde des Menschen als Gattung, da er eines individuellen Trägers nicht notwendig bedarf, auch noch auf Formen des Umgangs mit menschlichem Leben anwenden, bei denen auch in der Sicht der unnachgiebigsten Verfechter des Potentialitätsprinzips – der partiellen Übertragung der Rechte aktualer auf potentielle Menschen – von einer Verletzung individueller Menschenwürde nicht ernstlich die Rede sein kann, etwa auf den Umgang mit menschlichen Zygoten in den ersten Stadien der Zellteilung. Auch scheint es mir im übrigen nur dann konsistent möglich zu sein, den Umgang mit den Frühstadien menschlichen Lebens unter den *verfassungsrechtlichen* Begriff der Menschenwürde des Art. 1 1 GG zu bringen, wenn dieser Artikel mit Ernst Benda – freilich entgegen dem, was Kontext, Entstehungsgeschichte und Vergleichstexte wie die UN-Menschenrechtserklärung von 1948 nahelegen – im umfassenden Sinn der Achtung der individuellen wie der gattungsbezogenen Menschenwürde verstanden wird.[1]

Ich wende mich nun zunächst dem Begriff der *individuellen* Menschenwürde zu und der Frage, ob und gegebenenfalls durch welche der neuen Techniken der Reproduktionsmedizin sie bedroht sein könnte.

Das Prinzip der Achtung der individuellen Menschenwürde definiert absolute Grenzen der Zumutbarkeit. »Menschenwürde« umschreibt einen Minimalbereich von Rechten, in die von anderen – dem Staat, der Gesellschaft, einzelnen – auch dann nicht eingegriffen werden soll, wenn diese aus einem Eingriff erheblichen Nutzen ziehen würden. Es gebietet, auch denjenigen vor quälender oder erniedrigender Behandlung zu bewahren, der andere gequält und erniedrigt hat. Es gebietet, einen Menschen nicht dauerhaft der freien Selbstbestimmung und der Intimsphäre zu berauben und ihn, wo immer Abhilfe möglich ist, von materieller Not zu verschonen.

In seinem individuellen Sinn ist das Prinzip der Menschenwürde also sehr viel enger und sehr viel weniger leerformelhaft als die vielzitierte zweite Formulierung des kategorischen Imperativs Kants, kein Mensch solle von anderen bloß als Mittel gebraucht werden. Diese Formel ist bereits von Schopenhauer als unzulänglich und problematisch kritisiert worden (Schopenhauer, *Die Welt als Wille und Vorstellung*, Bd. 1, § 62; vgl. auch Hoerster 1982). Problematisch ist diese Formel unter anderem deshalb, weil aus ihr nicht deutlich wird, wann ein Mensch nicht nur *auch* als Mittel, sondern *bloß* als Mittel gebraucht wird. Nicht jede Instrumentalisierung eines anderen ist entwürdigend oder aus anderen Gründen moralisch unzulässig.[2] Man kann zum Beispiel darüber streiten, ob es in allen Fällen moralisch unzulässig wäre, einen anderen durch Täuschung oder Zwang dazu zu bringen, einem selbst oder einem Dritten Hilfe zu leisten, wenn anders der sichere Tod zu erwarten ist. Einen anderen zu fremden Zwecken in Dienst zu nehmen, ist aber sicher dann entwürdigend, wenn damit zugleich fortgesetzt fundamentale Interessen des anderen verletzt werden, wenn er der materiellen Existenzgrundlagen, der Freiheit, der Intimsphäre oder der Chance individueller Selbstachtung beraubt wird.

Wenn man nun die Frage stellt: »Wird die Menschenwürde im individuellen Sinn durch die neue Reproduktionsmedizin gefährdet?«, so kann man zwei Teilfragen unterscheiden: 1. Gefährdet die Anwendung und die experimentelle Weiterentwicklung der neuen Verfahren *als solche* die individuelle Menschenwürde? 2. Würde durch die Verfügbarkeit dieser Verfahren das Risiko *anderweitiger* Verletzungen der Menschenwürde erhöht, etwa das einer staatlichen Zwangseugenik oder einer öffentlichen Kontrolle des privaten Reproduktionsverhaltens insgesamt? Die bisher vorgebrachten Argumente dafür, daß die Anwendung und die Erforschung der neuen Verfahren die individuelle Menschenwürde tangieren, scheinen mir insgesamt viel weniger überzeugend als die Argumente dafür, daß die Verfügbarkeit der neuen Verfahren das Risiko anderweitiger Gefährdungen erhöht. Die wichtigsten Argumente für eine mögliche Gefährdung der Menschenwürde des Kindes sind bereits zurückgewiesen worden. Andere Argumente zielen auf Gefährdungen der Menschenwürde von Samenspendern, von Ei- oder Embryonenspenderinnen sowie von Leihmüttern. Die einen werden ›als Mittel gebraucht‹, um Komponenten, die anderen, um Funktionen des Reproduktionsprozesses zu ersetzen. Hier wird gelegentlich behauptet, eine derart radikale Form der Instrumentalisierung eines Menschen zu fremden Zwecken gehe so weit über das erträgliche Maß hinaus, daß dessen Würde auch dann tangiert ist, wenn er ihr ausdrücklich zustimmt. Ich muß gestehen, daß ich die Dinge weniger dramatisch sehe. Die Menschenwürde des Spenders oder der Leihmutter wäre zweifellos dann verletzt, wenn diese zu ihren Leistungen gezwungen würden oder wenn eine Notlage ausgenutzt würde, kaum aber bereits dann, wenn diese sich der Tragweite ihres Tuns bewußt sind und sich freiwillig dazu entscheiden. Daß der Samenspender oder die Leihmutter als Mittel für fremde Zwecke in Anspruch genommen werden, heißt (wie schon gesagt) nicht, daß diese Inanspruchnahme die Menschenwürde der Beteiligten verletzt. Allenfalls müßte der Verfechter dieses Arguments zeigen, daß das aus altruistischen oder kommerziellen Gründen als Dienstleistung angebotene Verhalten an sich selbst, unabhängig von seinem Dienstleistungscharakter, moralisch verwerflich ist und der Nachfrager damit verlangen würde (in Kants Worten), »der andere solle sich selbst wegwerfen, um meinem Zwecke zu frönen« (*Metaphysik der Sitten. Tugendlehre*, § 25). Daß das angebotene Verhalten an sich selbst moralisch verwerflich ist, dürfte sich jedoch nur schwer zeigen lassen.

Nicht zu vernachlässigen scheinen mir dagegen die *indirekten* Gefahren für die individuelle Menschenwürde, die sich aus der Verfügbarkeit der neuen Techniken ergeben. Die in Teilen der Öffentlichkeit verbreitete Angst vor den Kontroll- und Manipulationsmöglichkeiten, die die neuen Techniken einem totalitären Staat oder einer repressiven Gesellschaft in die Hand liefern würden, ist zweifellos berechtigt. Sie sind geeignet, die letzten Reste persönlicher Freiheit und geschützter Privatsphäre zunichte zu machen. Noch gravierender erscheinen mir die Gefahren, die der individuellen Menschenwürde aus den wachsenden Möglichkeiten der Genomanalyse erwachsen. Mögen die Bedrohungen für die Menschenwürde des einzelnen aus der öffentlichen Kenntnis seiner genetischen Konstitution auch insgesamt weniger schwer wiegen als diejenigen aus der – bereits heute möglichen – Transparenz seines differentialpsychologischen Profils einschließlich seiner intimsten Gewohnheiten, so würde doch die zusätzliche Verfügbarkeit genetischer Daten, mit wie immer wohlmeinenden Absichten erhoben, das Gesamtrisiko erhöhen. Da es allerdings weder wünschenswert noch möglich scheint, den Fortschritt des humangenetischen Wissens aufzuhalten, wird dieser Gefahr nur dadurch zu begegnen sein, daß zum Beispiel durch strengen Datenschutz sichergestellt wird, daß das prinzipiell verfügbare Wissen ungenutzt bleibt. Auch der einzelne selbst sollte nicht gezwungen werden, alles, was man über ihn wissen kann, wissen zu müssen – auch wenn manche dieses Nichtwissenwollen als unreif oder verantwortungslos bezeichnen werden.

Einen moralischen Freibrief kann man den neuen Verfahren jedoch nicht ausstellen. Mögen von ihnen auch keine nennenswerten direkten Gefährdungen für die individuelle Menschenwürde ausgehen, so sind die individuellen Auswirkungen einiger dieser Verfahren doch aus anderen Gründen moralisch bedenklich. Moralisch bedenklich sind zum einen Praktiken, die dem Kind ein nicht zu vernachlässigendes physisches oder psychisches Risiko aufbürden. Dies geschieht bereits dann, wenn einem durch heterologe Insemination oder In-vitro-Fertilisation mit Spendersamen gezeugten Kind gezielt die Möglichkeit genommen wird, die Identität oder zumindest ein grobes qualitatives Profil seines genetischen Vaters zu kennen. Mag das auch nicht eigentlich seine Menschenwürde verletzen, so ist es doch kaum zu verantworten, ihm diese Möglichkeit von vornherein vorzuenthalten. Man kann zwar sagen, daß es besser ist, wenn ein bestimmtes Kind mit anonymem genetischem Vater existiert, als daß es gar nicht existiert (Annas 1983, S. 485), aber noch besser wäre es, beides miteinander zu verbinden. Man sollte deshalb zunächst das Potential derjenigen geeigneten Samenspender ausschöpfen, die zur Offenbarung ihrer Identität oder zumindest ihres qualitativen Profils bereit sind. Und man sollte ihnen diese Bereitschaft erleichtern, indem man sie von allen Rechtspflichten gegenüber dem Kind befreit.

Ebenso unverantwortlich wäre es, ein Kind künstlich zu zeugen,

von dem man weiß oder billigend in Kauf nimmt, daß es in Verhältnissen aufwachsen wird, die für seine Entwicklung nachteilig sind. Der fanatische Wunsch nach einem Kind ist nicht unbedingt ein geeignetes Kriterium für die Fähigkeit, ihm zu einer gedeihlichen Entwicklung zu verhelfen. Zwar würde eine entsprechende Zugangsbeschränkung Eltern, die zur Erfüllung ihres Kinderwunsches auf künstliche Befruchtungsmethoden angewiesen sind, ein zweites Mal gegenüber normalen Eltern benachteiligen. Ich würde diese Unfairneß jedoch in Kauf nehmen, sowohl um des künftigen Kindes willen als auch in der Hoffnung auf eine gewisse Signalwirkung, Zukunftsverantwortung – Vorsorge für das Wohl der nach uns Kommenden – auch im generativen Verhalten wahrzunehmen.
Vollends unzulässig erscheint mir die Anwendung gentechnischer Verfahren auf die Therapie von Keimbahnzellen mit anschließendem Ausreifenlassen des Embryos nach der Devise »Mal sehen, was herauskommt«. Die auch durch umfassende Tierexperimente nicht zu mildernde Unüberblickbarkeit der phänotypischen Ausprägung genetischer Neukombinationen und das Risiko, daß Schädigungen eventuell über mehrere Generationen zum Ausdruck kommen, machen dieses Verfahren prinzipiell unakzeptabel. Zur Verhinderung der Weitergabe schwerwiegender Erbschäden an künftige Generationen bieten sich statt dessen die risikoärmeren Verfahren der heterologen Insemination und der Eispende an, dazu, wo immer möglich, die pränatale Früherkennung mit selektiver Abtreibung sowie eine verbesserte genetische Aufklärung und die Aktivierung genetischer Verantwortung.
In einem anderen Fall scheint mir das Risiko für einen der beteiligten Erwachsenen in einem so eklatanten Mißverhältnis zum erwartbaren Nutzen zu stehen, daß es gerechtfertigt scheint, ihn daran zu hindern, dieses Risiko einzugehen, nämlich in dem Fall der sogenannten unvollständigen Leihmutterschaft, bei der die Leihmutter nach künstlicher Insemination für ein anderes Ehepaar ein Kind austrägt, mit dem sie selbst genetisch verwandt ist. Anders als die Leihmutter, die ein genetisch fremdes Kind austrägt, muß die unvollständige Leihmutter, soll das Vorhaben gelingen, ihr *eigenes* Kind an die Auftraggeber abliefern. Was geschieht, wenn sie entgegen ihrer vertraglichen Verpflichtung das Kind am Ende doch nicht herausgeben will? Es scheint unzumutbar, den Vertrag in diesem Fall gegen die Leihmutter durchzuset-

zen. Auch die von Singer und Wells vorgeschlagene staatliche Agentur (Singer/Wells 1984, S. 126f.), die ähnlich wie bei der Adoption Auftraggeber und Anbieter auswählt und zuordnet, scheint keine befriedigende Lösung, es sei denn, die Agentur hätte verläßliche Kriterien dafür, welche Leihmutter das ausgetragene Kind problemlos aufgeben wird und welche nicht. Hier bietet sich eher an, die gesamte Praxis aus paternalistischen Gründen zu verbieten und eventuelle Ausnahmen nur in besonderen Fällen zuzulassen.

Ich komme nun zu den möglichen Beeinträchtigungen, die von der Anwendung und experimentellen Weiterentwicklung der neuen Techniken auf die Würde des Menschen als Gattung ausgehen – Gefährdungen, die, wie gesagt, nicht notwendig darin bestehen, daß ein menschliches Individuum in seinen Rechten oder Interessen beeinträchtigt wird, sondern durch die das Selbstverständnis und die Selbstachtung der Menschen auch anderweitig Schaden nimmt. Charakteristisch für Verhaltensweisen, die Verletzungen der Menschenwürde in diesem überindividuellen Sinn darstellen, ist die Unmittelbarkeit, das fast Instinktive des Unbehagens und Widerwillens, mit dem wir auf sie reagieren. Es ist durch eine rationale Ethik, die Individualität, Schmerzfähigkeit, Denkfähigkeit oder Selbstbewußtsein zum Kriterium der Schutzwürdigkeit macht, nicht angemessen zu erfassen. Trotz der jüngsten Sensibilisierung gegenüber Tierexperimenten dürften die meisten bei der Durchführung eines Experiments an schmerzunfähigen menschlichen Embryonen immer noch mehr Unbehagen empfinden als bei der Durchführung desselben Experiments an schmerzfähigen ausgewachsenen Tieren. Überhaupt spielt die Leidensfähigkeit für unser spontanes Urteil darüber, was zulässig sein sollte und was nicht, nicht die zentrale Rolle, die ihr etwa die utilitaristische Ethik zuweist. Andernfalls bestünden keinerlei Bedenken gegen Experimente auch mit späten Föten oder mit Kleinkindern, die man ja, sofern die Experimente schmerzhaft sind, betäuben könnte. Daß unsere moralischen Emotionen anderen Gesetzen folgen als denen einer rationalen Ethik, zeigt sich auch daran, daß Praktiken wie Leichenschändung oder Kannibalismus generell moralisch abgelehnt werden, auch wenn beide Male niemand direkt geschädigt wird. Solche Praktiken sind ›widernatürlich‹ in einem Sinne, der wenig mit der Natur im Sinne des tatsächlichen Laufs der Dinge zu tun hat – die Natur selbst bringt genug des Widernatürlichen hervor –, sehr viel aber mit der Natur des Menschen im Sinne unseres Begriffs davon, wie und was der Mensch sein *sollte.* Das Widernatürliche und Monströse verletzt die Naturordnung in einem anderen Sinne als dem der Ordnung der Dinge, die wir in der Natur vorfinden. Verletzt wird eher ein *Ideal* der Natur, dem die Natur selbst nur unvollkommen entspricht. Entscheidend ist, daß der Schutz des Menschlichen, den die Achtung der Menschenwürde im abstrakten Sinne fordert, nicht an den Lebensgrenzen haltmacht, sondern in beiden Richtungen weit darüber hinausreichen kann – in Gestalt von Pietätspflichten beim Verstorbenen, in Gestalt von Schutzpflichten beim ungeborenen menschlichen Leben.

Nun gehen bekanntlich die Definitionen dessen, was dem Menschen von seinem Wesen her angemessen ist und was nicht, weit auseinander – auch und gerade innerhalb des Rahmens der liberalen westlichen Kultur. Wenn ich im folgenden die Grenzen vom Wesensgemäßen zum Wesenswidrigen, vom Normalen zum Anstößigen, vom Menschenwürdigen zum Menschenunwürdigen anzugeben versuche, beziehe ich mich deshalb zunächst auf nichts anderes als meine eigenen, höchst persönlichen Intuitionen.

Im Bereich der verfügbaren und möglichen neuen Reproduktionstechniken sehe ich diese Grenze des Menschenwürdigen an drei Punkten überschritten:

1. Bei allen Formen der Herstellung von (embryonalen oder ausgereiften) Hybridwesen aus Mensch und Tier.

2. Bei allen Verfahren künstlicher Fortpflanzung, die nicht nur Prozesse unterstützen oder substituieren, die normalerweise ohne menschlichen Eingriff ablaufen, sondern die die Existenz eines Menschen, seine genetische Konstitution oder beides tendenziell vollständig und gezielt determinieren. Hierunter fallen die gezielte In-vitro-Fertilisation von menschlichen Embryonen zu Forschungszwecken, alle Formen der Klonierung (die in Form der künstlichen Erzeugung von Mehrlingen heute schon möglich ist) sowie eine (bisher noch utopische) vollständige Programmierung des Genoms eines Menschen.

3. Bei der experimentellen Manipulation und der gezielten Vernichtung der Vorstufen personaler menschlicher Existenz von der befruchteten Eizelle an, sofern diese nicht durch schwerwiegende Interessen anderer gerechtfertigt scheint.

Die Grenzüberschreitung besteht in allen drei Fällen darin, daß mit menschlichem Leben wie mit einer beliebig zu manipulierenden Sache umgegangen wird. Für unsere moralische Sensibilität würde es jedoch eine verwirrende Inkongruität bedeuten, die vorpersonalen und vorindividuellen Vorstufen, die in ungebrochener Kontinuität zu einer voll ausgebildeten personalen Existenz hinführen, bedenkenlos als Sache zu behandeln, während wir der personalen Existenz den vollen Schutz gewähren, den unter anderem die Achtung der individuellen Menschenwürde verlangt.

Nun meine ich allerdings nicht, daß die Achtung vor der Menschenwürde in abstracto in allen Punkten denselben Rang eines absoluten und unbedingten Höchstwerts beanspruchen kann wie die Achtung vor der individuellen Menschenwürde. Aus guten Gründen müssen die rechtlichen, standesrechtlichen und anderweitigen sozialen Normen, in denen sich der Kerngehalt des Prinzips der *individuellen* Menschenwürde ausdrückt, Eingriffe in die Menschenwürde kategorisch und ohne Ausnahmen verbieten. Diese Normen schützen nicht nur diejenigen, in deren Menschenwürde andernfalls eingegriffen werden könnte. Eine ihrer Hauptfunktionen besteht vielmehr darin, der Gesamtheit der Gesellschaftsmitglieder die Sicherheit zu geben, von solchen Eingriffen unter allen möglichen Bedingungen verschont zu bleiben. Um das zu gewährleisten, muß die Möglichkeit ausgeschlossen sein, daß Verletzungen der individuellen Menschenwürde gegen andere Güter abgewogen werden.

Bei Gefährdungen der Menschenwürde im Gattungssinn fallen derartige Sicherheitserwägungen weg, da diese nicht in derselben Weise auf vitale Interessen und Bedürfnisse der direkt Betroffenen bezogen ist. Wenn das Prinzip der Achtung der Menschenwürde im Gattungssinn in irgendwelchen Interessen fundiert ist, dann nicht in den Interessen der unmittelbar Betroffenen, sondern im Interesse der Gesamtheit, vor der Verletzung ihres Menschenbilds verschont zu bleiben.

Experimentelle Manipulationen an menschlichen Zygoten und Embryonen sowie ihre Vernichtung können deshalb meines Erachtens nicht als absolut moralisch unzulässig gelten, sondern sollten – analog zu dem ›Indikationenmodell‹ bei der Abtreibung – Gegenstand von Güterabwägungen gegen andere hochrangige Güter sein können. So erscheint es mir etwa vertretbar, die zur Erzielung einer höheren Erfolgsquote in vitro erzeugten ›überzähligen‹ Embryonen zu vernichten, sofern man sie nicht derselben Mutter zu einem späteren Zeitpunkt oder einer anderen Frau als Embryospende einpflanzen kann. An die ›Indikationen‹ wären selbstverständlich um so strengere Maßstäbe anzulegen, je mehr sich das menschliche Leben der Schwelle personaler Existenz nähert. Eine absolute Grenze definieren zu wollen, ab der ein Eingriff in das werdende menschliche Leben moralisch durch nichts mehr gerechtfertigt sein kann, scheint mir dabei jedoch ebenso unmöglich wie eine pauschale Unbedenklichkeitsbescheinigung für jedes beliebige Experiment mit menschlichen Zygoten bis zu einem bestimmten frühen Zellteilungsstadium. Einerseits kann auch eine sehr späte Abtreibung moralisch gerechtfertigt sein, wenn anders großes Unglück nicht zu verhindern ist. Andererseits kann auch ein bereits im Vierzellenstadium abbrechendes embryologisches Experiment moralisch ungerechtfertigt sein, wenn es nur der Befriedigung wissenschaftlicher Neugierde dient. Soviel dürfte jedenfalls für die moralische Beurteilungsdimension gelten. Für die rechtliche Normierung wird es sich im Interesse der Anwendbarkeit und Rechtssicherheit dagegen empfehlen, die Grenzen eindeutiger zu ziehen, womöglich unter Rückgriff auf eine – letztlich nicht ganz willkürfrei festzulegende – zeitliche Grenze.

Was ich soeben vorgetragen habe, sind, wie gesagt, meine höchstpersönlichen Meinungen, und das ist bei einem Ethiker soviel wie das Eingeständnis, daß die Anstrengung des Begriffs in diesem Fall gescheitert ist. In der Tat sieht sich der Ethiker bei dem Begriff der Würde des Menschen als Gattung mit einer Reihe von Problemen konfrontiert, von denen der Rechtspolitiker weitgehend verschont bleibt. Anders als der Rechtspolitiker kann der Ethiker nicht die Geltung bestimmter Rechtssätze und ihrer Interpretationen sowie bestimmte vorherrschende gesellschaftliche Werthaltungen als Vorgaben in seine Entwürfe eingehen lassen. Der Ethiker versucht vielmehr, einen Schritt zurückzugehen und nach der Berechtigung und Fundierung dieser Wertvorgaben selbst zu fragen. Bei Problemen wie dem des Menschenbilds und der Würde des Menschen als Gattung stellt sich diese Frage jedoch als besonders schwierig dar. Es ist nämlich nicht zu sehen, wie es in der Frage, was dem Menschen als Gattung zumutbar ist und was nicht und inwieweit Menschliches diesseits und jenseits der Grenzen personaler Existenz unbedenklich als Sache behandelt werden darf, zu einem begründeten intersubjektiven Konsens kommen kann. In der Rechtspolitik kann es bei umstrittenen Fragen wie der der Grenzen embryologischer Forschung ja im wesentlichen nur darauf ankommen, auf der Grundlage verfassungsrechtlicher Vorgaben einen halbwegs fairen Ausgleich zwischen den je nach Weltanschauung und Sensibilität rigideren oder laxeren gesellschaftlichen Wertüberzeugungen zu erreichen – im Wissen darum, daß sich keine Grenzziehung finden lassen wird, die von allen akzeptiert wird. Vielmehr werden immer viele die Grenzziehung als moralisch unannehmbar verwerfen – manche aus dem Grund, daß sie das menschliche Leben nicht unbedingt genug schützt, manche aus dem entgegengesetzten, daß sie die Handlungsfreiheit der einen der moralischen Empfindlichkeit der anderen zu unbedenklich aufopfert. Für den Ethiker dagegen steht eine andere Frage im Mittelpunkt: ob sich bei Normen der Wesensangemessenheit ein Anspruch auf Allgemeinverbindlichkeit nicht nur stellen, sondern auch begründen läßt. Für moralische – anders als für rechtliche – Normen ist es ja charakteristisch, daß sie nicht nur ihrem Geltungs*bereich*, sondern auch ihren Geltungs*gründen* nach Universalität beanspruchen, das heißt auf Überlegungen beruhen, die im Prinzip für jedermann nachvollziehbar und einsichtig sind. In diesem Punkt besteht jedoch aller Anlaß zur Skepsis. Während sich der Ethiker zur Begründung des Prinzips der Achtung der individuellen Menschenwürde auf nahezu universale und grundlegende menschliche Interessen berufen kann, die durch dieses Prinzip geschützt werden, hat er wenig, womit er Verfechter abweichender normativer Menschenbilder überzeugen könnte. Er kann nicht umhin zuzugestehen, daß seine Sicht der Dinge zu einem großen Teil recht unmittelbar auf Emotionen beruht – Emotionen allerdings, die, anders als es sich die Gefühlsethiker etwa des 18. Jahrhunderts träumen ließen, auch unter Menschen mit demselben weltanschaulichen und kulturellen Hintergrund alles andere als einhellig sind. Skeptisch stimmt darüber hinaus die individuelle und gesellschaftliche Instabilität sowohl der Spontanreaktionen wie auch der wohlerwogenen Urteile über die moralischen Grenzen der Anwendung und experimentellen Entwicklung der neuen Techniken. Die Überzeugungen wie die Sensibilitäten sind erheblichen Wandlungen unterworfen. Unübersehbar ist der Gewöhnungseffekt. Zumindest in den USA wird die Leihmutterschaft heute weniger oft und weniger vehement abgelehnt als die heterologe Insemination zur Zeit ihrer Einführung (Corea 1985, S. 225). Und was Mary Warnock aus der von ihr geleiteten Kommission berichtet (1985, S. 1), dürfte für viele gelten: daß, je länger sie sich mit der Thematik beschäftigen, desto mehr sich ihre ursprünglichen moralischen Vorurteile als revisionsbedürftig erweisen. Alles dies ist freilich kein zwingender Grund, die Hoffnung auf einen begrenzten – und für alle praktischen Zwecke ausreichenden – Konsens aufzugeben.

Anmerkungen

1 Benda 1985, S. 224. Eine solche Ausweitung scheint bereits in dem Satz des Bundesverfassungsgerichts angelegt: »Wo menschliches Leben existiert, kommt ihm Menschenwürde zu.« (BVerfGE 39 (1975), S. 41).

2 Auch in vielen der von Kant selbst angegebenen Beispiele für eine Verletzung der menschlichen Würde wird diese nicht immer mit dem bloßen Hinweis auf die Instrumentalisierung des anderen begründet, zum Beispiel nicht in der Verurteilung entehrender Strafen wie der Vierteilung, die »dem Zuschauer Schamröte abjagen, zu einer Gattung zu gehören, mit der man so verfahren darf« (Kant, *Metaphysik der Sitten*. Tugendlehre, § 39).

Literatur

Kant, Immanuel, *Metaphysik der Sitten, Akademie-Ausgabe*, Bd. 6, Berlin 1907/14, 1968.

Schopenhauer, Arthur, *Die Welt als Wille und Vorstellung*. Sämtliche Werke, hg. von Arthur Hübscher, Bd. 2/3, Mannheim 1988.

Annas, George J. (1983), »Contracts to Bear a Child: Compassion or Commercialism?«, in: Natalie Abrams/Michael D. Bruckner (Hg.), *Medical Ethics. A Clinical Textbook and Reference for the Health Professions*, Cambridge/MA–London, London, S. 471-475.

Benda, Ernst (1985), »Erprobung der Menschenwürde am Beispiel der Humangenetik«, in: Flöhl (Hg.) (1985), S. 205-231.

– /Werner Maihofer/Hans-Jochen Vogel (Hg.) (1983), *Handbuch des Verfassungsrechts der Bundesrepublik Deutschland*, Berlin – New York.

Corea, Gena (1985), *MutterMaschine. Reproduktionstechnologien – von der künstlichen Befruchtung zur künstlichen Gebärmutter*, Berlin.

Eser, Albin (1985), »Genetik, Gen-Ethik, Gen-Recht? Rechtspolitische Überlegungen zum Umgang mit menschlichem Erbgut«, in: Flöhl (Hg.) (1985), S. 248-258.

Flöhl, Rainer (Hg.) (1985), *Genforschung – Fluch oder Segen? Interdisziplinäre Stellungnahmen*, München.

Hoerster, Norbert (1982), »Zur Bedeutung des Prinzips der Menschenwürde«, in: *Juristische Schulung* 82.2, S. 93-96.

Horstmann, Rolf-Peter (1980), »Menschenwürde«, in: *Historisches Wörterbuch der Philosophie*, Band 5, Basel – Darmstadt, Sp. 1123-1127.

Kluxen, Wolfgang (1986), »Fortpflanzungstechnologien und Menschenwürde«, in: *Allgemeine Zeitschrift für Philosophie* 11, S. 1-15.

Kolakowski, Leszek (1986), »Modernity in Endless Trial«, in: *Encounter*, März 1986, S. 1-12.

Singer, Peter/Deane Wells (1984), *The Reproduction Revolution. New Ways of Making Babies*, Oxford.

Warnock, Mary (Hg.) (1985), *A Question of Life. The Warnock Report on Human Fertilization and Embryology*, Oxford.

Euthanasie und Selbstmord

Philippa Foot
Euthanasie

Das häufig benutzte *Shorter Oxford English Dictionary* nennt drei Bedeutungen für das Wort »Euthanasie«. Als erste: »ein friedlicher und leichter Tod«; als zweite: »die Mittel, um das zu bewerkstelligen«; und als dritte: »die Handlung, um einen friedlichen und leichten Tod herbeizuführen«. Eigenartigerweise gibt keine der drei Umschreibungen eine angemessene Definition des Wortes, wie es üblicherweise verstanden wird. Denn »Euthanasie« bedeutet viel mehr als einen friedlichen und leichten Tod oder die Mittel, ihn herbeizuführen, oder die ihn verursachende Handlung. Diese Definition bestimmt nur die Art und Weise des Zu-Tode-Kommens, und wenn das alles wäre, um das es ginge, könnte ein Mörder, der sein Opfer sorgfältig betäubt, behaupten, sein Tun wäre ein Akt der Euthanasie. Wir finden das lächerlich, weil wir als gesichert voraussetzen, daß es bei Euthanasie der Tod selbst ist, der dem Sterbenden zugute kommen muß, nicht nur die Weise des Sterbens.

Um zu sehen, wie wichtig es ist, daß »Euthanasie« nicht in der Weise verwendet wird, wie es die Wörterbuchdefinition zuläßt, wenn sie nur vorschreibt, der Tod habe friedlich und leicht zu sein, muß man sich nur erinnern, daß Hitlers ›Euthanasie‹programm gerade diese Doppeldeutigkeit ausnutzte. Innerhalb dieses Programms, das vor dem Krieg geplant, aber mittels einer Anordnung vom 1. September 1939 voll in Gang kam, wurden ungefähr 275 000 Menschen an Stätten mit Gas getötet, die als Modell für diejenigen der späteren Judenvernichtung dienten. Jeder in einer staatlichen Heilanstalt konnte in die Gaskammern geschickt werden, wenn er für unfähig gehalten wurde, zu nützlicher Arbeit ›rehabilitiert‹ zu werden. Wie Dr. Leo Alexander berichtet, wobei er sich auf einen Neurophathologen beruft, der 500 Gehirne von einem der Tötungszentren erhielt,

»betrafen die Tötungsaktionen in Deutschland ... die geistig Behinderten, Psychoten (besonders Schizophrene), Epileptiker und an Altersschwäche oder verschiedenen organischen neurologischen Störungen, wie infantiler Paralyse, Parkinsonscher Krankheit, multipler Sklerose und Gehirntumor leidende Patienten. ... In Wahrheit wurden alle diejenigen getötet, die arbeitsunfähig waren und für nicht genesungsfähig angesehen wurden« (Alexander 1949, S. 40).

Diese Menschen wurden getötet, weil sie ›nutzlos‹ und ›eine Last für die Gesellschaft‹ waren; nur die Art ihres Zu-Tode-Kommens konnte für verhältnismäßig leicht und friedlich gehalten werden.

Stellen wir also nachdrücklich fest, daß wir, wenn wir über Euthanasie sprechen, über den Tod als ein gutes und glückliches Ereignis für denjenigen reden, der stirbt. Diese Festlegung folgt der Etymologie, deckt sich aber nicht ganz mit dem gegenwärtigen Gebrauch, der eher durch die Bedingung repräsentiert würde, daß der Tod *kein Übel*, als daß er *ein Gut* sein sollte. Daß dies dem verbreiteten Sprachgebrauch entspricht, wird durch die Tatsache belegt, daß die Fälle von Karen Ann Quinlan und anderen in einem Zustand permanenten Komas oft unter der Bezeichnung »Euthanasie« diskutiert werden. Vielleicht ist es nicht zu spät, gegen den Gebrauch des Worts »Euthanasie« in diesem Sinn Einspruch zu erheben. Abgesehen von der Unvereinbarkeit mit den griechischen Ursprüngen des Wortes gibt es andere ungünstige Aspekte dieser Erweiterung des Terminus. Denn wenn wir fordern, daß der Tod als ein Gut für das Subjekt anzusehen ist, können wir auch genauer sagen, ein Akt der Euthanasie müsse zu seinen Gunsten ausgeführt werden. Wenn wir nur sagen, daß der Tod kein Übel für es sein darf, können wir nicht festlegen, daß etwas Gutes tun das Motiv zu sein hat, wenn es um Euthanasie geht. Angesichts der Wichtigkeit der Frage: »In wessen Interesse handeln wir?«, ist es vorteilhaft, über eine Definition von Euthanasie zu verfügen, die unter diesen Begriff nur Fälle bringt, in denen für den Tod im Interesse dessen entschieden wird, der stirbt. Am allerwichtigsten ist vermutlich, sich entweder darauf festzulegen, daß Euthanasie zum Wohl des Subjekts ist oder der Tod für es zumindest kein Übel sein darf, womit wir uns weigern, Hitlers Sprache zu sprechen. In diesem Artikel ist es jedoch die erste Bedingung, die verwendet werden wird, mit der zusätzlichen Einschränkung, daß wir mit einem Handlungsakt der Euthanasie einen meinen, bei dem der Tod herbeigeführt oder sonst für den Tod entschieden wird zugunsten dessen, der sterben soll.

Einige weniger wichtige Punkte bedürfen der Klärung. Zunächst ist zu sagen, daß das Wort »Handlungsakt« nicht so verstanden werden darf, daß es Unterlassen ausschließt: Wir werden von einem Akt der Euthanasie sprechen, wenn bewußt zugelassen wird, zu seinem eigenen Wohl, daß jemand stirbt, und nicht nur, wenn dazu aktiv Maßnahmen ergriffen werden. Die sehr allgemeine Vorstellung, die wir brauchen, ist die einer Entscheidung über Handeln oder Nichthandeln, die auf eines anderen Menschen Tod gerichtet und in dem Sinne kausal wirksam ist, daß sie in Verbindung mit vorliegenden Umständen eine hinreichende Bedingung des Todes ist. Es wird nicht nötig sein, über verwikkelte Situationen wie Überdetermination zu sprechen.

Ein zweiter und verhältnismäßig untergeordneter Punkt bei der Definition einer Euthanasiehandlung betrifft die Frage des Tatsächlichen gegenüber dem Glauben. Es war indirekt schon davon die Rede, daß jemand, der einen Akt der Euthanasie vollzieht, den Tod als Gnade für das Subjekt ansehen wird, da wir sagten, daß es gerade wegen dieses Gedankens ist, daß der Akt unternommen wird. Ist es aber ausreichend, daß er aufgrund dieser Überzeugung handelt, oder müssen sich die Dinge tatsächlich so verhalten, wie er glaubt? Wenn ein Mensch einen anderen tötet oder ihn sterben läßt und glaubt, daß er sich im letzten Stadium einer schrecklichen Krankheit befindet, obwohl er tatsächlich hätte geheilt werden können, ist das dann ein Akt der Euthanasie oder nicht? Von unserer Entscheidung hierüber scheint nicht sehr viel abzuhängen. In die Definition muß dieselbe Bedingung eingehen, ob als ein Bestandteil in der Wirklichkeit oder nur als ein Bestandteil in den Überzeugungen des Akteurs. Und wie immer wir einen Akt der Euthanasie definieren, Schuldhaftigkeit oder Rechtfertigbarkeit werden dasselbe sein: Auch wenn ein Mensch aus Unwissen handelt, mag sein Unwissen schuldhaft sein oder nicht.[1]

Das sind verhältnismäßig leicht zu lösende Probleme, aber ein bedrückend schwieriges wurde in dieser Erörterung der Definition ausgelassen und steht jetzt an. Es ist leicht zu sagen – als würde das keine Probleme bereiten –, daß ein Akt der Euthanasie per definitionem auf das *Wohl* desjenigen zielt, dessen Tod in Frage steht, und daß der Tod *um seinetwillen* gewollt wird. Aber wie sollen wir das genauer erklären? Vermutlich denken wir an ein Übel, unter dem er bereits leidet oder leiden wird, wenn er weiterlebt, und der Tod wird für eine Erlösung von diesem Übel gehalten. Aber das kann nicht alles sein. Das Leben der meisten Menschen enthält solches Übel wie Trauer oder Schmerz, aber wir glauben deshalb nicht, daß der Tod eine Wohltat für sie bedeutete. Im Gegenteil wird das Leben allgemein sogar für jemand als ein Gut angesehen, der außergewöhnlich unglücklich oder enttäuscht ist. Wie läßt sich verstehen, daß man überhaupt jemals den Tod zugunsten dessen wünschen kann, der sterben soll? Diese schwierige Frage ist für die Diskussion von Euthanasie zentral, und wir werden buchstäblich nicht wissen, wovon wir reden, wenn wir fragen, ob Euthanasieakte so, wie wir sie definiert haben, unter irgendwelchen Umständen moralisch erlaubt sind, ohne vorher den Grund dafür besser verstanden zu haben, warum man das Leben gut nennen kann, sowie die Möglichkeit, daß dies nicht immer so ist.

Wenn ein Mensch mein Leben rettete, würde er mir eine Wohltat erweisen. Unter normalen Umständen trifft das offenkundig zu, aber erweist man immer anderen Gutes, wenn man ihr Leben rettet? Es scheint sicher, daß es nicht so ist. Angenommen beispielsweise, daß ein Mann zu Tode gefoltert würde und ein Medikament verabreicht bekäme, um sein Leiden zu verlängern; dies wäre keine Wohltat, sondern das Gegenteil. Oder angenommen, daß in einem Ghetto im nationalsozialistischen Deutschland ein Arzt jemandem das Leben rettet, der von einer Krankheit bedroht ist, daß der Mann aber nach seiner Genesung in ein Vernichtungslager transportiert wird. Der Arzt mag zugunsten des Patienten wünschen, daß er an der Krankheit gestorben wäre. Auch würde ein länger dauerndes Leben nicht immer ein Wohl für die Person bedeuten, die länger lebt. Bei einem Vergleich von Hitlers Lagern mit denjenigen Stalins bemerkt Dimitri Panin, daß in letzteren die Vernichtungsmethode durch Todeskämpfe verschlimmert wurde, die sich über Monate hinziehen konnten.

»Der Tod durch eine Kugel hätte undenkbares Glück bedeutet, verglichen damit, was viele Millionen zu ertragen hatten, während sie durch Verhungern starben. Die Art des Sterbens, zu der sie verdammt waren, kennt nichts Gleichwertiges an Menschenverachtung und Sadismus« (Panin 1976, S. 66 f.).

Diese Beispiele zeigen, daß jemandem das Leben zu retten oder zu verlängern nicht immer bedeutet, ihm einen Dienst zu erweisen: es kann für ihn besser sein, eher früher als später zu sterben. Deshalb muß akzeptiert werden, daß das Leben zwar normalerweise ein Gut darstellt für den, der es besitzt, daß dies aber nicht immer so ist.

Das Urteil ist häufig ziemlich leicht zu fällen – ob das Leben für jemanden ein Gut ist oder nicht –, aber eine begründete Basis hierfür ist sehr schwer zu finden. Wenn das eben ein Wohl oder ein Gut genannt wird, auf welche Gründe stützt sich dann diese Behauptung?

Die Schwierigkeit wird unterschätzt, wenn man annimmt, daß das Problem von der Tatsache herrührt, daß ein Toter nichts besitzt, so daß das Gute, das jemand aus dem Am-Leben-Sein bezieht, nicht verglichen werden kann mit dem, was er sonst besäße. Denn warum sollte dieser spezielle Vergleich benötigt werden? Möglicherweise wäre es ausreichend, wenn man entscheiden könnte, ob jemand, dessen Leben verlängert wird, mehr Gutes als Schlechtes in dieser zusätzlichen Zeitspanne erfahren würde? Solche Abwägungen sind nicht immer möglich, aber doch häufig; wir sagen beispielsweise: »Er war sehr glücklich in diesen letzten Jahren« oder »Er erlebte kaum anderes als Unglück in dieser Zeit«. Wenn das Verhältnis von Wohl und Übel bestimmen würde, ob das Leben für jemanden ein Gut bedeutete, sollte man erwarten, eine Entsprechung zwischen diesen Urteilen zu finden. Tatsächlich finden wir natürlich nichts dergleichen. Erstens kann einem Menschen, der zweifellos daran glaubt, daß seine Existenz für ihn ein Gut darstellt, jede Vorstellung hinsichtlich der Relation von Glück und Unglück – oder anderer denkbarer positiver oder negativer Aspekte – in seinem Leben fehlen. Deshalb sind die unterstellten Kriterien nicht immer beteiligt, wenn das Urteil gefällt wird. Und zweitens ergibt die Anwendung der Kriterien eine Antwort, die häufig falsch ist. Viele Menschen erfahren mehr Schlechtes als Gutes im Laufe ihres Lebens, wir folgern aber nicht, daß wir diesen Menschen keinen Dienst erwiesen, wenn wir sie vor dem Tod retteten.

Um diese letzte Schwierigkeit zu umgehen, hat Thomas Nagel angeregt, daß die Erfahrung selbst ein Gut ist, das in solchen Abwägungsversuchen berücksichtig werden muß.

»... das Leben (ist) lebenswert, selbst wenn sich die üblen Erlebnisse häufen und die guten so rar sind, daß sie alleine keinen Ausgleich schaffen können. Den Ausschlag zum Positiven gibt dann die Erfahrung selbst, und nichts von dem, was sie enthält« (Nagel 1970, S. 16).

Das scheint unplausibel, denn wenn Erfahrung selbst ein Gut ist, dann muß das auch gelten, wenn das, was wir erfahren, vollkommen schlecht ist, wie beim zu Tode Gefoltertwerden. Wie sollte man entscheiden, in welchem Ausmaß das Erfahren selbst zu veranschlagen ist; und warum überhaupt etwas veranschlagen?
Andere haben das Problem zu lösen versucht, indem sie argumentierten, daß es der Lebenswunsch eines Menschen ist, der uns sein Leben als Gut beurteilen läßt: Wenn er leben will, dann fördert jeder sein Wohl, der sein Leben verlängert. Aber jemand mag sich verzweifelt ans Leben klammern, wo wir mit Überzeugung sagen würden, daß es für ihn besser wäre, wenn er stürbe, und er mag dem zustimmen. Im Kontext der gleichen Situationen, für die er sagte, daß eine Kugel eine Erlösung wäre, schreibt Panin:

»Ich möchte über meine Beobachtungen zum Fehlen von Selbstmorden unter den extrem erschwerten Bedingungen unserer Konzentrationslager berichten. Je verzweifelter das Leben wurde, um so entschlossener schien ein Gefangener an ihm festzuhalten« (Panin 1976, S. 85).

Man ist versucht, das so zu erklären, daß Grundlage dieses Wunschs die Hoffnung war, für weitere Tage und Monate im Lager zu überleben. Aber es gibt nichts Uneinsichtiges in der Vorstellung, daß ein Mensch sich ans Leben klammert, obwohl er die Fakten über sein zukünftiges Leben kennt, die jeden mitfühlenden Menschen wünschen lassen, daß er sterben möge.
Das Problem bleibt bestehen, und es ist schwer zu sehen, wo man nach einer Lösung Ausschau halten sollte. Gibt es eine begriffliche Beziehung zwischen *Leben* und *Gut*? Da Leben nicht immer ein Gut sein muß, sind wir zunächst geneigt, diese Vorstellung zu verwerfen und zu glauben, daß es eine kontingente Tatsache sein muß, daß Leben üblicherweise ein Gut ist, wie es ein kontingenter Umstand ist, daß Vermächtnisse üblicherweise einen Nutzen stiften (wenn sie es tun). Aber es scheint kein kontingenter Umstand zu sein, daß jemandes Leben retten üblicherweise bedeutet, ihm zu nutzen. Das Problem ist, herauszubekommen, wo die begriffliche Verbindung liegt.
Es mag eine gute Taktik sein, für eine Weile zu vergessen, daß wir Euthanasie diskutieren, und zu beobachten, wie *Leben* und *Gut* im Fall von anderen Lebewesen als Menschen miteinander verknüpft sind. Auch Pflanzen sind Objekte von Handlungen, die

schädlich oder förderlich für sie sind, und was für sie gut ist, muß in irgendeiner Weise auf ihr Leben und Sterben bezogen sein. Betrachten wir deshalb Pflanzen und Tiere und kommen dann zu den Menschen zurück. Zumindest werden wir auf diese Weise der Versuchung entgehen, zu glauben, daß die Verbindung zwischen Leben und Wohl überall eine Sache von Glück und Unglück oder von Lust und Schmerz ist, denn diese Vorstellung ist absurd im Fall von Tieren und kann für Pflanzen nicht einmal formuliert werden.

Im Fall, daß jemand glaubt, daß der Begriff des dem Wohl Förderlichen nur auf sekundäre oder analoge Weise auf Pflanzen zutrifft, sollte er daran erinnert werden, daß wir ziemlich direkt sprechen, wenn wir beispielsweise sagen, daß eine bestimmte Menge Sonnenlicht förderlich ist für das Wohl der meisten Pflanzen. Was hier in Frage steht, ist die Umwelt, in der Pflanzen einer bestimmten Spezies gedeihen, aber wir können ebenso, auf leicht abgewandelte Weise, davon reden, was ihnen gut tut, wobei eine Andeutung des Besserstellens oder der Hilfe im Spiel ist. Was hat das dem Wohl Förderliche mit Lebenserhaltung zu tun? Man ist versucht zu sagen: »alles«, weil man einen gesunden Zustand gerade als den ansieht, der geeignet ist, das Überleben zu sichern. Tatsächlich jedoch mag, was förderlich für das Wohl einer Pflanze ist, eher mit der Reproduktion zu tun haben als mit dem Überleben individueller Mitglieder der Spezies. Dennoch besteht sogar für die individuelle Pflanze eine offenkundige Verbindung zwischen dem Förderlichen und der Lebenserhaltung; wenn etwas sie unter Bedingungen lebensfähiger macht, die normal für die Spezies sind, so ist das tatsächlich gut für sie. Wir brauchen nichts weiter zu tun – und könnten nichts weiter tun –, um zu erklären, warum eine bestimmte Umgebung oder Behandlung gut für eine Pflanze ist, als zu zeigen, wie sie dieser Pflanze zu überleben hilft.[2]

Diese Beziehung zwischen dem Lebenserhaltenden und dem für das Wohl Förderlichen ist hinreichend unproblematisch, und es ist nichts Phantastisches oder Anthropomorphes darin, wenn man davon spricht, das Wohl von Pflanzen zu fördern oder ihnen Gutes zu tun. Eine Verbindung mit ihrem Überleben kann etwas für eine Pflanze förderlich machen. Aber das heißt natürlich nicht, zu sagen, daß wir das Leben als ein Gut für eine Pflanze ansehen. Wir können ihr Leben retten, indem wir ihr geben, was für ihr Wohl förderlich ist; aber wir fördern ihr Wohl nicht, indem wir ihr Leben retten.

Ein differenzierterer Begriff des dem Wohl Förderlichen wird benutzt, wenn man vom Leben eines Tieres spricht. Es kann weiteres gesagt werden, etwa, daß es einem Tier besser oder schlechter geht wegen etwas, das passiert ist, oder daß es ein guter oder schlechter Umstand für es war, daß ein Ereignis eintrat. Und dieses Weitere zählt als Wohl. An erster Stelle steht da Wohlbefinden, das oft, aber nicht notwendigerweise, an Gesundheit gekoppelt ist. Wenn ein Hund ein Halsband verliert, das zu eng für ihn ist, können wir sagen: »Das wird besser für ihn sein.« So sehen wir, daß die Wörter »besser für ihn« zwei verschiedene Bedeutungen haben, die wir, wenn nötig, durch Betonung voneinander unterscheiden, indem wir »besser *für* ihn« sagen, wenn Gesundheit betroffen ist. Und zweitens kann ein Tier in seinem Wohl gefördert werden, wenn sein Leben gerettet wird. »Konntest du irgend etwas für es tun?« kann beantwortet werden mit »Ja, ich konnte sein Leben retten.« Manchmal können wir das, wie bei einer Pflanze, so verstehen, daß es soviel heißt wie: daß wir eine Krankheit unter Kontrolle gebracht haben. Aber wir können auch etwas für ein Tier tun, indem wir seinen natürlichen Feind verscheuchen. Wenn wir das tun, ist es vorteilhaft für das Tier, vorausgesetzt natürlich, daß ihm dadurch nicht ein anderweitig schlechtes Ende bevorsteht. Ähnlich kann es auf der anderen Seite einem Tier durch unser Eingreifen schlechter gehen, und dies nicht, weil es dahinsiecht oder leidet, sondern einfach, weil es getötet wird.

An dieser Stelle tritt das Problem auf, das uns beim Nachdenken über Euthanasie so zusetzt. Denn wenn wir etwas für ein Tier tun können – sein Wohl fördern können –, indem wir sein Leid lindern, aber ebenso indem wir sein Leben retten, was ist dann förderlicher, wenn nur der Tod die Schmerzen beenden kann? Es schien, daß Leben ein Gut an sich ist; aber Schmerz schien ein Übel mit gleichem Rang und konnte deshalb dem Leben seinen Status als Gut entziehen. Ist nur das Leben ohne Schmerz für Tiere ein Gut? Das zu bejahen scheint keine unsinnige Annahme, wenn wir an Tiere denken, denn im Unterschied zu Menschen ist Leid kein normaler Bestandteil innerhalb eines für sie normalen Lebens. Aber vermutlich ist es die Vorstellung eines normalen Lebens, die hier wichtig ist. Wir würden nicht sagen, daß wir etwas für das Tier getan haben, wenn wir es nur am Leben erhalten haben, entweder in einem bewußtlosen Zustand oder einem Zustand, in dem es, obwohl bewußt, unfähig ist, sich auf die übliche Weise zu verhalten; und tatsächlich können sich Tiere unter starken und andauernden Schmerzen nicht normal verhalten. Deshalb bietet sich uns alles in allem keine Möglichkeit, dem Tier etwas Gutes zu tun, wenn wir sein Leben retten, aber das Leben eines voller Schmerzen wäre. Ohne Zweifel gibt es Grenzfälle, aber das wirft kein Problem auf. Wir versuchen nicht, neue Urteile zu ermöglichen, sondern vielmehr das den üblichen zugrundeliegende Prinzip zu finden.

Wenn wir nun menschliches Leben betrachten, scheinen die Probleme eher noch größer. Denn jetzt müssen wir ziemlich neue Dinge berücksichtigen, wie die Sicht des Subjekts auf sein Leben. Es kann argumentiert werden, daß dies der Lösung zusätzliche Einschränkungen auferlegt: Kann es nicht als eine notwendige Bedingung für das Leben als Gut angesehen werden, daß ein Mensch es so auffassen sollte? Bereitet uns die Vorstellung nicht gewisse Schwierigkeiten, jemandes Wohl zu fördern, indem wir sein Leben retten oder verlängern, obwohl er selbst den Tod will? Natürlich kann er eine völlig falsche Sicht seiner eigenen Zukunft haben, aber klammern wir das aus und denken nur an Fälle, wo es um das Leben geht, wie es seinem Wissen entspricht. Können wir uns vorstellen, daß die Verlängerung seines Lebens eine Wohltat für ihn wäre, obwohl er es lieber beendet als verlängert haben wollte? Es scheint, daß das nicht auszuschließen ist. Daß keine einfache Unvereinbarkeit zwischen Leben als einem Gut und dem Todeswunsch besteht, wird durch die Möglichkeit demonstriert, daß ein Mensch sich selbst tot wünschen kann, nicht zu seinen eigenen Gunsten, sondern zugunsten eines anderen. Und wenn wir die These zu verbessern suchen, die sagt, daß das Leben kein Gut für denjenigen sein kann, der zu *seinen eigenen Gunsten* sterben will, sehen wir den entscheidenden Begriff durch unsere Finger gleiten. Wie Bischof Butler vor langer Zeit hervorhob, sind nicht alle Ziele entweder wohltätig oder selbstinteressiert. Wünscht ein Mensch den Tod zu seinen eigenen Gunsten im relevanten Sinne, wenn er sich beispielsweise an jemand anderem mit seinem Tod rächen will? Oder wie verhält es sich, wenn er stolz ist und sich weigert, Abhängigkeit oder Unfähigkeit zu ertragen, obwohl sein Leben noch viele gute Erfahrungen für ihn bereithält? Die Wahrheit scheint zu sein, daß der Todeswunsch manchmal mit der Auffassung vom Leben als Gut verträglich ist, manchmal nicht – was möglich ist, weil die Ausdrucksweise »den Tod wünschen« unterschiedliche Gemütszustände zusammenfaßt, von dem des entschlossenen Selbstmörders, des pathologisch Depressiven bis zu dem von jemandem, der zu seiner Überraschung entdeckt, daß der Gedanke an einen tödlichen Unfall bei ihm Erleichterung hervorruft. Auf der einen Seite mag ein Mensch sein Leben als eine Last empfinden, aber seine alltäglichen Dinge auf mehr oder weniger normale Weise verrichten; auf der anderen Seite kann der Todeswunsch die Form einer Ablehnung aller Lebensbestandteile annehmen, wie bei schwerer Depression. Es scheint sinnvoll, zu sagen, daß das Leben kein Gut ist für jemand, der sich fortwährend in letzterem Zustand befindet, und wir müssen auf diesen Punkt später zurückkommen.

Wann sollen wir sagen, daß das Leben ein Gut oder etwas dem Wohl eines Menschen Förderliches ist? Das Dilemma, dem wir ausgesetzt sind, besteht in folgendem. Wenn wir sagen, daß das Leben an sich ein Gut ist, finden wir uns widerlegt durch die Beispiele zu Beginn dieser Diskussion. Wir neigen deshalb dazu, daß das Leben dadurch, daß es gute Erfahrungen bereitet, ein Gut ist, soweit es ein Gut ist. Aber wenn es nur deshalb ein Gut ist, weil es die Voraussetzung guter Erfahrungen ist, warum ist es nicht gleichermaßen ein Übel, wenn es schlechte Erfahrungen bringt? Und wie kann es sogar dann ein Gut sein, wenn es mehr schlechte als gute Erfahrungen einträgt?

Es sollte beachtet werden, daß das Problem hier in Begriffen der Abwägung von Gut und Übel formuliert wurde, nicht der von Glück oder Unglück, und daß es nicht dadurch gelöst werden kann, daß man bestreitet (was durchaus vernünftig scheint), daß Unglück das einzige Übel oder Glück das einzige Gut ist. In diesem Artikel wurde keine Ansicht dazu vertreten, welcher Art andere Güter sind, Güter neben dem des Lebens selbst. Der entscheidende Punkt ist, daß ein Leben – welche Auffassung der guten und schlechten Dinge, die es enthalten kann, man auch haben mag – mit mehr an Schlechtem als Gutem immer noch selbst ein Gut sein kann.

Es mag nützlich sein, genauer die Urteile zu betrachten, mit denen unsere Theorie zurechtkommen muß. Glauben wir, daß das Leben ein Gut für jemanden sein kann, der eine Menge Schmerzen erdulden muß? Sicher glauben wir das. Wie steht es mit schwerbehinderten Menschen; kann das Leben ein Gut für sie sein? Sicher kann es das, denn sogar wenn jemand nahezu vollständig gelähmt ist, vielleicht in einer Eisernen Lunge lebt, vielleicht nur fähig ist, Dinge mit Hilfe eines Röhrchens zwischen seinen Lippen zu bewegen, korrigieren wir ihn nicht, wenn er sagt, daß ein Wohltäter sein Leben rettete. Bei geistigen Behinderungen ist es nicht anders. Es gibt viele ziemlich schwer behinderte Menschen – wie diejenigen mit Down Syndrom (Mongolismus) –, für die ein einfaches zufriedenstellendes Leben möglich ist. Wie steht es mit Altersschwachsinn? Bricht er die normale Verbindung zwischen dem Leben und dem Guten? Hier müssen wir sicher unterscheiden zwischen verschiedenen Formen der Senilität. Einige Formen lassen ein Leben zu, von dem wir glauben, daß es besser ist, gelebt als nicht gelebt zu werden, so daß der Arzt, der es verlängerte, der betroffenen Person einen Dienst erwiese. Bei einigen Arten der Senilität gilt das jedoch nicht mehr. Es gibt einige Patienten in geriatrischen Abteilungen, die kaum bei Bewußtsein sind, obwohl sie sich ein wenig bewegen und Nahrung schlucken können, die ihnen in den Mund gelegt wird. Einen solchen Zustand verlängern, ob bei Alten oder geistig Schwerbehinderten, heißt nicht, einen Dienst erweisen oder etwas Gutes tun. Aber es muß natürlich nicht das Umgekehrte gelten: Nur wenn Leiden vorliegt, würde man zugunsten des Patienten wünschen, daß er stirbt.

Es scheint deshalb, daß das bloße Lebendigsein kein Gut darstellt, auch wenn es frei von Leiden ist, und daß wir eine Unterscheidung ähnlich derjenigen bei der Behandlung der Tiere machen müssen. Aber wie ist bei den Menschen die Abgrenzung zu ziehen? Was soll als ein normales menschliches Leben im relevanten Sinne gelten? Wenn es nur die sehr Altersschwachen oder sehr Kranken wären, von denen man sagen könnte, daß sie kein Leben dieser Art haben, könnte es richtig scheinen, es in Begriffen des *Verhaltens* zu beschreiben. Aber es dürfte schwierig sein, einen Sinn zu finden, in dem die von Panin beschriebenen Menschen kein Verhalten zeigten, wenn man bedenkt, daß sie sich in den Wald zur Arbeit hinausschleppten. Was ist es an dem Leben, das die Gefangenen führten, das uns dazu verleitet, es dem Bereich jenseits der Grenzlinie zuzuordnen: der Grenzlinie zwischen einigen schwerkranken oder leidenden Patienten und den meisten physisch oder geistig Behinderten? Es geht nicht darum, daß sie sich in Gefangenschaft befanden, denn Leben in Gefangenschaft kann ein Gut sein. Ebensowenig ist es nur die ungewöhnliche Art ihres Lebens. In mancher Hinsicht ist das Leben der Gefangenen dem anderer Menschen ähnlicher als das des Patienten in der Eisernen Lunge.

Die Vorstellung, die wir brauchen, scheint die eines Lebens zu sein, das ein normales menschliches Leben in folgendem Sinn ist: Es enthält ein Minimum der menschlichen Grundgüter. Normal im menschlichen Leben, sogar in sehr unangenehmen Lebensgeschichten, ist es, daß ein Mensch nicht getrieben wird, weit über seine Leistungsfähigkeit hinaus zu arbeiten; daß er die Unterstützung einer Familie oder Gemeinschaft hat; daß er seinen Hunger mehr oder weniger stillen kann; daß er Hoffnungen auf die Zukunft hat; daß er sich nachts zur Ruhe legen kann. Solche Dinge wurden den Männern in den Vyatlag-Lagern verwehrt, die Panin beschreibt. Nicht einmal Nachtruhe war ihnen möglich, denn sie wurden gequält von Wanzen, von Lärm und Gestank und von regelmäßigen Schikanen wie Leibesvisitationen und Waschappellen, die zur Nachtzeit angesetzt wurden, damit die Leistungsnormen nicht reduziert werden mußten. Auch Krankheit kann ein menschliches Leben so sehr dominieren, daß die normalen menschlichen Güter wegfallen. Wenn ein Patient so weitgehend von Schmerz oder Übelkeit gepeinigt ist, daß er nicht mit Freude essen kann, sofern er überhaupt essen kann, lebt er nicht länger ein normales menschliches Leben in dem hier verstandenen Sinn. Und wir können jetzt einen Faden der früheren Diskussion aufnehmen und sagen, daß zerrüttende Depressionen die Freuden an normalen guten Dingen genauso wirksam zerstören können, wie äußere Umstände in der Lage sind, sie zu verhindern.

Die vorgeschlagene Lösung für das Problem lautet also, daß es eine bestimmte begriffliche Verbindung zwischen *Leben* und *Gut* sowohl im Falle der Menschen wie dem der Tiere und sogar der Pflanzen gibt. Hier wie dort ist es jedoch nicht der bloße Zustand des Lebendigseins, der ein Gut bestimmen oder selbst als solches gelten kann, sondern vielmehr Leben, das einen bestimmten Normalitätsstandard erfüllt. Es wurde argumentiert, daß auch für das normale Leben gilt, daß die Anteile an Gutem, die ein Mensch erleben mag, wichtig sind für die Frage, ob sein Leben retten heißt, sein Wohl zu fördern. Auch durchschnittliches menschliches Leben, sogar ein sehr hartes, umfaßt ein Minimum an grundlegend guten Dingen; aber wenn diese fehlen, ist die Vorstellung des Lebens nicht mehr mit der des Guten verbunden. Und da die im Leben eines Menschen enthaltenen Anteile des Guten gerade in diesem Sinne für die Frage wichtig sind, ob es vorteilhaft für ihn ist, wenn sein Leben gerettet wird, gibt es keinen Grund, warum es der Ausgleich von Gutem und Schlechtem sein soll, der zählt.

Es sollte hinzugefügt werden, daß Übel in einer anderen Weise relevant sind, wenn sie, wie in den früher diskutierten Beispielen, die Erfahrbarkeit der gewöhnlichen guten Dinge verhindern, als wenn sie in ein Leben eingreifen, dem die guten Dinge aus einem anderen Grund bereits fehlen. So kann beispielsweise die Verbindung zwischen *Leben* und *Gut* unterbrochen werden, weil das Bewußtsein auf ein sehr niedriges Niveau gesunken ist, wie bei extremer Senilität oder schwerem Gehirnschaden. Eine solche Art von Leben scheint *per se* weder gut noch schlecht, aber wenn Leiden hinzukommt, würde man auf ein schnelles Ende hoffen.

Diese zugestandenermaßen unzulängliche Diskussion des Sinns, in dem das Leben normalerweise ein Gut ist, sowie der Gründe, warum es in einem besonderen Fall nicht so sein mag, schließt die Skizze ab, wie Euthanasie hier verstanden werden soll. Ein Akt der Euthanasie, ob nun im strengen Sinne ein Tun oder nur ein Unterlassen, wird einem Akteur zugeschrieben, der sich für den Tod eines anderen entscheidet, weil in seinem Fall das Leben eher als Übel denn als ein Gut erscheint. Die Frage ist nun, ob Akte der Euthanasie jemals gerechtfertigt werden können. Dabei sind eher zwei als ein Problem im Spiel. Denn es ist eines, zu sagen, daß manche Euthanasiehandlungen moralisch nicht kritisierbar sind, wenn sie nur als solche und im Hinblick auf ihre Folgen betrachtet werden, und ein anderes, zu sagen, daß es richtig wäre, sie zu legalisieren. Möglicherweise würde die Ausübung von Euthanasie zu viele Mißbräuche zulassen, und möglicherweise gäbe es zu viele Irrtümer. Darüber hinaus kann die Ausübung einschneidende und höchst unerwünschte Nebeneffekte haben, weil es unwahrscheinlich ist, daß wir unsere Prinzipien zur Behandlung der Alten und Kranken ändern, ohne elementare Gefühlseinstellungen und soziale Beziehungen zu ändern. Diese Probleme müssen deshalb getrennt behandelt werden. Im zunächst folgenden Teil der Diskussion wird nichts über die sozialen Folgen und möglichen Mißbräuche der Ausübung von Euthanasie gesagt, sondern es geht nur um Euthanasieakte, betrachtet an sich.

Was wir wissen möchten, ist, ob Euthanasieakte, so wie wir sie definiert haben, überhaupt je moralisch zulässig sind. Wir wollen wissen, um etwas genauer zu sein, ob es jemals eine hinreichende Rechtfertigung der Entscheidung für den Tod eines anderen darstellt, daß der Tod eher als ein Wohl denn als ein Übel angesehen werden kann und daß die Entscheidung aus diesem Grund gefällt wird.

Es wird unmöglich sein, ein klares Verständnis des Gebietes zu gewinnen, zu dem dieses Thema gehört, ohne zuvor die verschiedenen Gründe zu umreißen, aus denen sich Einwände ergeben können, wenn ein Mensch sich für den Tod eines anderen entscheidet. Es gibt zwei verschiedene Tugenden, die normativ gesehen solchen Handlungen generell entgegenstehen. Ein ungerechtfertigter Akt des Tötens oder des Sterbenlassens steht im Gegensatz zur *Gerechtigkeit* oder zur *Nächstenliebe* oder zu beiden Tugenden, und die entsprechenden moralischen Verfehlungen sind jeweils verschiedene. Gerechtigkeit hat damit zu tun, was Menschen einander in Form von Nichteinmischung und positiver Hilfe *schulden*. Wenn Gerechtigkeit in diesem weiten Sinne verstanden wird, der seine Tradition in der Lehre von den Kardinaltugenden hat, ist sie nicht besonders eng verknüpft mit Gerichtsverfahren, sondern viel eher mit dem ganzen Bereich von Rechten sowie den ihnen entsprechenden Pflichten. Deshalb ist Mord eine Form der Ungerechtigkeit, Unehrlichkeit eine andere, und schuldhaftes Nichteinhalten von Verträgen eine dritte; verletzende Behandlung bei Gericht oder das Unterschlagen einer Erbschaft sind einfach andere Fälle von Ungerechtigkeit. Gerechtigkeit als solche ist nicht direkt mit dem Wohl anderer verbunden und mag die Forderung enthalten, daß jemandem sogar dann etwas zugestanden wird, wenn es ihm schadet, wie Hume hervorhob, als er bemerkte, eine Schuld müsse auch einem »lasterhaften Wüstling« zurückgezahlt werden, dem »aus großem Vermögen eher Schaden als Nutzen erwächst« (*Traktat über die menschliche Natur*, III.ii.1, S. 225). Nächstenliebe auf der anderen Seite ist diejenige Tugend, die uns das Wohl anderer angelegen sein läßt. Ein Akt der Nächstenliebe ist nur möglich, wenn etwas nicht aus Gerechtigkeit gefordert wird, aber ein Mangel an Nächstenliebe und Gerechtigkeit kann sich offenbaren, wenn einem Menschen etwas verwehrt wird, das er braucht und worauf er zugleich ein Recht hat. Nächstenliebe und Gerechtigkeit fordern, daß Witwen und Waisen nicht betrogen werden sollen, und derjenige, der sie betrügt, ist weder wohltätig noch gerecht.

Es ist leicht zu sehen, daß die beiden Gründe für einen Einwand gegen Töten verschieden sind. Ein Mord ist ein Akt der Ungerechtigkeit. Ein schuldhaftes Versagen, jemandem in Lebensgefahr zu Hilfe zu kommen, steht normalerweise nicht in Gegensatz zur Gerechtigkeit, sondern zur Nächstenliebe. Aber wenn jemand explizit oder implizit unter Vertrag steht, anderen zu Hilfe zu kommen, wird auch Ungerechtigkeit im Spiel sein. Deshalb kann Ungerechtigkeit sowohl mit einem Tun wie mit einer Unterlassung einhergehen, und dasselbe gilt für einen Mangel an Nächstenliebe. Nächstenliebe mag fordern, daß jemandem geholfen wird, aber auch, daß ein unfreundliches Wort unterbleibt.

Die Unterscheidung zwischen Gerechtigkeit und Nächstenliebe wird sich als äußerst wichtig erweisen, wenn nachher freiwillige und unfreiwillige Euthanasie unterschieden werden. Das erklärt sich aus der Verbindung zwischen Gerechtigkeit und Rechten, und hierzu sollte jetzt etwas gesagt werden. Ich glaube, man kann zutreffend behaupten, daß, immer wenn ein Mensch ungerecht handelt, er ein Recht verletzt hat, da Gerechtigkeit mit allem zu tun hat, was einem Menschen geschuldet wird, und was immer ihm geschuldet wird, kommt ihm im Sinn eines Rechts zu. Deshalb sollte etwas bemerkt werden über die verschiedenen Arten von Rechten. Die häufig getroffene Unterscheidung bezieht sich auf das Besitzen eines Rechts im Sinn des Besitzens einer Handlungsfreiheit, und das Verfügen über ein »Anspruchsrecht« oder ein »Recht, etwas zu bekommen« (siehe beispielsweise Raphael 1967 und Feinberg 1970). Die beste Weise, eine solche Unterscheidung zu verstehen, scheint die folgende zu sein. Zu sagen, daß ein Mensch ein Recht im Sinn einer Handlungsfreiheit hat, heißt, daß niemand fordern kann, er sollte nicht tun, wozu er ein Recht hat, es zu tun. Die Tatsache, daß er ein Recht hat, es zu tun, besteht in der Tatsache, daß es keinen bestimmten Einwand gegen sein Handeln gibt. So hat ein Mensch das Recht in diesem Sinn, entlang einer öffentlichen Straße zu gehen oder sein Auto auf einem öffentlichen Parkplatz abzustellen. Es folgt nicht, daß niemand anderer ihn daran hindern kann. Wenn ich aus einem bestimmten Grund nicht will, daß jemand Bestimmter an einer Stelle parkt, kann ich in Übereinstimmung mit dem Recht selbst dort parken oder meine Freunde dazu bringen, es zu tun, und ihn so daran hindern, wozu er ein Recht hat (im Sinn einer Handlungsfreiheit). Anders ist es jedoch mit einem Anspruchsrecht. Das ist die Art von Recht, das ich zusätzlich zu einer Handlungsfreiheit habe, wenn ich beispielsweise über einen privaten Parkplatz verfüge. Jetzt gelten für andere Personen Pflichten im Sinne der Nichteinmischung, wie in diesem Fall, oder der Unterstützung, wie in dem Fall, daß mein Anspruchsrecht auf die versprochenen Güter und Leistungen gerichtet ist. Manchmal erlegt eines dieser Rechte anderen Personen die Pflicht auf, mich mit dem zu versorgen, worauf ich ein Recht habe, aber in anderen Situationen besteht ihre Pflicht nur in der Nichteinmischung. Wenn ein Schneerutsch meinen privaten Parkplatz versperrt, besteht normalerweise keine Verpflichtung für jemand anderen, den Schnee wegzuräumen. Anspruchsrechte erzeugen Pflichten; manchmal sind es Pflichten des Nichteinmischens, manchmal sind es Pflichten des Unterstützens. Wenn dein Recht mir die Pflicht auferlegt, mich nicht in deine Belange zu mischen, habe ich ›kein Recht‹, es zu tun. Wenn, analog, dein Recht mir die Pflicht auferlegt, etwas für dich zu tun, habe ich ›kein Recht‹, es zu verweigern. Worüber ich nicht verfüge, ist das Recht in Gestalt einer Freiheit; ich bin nicht ›frei‹, mich dir gegenüber einzumischen oder eine Unterstützung zu verweigern.

An welche Stelle in diesem Bild gehört das Lebensrecht? Ohne Zweifel haben Menschen ein Recht auf Leben im Sinn eines Freiheitsrechts, aber wichtig ist das Bündel von Anspruchsrechten, die unter dem Begriff des Rechts auf Leben zusammengefaßt sind. Das vorrangigste unter diesen ist natürlich das Recht, frei von solchen Übergriffen zu sein, die lebensbedrohend sind. Wenn andere ihre Gewehre auf uns richten oder versuchen, Gift in unser Getränk zu gießen, können wir verlangen, um es milde auszudrücken, daß sie davon ablassen. Und dann gibt es die Hilfe, die wir von Ärzten, Gesundheitsbeamten, Leibwächtern und Feuerwehrleuten einfordern: die auf Verträgen oder öffentlichen Abmachungen beruhenden Rechte. Vielleicht ist es nicht besonders erhellend, zu sagen, daß die Pflichten, die diese Leute uns gegenüber haben, zum Lebensrecht gehören; wir können ebensogut sagen, daß alle Dienste, die irgend jemanden von

Schneidern, Näherinnen, Couturiers geschuldet werden, zu einem Recht, dem Recht auf Eleganz, gehören. Aber Verträge wie die im Rahmen der Arzt-Patient-Beziehung spielen eine wichtige Rolle, wenn wir Recht und Unrecht bei Euthanasie diskutieren, und werden deshalb hier erwähnt.

Haben Menschen das Recht auf das, was sie zum Überleben brauchen, abgesehen vom Recht, das durch spezielle Verträge zustande kommt, in die andere Menschen eingewilligt haben, um notwendige Dinge bereitzustellen? Haben Menschen in den unterentwickelten Ländern, in denen der Hungertod alltäglich ist, ein Recht auf die Nahrung, die ihnen so offensichtlich fehlt? Joel Feinberg schlägt bei der Diskussion dieser Frage vor, daß man sagen sollte, daß sie »einen Anspruch« haben, im Unterschied zu einem »gültigen Anspruch«, der ein Anspruchsrecht untermauert.

»Die Manifestschreiber im anderen Lager, die Bedürfnisse, oder zumindest grundlegende Bedürfnisse, mit dem identifizieren, was sie ›Menschenrechte‹ nennen, sollten meiner Meinung nach besser so verstanden werden, daß sie der Weltgemeinschaft das Moralprinzip nahelegen, daß *alle* grundlegenden menschlichen Bedürfnisse als *Ansprüche* (im üblichen *Prima-facie*-Sinn) anerkannt werden sollten, die gegenwärtig des Mitgefühls und der ernsthaften Berücksichtigung wert sind, obwohl sie in vielen Fällen noch nicht plausiblerweise als *gültige* Ansprüche behandelt werden können, das heißt, als Gründe für irgend jemandes Pflichten. Diese Redeweise vermeidet die eigenartige Vorstellung, jetzt sofort allen menschlichen Wesen, sogar denen in vorindustriellen Ländern, solche ›ökonomischen und sozialen Rechte‹ wie ›regelmäßigen bezahlten Urlaub‹ zuzusprechen« (Feinberg 1970, S. 253).

Das scheint sinnvoll, auch wenn wir bemerken, daß es einige aktuelle Rechte auf Unterstützung gibt, die sich nicht auf dergleichen wie einen Vertrag gründen, wie beispielsweise das Recht, das Kinder auf die Unterstützung von ihren Eltern und Eltern auf die Unterstützung von seiten ihrer Kinder im Alter haben (beide Klassen von Rechten sind freilich in bestimmtem Ausmaß abhängig von bestehenden sozialen Gepflogenheiten).

Fragen wir jetzt, wie das Recht auf Leben die moralische Beurteilung von Akten der Euthanasie beeinflußt. Sind solche Akte manchmal oder immer mit dem Lebensrecht unverträglich? Das ist sicher möglich; denn obwohl ein Akt der Euthanasie nach unserer Definition eine Entscheidung für den Tod zum Wohl des

Sterbenden ist, besteht, wie wir früher bemerkten, keine direkte Verbindung zwischen dem, wozu ein Mensch ein Recht hat, und dem für ihn Guten. Es trifft zu, daß Menschen ein Recht nur auf die Art von Dingen haben, die im allgemeinen gut sind: Wir glauben nicht, daß Menschen ein Recht auf Abfall oder verschmutzte Luft haben. Dennoch kann ein Mensch das Recht auf etwas haben, ohne das es ihm besser ginge; soweit Rechte existieren, ist es das Wollen eines Menschen, das zählt, nicht die Einschätzung von Nutzen und Schaden, sei es seine eigene oder die Einschätzung anderer. Die dem Lebensrecht entsprechenden Pflichten – die allgemeine Pflicht der Nichteinmischung und die bestimmten Personen geschuldete Pflicht der Hilfe – werden von der Qualität des Lebens eines Menschen oder seiner Aussichten nicht beeinflußt. Sogar wenn es zutrifft, daß für ihn der Tod besser wäre, berechtigt uns das sicher nicht, ihn, solange er leben will, zu töten, und berechtigt uns wahrscheinlich nicht, ihn absichtlich sterben zu lassen. Jeder von uns hat die Pflicht der Nichteinmischung, und einige mögen die Pflicht haben, sein Leben zu erhalten. Angenommen beispielsweise, daß eine Armee auf dem Rückzug verwundete oder erschöpfte Soldaten in der Öde eines ausgetrockneten oder verschneiten Landes zurücklassen muß, in der ihre einzige Aussicht im Tod durch Verhungern oder durch einen als grausamen bekannten Feind besteht. Häufig war es üblich, Männer in einer so verzweifelt ausweglosen Lage einen Gnadenschuß zu geben. Aber angenommen, einer von ihnen fordert, am Leben gelassen zu werden. Es scheint klar, daß seine Kameraden nicht das Recht haben, ihn zu töten; hingegen ist es eine andere Frage, ob sie ihm ein lebensverlängerndes Medikament geben sollten. Das Lebensrecht kann manchmal eine Pflicht zu aktiver Hilfe auferlegen, aber nicht in diesem Fall. Was es fordert, ist das Recht, in Ruhe gelassen zu werden.

Interessanterweise sind wir über eine Betrachtung zum Lebensrecht auf die gewöhnlich ›aktive‹ gegenüber ›passiver‹ Euthanasie genannte Unterscheidung gestoßen, die häufig als moralisch irrelevant gilt (siehe beispielsweise Rachels 1975). Wenn einmal beachtet wird, daß das Lebensrecht eine eigenständige Grundlage für Einwände gegen bestimmte Euthanasieakte ist und daß dieses Recht eine Pflicht der Nichteinmischung hervorbringt, die umfassender ist als die Pflichten zur Sorge, kann es keinen Zweifel geben über die Bedeutung der Unterscheidung zwischen passiver und aktiver Euthanasie. Während jedermann die Pflicht hat, jemand anderen ungestört zu lassen, kann es sein, daß niemand die Pflicht hat oder daß nur einige Menschen die Pflicht haben, das Leben dieses anderen zu erhalten.

Wo liegen dann die Grenzen des ›Aktiven‹ und ›Passiven‹? In gewisser Weise sind bereits die Wörter irreführend, denn sie legen den Unterschied zwischen Tun und Unterlassen nahe, was nicht genau das ist, worum es uns geht. Sicher ist Erschießen eine Form des Handelns, über das wir unter dem Aspekt der ›Einmischung‹ sprachen, und die Unterlassung, ein Medikament zu geben, ist ein Fall von Hilfeverweigerung. Aber der Akt des Ausschaltens eines Beatmungsgeräts sollte sicher nicht als verschieden angesehen werden von der Entscheidung, es nicht einzuschalten. Wenn Ärzte entschieden hätten, daß einem Patient erlaubt werden soll, zu sterben, kann jede der beiden Handlungsweisen folgen, und beide sollten eher als passive denn als aktive Euthanasie eingestuft werden, sofern man überhaupt von Euthanasie sprechen kann. Der springende Punkt scheint zu sein, daß der Eingriff in ein Behandlungsgeschehen nicht dasselbe ist wie jeder andere Eingriff in das Leben eines Menschen, und das besonders, wenn dieselbe Gruppe von Personen verantwortlich ist für die Behandlung wie für ihren Abbruch. In einem solchen Fall können wir beim Abschalten des Apparats vom Töten dieses Menschen sprechen oder davon, daß das Krankenhaus ihn sterben läßt. Alles in allem ist es der Akt des Tötens, der unter dem Gesichtspunkt der Nichteinmischung ausgeschlossen ist, aber nicht in jedem Fall.

Ärzte anerkennen häufig diese Unterscheidung, und die Gründe, mit denen manche Philosphen sie bestritten haben, scheinen unhaltbar. James Rachel glaubt beispielsweise, daß, wenn der Unterschied zwischen Aktiv und Passiv in irgendeinem Fall relevant ist, er in jedem relevant sein sollte, und er hat auf ein Beispiel verwiesen, bei dem es keinen Unterschied zu machen scheint, was getan wird. Wenn jemand ein Kind in der Badewanne ertrinken sähe, schiene es ebenso schlimm, es ertrinken zu lassen, als seinen Kopf unter Wasser zu stoßen (Rachels 1975). Wenn »es macht keinen Unterschied« heißt, daß die eine Handlung ebenso grauenhaft wäre wie die andere, trifft das zu. Es geht nicht darum, daß Töten *schlimmer* ist als Sterbenlassen, sondern daß beide Handlungen in Gegensatz zu verschiedenen Tugenden stehen, was die Möglichkeit eröffnet, daß in einigen Umständen das eine unerlaubt und das andere erlaubt ist. In den von Rachels entworfenen Situationen sind beide Handlungen verwerflich: Es verstößt gegen Gerechtigkeit, den Kopf eines Kindes unter Wasser zu halten – es ist etwas, wozu man kein Recht hat. Es ertrinken zu lassen verstößt nicht gegen Gerechtigkeit, aber ist ein besonders hervorstechendes Beispiel von Mangel an Nächstenliebe. Im vorliegenden Fall bewirkt es keinen praktischen Unterschied, weil die Erfordernisse von Gerechtigkeit und Nächstenliebe zusammenfallen. Aber im Fall der Armee auf dem Rückzug tritt das nicht ein: Nächstenliebe hätte gefordert, daß der verletzte Soldat getötet wird, wenn nicht Gerechtigkeit verlangte, daß er am Leben zu lassen ist.[3] In einem solchen Fall kommt es vollständig darauf an, ob ein Mensch den Tod eines anderen durch eine positive Handlung herbeiführt oder ob er ihn sterben läßt. Ein Vergleich mit dem Recht auf Besitz wird den Punkt klar werden lassen. Wenn ein Mensch etwas besitzt, hat er ein Recht darauf, auch wenn ihm das Besitzen schadet, und wir haben kein Recht, es ihm zu nehmen. Wenn sich sein Besitz aber eines Tages auflösen sollte, gibt es vermutlich keine Forderung, daß wir ihn zu seinen Gunsten wieder herbeibringen; wir dürfen ihm nichts nehmen, aber wir dürfen den Verlust zulassen. Damit soll nicht bestritten werden, daß es häufig unfreundlich oder arrogant wäre, wenn wir uns weigern, zu tun, was er möchte. Dennoch befänden wir uns innerhalb unserer Rechte, und es mag keinerlei moralischen Einwand gegen unsere Weigerung geben.

Es ist wichtig, zu betonen, daß die Rechte eines Menschen auch zwischen uns und der Handlung stehen können, die wir nur zu gern zu seinen Gunsten ausführen möchten. Sie können natürlich auch ein Handeln verhindern, in das wir anderer wegen gern eintreten wollen, wie in dem Fall, in dem man verleitet ist, einen Menschen zu töten, um mehrere zu retten. Aber interessanterweise scheinen die Grenzen erlaubter Übergriffe, wie unsicher auch immer, strenger im ersten als im zweiten Fall zu sein. Vielleicht gibt es keine Fälle, in denen es richtig wäre, einen Menschen gegen seinen Willen *zu seinen Gunsten* zu töten, wenn sie nicht ebensogut als Fälle des Sterbenlassens beschrieben werden können, wie in dem Beispiel des Abschaltens der Beatmungsmaschine. Es gibt jedoch Umstände, wenn auch äußerst selten, in denen das Leben eines Menschen berechtigt geopfert würde, um andere zu retten, und »Töten« wäre die einzig mögliche Beschreibung dessen, was dabei getan wird. Ein Fahrzeug beispielsweise, das außer Kontrolle geraten ist, kann von einer Richtung, in der es mehr als einen Menschen töten würde, in eine andere gesteuert werden, in der es nur einen tötet.[4] Aber es wäre nicht erlaubt, ein Fahrzeug in Tötungsabsicht auf jemanden zuzusteuern, zu seinem eigenen Wohl, aber gegen seinen Willen. Ein Vergleich mit Besitzrechten veranschaulicht den Punkt. Man darf den Besitz eines Menschen nicht gegen seinen Willen zerstören, nur weil es ihm besser ginge ohne ihn; es gibt aber Umstände, unter denen er zugunsten anderer zerstört werden kann. Wenn sein Haus zusammenzubrechen und ihn zu töten droht, ist das seine Sache; es kann jedoch ohne Gerechtigkeitsverstoß zerstört werden, um das Verbreiten eines Feuers zu verhindern.

Wir sehen also, daß die Unterscheidung zwischen Aktiv und Passiv, wichtig auch anderswo, im Rahmen des Themas Euthanasie von ganz besonderer Bedeutung ist. Es solle auch klar sein, warum das weitere Argument von James Rachels: daß es oft ›menschlicher‹ ist, zu töten als sterben zu lassen, nicht zeigt, daß die Unterscheidung zwischen aktiver und passiver Euthanasie moralisch irrelevant ist. Es mag ›menschlicher‹ in diesem Sinn sein, einem Mann seines Besitzes zu berauben, der ihm Schaden bringt, oder sich zu weigern zurückzuzahlen, was Humes lasterhaftem Wüstling geschuldet ist; aber wenn wir das sagen, müssen wir zugeben, daß ein Akt, der ›menschlicher‹ ist als seine Alternative, moralisch fragwürdig sein kann, weil er in Rechte eingreift.

Bisher haben wir sehr wenig über das Recht auf Hilfe im Gegensatz zum Recht auf Nichteinmischung gesagt, obwohl Einigkeit bestand, daß beide unter den Titel eines »Rechts auf Leben« gebracht werden können. Wie steht es mit der Pflicht, Leben zu retten, die für besondere Klassen von Personen gilt, wie Leibwächter, Feuerwehrleute oder Ärzte? Im Unterschied zu den meisten Leuten bleiben diese nicht im Rahmen ihrer Rechte, wenn sie sich nur des Einmischens enthalten und nicht versuchen, Leben zu verlängern. Die Anspruchsrechte des Subjekts sind von zweierlei Art, soweit diese Gruppe betroffen ist, und sowohl passive wie aktive Euthanasie kann verworfen werden, wenn sie gegen seinen Willen wäre. Das heißt nicht, daß das Individuum das Recht auf jede Leistung hat, die nötig ist, sein Leben zu retten oder zu verlängern; die Rechte anderer Menschen setzen dem, was gefordert werden kann, Grenzen, sowohl weil sie das Recht auf Nichteinmischung haben, als auch, weil sie ein in Konkurrenz stehendes Recht auf Hilfe haben mögen. Weiter muß man beachten, was der Vertrag oder die implizite Übereinkunft in jedem Fall bedeuten. Feuerwehrleute und Leibwächter haben vermutlich die Pflicht, einfach Leben zu retten, innerhalb der Grenzen der Gerechtigkeit gegenüber anderen und einer vernünftigen Einstellung sich selbst gegenüber. Bei Ärzten mag es aber anders sein, da sich ihre Pflicht nicht allein darauf bezieht, Leben zu retten, sondern auch auf das Lindern von Leid. Es ist nicht klar, welches die Pflichten eines Arztes gegenüber seinem Patienten sind, wenn das Leben nur verlängert werden kann in Verbindung mit Leid oder Leid nur gemildert werden kann durch lebensverkürzende Maßnahmen. George Fletcher hat argumentiert, daß der Arzt unter Vertrag steht, das zu tun, was üblicherweise getan wird, weil es das ist, was der Patient vernünftigerweise erwartet (Fletcher 1968). Das scheint richtig. Wenn bestimmte Behandlungsmethoden Bestandteil der üblichen medizinischen Praxis sind, dann liegt es nahe, daß der Patient sie fordern kann, wie sehr immer das gegen sein Interesse verstoßen mag. Wiederum geht es nicht darum, was das ›Menschlichste‹ wäre.

Daß das Lebensrecht des Patienten den erlaubten Akten von Euthanasie Grenzen auferlegen kann, scheint unbezweifelbar. Wenn er nicht sterben will, hat keiner das Recht, an ihm aktive Euthanasie auszuüben, und passive Euthanasie kann ebenso ausgeschlossen werden, wenn er ein Recht auf Hilfeleistungen von seiten der Ärzte oder anderer hat.

Vielleicht werden nur wenige bestreiten, was bisher über die Unerlaubtheit von Euthanasieakten gesagt wurde, einfach weil wir bisher über den Fall von jemandem gesprochen haben, der definitiv leben will, sowie über seine Rechte, während die Verteidiger von Euthanasie gewöhnlich entweder an diejenigen denken, die sterben wollen, oder an diejenigen, deren Wünsche nicht auszumachen sind, entweder weil man ihnen nicht eigentlich Wünsche zuschreiben kann oder weil wir, aus dem einen oder anderen Grund, kein verläßliches Urteil darüber erlangen können, worin sie bestehen. Die Frage, die wir jetzt verfolgen müssen, lautet, ob die letzte Art von Fall, bei dem Euthanasie, obwohl nicht *un*freiwillig, doch auch *nicht*freiwillig wäre, von den bisher diskutierten verschieden ist. Hätten wir das Recht, jemand zu seinem eigenen Wohl zu töten, solange wir keine Ahnung haben, ob er tatsächlich leben will? Und wie verhält es sich mit den Pflichten zur Lebensverlängerung von Ärzten in denselben Umständen? Das ist ein äußerst schwieriges Problem. Auf der einen Seite scheint die Annahme lächerlich, daß das Lebensrecht eines Menschen etwas ist, das Pflichten nur erzeugt, wenn er zu erkennen gegeben hat, daß er leben will; denn jemand, der etwas auf unbeschränkte Zeit geliehen bekommen hat, ist tatsächlich nur dann verpflichtet, es zurückzugeben, wenn der Ausleiher zu erkennen gibt, daß er es zurückhaben will. Auf der anderen Seite kann argumentiert werden, daß etwas Unlogisches in der Vorstellung steckt, daß ein Recht verletzt wurde, wenn jemand, der unfähig ist, zu sagen, ob er es will oder nicht, von etwas befreit wird, das ihm mehr Schaden als Gutes einbringt. Im Rahmen des Vergleichs mit Besitz würden wir jedoch sagen, daß ein Recht beeinträchtigt wurde. Nur wenn uns jemand früher gesagt hätte, daß er unter solchen Umständen den Gegenstand nicht behalten wollte, können wir annehmen, daß er sein Recht aufgegeben hat. Wenn wir verläßliche Urteile darüber fällen könnten, was jedermann in solchen Umständen wünschen würde oder was er im vorhinein gewünscht hätte, hätte er die Möglichkeit erwogen, könnten wir vielleicht das Lebensrecht als ›ruhend‹ ansehen, womit es an die Bedingung des Äußerns gebunden ist, wenn die normalen Pflichten in Kraft bleiben sollen. Aber wie die Dinge stehen, können wir keinerlei solche Annahmen treffen; wir wissen einfach nicht, was die meisten Menschen wollen würden oder gewollt hätten, daß wir es tun, wenn sie es uns nicht sagen. Das ist sicher der Fall, soweit aktive Maßnahmen betroffen sind, um Leben zu beenden. Möglicherweise ist es in Fällen der Lebenserhaltung anders oder wird in Zukunft anders gesehen werden – so verbreitet ist die Abneigung gegen die Anwendung aufwendiger Methoden auf moribunde Patienten, und so groß ist die Furcht hiervor bei Alten oder unheilbar Kranken. Wiederum hat sich die Unterscheidung zwischen aktiver und passiver Euthanasie in den Vordergrund gedrängt, aber diesmal deshalb, weil die Einstellung der meisten Menschen zu beiden so verschieden sind. Es ist eben möglich, zu unterstellen, daß jemand beim Fehlen spezieller Anzeichen nicht will, über einen bestimmten Punkt hinaus am Leben gehalten zu werden; es ist aber sicher nicht möglich, zu unterstellen, daß er getötet werden möchte.

Im letzten Abschnitt haben wir uns dem Thema der freiwilligen

Euthanasie genähert und nun müssen wir es ausführlicher behandeln. Was ist zu dem Fall zu sagen, in dem kein Zweifel besteht über jemandes Sterbewunsch: Entweder er hat es uns im vorhinein gesagt, daß er unter solchen Umständen sterben wollte, in denen er sich jetzt befindet, und er hat kein Zeichen des Geisteswandels erkennen lassen, oder er sagt es uns jetzt, wobei er sich im Vollbesitz seiner geistigen Fähigkeiten befindet und fest entschlossen ist. Wir sollten zweifellos sagen, daß die früher gegen Akte der Euthanasie vorgebrachten Einwände, die – zur Erinnerung – alle auf Rechten basierten, jetzt hinfällig geworden sind. Es ist nicht anzunehmen, daß man das Lebensrecht eines Menschen beeinträchtigt, wenn man ihn mit seiner Erlaubnis und sogar auf seine Forderung hin tötet. Warum sollte jemand auf sein Lebensrecht nicht verzichten können oder vielmehr, was wahrscheinlicher der Fall sein wird, nicht einige der Pflichten auf Nichteinmischung aufgeben können, die dieses Recht enthält? (Er sagt eher, daß er von diesem Menschen, zu diesem Zeitpunkt, auf diese Weise getötet werden sollte, als daß jeder ihn jederzeit und auf jede Weise töten darf.) Ähnlich mag jemand die Erlaubnis für die Zerstörung seiner Besitzgüter geben und es sogar fordern. Wichtig ist, daß er eine überlegte Erlaubnis erteilt, und es scheint, daß dies hinreicht, um die Pflichten aufzuheben, die normalerweise mit dem Recht verknüpft sind. Wenn dir jemand die Erlaubnis gibt, seinen Besitz zu zerstören, kann man nicht mehr sagen, daß du nicht das Recht hast, es zu tun, und ich sehe nicht, warum es nicht ebenso sein sollte, wenn man jemanden das Leben nimmt. Ein Einwand könnte auf der Grundlage vorgebracht werden, daß nur Gott das Recht hat, Leben zu nehmen, aber in diesem Artikel werden religiöse Argumente, in Abgrenzung zu moralischen, außer acht gelassen. Abgesehen von der Religion scheint sich unter dem Gesichtspunkt der Beeinträchtigung von Rechten nichts einwenden zu lassen, wenn man einen sterbewilligen Menschen sterben läßt oder sogar tötet. Aber natürlich folgt nicht, daß es keinen moralischen Einwand gäbe. Sogar bei Besitztum, was eine vergleichbar unwichtige Sache ist, könnte es falsch sein, etwas zu zerstören, auch wenn man das Recht hat, es zu zerstören. Denn abgesehen von einem Wert für andere, mag es wertvoll sein für den Menschen, der es zerstört haben will, und die Nächstenliebe kann von uns auch da fordern, eine Handlung zu unterlassen, wo die Gerechtigkeit schweigt.

Gehen wir die Folgerung dieses Teils des Arguments, das Euthanasie und das Lebensrecht betraf, noch einmal kritisch durch. Es wurde argumentiert, daß von dieser Seite einige strenge Beschränkungen für die moralisch erlaubten Euthanasieakte erwachsen. Aktive nichtfreiwillige Euthanasie wird durch den Teil des Lebensrechts ausgeschlossen, aus dem die Pflicht auf Nichteinmischung erwächst, obwohl passive nichtfreiwillige Euthanasie nicht ausgeschlossen ist, es sei denn, daß ein Recht auf lebenserhaltende Maßnahmen durch spezielle Umstände entstand, wie zum Beispiel durch Verträge mit einem Arzt (ohne daß immer sicher wäre, was ein solcher Vertrag genau festlegt). Freiwillige Euthanasie ist eine andere Variante: Wie der vorangegangene Abschnitt nahelegt, wird kein Recht beeinträchtigt, wenn man einem Menschen erlaubt zu sterben oder ihn sogar auf seinen eigenen Wunsch hin tötet.
Wenn wir uns jetzt dem anderen Einwand zuwenden, der normalerweise gegen das Töten eines anderen vorgebracht wird: daß dies gegen Nächstenliebe oder Barmherzigkeit verstößt, müssen wir eine sehr verschiedene Szenerie beschreiben. Nächstenliebe ist diejenige Tugend, die einem das Wohl anderer angelegen sein läßt, und weil Leben normalerweise zum Wohl gehört, verlangt Nächstenliebe normalerweise, daß es gerettet oder verlängert werden sollte. Aber da wir einen Akt der Euthanasie so definierten, daß er eines Menschen Tod zu seinen Gunsten herbeiführt – daß er zu seinem eigenen Wohl ist –, wird Nächstenliebe in der Regel für Euthanasie sprechen. Damit ist natürlich nicht gesagt, daß Nächstenliebe einen Akt der Euthanasie fordern kann, den die Gerechtigkeit verbietet, aber wenn ein Euthanasieakt nicht gegen Gerechtigkeit verstößt – das heißt, kein Recht verletzt –, dann wird die Nächstenliebe eher für ihn als gegen ihn sprechen.
Wieder muß die Unterscheidung zwischen nichtfreiwilliger und freiwilliger Euthanasie beachtet werden. Wäre es je mit Nächstenliebe vereinbar, den Tod eines Menschen zu verfolgen, obwohl er leben möchte, oder uns zumindest nicht zu erkennen gab, daß er sterben will? Es wurde argumentiert, daß in solchen Umständen aktive Euthanasie sein Lebensrecht verletzte, passive Euthanasie jedoch nicht, wenn er nicht ein besonderes Recht auf lebenserhaltende Hilfe von seiten desjenigen besitzt, der ihn sterben lassen will. Was würde die Nächstenliebe vorschreiben?

Wenn ein Mensch leben will, gibt es offensichtlich einen Anlaß zu glauben, daß es von Vorteil für ihn ist, wenn sein Leben verlängert wird, und wenn das gilt, stellt sich die Frage der Euthanasie gar nicht. Es ist aber, auf der anderen Seite, möglich, daß er leben will, wenn es besser für ihn wäre, zu sterben: vielleicht erkennt er die verzweifelte Situation nicht, in der er sich befindet, oder vielleicht hat er Angst vor dem Sterben. Trotz einer sehr nachhaltigen Hemmung, sich den Wünschen eines Menschen bei Entscheidungen über Leben und Tod zu verschließen, mag jemand sich berechtigt weigern, das Leben sogar von dem zu verlängern, der ihn um Verlängerung bittet, wie im Fall der Weigerung, dem verwundeten Soldaten ein Medikament zu geben, das ihn am Leben erhalten würde, ihn aber einem schrecklichen Ende aussetzte. Und es ist sogar noch offensichtlicher, daß die Nächstenliebe nicht immer vorschreibt, das Leben zu verlängern, wo die Wünsche eines Menschen, ob hypothetische oder tatsächliche, nicht bekannt sind.
Soviel zur Beziehung zwischen Nächstenliebe und passiver Euthanasie, die anders als nichtfreiwillige aktive Euthanasie nicht vom Lebensrecht ausgeschlossen wurde. Fragen wir nun, was Nächstenliebe zu sagen hat zur freiwilligen, sowohl aktiven wie passiven Euthanasie. In der Diskussion über Gerechtigkeit wurde vorgeschlagen, daß, wenn sich jemand in klarem Geisteszustand befindet und festen Willens ist, er anderen das *Recht* gibt, ihn sterben zu lassen oder ihn sogar zu töten, während dies ohne solche Voraussetzungen ausgeschlossen wäre. Aber es wurde hervorgehoben, daß dies nicht die Frage beilegt, ob der Akt moralisch erlaubt ist, und es ist dieser Punkt, um den es uns jetzt geht. Könnte nicht Nächstenliebe verwehren, was die Gerechtigkeit zuläßt? Tatsächlich kann das der Fall sein. Denn obwohl die Tatsache, daß ein Mensch sterben will, nahelegt, daß sein Leben elend ist, und während seine Lebensverweigerung von sich aus dazu beitragen mag, sonst erfreulichen Dingen jeden Glanz zu entziehen, kann man in diesem Fall seinen Todeswunsch zu seinen Gunsten ablehnen, wie es auch im Fall von Selbstmord angebracht sein könnte. Vielleicht besteht Hoffnung, daß sich sein Geisteszustand verbessert. Vielleicht irrt er sich, wenn er seine Krankheit für unheilbar hält. Vielleicht will er zugunsten eines anderen sterben, dem gegenüber er sich für eine Last hält, und wir sind nicht bereit, dieses Opfer anzunehmen, weder für uns noch

für andere. In diesen Fällen, und es gibt sicher viele davon, wäre es nicht zu seinen Gunsten, wenn wir ihn töten oder sterben lassen, und deshalb wäre Euthanasie, so wie in diesem Artikel definiert, nicht erwägenswert. Damit soll aber nicht bestritten werden, daß es Akte der freiwilligen Euthanasie, passive wie aktive, geben kann, gegen die weder mit Gerechtigkeit noch mit Nächstenliebe etwas einzuwenden wäre.

Wir haben die moralische Struktur von sowohl freiwilliger wie nichtfreiwilliger, aktiver wie passiver Euthanasie betrachtet. Die Folgerung war, daß nichtfreiwillige aktive Euthanasie (grob gesprochen, einen Menschen gegen seinen Willen oder ohne seine Zustimmung töten) niemals gerechtfertigt sein kann; das heißt, daß die Tötung eines Menschen zu seinem eigenen Wohl die Handlung niemals rechtfertigt, wenn er nicht selbst zustimmt. Die Rechte eines Menschen werden durch eine solche Handlung verletzt, und sie verstößt deshalb gegen Gerechtigkeit. Jedoch sind alle anderen Kombinationen, nichtfreiwillige passive Euthanasie, freiwillige aktive Euthanasie und freiwillige passive Euthanasie manchmal sowohl mit Gerechtigkeit wie mit Nächstenliebe vereinbar. Aber die strenge Bedingung in der in diesem Artikel akzeptierten Definition von Euthanasie darf nicht vergessen werden: Ein Akt der Euthanasie, wie er hier verstanden wird, ist einer, dessen Zweck zum Wohl dessen ist, der stirbt.

Betrachten wir jetzt, im Lichte dieser Diskussion, unsere gegenwärtige Praxis. Ist sie gut oder ist sie schlecht? Und welche Veränderungen könnten vorgenommen werden, wobei wir nicht nur an die Alltagsmoral einzelner Euthanasieakte denken sollten, sondern auch an die indirekten Folgen der Institutionalisierung verschiedener Handlungsweisen, an die Möglichkeit des Mißbrauchs, denen sie unterliegen könnten, und an die Einstellungsänderungen, die sich durchsetzen könnten, wenn Euthanasie ein anerkannter Bestandteil des sozialen Lebens wäre.

Als erstes ist zu beachten, daß die Frage, ob wir die Praxis der Euthanasie einführen sollten, dann falsch gestellt ist, wenn wir so tun, als ob wir diese Praxis nicht bereits hätten. Tatsächlich haben wir sie schon. Beispielsweise ist es für Ärzte üblich, wenn eine medizinische Prognose äußerst schlecht ist, gegen lebensverlängernde Maßnahmen zu votieren, besonders wenn bereits ein Verfallsprozeß im Gang ist, der eine medizinische Notsituation nach der anderen hervorruft. Wenn sich diese Ärzte nicht eindeutig im

Rahmen ihrer legalen Rechte befinden, so dürften sie das als ziemlich überraschend empfinden, ebenso wie die Öffentlichkeit im allgemeinen. Es ist auch klar, daß Euthanasie häufig praktiziert wird, soweit alte Menschen betroffen sind. Wenn jemand, der sehr alt ist und bald sterben wird, von einer Krankheit befallen wird, die sein Leben elend werden läßt, reagieren die Ärzte nicht immer mit lebensverlängernden Medikamenten. Vielleicht haben arme Patienten in dieser Hinsicht ein glücklicheres Los als reiche, weil man sie öfter in Ruhe sterben läßt; aber diese Reaktion ist auf jeden Fall ein verbreitet anerkannter Bestandteil der medizinischen Praxis und insoweit eine Form der Euthanasie.
Ohne Zweifel wird auf Neugeborene mit geistigen oder physischen Schäden als ein weiteres Beispiel der verbreitet praktizierten Euthanasie verwiesen werden, denn solche Neugeborene läßt man manchmal absichtlich sterben. Zweifellos sterben sie absichtlich; Kinder mit schweren Spina-bifida-Mißbildungen werden nicht immer operiert, auch wenn man weiß, daß sie ohne Operation zu sterben haben. Und sogar im Fall von Kindern mit Down-Syndrom, die unter Darmverschluß leiden, wird die verhältnismäßig einfache Operation nicht ausgeführt, die sie zu ernähren ermöglichte.[5] Ob dies Euthanasie in unserem Sinn ist oder in dem Sinn, wie die Nazis sie verstanden, steht auf einem anderen Blatt. Wir müssen die entscheidende Frage stellen: »Ist es zugunsten des Kindes selbst, daß sich Ärzte und Eltern für seinen Tod entscheiden?«. In einigen Fällen mag die Antwort tatsächlich »ja« sein und, was wichtiger ist, es mag wirklich zutreffen, daß die Art von Leben, die ein Gut bedeutet, für dieses Kind nicht möglich oder wahrscheinlich ist und daß es wenig anderes als Leid und Trostlosigkeit vor sich hat.[6] Dabei ist jedoch zu unterstellen, daß die medizinische Prognose extrem schlecht ist, was für einige Spina-bifida-Kinder zutreffen kann. Bei Kindern, die mit Down-Syndrom geboren werden, verhält es sich ganz anders. Die meisten von ihnen können ziemlich lange auf hinreichend zufriedene Weise leben, wobei sie ihr ganzes Leben auf dem Niveau von Kindern bleiben, aber fähig sind, gefühlsmäßige Beziehungen aufzunehmen, sich an Spielen zu beteiligen und einfache Aufgaben zu lösen. Tatsächlich haben natürlich die Ärzte, die von lebensrettenden Maßnahmen für behinderte Neugeborene abraten, in der Regel nicht diese selbst im Sinn, sondern eher ihre Eltern und andere Kinder in der Familie oder die Belastung für

die Gesellschaft, sollten die Kinder überleben. Deshalb geschieht es nicht zu ihren Gunsten, daß man sie sterben läßt, sondern um anderen Unannehmlichkeiten zu ersparen. Wenn das klar gemacht wird, erscheint es unakzeptabel. Zumindest akzeptieren wir nicht so einfach das Prinzip, daß Erwachsene, die außergewöhnliche Pflege benötigen, wegen zu großer Belastung nicht am Leben gelassen werden sollten. Auf jeden Fall ist eindringlich hervorzuheben, daß, wenn man Kinder mit Down-Syndrom sterben läßt, dies nichts anderes ist als Euthanasie im Sinne Hitlers. Und weil wir Skrupel haben, sie zu vergasen, ist für unsere Kinder nicht einmal die Art ihres Todes ›friedlich und leicht‹. Vielleicht werden das einige als ein Argument für die Erlaubnis aktiver Euthanasie auffassen, in welchem Fall sie sich in Gesellschaft eines SS-Mannes befinden, stationiert im Warthegau, der Eichmann ein Memorandum sandte und mitteilte, daß »in diesem Winter die Gefahr« bestehe, »daß die Juden nicht mehr sämtlich ernährt werden können«, und ihm auch den Vorschlag unterbreitete, »ob es nicht die humanste Lösung ist, die Juden, soweit sie nicht arbeitsfähig sind, durch irgendein schnellwirksames Mittel zu erledigen« (Arendt 1963, S. 131). Wenn wir behaupten, *unfähig* zu sein, für behinderte Kinder zu sorgen, sagen wir ebensowenig die Wahrheit wie dieser SS-Mann, der meinte, die Juden könnten nicht ernährt werden.

Wenn es überhaupt jemals richtig ist, mißgebildete Kinder sterben zu lassen, weil das Leben für sie von Elend wäre, oder nichts zu unternehmen, um das Leben eines Neugeborenen ein wenig zu verlängern, dessen Lebenserwartung bei aggressiver medizinischer Intervention einige Monate nicht übersteigt, dann entsteht nichtsdestoweniger ein echtes Problem hinsichtlich der aktiven (in Abgrenzung zur passiven) Euthanasie. Viele Fälle sind bekannt, in denen das medizinische Personal erschüttert zusah, wie ein Neugeborenes langsam an Hunger und Dehydrierung starb, weil es sich nicht imstande fühlte, eine tödliche Injektion zu geben. Nach den im ersten Teil dieses Artikels diskutierten Prinzipien hätte das Personal tatsächlich kein Recht, sie zu verabreichen, da ein Neugeborenes nicht darum bitten kann, daß es getan wird. Die einzig mögliche Lösung – unterstellt, daß freiwillige aktive Euthanasie legalisiert werden könnte – bestünde darin, einen Vormund einzusetzen, um anstelle des Neugeborenen zu entscheiden. In einem anderen Klima der öffentlichen Meinung müßte das nicht gefährlich sein, aber gegenwärtig, da die Menschen so bereitwillig annehmen, daß das Leben eines behinderten Babys ohne Wert ist, sollte man es nicht unterstützen.

Als letztes zum Thema behinderter Kinder ist noch etwas über diejenigen mit starken geistigen Gebrechen zu sagen. Was sie betrifft, kann es ebenfalls manchmal richtig sein, daß man ihnen in ihrem Interesse den Tod wünscht. Doch nicht einmal äußerst starke geistige Behinderung bringt ein Kind automatisch in den Bereich auch nur eines möglichen Akts der Euthanasie. Bei ziemlich niedrigem Bewußtseinsniveau läßt sich nicht behaupten, daß das Leben ein Gut für solche Kinder ist, ebensowenig wie im Fall derjenigen, die unter extremer Senilität leiden. Wenn sie nicht leiden, wäre es dennoch kein Akt der Euthanasie, dessentwegen jemand für ihren Tod entscheidet. Vielleicht fordert die Nächstenliebe nicht, daß weitreichende Methoden gewählt werden, um Wesen in diesem Zustand am Leben zu halten, aber Euthanasie ist hier nicht im Spiel, ebensowenig wie wenn sich jemand, wie Karen Ann Quinlan, in einem Zustand andauernden Komas befindet. Vieles wäre zu diesem letzteren Fall zu sagen. Es könnte sogar vorgebracht werden, daß im Fall der Bewußtlosigkeit ein solches ›Leben‹ nicht das Leben ist, auf das sich ›das Lebensrecht‹ bezieht. Aber das ist hier nicht unser Thema.

Was wir, wenn auch nur kurz, streifen müssen, ist die Möglichkeit, Euthanasie, echte Euthanasie, die nicht gegen die Erfordernisse von Gerechtigkeit und Nächstenliebe verstößt, in weiterem Umfang zu legalisieren. Hierbei stoßen wir auf das ernsthafte Problem des Mißbrauchs. Viele wollen, und zwar nachdrücklich, von ihren altgewordenen Verwandten und sogar ihren kränklichen Ehemännern oder -frauen erlöst sein. Wäre irgendeine Schutzmaßnahme in der Lage, sie daran zu hindern, das als Euthanasie auszugeben, was in Wirklichkeit zu ihrem eigenen Vorteil war? Und wäre es möglich, Handlungen zu verhindern, die echte Euthanasieakte sind, aber moralisch unerlaubt, weil sie die Rechte von Patienten verletzen, die leben wollten oder deren Wünsche unbekannt sind?

Das Äußerste, was wir möglicherweise zulassen sollten, ist, Patienten zu eigenen Verträgen mit einem Arzt zu ermuntern, die ihn informieren, ob sie ihr Leben im Fall einer mit Schmerzen verbunden tödlichen Krankheit von ihm verlängert haben wollen. Ein Dokument wie das ›Patiententestament‹ scheint ausgesprochen sinnvoll und sollte ohne Frage zugelassen werden, um einem Arzt, der den früher niedergelegten Wünschen des Patienten folgt, Schutz vor rechtlichen Schritten der Verwandten zu geben.[7] Eine andere Sache ist es, aktive Euthanasie zu legalisieren. Abgesehen vom besonderen Widerwillen, den Ärzte gegenüber der Vorstellung einer Todesinjektion verspüren, mag es von allergrößter Bedeutung sein, eine psychologische Barriere gegen das Töten aufrechtzuerhalten. Außerdem ist gerade aktive Euthanasie am ehesten dem Mißbrauch ausgesetzt. Hitler wäre nicht in der Lage gewesen, 275 000 Menschen im Rahmen seines ›Euthanasie‹-programms zu töten, wenn er darauf hätte warten müssen, daß sie lebensrettender Maßnahmen bedürfen. Es gibt aber auch andere Einwände gegen aktive Euthanasie, sogar gegen freiwillige aktive Euthanasie. Zu allererst wäre es schwierig, Verfahren zu entwerfen, die Menschen davor schützen, zu ihrer Zustimmung überredet zu werden. Und zweitens könnte die Verfügbarkeit aktiver freiwilliger Euthanasie das soziale Leben auf verschiedene, sehr schlimme Weise ändern. Unter den heutigen Umständen erwarten die Menschen mehr oder weniger Betreuung, wenn sie alt oder krank sind. Das ist einer der Vorzüge, in deren Besitz wir sind, aber wir könnten seiner verlustig gehen und ohne ihn viel schlechter leben. Möglicherweise würde sich die Erwartung durchsetzen, daß jemand, der umfangreiche Betreuung braucht, nach dem Arzt rufen und seinen eigenen Tod fordern sollte. Dergleichen mag vorteilhaft sein in einer von extremer Armut geplagten Gemeinschaft, in der die Kinder bedrohlich unter Nahrungsmangel leiden; aber in reichen Gesellschaften wie den unsrigen wäre es zweifellos eine Katastrophe des Bewußtseins. Solche Überlegungen sollten uns sehr zurückhaltend gegenüber umfassenderen Praktiken der Euthanasie machen, auch dann, wenn die auf den einzelnen Akt angewandten moralischen Prinzipien sie nicht ausschließen.[8]

1 Für eine Diskussion schuldhaften und schuldlosen Unwissens siehe Thomas von Aquin, *Summa theologica*, Buch II, Erster Teil, Frage 6, Art. 8, und Frage 19, Art. 5-6.

2 Ein Detail muß jedoch ergänzt werden, um zu erklären, warum wir nicht sagen sollten, daß eine Vogelscheuche das Wohl der Pflanzen fördert, die sie schützt. Was förderlich ist für das Wohl, muß vielleicht ein Bestandteil der Pflanze selbst sein, wie schützende Stacheln, oder muß auf die Pflanze direkt einwirken, wie eine Reihe schattenspendender Bäume. (Anmerkung des Übersetzers: Foot benutzt, wo hier von »dem Wohl Förderlichen« die Rede ist, durchgängig »the beneficial«. Der deutsche Terminus vermag Foots Verwendung nicht vollständig wiederzugeben, denn die hier kritisierte Ausdrucksweise scheint im Deutschen nicht unkorrekt. Im Deutschen ist die angesprochene Beziehung höchstens deshalb eigenartig, weil Vogelscheuchen keine Akteure sind, »fördern« also uneigentlich verwendet wird.)

3 Es ist jedoch nicht so, daß Gerechtigkeit und Nächstenliebe in Konflikt stehen. Ein Mensch leidet unter keinem Mangel an Nächstenliebe, weil er sich eines Akts der Ungerechtigkeit enthält, der zugunsten von jemandes Wohl gewesen wäre.

4 Für eine Diskussion solcher Fragen siehe Philippa Foot, »Das Abtreibungsproblem und die Doktrin der Doppelwirkung«, in diesem Band.

5 Dies wurde mir von einem Kinderarzt in einem bekannten klinischen Zentrum der Vereinigten Staaten gesagt. Es wird bestätigt von Shaw/Shaw 1973.

6 Es ist jedoch zu beachten, daß vieles an sozialem Elend bei Spina-bifida-Kindern vermieden werden könnte. Siehe beispielsweise Zachary 1968.

7 Details zu diesem Dokument sind zu finden in Behnke/Bok (Hg.) (1975) und in Downing (Hg.) (1969).

8 Derek Parfit und den Herausgebern von *Philosophy & Public Affairs* möchte ich für ihre sehr hilfreichen Bemerkungen danken.

Hume, David, *Ein Traktat über die menschliche Natur*, Band 2, Zweites Buch: Über die Affekte. Drittes Buch: Über Moral, hg. von Reinhard Brandt, Hamburg 1978.
Thomas von Aquin, *Summa theologica*, Buch II.

Alexander, Leo (1949), »Medical Science under Dictatorship«, in: *The New England Journal of Medicine*, 241, S. 39-47.
Arend, Hannah (1963), *Eichmann in Jerusalem. The Banality of Evil*, London; dt. *Eichmann in Jerusalem. Ein Bericht von der Banalität des Bösen*, München 1964.
Behnke, John A./Sissela Bok (Hg.) (1975), *The Dilemmas of Euthanasia*, Garden City/New York.
Downing, Anthony B. (Hg.) (1969), *Euthanasia and the Right to Death. The Case for Voluntary Euthanasia*, London.
Feinberg, Joel (1970), »The Nature and Value of Rights«, in: *The Journal of Value Inquiry* 4.4, S. 243-257.
Fletcher, George (1968), »Legal Aspects of the Decision not to Prolong Life«, in: *Journal of the American Medical Association* 203.1, S. 119-122.
Nagel, Thomas (1970), »Death«, in: *Noûs* 4, S. 73-80; ebenso in: ders., *Mortal Questions*, Cambridge 1979; S. 1-10; dt. »Tod«, in: ders., *Über das Leben, die Seele und den Tod*, Königstein/Ts. 1984, S. 15-24.
Panin, Dmitri (1976), *The Notebooks of Sologdnin*, London.
Rachels, James (1975), »Active and Passive Euthanasia«, in: *The New England Journal of Medicine* 292, S. 78-80; dt. »Aktive und passive Sterbehilfe«, in: Hans-Martin Sass (Hg.), *Medizin und Ethik*, Stuttgart 1989.
Raphael, David D. (1967), »Human Rights Old and New«, in: D. D. Raphael (Hg.), *Political Theory and the Rights of Man*, London.
Shaw, Anthony M./Iris A. Shaw (1973), »Dilemma of Informed Consent in Children, in: *The New England Journal of Medicine* 289.17, S. 885-890.
Zachary, Robert B. (1968), »Ethical and Social Aspects of Treatment of Spina Bifida«, in: *The Lancet*, S. 274-276.

Bruce C. Reichenbach
Euthanasie und die aktiv/passiv-Unterscheidung

Gibt es einen Unterschied zwischen aktiver und passiver Euthanasie, und ist dieser Unterschied moralisch relevant? Dieses Problem ist nicht neu, aber auch nicht unwichtig. Denn trotz ausführlicher Diskussion sind nach wie vor einige Dinge unklar. Erstens, was genau ist der relevante Unterschied zwischen aktiver und passiver Euthanasie? Zweitens, ist der Kontrast zwischen Aktivsein (Handeln) und Passivsein (Nichthandeln) geeignet, um die Unterscheidung zu treffen, oder legt er eine Verwirrung nahe? Kann, mit anderen Worten, eine klarere Unterscheidung gezogen werden, beispielsweise eine zwischen absichtlichem Töten und dem Nichtergreifen außergewöhnlicher Maßnahmen? Schließlich: Angenommen, man kann einen klaren Unterschied aufzeigen, ist der Unterschied moralisch bedeutsam? Das heißt: Kann man, unter der Annahme sonst gleicher Umstände, ein moralisches Urteil über Euthanasie allein auf der Grundlage treffen, daß es sich um aktive oder passive Euthanasie handelt?[1] Ich will mehrere der vorgeschlagenen Unterscheidungen zwischen diesen beiden Formen von Euthanasie untersuchen und sehen, ob die Unterschiede moralisch bedeutsam sind.

1. Das Thema

Wie könnte man, um damit zu beginnen, »aktive« und »passive Euthanasie« definieren? Gewöhnlich werden diese Begriffe definiert mit Hilfe der umfassenderen Klassen von Töten und Sterbenlassen, oder sie werden unter sie eingeordnet. Aktive und passive Euthanasie sind die entsprechenden Manifestationen von Töten und Sterbenlassen in Fällen, bei denen eine, der todkranken oder sterbenden Person gegenüber besonders verantwortliche oder verbundene Person versucht, deren Leid zu ihrem Besten zu mildern, indem sie entweder ihren Tod herbeiführt oder ihr Sterben nicht verlängert. James Rachels, um nur ein Beispiel zu nennen, definiert »aktive Euthanasie« als »das Ausführen einer positiven Handlung, die gedacht ist, den Patienten zu töten; beispielsweise das Verabreichen einer tödlichen Injektion von Kaliumchlorid. ›Passive Euthanasie‹ hingegen heißt einfach, sich des Tuns von allem zu enthalten, was den Patient am Leben bleiben läßt. Bei passiver Euthanasie enthält man sich der Versorgung mit Medikamenten oder anderen lebensverlängernden Therapien, oder man weigert sich, chirurgische Eingriffe etc. auszuführen und läßt den Patienten ›natürlich‹, aufgrund eben derjenigen Krankheiten sterben, die er gerade hat« (Rachels 1979, S. 148). Die gewählte Handlung wird hier als negativ gesehen – keine außergewöhnlichen Dinge tun oder Prozeduren vornehmen, um das Leben zu verlängern, oder (in anderen Worten) den Sterbevorgang. »Der wirkliche Unterschied zwischen beiden«, fährt er fort, »ist ... der Unterschied zwischen *Töten* und Sterbenlassen« (ebd., S. 153; siehe auch Audi 1979; Boyle 1977; Tooley 1980; Walton 1981).

Wenn aktive und passive Euthanasie mit den Begriffen von Töten und Sterbenlassen richtig wiedergegeben werden, dann ist, um die These angemessen zu beurteilen, daß zwischen aktiver und passiver Euthanasie ein moralisch bedeutsamer Unterschied vorliegen soll, die Aufmerksamkeit darauf zu lenken, was wir unter Töten und Sterbenlassen verstehen. Das wird aber manchmal übersehen. Ist dieser Punkt wichtig? Die Antwort ist, meine ich, »ja« und kann an Rachels' eigener Vorgehensweise belegt werden.

Rachels definiert Töten und Sterbenlassen nicht. Vielmehr verfährt er unter der Annahme, daß ein Unterschied zwischen beidem besteht, und zeigt dann, daß dieser, »an sich betrachtet, keinen moralisch relevanten Unterschied ausmacht« (Rachels 1975, S. 292). Beide (Töten und Sterbenlassen) sind, die externen Bedingungen konstant gehalten, gleich zu bewerten. Wenn das eine moralisch fragwürdig ist, so auch das andere; wenn das eine entschuldigt wird, so auch das andere. Tatsächlich können beide das überlegte und absichtliche Beenden eines Lebens bedeuten. Rachels konstruiert ein Beispiel, in dem Schmidt, der, um an eine Erbschaft zu kommen, seinen sechs Jahre alten Cousin in der Badewanne ertränkt und es als Unfall ausgibt, verglichen wird mit Müller, der, um ebenso an eine Erbschaft zu kommen, sich mit der Absicht in das Badezimmer stiehlt, seinen Cousin zu ertränken, aber statt dessen passiv dabeisteht, als er das Kind fallen, seinen Kopf anschlagen und ertrinken sieht. Die erste Handlung schildert Rachels als einen Akt des Tötens, die zweite als einen Akt des Sterbenlassens. Beide Handlungen, meint Rachels, sind gleichermaßen moralisch verwerflich, denn beide umfassen das absichtliche Beenden eines Lebens. Das Ergebnis ist dasselbe, ebenso die Absicht. Ob Schmidt tatsächlich gewaltsam den Kopf seines Cousins unter Wasser hielt oder ob Müller passiv dabeistand, als sein Cousin ertrank, macht keinen moralisch bedeutsamen Unterschied aus. Kurzum, zugestanden, daß es einen Unterschied zwischen Töten und Sterbenlassen gibt, hat der Unterschied in sich selbst dennoch keine moralische Bedeutung. Aktive Euthanasie ist als solche in keiner Weise schlimmer als passive Euthanasie, wenn alle sonstigen Randbedingungen gleich sind.

Rachels Argumentation ist in Zweifel gezogen worden. Seine Fälle von Schmidt und Müller sind wesentlich verschieden von Euthanasiefällen; keiner ist genaugenommen ein Fall von Euthanasie und auch nicht auf einen solchen bezogen, außer in Form einer Analogie. Da ein Analogieargument nur so stark ist wie die Ähnlichkeit der analogen Situationen, und da diese hier wesentlich verschieden sind, enthält Rachels Argument keine Basis für die Folgerung, die aktiv/passiv-Unterscheidung sei moralisch immer irrelevant (Beauchamp 1978, S. 248). Bestenfalls zeigt es, daß sie manchmal irrelevant ist, und auch nur, wenn beide Handlungen moralisch falsch sind.

Der Kritiker hat jedoch übersehen, daß aktive und passive Euthanasie in Begriffen von Töten und Sterbenlassen definiert sind. Die Beziehung ist eine der Über-/Unterordnung, nicht eine der Analogie. Außerdem ist es dem Kritiker mißlungen, die Struktur von Rachels Argumentation zu verstehen.[2] Rachels erreicht tatsächlich, die Beweislast denjenigen aufzuerlegen, die einen moralisch bedeutsamen Unterschied zwischen Töten und Sterbenlassen behaupten. Angenommen – so ist das zu verstehen –, man beurteilte Akte des Tötens und Sterbenlassens nur deshalb verschieden, weil es Akte des Tötens und Sterbenlassens sind. Im Fall von Schmidt und Müller urteilte man dennoch moralisch gleich, trotz des Umstands, daß es keine anderen relevanten Unterschiede zwischen den Fällen gibt, außer daß Schmidt im einen Fall handelte, Müller im anderen passiv dabeistand. Dann aber »ist die Tatsache, daß der eine Akt ein Akt des Tötens, während der andere ein Akt des Sterbenlassens ist, *kein* moralisch guter Grund, einen von ihnen als besser (oder schlechter) zu beurteilen« (Rachels 1981, S. 465 f.). Natürlich wiederlegt, wie Rachels bemerkt, diese *reductio* nur die These, daß immer ein moralisch bedeutsamer Unterschied zwischen Töten und Sterbenlassen besteht; sie widerlegt nicht das Urteil, daß manchmal ein Unterschied gegeben ist, manchmal nicht. Um letzteres zu widerlegen (er nennt dies die »Kompromißthese«), argumentiert er zugunsten eines »formalen Prinzips des moralischen Argumentierens ... Man nehme an, daß A und B Handlungen repräsentieren, und P eine Eigenschaft von Handlungen. Dann gilt: Wenn der Umstand, daß A P zeigt, einen moralisch guten Grund für das Urteil darstellt, daß A getan werden sollte, und B ebenfalls P zeigt, dann ist das ebenfalls ein Grund – ein gleichgewichtiger Grund – für das Urteil, daß B getan werden sollte« (Rachels 1981, S. 469). Wenn dieses Universalisierungsprinzip gilt, kann dasselbe Merkmal nicht in einem Fall den Grund ausmachen, daß eine Handlung unmoralisch ist, im anderen Fall nicht – vorausgesetzt, alle Bedingungen sind sonst gleich.[3] Die Kompromißthese ist also falsch, und sein *reductio*-Argument zeigt, daß die Theorie von einer moralischen Relevanz oder einem moralischen Unterschied ebenso falsch ist.

Man könnte Rachels damit antworten, daß man sein Universalisierungsargument zurückweist. Nicht alle Gründe für moralisches Handeln sind akteurneutral, sondern beruhen statt dessen auf einigen besonderen Merkmalen des Akteurs (sind akteur-relativ). Es gibt aber eine andere Möglichkeit, auf Rachels' Argumentation zu antworten, eine, die uns zum entscheidenden Punkt führt. Rachels' *reductio* beruht auf der Annahme, daß der Fall von Schmidt ein Fall von Töten ist, der Fall von Müller hingegen einer von Sterbenlassen. Aber es gibt andere Verständnismöglichkeiten. Man könnte sagen, daß beider Handlungen Fälle von Töten sind: Schmidt tötete, indem er den Kopf des Jungen unter Wasser stieß, Müller tötete, indem er dabeistand und bloß zusah. Keines von beiden ist ein Fall des Sterbenlassens. Oder man könnte behaupten, daß Töten und Sterbenlassen einander nicht wechselseitig ausschließen, so daß Müller tötete, indem er den Jungen sterben ließ. Nach jeder Alternative sind Rachels Fälle irrelevant für die aktiv/passiv-Unterscheidung, wie sie definiert wurde, und sein Argument bleibt ohne Erfolg.

Damit wird nahegelegt, daß wir, wenn wir aktive und passive Euthanasie als Teilklassen von Töten und Sterbenlassen betrachten, oder als mit ihnen auf komplexe Art verbunden, und wenn wir behaupten, daß es *keinen* moralisch bedeutsamen Unterschied zwischen ihnen gibt, genauer analysieren müssen, worin der Unterschied zwischen Töten und Sterbenlassen besteht. Dasselbe kann natürlich auch gesagt werden, wenn jemand zeigen will, *daß es* einen moralisch bedeutsamen Unterschied gibt.[4] Zu einer solchen Diskussion möglicher Unterschiede zwischen Töten und Sterbenlassen, insbesondere in Hinblick auf aktive und passive Euthanasie und ihre moralische Bedeutung, wollen wir jetzt übergehen.

2. Handeln und Nichthandeln

Die geeigneten Definitionen aufzustellen ist nicht so einfach, wie es scheint. Einige Versuche, die Unterscheidung zwischen Töten und Sterbenlassen mit Hilfe von notwendigen und hinreichenden Bedingungen zu formulieren, sind an den Klippen von Gegenbeispielen zerschellt.[5] Sorgfältig entworfene Aufzählungen von Kriterien erweisen sich als zu eng oder zu weit. In Ermangelung von klaren Mengen notwendiger und hinreichender Bedingungen versuchen die Autoren gewöhnlich, eine vagere oder allgemeinere Charakterisierung des Unterschieds zu geben. Wir werden uns dieser Vorgehensweise anschließen.

Es wurde vorgeschlagen, daß der Unterschied zwischen Töten und Sterbenlassen darin zu finden ist, daß beim Töten die Person etwas Bestimmtes unternimmt, um den Tod einer anderen herbeizuführen, während die Person beim Sterbenlassen nichts Bestimmtes unternimmt, nichts tut.[6] Dieser Unterschied wird dann häufig für moralisch bedeutsam gehalten. Das heißt, »Vorkommnisse von Nichtstun – Unterlassungen – werden nicht derselben Art moralischer Standards unterworfen, mit deren Hilfe Vorkommnisse positiven Tuns beurteilt und kritisch bewertet werden. Unter sonst gleichen Umständen ist deshalb eine Person für Unterlassungen (oder ihre Folgen) nicht in derselben Weise verantwortlich, wie sie verantwortlich ist für ihr positives Handeln (und dessen Folgen). In diesem Sinn ist Nichtstun kein Handeln im vollen ethischen Sinn« (Ladd 1979; S. 171; dieses Zitat gibt freilich nicht Ladds eigene Position wieder).

Interessanterweise ist es diese Position, die ziemlich offenkundig

Rachels' eigener Darstellung von Töten und Sterbenlassen zugrunde liegt. Das wird dadurch sichtbar, daß er »aktive Euthanasie« definiert als »eine positive Handlung ausführen« und »passive Euthanasie« als »sich des Handelns überhaupt enthalten«. Ob das seine eigene Position wiedergibt oder nur die Sicht derjenigen, die er kritisiert, bleibt unklar (Rachels 1981, S. 152 hält das für Paul Ramseys Ansicht, wie sie in Ramsey 1970, S. 151 enthalten sei). Er bekräftigt, daß es irreführend wäre, »den Unterschied zwischen aktiver und passiver Euthanasie als einen Unterschied darzustellen zwischen etwas Tun (Töten), wofür der Arzt moralisch schuldig sein kann, und Nichtstun (nur Dabeistehen, während der Patient stirbt), wofür der Arzt nicht schuldig ist« (Rachels 1981, S. 153). Er fährt jedoch damit fort, zu behaupten, daß der Unterschied zwischen aktiver und passiver Euthanasie der zwischen Töten und Sterbenlassen ist, und da er dieses letztere Paar wie angegeben definiert hat, scheint diese Ansicht seine eigene Meinung wiederzugeben. Seine Anmerkung hinsichtlich des Irreführenden hat deshalb eher mit dem Schuldurteil zu tun als mit der Tun/Nichtstun-Unterscheidung.

Aber auch wenn – und das ist Rachels' Punkt – dies die Quelle des Unterschieds wäre, wäre er nicht moralisch bedeutsam, denn moralische Verantwortung kann aus Nichthandeln ebensogut entspringen wie aus Handeln. Eltern, die es unterlassen, ihre Kinder in die Schule zu schicken, oder es unterlassen, für die nötige medizinische Betreuung zu sorgen, Autofahrer, die es unterlassen, nachts ihr Licht einzuschalten, Ärze, die es unterlassen, die Armen zu behandeln – sie alle können als moralisch verantwortlich für ihr Nichthandeln angesehen werden. Bloßes Nichthandeln befreit einen nicht von moralischem Tadel, ebensowenig wie Handeln einen bereits zur Schuld verdammt.

Aber schon bevor man zu einem Urteil über moralische Bedeutsamkeit gelangt, gibt es ein Problem mit der Unterscheidung selbst. Man kann manchmal dieselbe Absicht verwirklichen oder dieselben Folgen oder Zustände herbeiführen, sowohl durch Handeln wie durch Nichthandeln. Beispielsweise kann man sich am Kotflügel seines Autos eine Beule holen, indem man an einen Telefonmast fährt (etwas tun), oder indem man nicht die Kurve nimmt (etwas nicht tun). Analog kann man etwas sich ereignen lassen, indem man etwas tut oder nicht tut. Beispielsweise kann man zulassen, daß jemandes Kanu den Fluß hinuntertreibt, indem man ihm versichert, das Tau wäre am Kanu festgebunden, ohne daß es festgebunden ist (etwas tun), oder indem man dabeisteht und zusieht, wie die Strömung das Kanu von der Sandbank wegzerrt (etwas nicht tun).

Ähnlich verhält es sich mit Töten und Sterbenlassen. Es ist möglich, Patienten sowohl durch Handeln wie durch Nichthandeln töten oder sterben zu lassen. Der Arzt kann den Patienten durch Handeln töten (eine tödliche Substanz in eine Vene spritzen) oder durch Nichthandeln (absichtliches und wissentliches Unterlassen, eine lebensbedrohliche Blutung während der Operation zu stoppen, wenn der Patient durch mögliches Handeln überlebt hätte). Ebenso kann der Arzt den Patienten sterben lassen durch Handeln (den Patienten vom Beatmungsgerät wegnehmen) oder Nichthandeln (keine Chemotherapie ausführen). Sowohl Handeln wie Nichthandeln kann zu denselben Folgen führen, in diesem Fall dem Tod des Patienten. Der Unterschied zwischen Töten und Sterbenlassen ist also nicht einfach im Ausführen oder Nichtausführen einer Handlung zu finden.

Tatsächlich ist die Unterscheidung zwischen Handeln und Nichthandeln manchmal nicht genau zu treffen. Man kann sich viele Beispiele vergegenwärtigen, die aus einer Sicht beschrieben werden könnten als ›keine Handlung ausführen‹, die aber tatsächlich Beispiele für Handeln sind, und genauer der Art, daß die Person verantwortlich ist für die Folgen. Man betrachte den Fall, in dem sich der Arzt weigert, den Patienten an ein lebenserhaltendes System anzuschließen, weil er es für medizinisch nutzlos hält; das heißt, die am lebenserhaltenden System verbrachte Zeit wird seiner Meinung nach keine Chance bedeuten, Zustand und Qualität des Lebens zu verändern, sondern nur den Sterbeprozeß verlängern und der Familie des Patienten Kosten bereiten. Wie soll man diesen Fall beschreiben? Ist das ein Fall des Nichthandelns, des völligen Nichtstuns? Der Arzt zog keinen Stecker heraus und gab auch keine Anweisung; tatsächlich mag er überhaupt nichts gesagt, sondern sich auf den Absätzen herumgedreht haben und einer Frage der Schwester ausgewichen sein. Andererseits weigerte er sich, wenn nicht verbal, so zumindest durch das Weggehen. Aber ist dieses Sich-Weigern nicht selbst eine Handlung?[7] Was macht die geeignete Beschreibung dieser Situation aus: daß er handelte oder daß er nicht handelte? Die Unterscheidung kann manchmal rein verbal sein.

Kurzum, diejenigen, die den Unterschied zwischen Töten und Sterbenlassen im Unterschied zwischen Handeln und Nichthandeln sehen wollen, scheinen eine übervereinfachte Erklärung des Ereignisses zu unterstellen. Es ist ihnen nicht gelungen, in ihre Beschreibung des Ereignisses alle relevanten Kausalfaktoren aufzunehmen, Faktoren, die ein Handeln auf seiten des Arztes umfassen können – sogar eine Handlung des Verweigerns.
Damit sind, im wortwörtlichen Sinn, die Termini »aktiv« und »passiv«, wie sie auf Euthanasie angewandt werden, vollkommen fehl am Platz. Unter beiden Bezeichnungen wird meist ein Handeln der einen oder anderen Art begriffen, ob in Form einer tödlichen Injektion, um direkt das Leben des Patienten zu beenden, oder durch Entzug einer Form von Behandlung, die bei Fortführen zumindest das Leben des Patienten verlängerte, oder einfach durch Weigerung, eine Behandlung zu beginnen. Da (entsprechend) die Unterscheidung zwischen Töten und Sterbenlassen im Kontrast von Handeln gegenüber Nichthandeln nicht ausfindig zu machen ist und da es manchmal zutrifft, daß genau diese Unterscheidung zwischen Handeln und Nichthandeln eine bloß verbale Unterscheidung der Perspektiven ist oder einer unvollständigen Darstellung des Ereignisses entspringt, muß ein anderer Grund für den Unterschied gesucht werden.

3. Absichten

Nach einer zweiten Alternative wird der moralisch bedeutsame Unterschied zwischen Töten und Sterbenlassen in den Absichten des Akteurs verankert. Während der Akteur beim Töten beabsichtigt, dem Leben der anderen Person ein Ende zu setzen, wird beim Sterbenlassen der Tod der sterbenden Person nicht beabsichtigt. Vielmehr motivieren den Akteur Wünsche wie die, keine zusätzlichen Schmerzen oder weiteres Leid zu verursachen, das Sterben nicht zu verlängern, benötigte Medizin oder Apparate anderen zur Verfügung zu stellen, Kosten zu begrenzen etc.
Angewandt auf Euthanasie, sucht, wählt oder plant eine Person, die sich in einer für die sterbende oder todkranke Person verantwortlichen Position befindet, bei aktiver Euthanasie den Tod der sterbenden Person, weil es die einzige, wirksamste oder humanste Weise ist, in der das Ziel erreicht werden kann, Leid zu mildern

oder unnötige oder unproduktive Aufwendungen zu vermeiden. Der Akteur beabsichtigt insbesondere den Tod des anderen. Bei passiver Euthanasie wird der Tod der Person weder beabsichtigt noch gesucht oder gewünscht. Die Behandlung der Todkranken wird wegen ihrer Nutzlosigkeit oder Schmerzhaftigkeit beendet oder nicht begonnen, oder weil die Aufwendungen und Mittel besser verwendet werden können. Das Ziel oder die Absicht bestehen darin, unnötige Schmerzen oder Rechnungen zu vermeiden oder menschliches Elend zu verringern, nicht im Töten des Patienten.

Meist ist mit dieser Darstellung die Überzeugung verbunden, daß man eine sinnvolle Unterscheidung ziehen kann zwischen dem, was vorhergesehen oder vorweggenommen und was beabsichtigt wird. Ich sehe beispielsweise vorher, daß mein Auto bei der Fahrt zur Arbeit Benzin verbrauchen wird, aber ich beabsichtige oder wünsche es nicht. Ähnlich beabsichtigt oder wünscht man bei passiver Euthanasie nicht den Tod einer todkranken Person, obwohl man vorhersehen kann, daß die eigenen Handlungen ihn beschleunigen werden. Diese Unterscheidung ist wesentlich, denn wenn Vorhersehen Beabsichtigen enthält, wird passive Euthanasie praktisch zu einer Kategorie ohne Anwendung, denn es gäbe wenig Beispiele (sofern überhaupt welche), in denen der Akteur den Tod des Patienten nicht vorhersähe, dem er die lebenserhaltende Hilfe entzieht oder dessen Behandlung er wegen einer tödlichen Krankheit und ihrer Komplikationen einstellt.

Aber kann ein Unterschied der Absicht ausreichen, um zwischen Töten und Sterbenlassen zu unterscheiden, und entsprechend zwischen aktiver und passiver Euthanasie? Es wird – zu Recht, wie ich meine – eingewandt werden, daß bei Töten und Sterbenlassen die Intention die gleiche sein mag. Einerseits kann eine Person in beiden Fällen den Tod einer anderen beabsichtigen. Ein Arzt kann beispielsweise einem hoffnungslos komatösen Patient ein tödliches Medikament spritzen, um ihn zu töten, oder demselben Patienten die Magensonde wegnehmen, um ihn sterben zu lassen. Die Absicht kann in beiden Fällen sein, nicht das Leid des Patienten zu beenden (der im Koma vermutlich nicht leidet), sondern seinen Tod herbeizuführen. Der Arzt mag sein Handeln auf die Behauptung stützen, daß kein Sinn darin liegt, ein Leben zu verlängern, bei dem keine Aussicht auf mehr als einen vegetativen Zustand besteht.

Andererseits kann man töten und sterben lassen, ohne den Tod des anderen zu beabsichtigen oder zu beabsichtigen, falsch zu handeln. Eine Person kann beispielsweise beabsichtigen, einen Angreifer angriffsunfähig zu schlagen und ihn im Verlauf dieser Handlung töten. Dies braucht nicht nur zufällig zu sein. Sie könnte sagen, daß sie vorher gesehen habe, daß die von ihr ausgeführte Handlung den Angreifer töten würde, daß sie aber nicht seinen Tod beabsichtigte, sondern nur, seinen Angriff zu stoppen. Aber die korrekte Beschreibung dieses Akts wäre, daß sie ihn tötete. Oder, etwas naheliegender unter dem Blickwinkel der Euthanasie: die Tochter, die dem an multipler Sklerose sterbenden Vater ein Gewehr in die Hand gibt und ihm zeigt, wie man den Abzug betätigt (Siegel 1983), beabsichtigt seine andauernden Schmerzen, sein Leid und seinen menschlichen Verfall ebenso zu beenden wie der Arzt, der den Stecker des Beatmungsgeräts zieht oder der sich einer weiteren Behandlung einer an Lungenkrebs sterbenden Person enthält. Beide versuchen Schmerzen und Leid zu mildern, sie nicht unnötig zu verlängern oder auch nur das Sterben eines Menschen hinauszuzögern. Von beiden kann man sagen, daß sie den Tod vorhersehen, aber nicht beabsichtigen, daß sie nur beabsichtigen, unnötiges Leid zu verhindern.[8]
Kurzum, sowohl bei Töten wie Sterbenlassen, bei aktiver ebenso wie bei passiver Euthanasie kann die Absicht die gleiche sein, wie auch die vorhergesehenen Folgen der gewählten Handlung. Deshalb kann der Unterschied zwischen aktiver und passiver Euthanasie nicht allein in der Absicht des Akteurs liegen.

4. Was man getan hätte, wenn...

Douglas Walton schlägt eine Methode vor, um dieses Verständnis des Unterschieds der Absichten bei Töten und Sterbenlassen zu ergänzen. Er meint, daß Absichten kontrafaktisch in Begriffen dessen verstanden werden können, was der Akteur zu tun oder nicht zu tun bereit ist. Walton schreibt:

»Zu sagen, daß eine Person *etwas herbeiführt*, schließt ein, daß die Person bereit ist, in der gegebenen Situation ausreichend Anstrengung aufzubringen, um bewußt jede mögliche Entwicklung zu verhindern, die mit dem Ergebnis unvereinbar wäre, das sie vor Augen hat. Daß eine Person *etwas zuläßt*, schließt nur ein, daß die Person bereit ist, in die gegebene Situation bewußt einzugreifen, in dem Ausmaß, manche, aber nicht jede mögliche Entwicklung zu verhindern, die unvereinbar wäre mit dem Ergebnis, das sie vor Augen hat. Der springende Punkt der Unterscheidung liegt darin, daß beim Herbeiführen, aber nicht beim Zulassen eines Ergebnisses die folgende kontrafaktische Aussage für den Akteur gilt: Wenn sich eine Entwicklung anbahnte, die mit dem Ergebnis unvereinbar wäre, das er vor Augen hat, würde er bewußte Schritte einleiten, um diese Entwicklung zu verhindern« (Walton 1981, S. 70).

Wenn man dies auf das Thema der Euthanasie anwendet, so hat die Unterscheidung zwischen aktiver und passiver Euthanasie zu tun mit dem ›bewußten Entschluß‹ des Akteurs. Bei aktiver Euthanasie führt der Akteur herbei, daß die todkranke Person stirbt, und ist deshalb bereit, andere Handlungen ins Auge zu fassen, um das Leben des Individuums zu beenden, sollte die erste nicht erfolgreich sein. Bei passiver Euthanasie hingegen läßt der Akteur zu, daß der Patient stirbt, und ist deshalb nicht bereit, andere Schritte zu unternehmen, um den Tod des Patienten herbeizuführen, sollte der Patient weiterleben, beispielsweise nachdem er vom Beatmungsgerät weggenommen wurde. Der Unterschied ist deshalb »abhängig davon, wie die Überlegungen und Dispositionen des Akteurs die Beschaffenheit der Handlungsabfolge und ihre Wirkungen beeinflussen« (Walton 1981, S. 72).
Deshalb stellen beide von Rachels geschilderten Fälle ein Töten dar. Etwas genauer gesagt, ist Müller im zweiten Fall an der Herbeiführung von etwas beteiligt, denn er stand dabei und wartete darauf, den Kopf seines Cousins unter Wasser zu stoßen, sollte er über dem Wasser erscheinen. Dies macht natürlich Rachels' Argument ungültig, denn beide Fälle, der von Schmidt und der von Müller, sind Vorkommnisse von Töten und deshalb für die Unterscheidung von Töten und Sterbenlassen nicht verwendbar.
Worin liegt die moralische Bedeutung dieses Unterschieds? Walton meint, daß Töten viel schlimmer ist als Sterbenlassen, weil es ein »bewußtes und effektives Eingreifen in den natürlichen Verlauf darstellt, zu dem Zweck, in dem in Aussicht genommenen, eindeutigen Ergebnis des Todes für eine Person zu enden«; im Töten versucht man »sicherzustellen, daß das Ergebnis eintritt, ohne sich auf eine andere Macht zu verlassen«, während etwas geschehen lassen nicht ausschließt, daß die Aktivität einer anderen Macht – sei es der Natur oder einer anderen – das Ergebnis

beeinflußt (ebd., S. 75 f.). Zwei Gesichtspunkte sind in dieser Darstellung miteinander verbunden. Der eine ist die Überlegtheit des Akts, Überlegtheit im Sinn des Nichterlaubens von möglicherweise alternativen Ergebnissen (im Fall von Töten). Bei Töten oder aktiver Euthanasie versucht man sicherzustellen, daß die Person stirbt (das heißt, man handelt auf eine Weise, um andere Ergebnisse als den Tod der Person zu verhindern), wohingegen man beim Sterbenlassen Spielraum für andere Ergebnisse zugesteht (die Person könnte weiterleben und sogar genesen).

Der damit hervorgehobene Punkt betrifft die Beziehung zwischen der Handlung und der Gewißheit der Folgen: Man ist sich beim Töten der Folgen seiner Handlungen sicherer, während die Ergebnisse weniger sicher sind beim Sterbenlassen. Das ist aber eine Sache des graduellen Unterschieds, nicht ein klar geschnittener Kontrast zwischen beidem. Man könnte sich der Folgen der Wegnahme einer Person vom lebenserhaltenden System fast so sicher sein wie beim Benutzen eines tödlichen Medikaments. Tatsächlich kann man sich manchmal sicherer sein über die Folgen des ersteren. Ein Medikament zu nehmen, um sein Leben zu beenden, ist nicht immer erfolgreich, tatsächlich nicht einmal häufig. Kurzum, es ist nicht klar, daß das Element der Unsicherheit wirklich einen deutlichen Unterschied zwischen Töten und Sterbenlassen hervorbringt. Es placiert sie eher an zwei Enden eines Kontinuums, statt sie scharf voneinander abzugrenzen.

Walton könnte antworten, daß er Töten definiert hat als Bereitschaft, alle Schritte zu unternehmen, die nötig sind, um den Tod der Person herbeizuführen. Mörder sind sich deshalb ihres Ergebnisses immer sicher. Aber die Absicht determiniert nicht das Ergebnis. Ich kann beabsichtigen, alle nötigen Schritte zu unternehmen, reich, berühmt, der Ehemann einer bestimmten Frau zu werden oder eine Person zu töten, aber die Absicht legt nicht als gewiß fest, daß irgendetwas hiervon passiert. Außerdem scheint es eine übergebührlich starke Bedingung für aktive Euthanasie zu sein, anzunehmen, daß die an ihr beteiligte Person beabsichtigen muß oder gewillt zu sein hat, andere Handlungen auszuführen, sollte die vorgesehene Handlung erfolglos bleiben, das Leben des anderen zu beenden. Eine Person mag den Mut haben, die Überdosis eines Medikaments zu verabreichen, nicht aber, weiterzugehen und die Person mit dem Kissen zu ersticken, sollte das Medikament nicht wirken.

Aber angenommen, es macht einen Unterschied: ist es ein moralisch bedeutsamer Unterschied? Walton ist der Meinung, daß der Unterschied deshalb moralisch bedeutsam ist, weil Sterbenlassen kein so »bewußtes und effektives« Eingreifen darstellt. Während Töten »unvereinbar ist mit Überleben«, ist Sterbenlassen darin »sicherer«, daß es mögliche alternative Ergebnisse offenläßt, die ausgesprochen vorteilhaft sein können.[9]

Aber warum sollte man der Meinung sein, daß die weniger gezielte und überlegte Handlung sicherer ist? Man betrachte das Beispiel des Soldaten, der zu entscheiden hat, ob er einen tödlich verwundeten Kameraden töten soll oder ihn zurücklassen, wobei er von einem Feind gefangengenommen würde, der gefürchtet ist für sein Foltern und Verstümmeln von Gefangenen. Unter solchen Umständen ist die Annahme vernünftig, daß die gezielt ins Auge gefaßte Handlung die sicherere Handlung darstellt, denn obwohl möglich ist, daß der Feind den verwundeten Soldaten nicht findet, ihn nicht foltert oder daß er stirbt, bevor er gefunden wird, können diese Alternativen doch so unwahrscheinlich sein, daß die sichere Lösung darin besteht, die gezielte und überlegte Handlung zu wählen.

Weiter: Warum sollte der sicherere Weg, diejenige Vorgehensweise, die mögliche alternative Ergebnisse offenläßt, moralisch besser sein? Der bloße Umstand, daß die alternativen Ergebnisse vorteilhaft sein könnten, reicht nicht als Grund, denn das Ergebnis kann sehr leidvoll sein, so daß die Person später bejahen würde, daß es besser gewesen wäre, hätte ihr Leben früher ein Ende gefunden. Das trifft insbesondere zu in einem Fall von Euthanasie, in dem die Person nach Meinung der Ärzte im Sterben begriffen ist. Wenn Walton recht hätte, sollte tatsächlich sogar passive Euthanasie generell mit Vorsicht bedacht werden, denn es wäre sicherer, das Leben, so gut es geht, zu verlängern, da eine solche Verlängerung die (wenn auch geringe) Möglichkeit einer vorteilhaften Entwicklung offenließe. Weiter: »Wie realistisch ist das Risiko? Wenn eine neue medizinische Entdeckung reklamiert wird, verstreicht gewöhnlich einige Zeit, bevor sie ausreichend getestet ist, um die Produktion des Medikaments im größeren Maßstab oder die Einübung der nötigen Techniken zu rechtfertigen. Dies ist eine Periode der Vorsicht, bei der Euthanasie in dieser speziellen Sorte von Fällen vermutlich sowieso ausgesetzt wird. Es ist deshalb ziemlich wahrscheinlich, daß, wenn die neue Entdeckung verfügbar wird, Euthanasie, soweit praktiziert, in dieser Hinsicht keine Irrtümer enthalten dürfte« (Williams 1958, S. 8). Oder sogar noch weitergehend: die Irrtümer wären vergleichbar mit normalen medizinischen Verfahrensirrtümern. Das Berücksichtigen zukünftiger guter oder schlechter Aussichten macht also den Unterschied nicht moralisch bedeutsam. Vielmehr handelt es sich um eine Bedingung, die dem Erwägen von Euthanasie überhaupt vorausliegt.

Schließlich: Es trifft zu, daß Töten unvereinbar ist mit Überleben, aber dies setzt voraus, daß Überleben gut ist. Aber im Fall *sowohl* von aktiver *wie* passiver Euthanasie wird gerade das bestritten; weiteres Leben ohne entsprechende Lebensqualität ist nur verlängertes Sterben.

Der andere Gesichtspunkt in Waltons Darstellung zielt auf die Beschaffenheit der Todesursache einer Person. Gehen wir jetzt zu diesem Unterschied und seiner Beziehung zu Absichten über.

5. Schlechte Mittel und gute Wirkung

Es wird die Behauptung vertreten, das Problem bei der vorangegangenen Diskussion liege nicht darin, sich auf die Absicht als den moralisch bedeutsamen Unterschied zu konzentrieren, sondern darin, die sich daraus ergebenden Begriffe mit Töten und Sterbenlassen gleichzusetzen. Die für Euthanasiebetrachtungen relevanten Unterscheidungen zerlegen sich nicht eindeutig entsprechend der Kategorien des Handelns (Töten) und Nichthandelns (Sterbenlassen) oder gar von aktiver und passiver Euthanasie. Dennoch sind Unterschiede in den Absichten wichtig, um das absichtliche Töten eines Patienten von einer geeigneten Behandlung des sterbenden oder todkranken Patienten zu trennen. Einerseits gibt es Fälle, bei denen der Akteur den Tod eines anderen herbeiführen will. Die Absicht besteht darin, Leben zu beenden, und das kann erreicht werden entweder durch Töten oder Sterbenlassen, durch Handeln oder Nichthandeln. Andererseits kann die Absicht entweder darin bestehen, das Recht des Patienten auf Verweigerung der Behandlung (in Ruhe gelassen zu werden) zu achten oder darin, »dem Patient die zu dem betreffenden Zeitpunkt beste Behandlung zu geben« (Steinbock 1979, S. 61). In diesem Fall beabsichtigt der Akteur nicht die Beendigung des

Lebens, sondern zielt auf das Nichtverlängern des Sterbevorgangs. Er vermeidet es insbesondere, eine außergewöhnliche Behandlung fortzuführen, wobei »außergewöhnlich« verstanden wird als Behandlung mit »allen Medikamenten, Verfahren und Operationen, die nur mit übermäßigem Aufwand, Schmerz oder anderen Unannehmlichkeiten angewandt werden können oder die, wenn sie angewandt würden, keine vernünftige Hoffnung auf Erfolg versprächen« (Sullivan 1977, S. 3, Paul Ramsey zitierend: Ramsey 1970, S. 115 f.). Zum Zweck der Klarheit werden wir im folgenden Handlungen der ersten Kategorie als Akte des Tötens und solche der zweiten als Nichtbenutzen außergewöhnlicher Mittel der Lebenserhaltung bezeichnen.

Diese Art, die Unterscheidung zu formulieren, umfaßt eindeutig mehr als bloße Absichten, und das notwendigerweise. Wenn die Absicht das einzige Unterscheidungsmerkmal wäre, dann gäbe es viele Fälle, bei denen man der Handlungsbeschreibung nicht entnehmen könnte, worum es geht. Der genau gleiche Handlungsakt könnte Töten oder das Verwenden keiner außergewöhnlichen Mittel genannt werden. Aber, da das eine (Töten) immer unakzeptabel ist, nicht hingegen das andere, würde die moralische Qualität des Akts, wenn sie in dieser Hinsicht unentschieden wäre, der Absicht des Akteurs entspringen. Bestünde die Absicht darin, zu töten, wäre die Handlung falsch; bestünde sie darin, keine außergewöhnlichen Mittel aufzubieten, wäre der genau gleiche Akt richtig. Aber auch wenn man zugestünde, daß eine gute Absicht notwendig ist für die Richtigkeit einer Handlung, ist sie doch nicht hinreichend. Die Richtigkeit der Handlung muß auch die Eigenschaften des Handlungsaktes umfassen.

Das zusätzlich aufgebotene Unterscheidungsmerkmal (unter sonst gleichen Umständen) betrifft die Beziehung zwischen Mittel und Zwecken innerhalb der Handlung. Beim Töten ist »es der Tod [des Patienten], welcher den unmittelbaren Zweck und Gegenstand des Tötens ausmacht. Die wohlmeinenden Absichten, die bei Euthanasieentscheidungen oft im Spiel sind, können nicht verwirklicht werden, ohne daß die Person tot ist. Schmerzen, Leid und Aufwand kommen erst an ein Ende, wenn das Leben des Patienten beendet wird. Der Tod ist deshalb ein Mittel, um diese Ziele zu verwirklichen, und keine Nebenwirkung ihrer Realisation.«[10] Töten umfaßt deshalb nicht nur die Absicht, das Leben einer Person zu beenden, sondern die Beendigung des Lebens ist das Mittel, um verschiedenerlei mögliche Güter zu realisieren. In Diskussionen über das Nichtverwenden außergewöhnlicher Mittel werden gegensätzliche Dinge gesagt. Hier wird die Absicht, das Sterben nicht unnötig zu verlängern, so erfüllt, daß aussichtslose Methoden nicht weiter verfolgt werden oder man ihre Anwendung einstellt. Die Nicht-Verzögerung des Todes wird deshalb nicht durch Töten der Person erreicht, sondern durch Ausführen oder Nichtausführen einer für außergewöhnlich gehaltenen Behandlung.

Dieser Unterschied wird nun in zweierlei Hinsicht für moralisch bedeutsam gehalten: erstens, weil absichtliches Töten immer falsch ist, der Abbruch einer außergewöhnlichen Behandlung hingegen nicht; und zweitens, weil ein schlechtes Mittel nicht verwendet werden darf, um ein gutes Ziel herbeizuführen. Was diese Autoren vor Augen zu haben scheinen, ist die traditionelle Konzeption des Prinzips der Doppelwirkung. Nach diesem Prinzip ist eine Handlung, die zwei Wirkungen hat, eine mit positivem, eine mit negativem Wert, nur dann moralisch gerechtfertigt, wenn sie vier Bedingungen erfüllt:

(1) Die Handlung selbst ist moralisch oder unmoralisch.
(2) Die schlechte Wirkung ist nicht das Mittel für den guten Zweck oder für die gute Wirkung.
(3) Die Handlungsabsicht ist moralisch richtig.
(4) Die guten Folgen sind den schlechten Folgen gleich gewichtig oder überwiegen sie.

Hierauf angewandt lautet die These, daß der Unterschied zwischen Töten und Nichtanwendung außergewöhnlicher Mittel mit den Bedingungen (2) und (3) zu tun hat. Ersteres kann diese beiden Bedingungen nicht erfüllen, denn die schlechte Wirkung (der Tod der Person) ist das Mittel für den guten Zweck, und die Absicht (hier: absichtliches Töten) ist immer falsch. Letzteres erfüllt jedoch diese beiden Bedingungen, denn die schlechte Wirkung, obwohl vorhergesehen, ist weder das Mittel für den guten Zweck, noch ist sie beabsichtigt. Mit Hilfe der zweiten und dritten Bedingung des Prinzips der Doppelwirkung wird also ein moralisch bedeutsamer Unterschied hervorgehoben.

Betrachten wir zuerst Bedingung (3): In welcher Weise sind die Absichten verschieden? Welches ist genau die Absicht im Fall der Nichtanwendung außergewöhnlicher Mittel? Ist es die, das Sterben der Person nicht zu verlängern? Auch dem absichtlichen Töten kann diese Absicht zugrunde liegen. Ist es die, keine unnötigen Schmerzen zu bereiten? Aber absichtliches Töten ist bei Euthanasie auf dieses Ziel ausgerichtet. Ist es die, dem Patienten und für den Patienten Gutes tun? Dasselbe gilt für absichtliches Töten. Es scheint, daß der einzige Unterschied die zusätzliche Absicht ist, daß man nämlich beim Töten wünscht, der Patient wäre tot. Könnte man aber nicht auch sagen, daß man in vielen Fällen des Nichtverlängerns außergewöhnlicher Behandlung für den Patienten wünscht, daß er stirbt, denn das ist die einzige Möglichkeit, daß der Schmerz beendet und der Sterbevorgang nicht verlängert wird?

Die Antwort ist »nein«. Man wünscht dem Patienten nicht, daß er stirbt, sondern daß er wiederhergestellt wird. Obwohl man aufgrund der Diagnose vorhersieht, daß der Patient sterben wird, ist das Sterben weder erwünscht noch beabsichtigt. Sind jedoch, auch wenn das zutrifft, die Absichten nicht komplizierter, als hier dargestellt? Man betrachte das Beispiel Sullivans von dem Kleinkind, das unter einem weitgehend nekrotisierten Darm leidet, eine Erkrankung, die außer Kontrolle geraten ist. Es trifft zu, daß man dem Säugling wünscht, er würde genesen. Trifft aber, da Genesung medizinisch für höchst unwahrscheinlich gehalten wird, nicht auch zu, daß man zusätzlich zu dem Wunsch, daß der Säugling nicht leidet, wünscht, daß er stirbt, weil man sieht, daß er kein normales, angenehmes Leben führen kann? Wenn sich folglich der Arzt weigert, außergewöhnliche Maßnahmen zu seiner Lebensverlängerung zu ergreifen, wenn er sich weigert, ihn zu behandeln oder eine Operation vorzunehmen, die den Sterbevorgang nicht rückgängig machen kann, scheint er nicht nur zu beabsichtigen, sein Sterben nicht zu verlängern, sondern er beabsichtigt das Sterben, das gut für ihn ist – und ebenso für die Familie. Er will nicht, daß der Säugling weiterlebt, da dieses schmerzerfüllte Leben keinen Sinn hat. Kurzum, obwohl zutrifft, daß man manchmal, beim Nichtverlängern extremer Behandlungsmethoden, das Vorhergesehene (und Schlechte) und das Beabsichtigte und Erwünschte sinnvoll unterscheiden kann, trifft auch zu, daß der Tod manchmal nicht nur vorhergesehen, sondern Teil der komplexen Absicht ist, für den anderen etwas Gutes zu tun. Wenn das zutrifft, ist eine klare Unterscheidung zwischen Töten und dem Nichtfortsetzen außergewöhnlicher Behandlung mit Hilfe von Absichten unmöglich.

Angenommen aber, daß ein klarer Unterschied besteht: wäre er moralisch bedeutsam? Es wird insbesondere angenommen, daß die Absicht, ein Leben zu vernichten, immer falsch ist. Gibt es aber nicht bedenkenswerte Ausnahmen? Beispielsweise gibt es Fälle, in denen der Tod einer Person notwendig ist für das Wohl vieler, deren Leben die Person in unverantwortliche Gefahr gebracht hat. Man könnte vernünftigerweise annehmen, daß das überlegte Töten eines Pol Pot damit gerechtfertigt gewesen wäre, daß das Beenden seiner Furcht und Schrecken verbreitenden Existenz die mörderische Tyrannei beendet hätte, unter der das kambodschanische Volk zu leiden hatte. Es ist richtig, daß man sich hierbei vor irgendwelchen einfachen Kalkulationen hüten muß, bei denen das leichte Überwiegen des guten Zwecks das Mittel rechtfertigt. Jemand anderen bewußt töten ist *prima facie* falsch, so daß die positive Rechtfertigung gravierend sein muß. Wenn jedoch das Beenden umfassenden Übels nur durch Töten einer hierfür schuldigen Person möglich ist, kann das Töten gerechtfertigt sein. Würde man nicht auch eine Ausnahme gegenüber der allgemeinen Verurteilung von bewußtem Töten machen, wenn der Tod einer Person ein selbständiges Gut für diese Person ist? Obwohl sich das vom vorangegangenen Beispiel darin unterscheidet, daß das Gut nicht jemand anderem, sondern der Person gilt, deren Leben beendet werden soll, und daß die Person nicht schuldig, sondern unschuldig ist, so bleibt doch zu zeigen, daß diese Faktoren das Urteil verändern. Es liegt nahe, daß die Frage von Schuld und Unschuld umgangen wird, wenn zutrifft, daß das Töten zum Besten der Person ist. Und man muß sich daran erinnern, daß bei Euthanasie das Beabsichtigen des Todes eines anderen heißt, das Beste dieser Person beabsichtigen. In jedem Fall ist es alles andere als klar, daß das absichtliche Töten einer Person nie die Bedingung (3) erfüllen kann.

Damit liegt die Beweislast vollständig bei der Bedingung (2), denn keines der beiden Beispiele erfüllt diese Bedingung. Die Bedingung (2) ist traditionell das problematischste der vier Kriterien. Gibt es aber, davon abgesehen, einen klaren Unterschied zwischen absichtlichem Töten und dem Nichtverlängern einer außergewöhnlichen Behandlung im Hinblick auf Bedingung (2)? Absichtliches Töten kann natürlich Bedingung (2) nie erfüllen. Aber es scheint, daß es sich verhält wie bei den Absichten: daß die Verteidiger der These nur deshalb behaupten können, der Verzicht auf Intensivbehandlung erfülle die Bedingung (2), weil sie nur einen Teil des Vorgangs beachten. Sehr häufig gehen die definitive Beendigung des Leidens der sterbenden Person und das Beenden nutzloser Aufwendungen mit dem Tod der Person einher. Es ist deshalb der Tod der Person, der zusammen mit anderen Mittel, wie dem Beenden lebensverlängernder Behandlung, ein Mittel zu einem guten Zweck ist. Beim Abkoppeln beispielsweise von einem lebenserhaltenden System ist es der Tod der sterbenden Person, der letztlich den hinausgezögerten Sterbevorgang, Schmerzen und außergewöhnliche medizinische Aufwendungen beendet. Um noch einmal zu Sullivans Beispiel von dem Säugling zurückzukehren, der unter einem weitgehend nekrotisierten Darm leidet: In diesem Fall liegt der gute Zweck im Beenden von Schmerz, Leid und Fehlfunktion, verursacht durch die weitgehende Nekrotisierung, und dieser Zweck kann nur durch den Tod des Säuglings erreicht werden. Kurzum, obwohl absichtliches Töten nie Bedingung (2) erfüllen kann, trifft es zu, daß viele Standardbeispiele des Nichtverlängerns außergewöhnlicher Behandlung Bedingung (2) ebensowenig erfüllen und folglich die zunächst klar scheinende Unterscheidung dahinschwindet.

6. Todesursachen

Wie wir sehen, liegt im Kern der meisten Versuche, einen moralisch bedeutsamen Unterschied zwischen aktiver und passiver Euthanasie oder ihren Entsprechungen (wie Töten und Nichtanwendung außergewöhnlicher Maßnahmen der Lebensverlängerung) ausfindig zumachen, eine Berücksichtigung nicht nur von Absichten, sondern auch der kausalen Struktur, in die der Tod der Person eingebettet ist. Wir haben gesehen, wie versucht wurde, eine Unterscheidung zu ziehen mit Hilfe des Prinzips »Keine schlechten Mittel aufbieten, um einen guten Zweck zu erreichen«. Paul Ramsey trifft diese Unterscheidung etwas anders.

In Übereinstimmung mit unserem vorangegangenen Abschnitt ist er der Meinung, daß neuere Versuche, zwei Arten von Euthanasie zu unterscheiden, die Grenzlinie an der falschen Stelle ziehen. Er möchte vielmehr von Akten des Unterlassens (Sorge nur für den Sterbenden) und Akten des Vollziehens (Akten der Euthanasie) sprechen (Ramsey 1970, S. 150-152). Unterlassensakte schließen ein, etwas Begonnenes zu beenden, um etwas zu tun, das besser, weil jetzt angebrachter ist. Während die Person krank war, unternahmen die für ihre Versorgung Verantwortlichen geeignete Maßnahmen, also Genesungsmaßnahmen. Zu diesem Zeitpunkt hätte die Verweigerung von Behandlung oder das Entziehen von lebenserhaltenden Systemen einen Vertrauensbruch gegenüber der kranken Person bedeutet; es hätte ein »Mißachten von Treueansprüchen eines mitmenschlichen Wesens« bedeutet (Ramsey 1970, S. 160). Wenn sich aber die Situation der Person ändert, wenn sie also nicht einfach mehr krank ist, sondern sich im Sterben befindet, beziehen sich die Treueansprüche nicht auf das Leben der Person, sondern auf ihr Sterben.[11] Deshalb sind jetzt andere Handlungsweisen angebracht, dem Sterbevorgang angemessene Handlungen, die nur Betreuung des Sterbenden bedeuten und nicht die Verlängerung der Sterbephase. Die Entscheidung steht in Übereinstimmung mit dem, was medizinisch als möglicherweise hilfreich angezeigt ist oder nicht. Ramsey meint, daß dies »eine objektive medizinische Festlegung ist. Das heißt, daß Uneinigkeit – beispielsweise zwischen dem Arzt und der Familie eines komatösen Patienten – *tatsächliche* Uneinigkeit hinsichtlich der objektiven medizinischen Situation und darüber sein kann, was in einem speziellen Fall zu tun ist« (Ramsey 1976, S. 16). Es handelt sich aber auch um eine moralische Entscheidung, die mit dem ›gegenwärtigen Zustand des Patienten‹ und der Qualität seines möglichen Lebens und seiner sozialen Beziehungen zu tun hat.

Kurz gesagt argumentiert Ramsey so, daß man nicht unter der Verpflichtung steht, das Leben der sterbenden Person zu verlängern. Die Änderung in der Situation der Person bedeutet tatsächlich, daß jede solche Verlängerung nicht den Lebens-, sondern den Sterbeprozeß hinauszögert. Man kann lebenserhaltende Systeme wegnehmen oder Verfahren oder Medikamentgaben beenden, die vor diesem Zeitpunkt für die Behandlung der kranken Person als nötig angesehen wurden, denn sie sind jetzt außergewöhnlich und nicht erforderlich.

Für Ramsey heißt das aber nicht, daß jetzt Vollzugshandlungen (was man aktive Euthanasie nennen könnte) angebracht wären. Aufgrund des Treueanspruchs des sterbenden Patienten ist man nicht aufgefordert, außergewöhnliche medizinische Behandlung fortzuführen. Jedoch wäre der Eintritt in einen Vollzugsakt, die aktive Beendigung des Lebens des Patienten, ein Verstoß gegen den Treueanspruch.

Warum ist aktive Euthanasie nicht angebracht? Die Antwort liegt nicht in der Natur des Treueanspruchs, denn man könnte sagen, daß auf die Bitte eines leidenden, sterbenden oder chronisch kranken Ehepartners oder Kindes hin Töten oder aktive Euthanasie eine angemessene Reaktion wäre. Das heißt, eine Ehefrau könnte vorbringen, daß, wenn man sich ihr gegenüber bei ihrem Sterben und in ihrer chronischen Krankheit treu verhielte, man notwendigerweise aktiv und direkt ihr Leben und Leiden beenden müßte.

Der Unterschied muß woanders liegen. Ramsey meint, daß der Unterschied in der Todesursache liegt. »Bei Unterlassen verursacht kein menschlicher Akteur den Tod des Patienten, weder direkt noch indirekt. Er stirbt seinen eigenen Tod an Ursachen, deren Bekämpfung mit möglichen medizinischen Eingriffen nicht mehr barmherzig oder sinnvoll ist... Wir stehen [dem Sterbenden] bei und begleiten ihn bei diesem seinem ureigensten Sterben, wobei wir es so angenehm und würdevoll wie möglich machen.«[12] Deshalb (um zu unserer Terminologie zurückzukommen) könnten wir das Töten oder die aktive Euthanasie zu einem Teil als Ausführung oder Unterlassung einer Handlung bezeichnen, bei der die Ursache des Todes der sterbenden Person nicht die Krankheit der Person oder deren Komplikationen ist. Und passive Euthanasie (oder eine angemessenere Klassifikation) könnte zum Teil[13] bestimmt werden als Ausführung oder Unterlassung einer Handlung, wobei die Ursache des Todes der sterbenden Person in der Krankheit oder ihren Komplikationen liegt. Der Unterschied zwischen aktiver und passiver Euthanasie (vorausgesetzt, man ist bereit, die Termini in dieser revidierten Bedeutung zu verwenden) bezieht sich dann darauf, was den Tod der Person verursacht hat. Im ersten Fall stirbt die todkranke Person unnatürlich (durch etwas, das ohne Beziehung zu dieser Krankheit steht und das eine verantwortliche oder verwandte Person verursacht beziehungsweise ohne Schaden oder unnötiges Leid für die Person hätte verhindern können); im letzteren Fall stirbt die todkranke Person natürlich (an ihrer Krankheit oder deren Komplikationen, die eine verantwortliche oder verwandte Person durch ihr Tun oder Unterlassen ihren Gang nehmen läßt).

Reicht das aus, um einen klaren Unterschied zwischen aktiver und passiver Euthanasie herauszustellen, und ist er moralisch bedeutsam? Obwohl der Unterschied häufig klar ist, betrachte man einen Fall, bei dem eine Person unter schwerer *Angina pectoris* leidet. Ihr nächster Verwandter erkennt, daß sie sich im Endstadium befindet, weiß aber auch, daß sie extreme Schmerzen hat, und möchte den Vorgang zu ihrem Besten beschleunigen. Deshalb bastelt er ein Vehikel zusammen, das die Patientin in der Nacht zu Tode erschreckt, indem es einen Herzinfarkt verursacht. Oder ein todkranker, an Krebs leidender Patient zieht sich eine Lungenentzündung zu. Um den Vorgang zugunsten des Patienten zu beschleunigen, bringt ihn der Verwandte für einige Zeit ins Freie an die kalte Nachtluft, wo er an seiner Lungenentzündung stirbt. In beiden Fällen starben die Patienten an ihrer Krankheit und ihren Komplikationen und erfüllen deshalb die obige Definition von passiver Euthanasie (wenn die Handlung zum Wohl des Patienten war). Unsere Intuitionen sagen aber, daß keines ein Fall von passiver, sondern vielmehr von aktiver Euthanasie ist.

Angenommen aber, es gibt eine klare Unterscheidung: ist sie moralisch bedeutsam? Die Antwort hängt meiner Meinung nach ab von der ethischen Position, von der aus man Handlungen bewertet. Unter dem Gesichtspunkt einer folgenorientierten Position sind die letztlichen Folgen dieselben – der Tod der Person. Die dazwischenliegenden Folgen mögen verschieden sein, denn während bei aktiver Euthanasie vermutlich dem Tod wenig Schmerz und Leid vorherginge, könnte bei passiver Euthanasie viel Schmerz zu ertragen sein; denn der natürliche Tod kann langsamer und schmerzhafter sein als der direkt, auf schmerzlose Weise gespendete Tod. Es ist jedoch unklar, ob diese dazwischenliegenden Folgen wichtig sind, denn es könnte argumentiert werden, sie fielen unter die *ceteris-paribus*-Klausel.[14] Wenn ja, so ist das letztliche Ergebnis relevant – der Tod des Patienten und das Beenden seines Leidens oder Nichthinauszögern des Todes. Da dies in beiden Fällen gleich ist, ist der Unterschied nicht moralisch bedeutsam.

Aber angenommen, man weist, wie Ramsey, diese kompromißlos folgenorientierte Sichtweise zurück; kann man dann sagen, daß der Todesursache moralische Relevanz zukommt, ob sie also natürlich oder unnatürlich ist? Martin Benjamin ist der Meinung, daß Ramsey »zwei verschiedene Kontexte der Kausalerklärung des Todes einer Person« zusammenwirft, den pathologischen und den sozialen (der ethische und juristische Überlegungen einschließt) (Benjamin 1976, S. 15). Im pathologischen Kontext untersucht man die Ursache, indem man nach den biomedizinischen Bedingungen fragt, die verantwortlich waren für den Tod. Hierbei wird die Frage nach natürlichen und unnatürlichen Ursachen aufgeworfen. Wir wollen wissen, woran die Person starb und wie sich das zu ihrem vorangegangenen physischen Zustand verhält. Im sozialen Kontext untersucht man die Ursache, indem man ermittelt, warum die Person aufgrund dieser pathologischen Ursache zu diesem Zeitpunkt starb. Wurde (insbesondere) von irgend jemandem etwas unternommen, um den Tod zu beschleunigen? Welches war die moralische Natur der Handlung – ihre Absichten, Mittel und Folgen –, und besteht eine moralische oder rechtliche Schuld? Zwischen der pathologischen und der sozialen oder ethischen Ursache gibt es aber keine notwendige Verbindung.

Dieser Gedankengang übersieht jedoch eine wichtige ethische Tradition, nach der das Pathologische vom Moralischen nicht zu trennen ist. Nach der Naturrechtstheorie existiert eine natürliche Ordnung, die festlegt, welches der moralisch richtigere Weg ist, was die moralisch richtigen Mittel sein sollen. Der Akteur handelt richtig, wenn seine Handlungen mit dieser Ordnung übereinstimmen, und falsch, wenn nicht. Die menschliche Vernunft erfaßt diese Ordnung, indem sie die Natur oder den Zweck von Dingen sowie die Güter untersucht, die durch die Realisierung dieser Zwecke herbeigeführt werden.

Aus Platzgründen ist es unmöglich, in eine ausführliche Bewertung der Naturrechtstheorie einzutreten. Deshalb mag es genügen, hier zwei einschlägige Bemerkungen zu machen. Erstens ist nicht klar, daß man den natürlichen Verlauf von etwas immer erkennen kann. Was einer Spezies oder Art entsprechend natürlich ist, ist nicht einfach eine Frage empirischer Erkenntnis, denn das Natürliche ist nicht unbedingt das tatsächlich oder am häufigsten Stattfindende. Vielmehr ist es in jedem einzelnen Fall auf bestimmte metaphysische Annahmen über die Natur des fraglichen Gegenstands und über seinen idealen Verlauf gegründet. Welches aber diese Natur ist, welche Zweck-Mittel-Ordnungen natürlich oder unnatürlich sind und was eine korrekte natürliche

Zuordnung von Mitteln zu Zwecken von der inkorrekten unterscheidet – das ist Gegenstand heftigen Streits. Bezogen auf unser Thema: Erstreckt sich diese Ordnung auf den Sterbevorgang? Da es ein natürlicher Vorgang ist, sollte man annehmen, daß dies zutrifft. Es gibt aber viele natürliche Vorgänge – Essen, Ausscheiden oder Geboren-werden –, für die keine moralisch korrekte Weise des Handelns naheliegt. Durch natürliche Geburt geboren zu werden ist nicht moralisch richtiger als durch Kaiserschnitt. Warum sollte man dann glauben, daß es eine moralisch richtige Weise des Sterbens gibt?

Auch wenn man, zweitens, erkennen könnte, worin der natürliche Verlauf von etwas besteht, ist nicht klar, daß dies etwas Gutes für das betreffende Subjekt bedeutet. Obwohl es beispielsweise natürlich ist für ein menschliches Wesen, sich fortzupflanzen, scheint nicht zuzutreffen, daß Fortpflanzung *per se* ein Gut ist, insbesondere nicht in unserer gegenwärtigen Situation der menschlichen Überbevölkerung. Es ist bestenfalls ein kontextabhängiges Gut, und in bestimmten Kontexten ein Übel. Oder wiederum, Geburt durch Kaiserschnitt kann für eine Person in einer bestimmten Situation besser sein als vaginale oder natürliche Geburt. Ähnlich ist nicht klar, daß unnatürliches Sterben nicht auch zu einem bestimmten Zeitpunkt für das Subjekt ein Gut sein kann.

Kurzum, obwohl die Kausalanalyse die plausibelste Darstellung des Unterschieds zwischen aktiver und passiver Euthanasie anbietet, ist sie nicht vollkommen befriedigend. Es gibt Fälle, in denen der Patient aufgrund seiner Krankheit und ihrer Komplikationen stirbt – zum Beispiel Vorenthalten von Insulin bei einem an Diabetes sterbenden Patienten –, die unsere Intuitionen zu Recht als Töten einstufen würden. Darüber hinaus ist unklar, ob dieser Unterschied moralisch bedeutsam ist. Ob er es ist, hängt davon ab, ob man bereit ist, eine naturrechtliche Theorie der Ethik zu akzeptieren und ob diese Theorie auf die mit dem Sterben einhergehenden Vorgänge anwendbar ist.

7. Schluß

Welche Folgerungen können hieraus gezogen werden? Erstens, und kaum überraschend, fällt es von einer folgenorientierten Perspektive aus schwer, einen moralisch bedeutsamen Unterschied zwischen aktiver und passiver Euthanasie auszumachen. Unter sonst gleichen Umständen ist die letzte Konsequenz – der Tod des Patienten – dieselbe. Auf dieser Grundlage allein wäre es nicht möglich, das eine moralisch zu verdammen und das andere wertzuschätzen. Das ist Rachels' Argument, aber es ist weniger durchschlagend, als er vermutet, denn diejenigen, mit denen er streitet, sind nicht so zuversichtlich hinsichtlich der Angemessenheit einer folgenorientierten Ethik wie er. Er schließt die Berücksichtigung von Intentionen bei der Bewertung der Richtigkeit aus, während seine Opponenten sie einbeziehen.

Zweitens, und wichtiger, sollte man jeder einfachen Identifikation von aktiver und passiver Euthanasie als Teilklassen von Töten und Sterbenlassen gegenüber skeptisch sein. Dies steht natürlich in Gegensatz zur allgemeinen Tendenz innerhalb großer Teile der neueren Diskussion über Euthanasie. Die Diskussion über Euthanasie wird von beiden Lagern – denen, die einen moralisch bedeutsamen Unterschied zugestehen, und denen, die sich weigern – häufig in diesen Kategorien geführt.

Drittens sollten wir gerade hinsichtlich der benutzten Begriffe skeptisch sein: also hinsichtlich »aktiv« und »passiv«.[15] Möglicherweise sind sie so sehr in unserer Sprache verankert, daß sie nicht mehr aufgegeben werden können. Sollte das zutreffen, handelt es sich um eine sprachliche Tragödie, denn die Unterscheidung zwischen beiden Begriffen ist höchst verschwommen, wenn man sie unter den Aspekten von Handeln und Nichthandeln, Tun und Nichtstun betrachtet.

Die vielleicht hilfreichste Weise, zwei Arten von Euthanasie zu unterscheiden, wird von Ramsey, Sullivan und Steinbock vorgeschlagen. Unterschieden wird auf der einen Seite absichtliches Töten und auf der anderen angemessene Behandlung des Sterbenden oder Todkranken (ich ziehe diese Umschreibung der restriktiveren Betonung vor, daß keine außergewöhnlichen Maßnahmen aufgeboten werden). Wenn man nicht gerade die zweifelhafte Behauptung aufstellen will, daß Töten eine Form von Behandlung sei, scheinen dies einander wechselseitig ausschließende Kategorien zu sein. Man kann auch vermuten, daß sie völlig erschöpfend sind. Es könnte eingewandt werden, daß es eine zusätzliche Kategorie gibt, nämlich die, den Sterbenden nicht zu behandeln. Wenn das jedoch im Kontext von Euthanasie verstanden werden soll, in dem das Wohl des Patienten verfolgt wird, ergibt sich einfach, daß die vorgeschriebene Behandlung die Nichtfortführung oder Beendigung spezieller Behandlungsmethoden umfaßt, die den leidvollen Sterbeprozeß bestenfalls verlangsamen, nicht umkehren. Nichtbehandeln ist dann aber eine Form von Behandlung, in der gleichen Weise, in der viele Vorkommnisse des Nichthandelns (zum Beispiel sich weigern, etwas zu tun) selbst Handlungen sind. Weiter geht es nicht darum, daß der Patient überhaupt nicht behandelt wird, sondern daß angemessene Behandlungsformen für Patienten in ihrer Phase des Sterbens gefunden werden, während ungeeignete Behandlung verweigert oder nicht fortgeführt wird.

Ob diese Unterscheidung moralisch bedeutsam ist, hängt vom Nachweis zweier Dinge ab. Erstens von der Annahme, daß absichtliches Töten immer falsch ist. Zugegebenerweise benötigt absichtliches Töten, da es *prima facie* falsch ist, eine Rechtfertigung. Hieraus folgt aber nicht, daß es immer falsch ist. Wenn auch kontrovers, kann eine Rechtfertigung für den Einsatz absichtlichen Tötens zum Schutz der Gesellschaft möglich sein. Es ist schwierig, nicht die Partei derjenigen zu ergreifen, die Generalleutnant Stauffenbergs Versuch von 1944, Hitler zu ermorden, für moralisch gerechtfertigt ansehen, bedenkt man den Umfang von Hitlers Untaten und das Ausmaß, in dem die schwächeren Mitglieder der betroffenen Gesellschaften Schutz benötigten. Deontologen können auch Beispiele vorbringen, bei denen Gerechtigkeit so verstanden werden kann, daß sie (wie bei Todesstrafe) Töten fordert. Der entscheidende Punkt ist hier nicht, absichtliches Töten freizugeben, sondern anzunehmen, daß es kein Verbot *a priori* gibt, das Überlegungen, die Töten zulassen, automatisch aus dem Bereich moralischer Entscheidungen ausschließen würde. Zweitens hängt die moralische Bedeutsamkeit der Unterscheidung davon ab, daß das Mittel, durch das man stirbt, in irgendeiner Weise moralisch bedeutsam ist. Der Konsequentialist kann das leicht zeigen, indem er Fälle vorführt, in denen der Tod schmerzhaft ist, wenn er sich ohne Intervention einstellt, aber (relativ) schmerzlos, wenn man direkt eingreift, um ihn herbeizuführen. Die zur Diskussion stehende These behandelt diese Aspekte jedoch unter der *ceteris-paribus*-Klausel. Rechtfertigungen hinsichtlich der Mittel können, so scheint es, nur vorgebracht werden, wenn man eine Version der Naturrechtstheorie akzeptiert. Ohne diese Theorie ist schwer zu sehen, wie man klarerweise zeigen könnte, daß (unter sonst gleichen Umständen) ein Sterben auf unnatürliche Weise *per se* gut ist, während ein Sterben auf unnatürliche Weise es nicht ist.

Kurzum, nach der Meinung derer, die gegenüber der Naturrechtstheorie oder ihrer Anwendbarkeit auf das Sterben skeptisch sind, kann die Frage der moralischen Qualität von Töten oder des Behandelns auf geeignete Weise nicht einfach auf der aktiv/passiv-Unterscheidung beruhen (wenn sonst alle Umstände gleich sind). Obwohl damit absichtliches Töten in Fällen erlaubt ist, in denen erlaubt ist, außergewöhnliche Behandlung zu verweigern, heißt es nicht, daß ersteres eine akzeptable Alternative in jedem Fall (oder auch nur in einigen Fällen) des letzteren ist, denn es ist nicht klar, daß in allen solchen Fällen (oder auch nur in einigen) alle sonstigen Umstände als gleich betrachtet werden können.

Anmerkungen

1 Dies sollte nicht als die Behauptung mißverstanden werden, daß viele Menschen tatsächlich Entscheidungen zu Euthanasie unter Berücksichtigung von nur einem moralischen Faktor treffen. Ebensowenig sollen moralische Urteile auf dieser einseitigen Grundlage empfohlen werden. Vielmehr wird dieser Faktor isoliert, um herauszubekommen, welches der moralisch bedeutsame Unterschied zwischen aktiver und passiver Euthanasie ist – sollte es einen geben.

2 Meine Interpretation von Rachels wird durch einen späteren Artikel bestätigt, in dem er bemerkt, daß sein Argument als *reductio-ad-absurdum*-Argument gegen die These gedacht war, daß es einen moralisch bedeutsamen Unterschied gibt: Rachels 1981.

3 Für eine Herleitung dieser Unterscheidung und der These, daß folgenorientierte, akteurneutrale Theorien falsch sind, weil sie akteurrelativen Merkmalen der Moral nicht gerecht werden, siehe Nagel 1980.

4 Auch wenn wir aktive und passive Euthanasie nicht als Teilklassen von Töten und Sterbenlassen ansehen – eine Position, die wir später in diesem Artikel untersuchen werden –, müssen die Unterschiede zwischen ihnen sowie deren vermutete moralische Bedeutung geklärt werden.

5 Für Beispiele dieser Art siehe Bennett 1966, dessen Kriterien durch Gegenbeispiele von Dinello 1971 in Frage gestellt werden. Gegenbeispiele zu Dinellos eigenen Kriterien werden von Husak 1979 vorgebracht.

6 Beispielsweise: »Einer tötet einen anderen, wenn er etwas tut, was den Tod des anderen herbeiführt. Einer läßt einen anderen sterben, wenn er nichts von der Art unternimmt, das, wenn es getan worden wäre, den Tod des anderen verhindert hätte« (Boyle 1977, S. 433).

7 Interessanterweise nennt Rachels das, was Müller tat, als er dabeistand und nichts tat, eine Handlung: Rachels 1979, S. 154.

8 Es könnte behauptet werden, daß die Herbeiführung des Todes ihres Vaters Bestandteil einer komplexen Absicht der Tochter war. Wenn jedoch persönliche Äußerungen überhaupt Indiz für die Absicht einer Person sind, dann die Äußerung der Tochter: »Ich glaubte nicht, daß er sterben würde. Ich wollte wirklich nicht, daß er stirbt... Ich dachte ... ich würde ihn morgen im Krankenhaus besuchen.« Das bietet Grund für die Annahme, daß sie den Tod ihres Vaters nicht beabsichtigte oder wünschte.

9 Walton 1981, S. 75. Kamisar 1958, S. 377, verteidigt eine ähnliche Überlegung aus juristischer Perspektive: »Fehlerhafte Diagnose ist nur eine Ursache für Irrtümer. Auch wenn die Diagnose richtig ist, liegt eine zweite Ursache in der Möglichkeit, daß eine Maßnahme der Erleichterung, auch wenn sie keine vollständige Wiederherstellung bedeutet, die Lebenserwartung des Patienten verbessern mag.«

10 Boyle 1977, S. 436. »Der Tod der getöteten Person wird unmittelbar und absichtlich als ein Mittel herbeigeführt, um die Ziele des Akteurs zu verwirklichen, welche immer es sind« (ebd., S. 437).

11 Man kann sich berechtigterweise fragen, worin die Treueansprüche bei einer Person bestehen, die chronisch krank ist, aber sich noch nicht im Sterben befindet (wie vor kurzem im Fall Bouvia in Kalifornien, bei dem eine weitgehend gelähmte Frau darum bat, sich zu Tode hungern zu dürfen). Ramsey berücksichtigt einen solchen Fall nicht.

12 Ramsey 1970, S. 151. Siehe auch Audi 1979, S. 44, der dies in Begriffen von Töten und Sterbenlassen ausdrückt, und Brown 1979, S. 162, der schreibt: »Ich bin überzeugt, daß es objektive Unterschiede zwischen Töten und Sterbenlassen als solche gibt. Beim Töten ist der menschliche Akteur die Ursache – die notwendige und hinreichende Bedingung des Todes. Beim Sterbenlassen, wenn das Sterben auf ein Ende gerichtet, also nicht aufhaltbar ist, ist der menschliche Akteur in keiner Weise die Ursache; weder eine notwendige Bedingung, weil der Tod ohne ihn eintreten wird, noch eine hinreichende, weil die Krankheit die hinreichende Bedingung ist. In Fällen, in denen Leben verlängert – der Tod aufgeschoben – werden kann, sind das menschliche

Unterlassen und die Krankheitsbedingung einzeln notwendige und zusammen hinreichende Bedingungen für den Tod. Der menschliche Akteur ist nicht allein die hinreichende Bedingung, weil sein Nichthandeln nicht zum Tod führen wird. Beim Töten scheint deshalb der Tod, einzig vom Akteur verursacht, vom Akteur vollständig beabsichtigt zu werden. Beim Sterbenlassen des Sterbenden liegt keine Ursache auf seiten des Akteurs vor, und deshalb ist es vom Akteur nicht beabsichtigt.« Brown meint hier, daß etwas über die Absicht des menschlichen Akteurs durch eine Analyse der Kausalbeziehungen herausgefunden werden kann, die mit dem Tod des Patienten zu tun haben. Das trifft aber nicht zu. Aus der Tatsache, daß P die Ursache der Handlung a ist, folgt nichts hinsichtlich Ps Absichten bezüglich a. P kann a unabsichtlich herbeigeführt haben (wenn er ohne irgendwelche Absichten handelte); P kann a verursacht haben, obwohl er Handlung b verursachen wollte; entsprechend dem Prinzip der Doppelwirkung kann P vorhergesehen haben, daß a eintreten dürfte, wenn b herbeigeführt werden wird, aber nur b, nicht a beabsichtigt haben. Man kann also dieses Kriterium nicht mit dem früheren Kriterium der Absicht auf die Weise verbinden, wie Brown vorschlägt.

13 Dies sind partielle Bestimmungen, weil Überlegungen ausgelassen sind darüber, wer moralisch berechtigt ist, den Akt auszuführen, über die Absicht des Akteurs (ob er für den Patienten oder die Familie Gutes tun will) und über das Wohl der Person (zum Beispiel im Sinne des nicht unnötigen Verlängerns des Sterbeprozesses).

14 Das Problem ist hier eines, das für jeden Versuch zutrifft, allgemeine Prinzipien im Rahmen einer handlungskonsequentialistischen Position zu gewinnen. Da jeder Fall einzigartig ist, ist es schwierig zu wissen, was gleich gehalten werden soll und was nicht; um so mehr, als die moralische Bewertung von dem Gesamtergebnis abhängt.

15 Ramseys Sprache der Unterlassens- und Vollzugsakte legt ähnliche Konnotationen nahe, allerdings mit einem anderen Inhalt.

Literatur

Audi, Robert (1979), »The Moral Rights of the Terminally Ill«, in: John W. Davis/Barry Hoffmaster/Sarah Shorten (Hg.), *Contemporary Issues in Biomedical Ethics*, Clifton/NJ, S. 43-62.

Beauchamp, Tom (1978), »A Reply to Rachels on Active and Passive Euthanasia«, in: Tom Beauchamp/Seymour Perlin (Hg.), *Ethical Issues in Death and Dying*, Englewood Cliffs/NJ, S. 246-258, dt. »Antwort Rachels zum Thema Euthanasie«, in: Hans-Martin Sass (Hg.), *Medizin und Ethik*, Stuttgart 1989. (Die Seitenverweise im Text beziehen sich auf die englische Fassung.)

Benjamin, Martin (1976), »Death, Where is Thy ›Cause‹?«, in: *The Hastings Center Report* 5, S. 15 f.

Bennett, Jonathan (1966), »›Whatever the Consequences‹«. in: *Analysis* 26 (1965/66), S. 83-102.

Boyle, Joseph (1977), »On Killing and Letting Die«, in: *New Scholasticism* 51, S. 433-452.

Brown, Barry F. (1979), »On Killing and Letting Die«, in: *Proceedings of the American Catholic Philosophical Association* 53, S. 158-163.

Dinello, Daniel (1971),»On Killing and Letting Die«, in: *Analysis* 31, S. 85 f.

Husak, Douglas (1979), »Killing, Letting Die and Euthanasia«, in: *Journal of Medical Ethics* 5, S. 200-202.

Kamisar, Yale (1958), »Euthanasia Legislation: Some Nonreligious Objections«, in: *Minnesota Law Review* 42, S. 969-1042; auch in: Mappes/ Zembaty (Hg.) (1981), S. 367-374.

Ladd, John (1979), »Positive and Negative Euthanasia«, in: John Ladd, (Hg.), *Ethical Issues Relating to Life and Death*, Oxford, S. 367-374.

Mappes, Thomas/Jane Zembaty (Hg.) (1981), *Biomedical Ethics*, New York.

Nagel, Thomas (1980), »The Limits of Objectivity«, in: Sterling McMurrin (Hg.), *The Tanner Lectures on Human Values* 1, Cambridge, S. 101-139.

Rachels, James (1975), »Active and Passive Euthanasia«, in: *The New England Journal of Medicine* 292.2, S. 78-80; dt. »Aktive und passive Sterbehilfe«, in: Hans-Martin Sass (Hg.), *Medizin und Ethik*, Stuttgart 1989. (Die Seitenverweise im Text beziehen sich auf die englische Fassung.)

– (1979), »Euthanasia, Killing, and Letting Die«, in: John Ladd (Hg.), *Ethical Issues Relating to Life and Death*, Oxford, S. 146-163.

– (1981), »Reasoning About Killing and Letting Die«, in: *The Southern Journal of Philosophy* 19, S. 465-473.

Ramsey, Paul (1970), *The Patient as Person*, New Haven.

– (1976), »Prolonged Dying: Not Medically Indicated«, in: *The Hastings Center Report*, 6, S. 14-17.

Siegel, Barry (1983), »Daughters Battle Questions of Helping Sick Father Die«, in: *Minneapolis Star and Tribune* vom 16. Februar 1983, S. 13 A.

Steinbock, Bonnie (1979), »The Intentional Termination of Life«, in: *Ethics in Science and Medicine* 6.1, S. 59-64; auch in: Bonnie Steinbock (Hg.), *Killing and Letting Die*, Englewood Cliffs/NJ 1980, S. 69-77.

Sullivan, Thomas (1977), »Active and Passive Euthanasia: An Impertinent Distinction«, in: *Human Life Review* 3, S. 40-46; auch in: Mappes/ Zembaty (Hg.) (1981), S. 351-355.

Tooley, Michael (1980), »An Irrelevant Consideration: Killing versus Letting Die«, in: Bonnie Steinbock (Hg.), *Killing and Letting Die*, Englewood Cliffs/NJ, S. 56-62.
Walton, Douglas (1981), »Splitting the Difference: Killing and Letting Die«, in: *Dialogue* (Canada) 20, S. 68-78.
Williams, Glanville (1958), »Euthanasia Legislation: A Rejoinder to the Nonreligious Objections«, in: *Minnesota Law Review* 43, S. 1-12; auch in: Mappes/Zembaty (Hg.) (1981), S. 374-379.

John Harris
Ethische Probleme beim Behandeln einiger schwergeschädigter Kinder

Selektive Nichtbehandlung schwergeschädigter Kinder dient dem Zweck, zu ihrem Tod zu führen. Ich denke insbesondere an die Nichtbehandlung von Kindern mit schwerster Spina bifida (siehe Lorber 1975). Eine solche Strategie wurde mit der Annahme gerechtfertigt, diesen Kindern gegenüber sei die Einschätzung vernünftig, der Tod sei zu ihrem Besten. Dieses paradox klingende Urteil besagt einfach, daß man meint, dem Interesse des Kindes sei am besten damit gedient, daß es stirbt. Ich nehme an, daß die betreffenden Kinder zu klein oder zu stark behindert sind, um selbst gefragt zu werden. Ich nehme auch an, daß diese Art von Urteil, wenn auch schwierig zu treffen, insofern unproblematisch ist, als wir uns alle zahlreiche Fälle vorstellen können, in denen das Leben so unerträglich, so schmerzhaft, so elend, so beschwerlich und so vollständig ohne Gewinn ist, daß wir uns nicht wünschten, ein solches Leben zu leben, und daß es sinnvoll ist, anzunehmen, niemand würde es wollen. Ich nehme ebenfalls an, schwerste Spina bifida sei ein solcher Fall.

Höchst problematisch ist jedoch das Urteil, es sei moralisch besser, sich bei solchen Kindern der Behandlung zu enthalten, damit sie langsam sterben, als sie schnell und schmerzlos zu töten. Da »selektive Behandlung« in diesem Zusammenhang üblicherweise soviel heißt wie die Verweigerung von Behandlung und häufig auch von Nahrung, werde ich den Begriff »selektive Nichtbehandlung« benutzen, um mich auf diese Strategie zu beziehen.

Es gibt viele gute Gründe dafür, die Ansicht aufzugeben, daß passive der aktiven Euthanasie entweder moralisch vorzuziehen oder kausal unbeteiligter wäre, und ich habe diesen Punkt ausführlich an anderer Stelle behandelt (Harris 1980). Viele in Medizinberufen und viele Angehörige von Patienten akzeptieren jedoch, daß selektives Nichtbehandeln schwergeschädigter Kinder dem Töten moralisch vorzuziehen ist, und es lohnt sich, die Gründe zu betrachten, die ein herausragender Fachmann auf diesem Gebiet für seine Ansicht nennt.

In einem Artikel mit dem Titel »Ethische Probleme bei der Behandlung von Myelomeningocele und Hydrocephalus« versucht John Lorber (1975) selektive Nichtbehandlung zu begründen. Lorber ist sich bewußt, daß es im Interesse seiner an schwerer Spina bifida leidenden Patienten ist, zu sterben, und sein Programm der auswählenden Behandlung dient dem Zweck, dem Patienten zu einem schnellen Tod zu verhelfen. »Es ist wesentlich«, betont Lorber, »nichts zu tun, was das Überleben des Säuglings verlängern würde« (1975, S. 54), und der Versuchung des Operierens zu widerstehen, denn »fortgeschrittener Hydrocephalus ist ein ernsthafter Grund für einen frühen Tod« (ebd., S. 55). Ein früher Tod ist sicher wünschenswert, um das Leiden der vom Tod Gezeichneten zu verkürzen und nicht unnötig teure und knappe Mittel aufzuwenden.

Von Patienten zu sprechen, die ›vom Tod gezeichnet sind‹, mag tendenziös klingen, aber Nichtbehandeln ist eine Methode, die mit dem Tod zu tun hat. Wenn man gegenüber beliebigen Patienten so verfahren würde, wie Lorber seine ausgewählten Spina-bifida-Kinder behandelt (Nahrungszufuhr nur auf Verlangen, keine künstliche Ernährung mit Magensonde, kein Sauerstoff oder Wiederbeleben und keine Antibiotika bei Infektionen), und sie sterben würden, würde ihr Tod bestenfalls so aufgefaßt, daß er krimineller Nachlässigkeit entspringt, und schlimmstenfalls als schuldhafter Mord. Nichtbehandeln ist tatsächlich eine so effektive Tötungsmethode, daß Lorber berichten kann, »von den ersten 41 unbehandelten Säuglingen in Sheffield überlebte keiner länger als acht Monate, und 60% waren tot, bevor sie das Alter von einem Monat erreichten« (ebd., S. 55).

Die Tragödie ist zweifellos die, daß diese Kinder oder ihre Familien unnötig leiden mußten, auch wenn es nur ein Monat war. Lorber ist sich dessen bewußt und berichtet, daß »es schmerzhaft ist, solche Säuglinge nach und nach dahinschwinden zu sehen, über Wochen und Monate, wenn jeder ein schnelles Ende herbeisehnt« (ebd., S. 58). Lorbers Motive sind die ehrenhaftesten, er möchte den Kindern und ihren Familien soviel Leid ersparen, wie es ihm in Übereinstimmung mit seinem Gewissen möglich ist; und er hat Mut bewiesen beim ersten Praktizieren selektiver Nichtbehandlung, die Leid und medizinischen Aufwand gegenüber der aktiven Behandlung schwerer Spina bifida verringert. Es ist deshalb besonders bitter, daß er es für richtig hält, kurz vor

dem Töten einzuhalten, und es ist besonders lohnenswert, seine Gründe dafür zu untersuchen.
Auch wenn Lorbers Artikel dem Anspruch nach den ethischen Problemen der selektiven Nichtbehandlung gilt, beschränkt er in Wirklichkeit deren Diskussion auf die letzten eineinhalb Seiten des Artikels. Nachdem er den Verdacht »eines gravierenden Widerspruchs und vielleicht von Heuchelei« (ebd., S. 57) gegenüber seiner eigenen Ablehnung aktiver Euthanasie erwähnt hat, nennt er die Argumente, die er offensichtlich für stark genug hält, um solche Vorwürfe der Heuchelei und Widersprüchlichkeit zu widerlegen und die leidvollen Wochen und Monate zu rechtfertigen, die in diesem Fall den moralischen Unterschied zwischen Töten und Sterbenlassen ausmachen. Seine Argumente müssen die Waagschale zugunsten der selektiven Nichtbehandlung ausschlagen lassen. Angesichts einer derartigen Aufgabe ist zu bedauern, daß Lorber seiner Diskussion der Lösung dieser ethischen Probleme so wenig Platz einräumt. Wir werden die Argumente der Reihe nach betrachten.

Das Argument der Verrohung

Dieses Argument umfaßt zwei Teile, die in zwei Sätzen formuliert werden: »Aktive Euthanasie kann die Personen, die sie vollziehen, verrohen ... Es wäre falsch für einen Arzt, seinen Untergebenen oder seine Schwester mit einer solchen Aufgabe zu beauftragen, wenn er sie selbst nicht vollziehen kann« (ebd., S. 57). »Verrohen« heißt, wie ich annehme, in diesem Kontext, Individuen unsensibler werden lassen gegenüber dem Schmerz und Leid anderer und sorgloser oder hartherziger gegenüber dem Wert ihres Lebens. Belege für eingetretene Verrohung dürften sehr schwer beizubringen sein, und Lorber zitiert keine. Was wir aber hier sicherlich abzuwägen haben, ist auf der einen Seite eine im weiteren Sinne mögliche und schwer einschätzbare Gefahr, daß empfindsames medizinisches Personal in nicht auszumachendem (aber vielleicht irrelevantem) Ausmaß ›verroht‹ wird, und auf der anderen der tatsächliche und aktuelle Schmerz, das Leid und die Verzweiflung der Patienten und ihrer Angehörigen, aber auch des medizinischen Personals, das über den langsamen Tod der Patienten wachen muß. Wir müssen ebenfalls die gleichermaßen verrohende Wirkung beachten, die sich daraus ergibt, die Verantwortung für ein langsames und elendes Ende zu übernehmen, im Unterschied zu einem schnellen und schmerzlosen. Soweit man nicht über Belege verfügt, ist die Annahme plausibel, daß die Verantwortung für einen langsamen und elenden Tod eher stärker verrohend wirkt als ein schnelles und barmherziges Töten.

Wir können sicher zustimmen, daß Ärzte nicht anordnen sollten, was selbst auszuführen sie nicht mit ihrem Gewissen vereinbaren können, und andere sollten solche ›Anordnungen‹ nicht hinnehmen. Wiederum diskutieren wir aber, was man in diesen Fällen tun sollte; und was sie in Übereinstimmung mit ihrem Gewissen glauben tun zu können wird hoffentlich davon bestimmt sein, was sie nach sorgfältigem Beachten von Fakten und Argumenten glauben tun zu sollen.

Das Argument der fehlenden Zustimmung

»Ich bin strengstens gegen aktive Euthanasie«, meint Lorber, »insbesondere bei Babys und Kindern, die unmöglich darum bitten oder ihre überlegte Zustimmung geben können« (ebd., S. 57). Fehlende Zustimmung ist ein problematischer Aspekt, aber er ist in den betrachteten Fällen nicht problematischer bei aktiver Euthanasie als bei selektivem Nichtbehandeln. Wie wir sahen, soll das selektive Nichtbehandeln zum Tod führen und führt auch dazu, und es ist den Sterbenden unmöglich, darum zu bitten oder ihre überlegte Zustimmung zu geben.

Das Dammbruch-Argument

»Es wäre unmöglich, wie human immer die Absichten sein mögen, eine Gesetzgebung zu entwerfen, die von skrupellosen Menschen nicht mißbraucht werden könnte. Es gab zahllose Beispiele in der Vergangenheit, insbesondere im Deutschland Hitlers. Kaum eine gerechte oder mitfühlende Person würde wünschen, irgendeinem Individuum oder einer Gruppe von Menschen eine solche gefährliche rechtliche Macht in die Hand zu geben« (ebd., S. 57f.). Hiergegen sind zwei Einwände zu machen. Der erste ist wiederum, daß Lorber und andere diese Macht bereits besitzen, da sie entscheiden, so zu handeln, daß ihre Patienten beschleunigt sterben, und sie sind sehr erfolgreich. Welches immer die Gefahren der Gesetzgebung sind, es muß doch möglich sein, diese Gefahren im Vergleich zu denjenigen zu verringern, die durch den Mangel an Gesetzgebung bereits existieren. Die Macht ist erschreckend, aber sie wird bereits ausgeübt. Der zweite Einwand bezieht sich auf das Drohgespenst Hitler und das des Nationalsozialismus. Indem Lorber es zitiert, schlägt er vor, den Unterschied zwischen passiver und aktiver Euthanasie als den Unterschied zwischen menschlicher medizinischer Praxis in einer zivilisierten Gesellschaft und dem ersten Schritt auf dem Weg zum Holocaust zu betrachten. Aber das nationalsozialistische ›Euthanasie‹programm war nicht vergleichbar mit den Alternativen, um die es uns geht. Unter den Nationalsozialisten war ›Euthanasie‹ einfach eine Methode, diejenigen zu beseitigen, die aus rassischen oder politischen Gründen moralisch nicht berücksichtigenswert schienen. Und den Nationalsozialisten mangelte es nicht an anderen Mitteln, um dasselbe Ziel zu erreichen. Wir dagegen machen uns, gerade weil wir um Spina-bifida-Kinder besorgt sind, gerade weil wir keinen Zweifel hegen, daß sie moralisch berücksichtigenswert sind, Gedanken darüber, welches Handeln zu ihrem Besten ist. Das Gespenst des Nazismus ist für einen Vergleich überhaupt ungeeignet und vernebelt deshalb nur die Probleme.

Wir müssen uns noch einmal ins Gedächtnis rufen, daß Ärzte auch heute schon Entscheidungen treffen, die zum Tod führen, ohne rechtliche oder öffentlich erörterte Sicherheitsmaßnahmen. Wenn wir dennoch nicht »Nazismus« rufen, dann liegt es einfach daran, daß wir wissen, daß die Analogie nicht zutrifft, und wir wissen, daß alle Beteiligten nur um das Wohl ihrer Patienten besorgt sind. Wenn wir aber auch nur die geringste Wahrscheinlichkeit des Mißbrauchs befürchten, sollten wir darauf sehen, daß alle Entscheidungen in diesem Bereich an die Öffentlichkeit gebracht werden, in Verbindung mit weitestgehender öffentlicher Diskussion und Kontrolle. Eine Weise, dies sicherzustellen, wäre, nichtfreiwillige Euthanasie nur für diejenigen Patienten zu legalisieren, die unfähig sind, zuzustimmen und bei denen der Tod klarerweise in ihrem besten Interesse ist. Wir könnten dann in die Gesetzgebung alle Sicherungen und Kriterien aufnehmen, die wir nur möchten.

Das Argument der letzten Tür

Dieses Argument lautet, daß aktive Euthanasie die letzte Tür im Leben eines einzelnen schließt, obwohl »keine Behandlung bei durchschnittlicher Krankenpflege Schutz gegen falsche Diagnose bietet. ... Wenn der Zustand eines Säugling nicht so ernsthaft ist, wie wir gedacht haben, dann wird er leben und kann dann optimal versorgt werden...« (ebd., S. 58). Das trifft aber, nach Lorbers eigener Darstellung der Behandlungsmethode, nicht notwendigerweise zu. Wenn sich ein zum Nichtbehandeln bestimmtes Kind eine Infektion zuzieht und stirbt, weil es keine Antibiotika erhält, oder wenn es stirbt, weil es gegebenenfalls nicht wiederbelebt wird, dann wird keine Gelegenheit bestehen, herauszufinden, ob die Diagnose falsch war oder nicht. Diese ›Sicherheitsmaßnahme‹ geht also bestenfalls mit wechselndem Erfolg einher. Wenn das Kind gegen alle Wahrscheinlichkeit weiterlebt, dann können wir einen Grund dafür finden, daß die Diagnose falsch war, aber wenn das Kind stirbt, können wir nicht sagen, daß die Diagnose richtig war, es sei denn, das Nichtbehandeln spielte für den Tod *überhaupt keine* Rolle; ansonsten ist die Diagnose selbstbestätigend. Ob das Verschließen einer bestimmten Tür gegenüber den Lebenschancen das Schließen einer letzten Tür bedeutet, wird eine Tatsachenfrage in jedem einzelnen Fall sein. Wenn das Kind an der nichtbehandelten Infektion stirbt, dann war die Verweigerung der Antibiotika in der Tat ein Schließen der letzten Tür, ebenso wie es das Verabreichen einer tödlichen Injektion wäre.

Es kann sicher kein Zweifel bestehen, daß aktive und passive Methoden, die beide bewußt angewandt werden, um zum Tod zu führen, und auch zum Tod führen, beides Formen von Euthanasie sind. Die entscheidende Frage muß zweifellos sein: Gibt es bei diesen Fällen irgendwelche Gründe gegen die Befürwortung von aktiver Euthanasie, die von hinreichendem moralischen Gewicht sind, um die Waage zugunsten einer Alternative ausschlagen zu lassen, die Wochen und Monate gerade des Leidens umfaßt, welches die Alternative verringern wollte?

Das Argument der Selbsttäuschung

Ein manchmal vorgebrachtes Argument besteht in dem Hinweis, daß Eltern und Angehörige schwergeschädigter Kinder in ein dem Töten ähnliches Vorgehen nicht einwilligen oder ihm zustimmen würden; so daß also, wenn die Ärzte in der Lage sein sollen zu empfehlen, was ihnen der menschlichste Weg scheint, eine solche Empfehlung oder (falls das ein zu weitgehender Begriff ist) ein solcher möglicher Behandlungsweg nutzlos wäre, weil er immer von denen zurückgewiesen würde, deren Zustimmung nötig ist.[1] Auch wenn das stimmen sollte, sollte es uns nicht hindern, den menschlichsten Weg des Handelns zu suchen und für seine Annahme zu plädieren. Wenn wir das nicht versuchen, werden sich die Betroffenen weiter über die Realität dessen täuschen, was sie tun oder was sie gebilligt haben, und werden sich weiter für ein Programm entscheiden, das Wochen und Monate vermeidbaren Leids bedeutet. Und es sollte uns klar sein, daß es sich um Selbsttäuschung handelt, wenn nicht unzweideutig erwiesen werden kann, daß das eine Verfahren von anderer moralischer Beschaffenheit ist als das andere. Die einzigen handgreiflichen Unterschiede, die Lorber anführt, lauten, daß Nichtbehandlung länger braucht als aktive Euthanasie, um zum Tod zu führen, und daß sie etwas weniger sicher zum Tod führt. Beide Aspekte scheinen eher gegen als für selektives Nichtbehandeln zu sprechen, wenn man die Gründe als gegeben unterstellt, die es überhaupt zulassen.

Tatsächlich wird manchmal angeführt, Selbsttäuschung mache gerade den moralischen Unterschied zwischen aktiver und passiver Euthanasie aus. Das Argument lautet dabei, daß nur deshalb, weil sich das medizinische Personal und die Angehörigen des Kindes vor schonungsloser Klarheit über das, was sie tun, bewahren können, sie auch fähig sind, das zu tun, was sie entsprechend den Umständen für moralisch nötig halten. Hier erlaubt ihnen die Vorstellung, ›der Natur ihren Lauf lassen‹, sich vom Tod des Kindes zu distanzieren und ihre Beteiligung an den Vorgängen mit ihrem Verständnis von der Medizinerrolle eher vereinbar werden zu lassen.[2]

Hierin ist eine bedauernswerte Ironie enthalten, denn die ganze Praxis der Medizin könnte als ein umfassender Versuch beschrieben werden, den Lauf der Natur zu vereiteln, in der die Krankheit immerhin ein fester Bestandteil ist, und die Natur daran zu hindern, Menschen auf die ihre gewohnte, willkürliche Weise zu töten. Es besteht zweifellos eine weitverbreite und zweifellos ebenso irrationale Achtung für das, was natürlich ist oder Teil des Laufs der Natur. Seuchen, Überschwemmungen, Dürren, Stürme sind alle natürlich und alle verheerend. Wir wünschen uns (zu Recht) das Natürliche nur, wenn es für uns vorteilhaft ist. Was natürlich ist, wandelt sich moralisch gesehen langsam und abhängig vom Fortschritt. Es war nur natürlich für die Menschen, an infizierten Wunden zu sterben, bevor Antibiotika verfügbar wurden, und es ist nur natürlich für Spina-bifida-Kinder, zu sterben, wenn ihr Zustand inoperabel ist, aber es ist nicht natürlich, wenn sie zur Nichtbehandlung ausgewählt werden, bei umfassender Behandlung hingegen leben würden.

Vielleicht sollte man auch betonen, daß wir, wenn wir uns überhaupt jemals sicher fühlen, daß es für das Kind das Richtige ist, unter diesen Umständen zu sterben, die Entscheidung unter ihrer radikalsten und ›am wenigsten distanzierten‹ Beschreibung betrachten sollten. Es darf angenommen werden, daß moralisch gefordert ist, daß wir uns bei Dingen dieser Wichtigkeit, bei denen es um das Leben anderer geht, absolut sicher sein sollten, daß wir uns über den Gehalt dessen, was wir tun, vollständig klargeworden sind. Wenn wir hingegen mit Hilfe verschiedener Distanzierungsstrategien die Tatsachen vor uns und anderen verschleiern, könnten wir uns fortwährend sowohl vor der vollständigen Klarheit darüber abschirmen, was wir eigentlich tun, als auch vor der Möglichkeit, alle Aspekte solcher Entscheidungen auf ihre Folgen hin zu durchdenken.

Gewöhnliche und außergewöhnliche Behandlung

Ein Argument, das insbesondere der katholischen Theologie wichtig schien, legt moralisches Gewicht auf die Unterscheidung zwischen gewöhnlicher und außergewöhnlicher Behandlung (siehe Engelhardt 1980). Außergewöhnliche Behandlung ist nicht verpflichtend, und ihre Außergewöhnlichkeit besteht darin, daß sie große Kosten, Schmerzen oder Unannehmlichkeiten einschließt, oder darin, daß sie eine große Last für den Patienten oder andere bedeutet, ohne daß eine vernünftige Hoffnung auf Erfolg bestünde. Nahezu alle Begriffe dieser Unterscheidung verlangen dringlich nach genauerer Analyse; aber wenn die Mittel nicht knapp sind und nicht von bedürftigeren oder würdigeren Patienten benötigt werden, scheint die entscheidende Frage darin zu liegen, ob das bloße Überleben einen ›Erfolg‹ darstellt. So lange man sinnvollerweise annehmen kann, daß es das ist – und um es anzunehmen, müssen wir meiner Ansicht nach annehmen, daß es im Lebensinteresse des Patienten liegt –, scheint es schwierig, zu begründen, warum selbst eine außergewöhnliche Behandlung verweigert werden sollte. Denn um die Folgerung zu ziehen, daß zu leben im Interesse des Patienten liegt, müssen wir annehmen, daß für die Patienten die Schmerzen, Kosten, Unannehmlichkeiten und Lasten der Behandlung durch ihr Überleben kompensiert werden. Wenn es also im Interesse des Patienten liegt, zu leben, würde es schon einer äußerst starken Anhäufung von Schmerz, Elend, Kosten oder was immer für *andere* oder für die Gesellschaft bedürfen, um zu rechtfertigen, daß die Patienten geopfert werden, damit sie (oder die Gesellschaft) von solchen Lasten frei bleiben.

Der Punkt ist einfach der: Wenn das Sterben nicht eindeutig im eigenen Interesse des Patienten liegt, können wir nicht berechtigt sein, seinen Tod herbeizuführen, ob durch aktive Euthanasie oder durch selektives Nichtbehandeln – es sei denn, wir könnten entweder zeigen, daß etwas Wichtigeres als sein Leben durch sein Sterben zu gewinnen ist oder daß sein Leben irgendwie weniger wichtig ist als andere Leben und deshalb geopfert werden darf [...][3]. Das kann durchaus auf kleine Kinder zutreffen, ob behindert oder nicht. Man kann plausibel begründen, daß kleine Kinder einen ziemlich ähnlichen Status haben wie ein Fötus und daß man über Fragen ihres Lebens und Todes in ziemlich ähnlicher

Weise denken sollte, wie wir über die Erlaubtheit von Abtreibung denken. Das ist jedoch Thema einer anderen Diskussion (siehe Glover 1977, Kap. 9-12; Singer 1979, Kap. 6-7). Zumindest können wir aber sehen, daß das Außergewöhnliche der erforderlichen Behandlung keine Rolle in der Klärung dieser Dinge spielt.

Wir können auch sehen, daß die entgegengesetzte These zutrifft: daß, wenn es im besten Interesse der Patienten ist, zu sterben, und wenn sie, wie bei behinderten Kindern, nicht befragt werden können, ob sie dieser Beurteilung zustimmen, wir folgern dürfen, daß es richtig wäre, ihren Tod herbeizuführen. Wenn das gilt, dann ist es schlimmer, dies in Form selektiven Nichtbehandelns zu tun als in Form schnellen und schmerzlosen Tötens. Schlimmer, weil es unausweichlich mehr von dem Ausmaß an Schmerz und Elend bedeutet, das ein Lebensende gerade wünschenswert macht. Schlimmer aber auch, weil es sowohl Selbsttäuschung wie die (vielleicht unbeabsichtigte) Täuschung anderer umfaßt, die eine klare Sicht dessen verhindert, was vor sich geht – und so auch ein klares Urteil.

Anmerkungen

1 O. Gillie, »A Matter of Life and Death«, in: *The Sunday Times*, vom 22. Februar 1981.

2 H. Jolly, Fernsehinterview in der Sendung »Jaywalking«, *ATV*, 1. März 1981.

3 Original enthält den irreführenden Zusatz: »to protect values less significant than human life« (Anmerkung des Übersetzers).

Literatur

Engelhardt, H. Tristram, Jr. (1980), »Ethical Issues in Aiding the Death of Young Children«, in: Bonnie Steinbock (Hg.), *Killing and Letting Die*, Englewood Cliffs/NJ, S. 81-91.

Glover, Jonathan (1977), *Causing Death and Saving Lives*, Harmondsworth.

Harris, John (1980), *Violence and Responsibility*, London.

Lorber, John (1975), »Ethical Problems in the Managment of Myelome-

ningocele and Hydrocephalus«, in: *Journal of The Royal College of Physicians* 10.1, S. 47-60.
Singer, Peter (1979), *Practical Ethics*, Cambridge; dt. *Praktische Ethik*, Stuttgart 1984.

Diskussion

John Lorber
Kommentar 1

Dr. Harris' Artikel ist ein sehr interessanter Beitrag im Hinblick auf die ethischen Aspekte der Behandlung schwergeschädigter Säuglinge. Wie so viele ›Laien‹ ohne persönliche Erfahrung mit den Umständen, um die es hier geht, sieht er die Situation naheliegenderweise aus einem ganz anderen Blickwinkel als die Fachleute, die für solche Kinder sorgen, und die Eltern und die Kinder selbst, sind sie einmal alt genug, um ihren eigenen Zustand hinreichend zu erkennen.

Dr. Harris lebt auch in einem Vakuum, das die praktischen Probleme beim Reagieren oder dem versuchsweisen Reagieren auf eine verzweifelt schwierige Situation ausgrenzt. Er mag durchaus recht haben mit seiner indirekten Empfehlung, daß aktive Euthanasie, also ›Töten aus Mitleid‹, eine menschlichere, schnellere und logischere Lösung darstellt als selektives Nichtbehandeln – eine andere Bezeichnung dafür, der Natur ihren Lauf zu überlassen. Dennoch wäre die Annahme falsch – wie er anzunehmen scheint –, daß aktive Euthanasie weniger traumatisch wäre, sei es für die Eltern oder das Fachpersonal, von dem erwartet würde, daß es sie ausführt. Das Töten mag schnell und schmerzlos sein. Aber die nachfolgenden Zweifel und Schuldkomplexe bei Eltern und weiteren Beteiligten sind aller Voraussicht nach schlimmer, als für das Baby so lange auf menschliche Weise zu sorgen, bis es stirbt. Selbstbetrug oder Heuchelei hat damit nichts zu tun. Außerdem, obwohl viele Eltern einen Wunsch ausdrücken, wenn ihr Säugling sehr behindert ist, der Arzt solle dem Leben schmerzlos ein Ende setzen, verstößt das gegen das Recht, und ich würde jedem Vorschlag stärkstens widersprechen, daß wir illegale Handlungen vollziehen sollten, wie logisch immer sie einigen erscheinen mögen. Auch wenn es legal wäre, würde ich es sicher nie tun. Ebensowenig kann ich mir eine Gesetzgebung vorstellen, die eine Liste von Kriterien mit dem Zweck entwerfen würde, wer aus Mitleid zu töten ist und wer eine solche Handlung ausführen sollte.

Dr. Harris legt auch nahe, fälschlicherweise, daß ein Baby mit schwerer Spina bifida, das behandelt wird, lebt und, wenn es nicht behandelt wird, stirbt. Bevor irgendeine Behandlung von Spina bifida praktiziert wurde, starben gut über 90% im ersten Lebensjahr, unabhängig von der Schwere ihrer Mißbildung (siehe Laurence 1966). Über die Art der Verletzung und den Grad der Mißbildung bei Geburt gibt es aus jener Zeit keine genauen Daten, aber man kann leicht annehmen, daß die am schwersten Betroffenen mit zu fast 100% starben, während die leicht Betroffenen ohne jede Behandlung überlebten.
Alle Daten zeigen, daß die äußerst schwer betroffenen Babys, die heute selektiv nicht behandelt werden, eine hohe Sterberate hatten. Sogar vor nicht allzu langer Zeit, als in den sechziger Jahren jedes Baby behandelt wurde, starben gut über die Hälfte derjenigen, die heute nicht behandelt würden, ohne je das Krankenhaus zu verlassen. Wenn man von der ganzen Bevölkerung ausgeht, im Vergleich zu Ergebnissen aus Kliniken mit sehr hohen Überlebensraten, sieht man, daß weniger als die Hälfte aller mit Spina bifida geborenen Babys bis zum Alter von drei Jahren überlebten. In der Londoner Untersuchung von Spain beispielsweise (1974) ging die Tendenz dahin, daß die weniger schwer Betroffenen überlebten, und die meisten der anderen starben häufig nach sehr vielen Operationen und anderen Behandlungsmethoden, die schmerzhaft, quälend und extrem teuer sind.
Es ist wahr, daß man die Zustimmung des Babys zum Nichthandeln nicht bekommen kann, aber es ist ebenso wahr, daß man ihre Zustimmung nicht erhalten kann zu all den umfangreicheren Operationen und Verfahren, denen sie ausgesetzt wurden. Bis vor kurzem war es außergewöhnlich selten, daß die Eltern zu dem befragt wurden, was für die Babys vorgeschlagen wurden, es sei denn in vagsten Umschreibungen, und es wurde ihnen fast nie ein Hinweis gegeben, welche Art von Leben ihr Baby erwartete und welcher Art von Leben die Familie unterworfen würde, wenn das Baby überlebte. Tatsächlich sind, wenn die Eltern eines schwer betroffenen Kindes wissen, welches Leben ihr Baby erwartet und welche Behinderungen es ziemlich sicher haben wird, fast 100% gegen eine Behandlung und wären es sogar dann, wenn der Arzt versuchen würde, sie zur Zustimmung zu einer Operation und zu anderen Behandlungen zu überreden. Es ist zu beachten, daß kein Arzt in diesem Land ein Kind operieren kann ohne die schriftli-

che Zustimmung der Eltern, und niemand würde versuchen, solche Eltern beispielsweise durch gerichtliche Schritte zu zwingen, die Operation zu erlauben, wenn die Ergebnisse notwendigerweise höchst unbefriedigend und schädlich für das Baby sein werden. Kein Gericht kann einen einzelnen Arzt zwingen, gegen sein besseres Urteil zu operieren.

Das Überleben von extrem geschädigten Individuen hat tiefgreifende Folgen für das Familienleben. Psychischer Zusammenbruch bei den Eltern ist nicht selten und führt manchmal zu Selbstmord. Die Scheidungsrate ist viel höher als allgemein in der Bevölkerung, und solche Familien brechen häufiger auseinander. Die Brüder und Schwestern der geschädigten Kinder leiden, und die finanziellen Folgen für die Familie sind beträchtlich, selbst wenn die Behandlung kostenlos ist. [...]

Ich weiß, daß eine Strategie des selektiven Nichtbehandelns keineswegs ideal ist und auf prinzipielle Weise mit vielen Gründen angegriffen werden kann. Aber wir leben in einer realen Welt, und ich glaube, daß dies die einzige praktikable und menschliche Weise ist, auf die man diesen nahezu ausweglosen Situationen begegnen kann, in denen es vollkommen perfekte Lösungen nicht gibt. [...]

Literatur

Laurence, K. M. (1966), »The Survival of Untreated spina bifida cystica«, in: *Developmental Medicine and Child Neurology* 11, S. 10-19.

Spain, B. (1974), »Verbal and Performance Ability in Preschool Children with spina bifida«, in: *Developmental Medicine and Child Neurology* 16, S. 773-780.

Gertrude E. M. Anscombe
Kommentar 2

Es ist eine rührende Szene: Ein Arzt entscheidet, es sei im besten Interesse eines Kindes, zu sterben. Ähnlich trifft dieselbe Entscheidung Dr. Harris, wenn auch in abgehobener und allgemeinerer Weise. Die Art, wie die Entscheidung getroffen wird, ist diese: Sieh zu, was du von dem Vorschlag hältst, dein Leben für diese Art von Leben einzutauschen. Wenn die Vorstellung grauenhaft ist, wenn du lieber sterben möchtest, dann ist Sterben im besten Interesse des Wesens, für das man entscheidet – natürlich nicht im Sinn einer medizinischen Entscheidung; vielmehr wird nur ein Vorschlag erwogen. Welche Menge von Wesen man bei dieser Art von Beurteilung doch begründet töten könnte! Sie müssen nur unfähig sein, zuzustimmen, und man hätte bereits einen *hinreichenden* Grund.

»Aber nein!« dürfte erwidert werden, »man kann sich nicht davonstehlen, und es *gehört* zur Verantwortung des Arztes, denn dies sind seine Patienten.« Um es zu wiederholen: dies ist keine medizinische Entscheidung, auch wenn sich der Arzt, sofern er sie trifft, auf einige medizinische Fakten bezieht. Im vorliegenden Fall handelt es sich um eine Rückkehr zu der Gewohnheit der Menschen in der Antike, ungewollte Kinder zu töten. Sie wird in den Mantel moralischer Anteilnahme gehüllt. Aber es ist eine Entscheidung über die Werthaftigkeit oder den Wert eines Lebens, und die Medizin sagt uns hierzu gar nichts. Dr. Lorber befand sich einfach in einer Position der *Macht* aufgrund seines Berufs. Aber im wesentlichen war er nicht eher berechtigt, zu entscheiden, Babys durch Nachlässigkeit und an Hunger sterben zu lassen als ich berechtigt wäre, eine behinderte Person zu töten, die in meine Hände fiel und für die es meiner Meinung nach besser wäre, wenn sie tot ist.

Wie Dr. Harris das Geschehen berichtet, *zielte* Dr. Lorber auf den Tod der Kinder *ab*. Er sollte durch Nichtbehandlung und manchmal durch Verhungern herbeigeführt werden. Wie Dr. Harris andeutet, macht es kaum einen Unterschied aus, wenn man auf jemandes Tod abzielt, ob man ihn durch Unterlassen von Behandlung oder Nahrungsmangel herbeiführt oder ob man etwas aktiver vorgeht. Das Infame dabei ist, auf den Tod des Patienten abzuzielen.

Dr. Harris genügt es offenkundig nicht, daß Menschen (bewußt) durch Unterlassen töten; er möchte sie dazu bringen, daß sie es aktiv tun. Nun, während kein großer Unterschied in der schändlichen Absicht liegt (der einzige, den ich sehen kann, besteht darin, daß man bei der Methode des Vernachlässigens länger die Möglichkeit hat, seine Meinung zu ändern), liegt doch *ein gewisser* Unterschied darin, was man tut.

Für absichtliches Verhungernlassen kann es keine Entschuldigung geben. Wenn Operieren oder der Beginn einer anderen Behandlung unterlassen wird, gilt das gleiche, freilich nicht ganz ohne nähere Bestimmung. Es gibt in diesem Zusammenhang eine Frage, die diskutiert werden muß: Hat der Arzt eine Verpflichtung (und wann und warum), irgend etwas für jemanden zu tun? Ich meine damit: irgend etwas in Form einer medizinischen Behandlung zu tun. Hat er eine solche Verpflichtung einfach (beispielsweise) aufgrund des nationalen Gesundheitssystems und seiner Zugehörigkeit hierzu? Kann ein Arzt nicht manchmal sagen: »Ich will diesen Patienten nicht behandeln, ich will ihn einfach nicht als meinen Patienten«? Kann er manchmal oder nie das Folgende sagen: »Ich will mit Hilfe medizinischer Maßnahmen das Leben dieser Person nicht verlängern. Ich sage nicht, daß es *besser* ist, es nicht zu tun; ich hätte nichts gegen einen anderen Arzt einzuwenden, der es macht. Aber ich will es einfach nicht. Und ich muß es nicht.«? Dies ist eine tiefgründige und wichtige Frage der Medizinethik, die vielleicht schon diskutiert wurde. Mir sind soweit keine Diskussionen bekannt.

Mir scheint, daß im Text von Dr. Harris Blindheit gegenüber einer *solchen* Möglichkeit des Nichtbehandelns vorliegt. Das mag an einer Annahme liegen, daß der Arzt, in dessen Hände solche Menschen irgendwie geraten sind, ethisch verpflichtet ist, *entweder* für ihre Heilung zu sorgen *oder* irgendwie dafür zu sorgen, daß sie nicht geheilt werden. Vielleicht sollte die Annahme (die ich Dr. Harris unterstelle) auf Menschen beschränkt werden, die entweder an ihrer Krankheit sterben oder daran, daß keine medizinischen Maßnahmen unternommen werden. In jedem Fall scheint eine solche Annahme absurd.

Unterstellt, wir betrachten eine andere Annahme: Ein Arzt, zu dem kranke Menschen kommen, *ist ethisch verpflichtet, sie (soweit er kann) zu behandeln, mit dem Ziel, sie zu heilen*. Dr. Harris ist nicht dieser Meinung. Aber ich denke, er hält sie für zutreffend, *ausgenommen* den Fall, daß der Arzt berechtigterweise den Tod seines Patienten herbeiführen kann. Aber abgesehen von *dieser* Ausnahme neige ich immer noch dazu, zu glauben, daß die Annahme nicht universell gilt, obwohl es nicht einfach ist, ihr Grenzen zu setzen. Natürlich mag ein Arzt nicht zulassen, daß Menschen ›in seine Hände gelangen‹, und es ist eine andere Frage, wann er berechtigt ist oder nicht, zu verhindern, daß dies eintritt.

Aber *wenn* sie irgendwie in seine Hände gekommen sind – beispielsweise indem sie von einer Patientin geboren wurden –, dann ist der Fall gegeben, in dem gerade die Annahme zu prüfen ist, die ich nannte.

Eine andere Annahme, die mir Dr. Harris' Artikel zugrunde zu liegen scheint, ist die Annahme, daß Handeln und Unterlassen immer gleich sind. Philosophen scheinen häufig zu meinen, fürchte ich, daß Unterlassungen dem positiven Handeln mit demselben Ergebnis *entweder* nie *oder* immer gleichzusetzen sind. Glover (1977, Kap. 7) zumindest glaubt, daß er letzteres bewiesen habe, indem er ersteres widerlegte. Nun, wenn man eine Verpflichtung hat, etwas positiv zu tun, kann ein absichtliches, auf denselben Zweck (etwa den Tod) gerichtetes Unterlassen durchaus dieselbe Verurteilung verdienen wie die positive Handlung mit demselben Resultat. Aber hieraus folgt keineswegs, daß wir immer die erwartbaren Folgen eines jeden Unterlassens von etwas, das wir tun könnten, gegenüber denen jeder möglichen positiven Handlung abwägen sollten und daß wir verantwortlich sind für jedes Ergebnis, das unter dem bestmöglichen Ergebnis in einer solchen umfassenden Berechnung liegt. Tatsächlich scheint ein solcher Vorschlag offenkundig absurd. (Was nicht heißt, daß nicht innerhalb bestimmter Grenzen des Praktikablen, innerhalb festgelegter Alternativen, eine solche Abwägung nötig sein kann. Das muß in der Medizin manchmal sein.)

Wenn Dr. Harris Lorber richtig wiedergegeben hat, so beansprucht Lorber, auf den Tod der Kinder durch Nichtbehandlung abzuzielen. Dieses Verfahren wurde manchmal, obwohl nicht immer, ergänzt durch Verhungernlassen. Wir haben davon seit 1975 auch anderweitig gehört (Zachary 1978). Es scheint, daß Dr. Lorber möglicherweise einer leichten Verwirrung unterliegt, insofern er die Strategie, keinen Heilungsversuch zu unternehmen – beispielsweise nicht zu operieren –, mit der Strategie verwechselt, den Tod durch Unterlassen zu beabsichtigen. Im ersten Fall ist es sinnvoll (wenn auch ziemlich vage), davon zu sprechen, ›der Natur ihren Lauf zu lassen‹. Es handelt sich um eine Frage, ob (wie ich sagte) und wann ein *solches* Unterlassen des Behandelns zulässig ist. Das ist aber nicht dasselbe wie die Entscheidung, auf den Tod abzuzielen, wenn die Kinder normale Betreuung erhalten – gefüttert, warm und sauber gehalten werden, vor zufälligem Ersticken bewahrt werden, etc. Die Unterscheidung zwischen normaler Betreuung und operativen und medizinischen Maßnahmen, um ihren Zustand zu heilen, ist keineswegs sinnlos. Ich neige zu der Überzeugung, daß eine gute Praxis es verlangen würde, die bestmöglichen Mittel zu ihrer Heilung aufzuwenden. Aber wie ich sagte, das kann auch anders gesehen werden. Es mag nur *üblicherweise* so sein, und eine gegensätzliche Entscheidung ist noch nicht dasselbe wie eine Entscheidung, auf ihren Tod abzuzielen.

Es ist möglich, daß Dr. Lorber tatsächlich beabsichtigte, durch Unterlassen zu töten, und wenn dies zutrifft, ist sein Handeln von ›positiver Euthanasie‹ nur davon unterschieden, daß er sich über sein Handeln nicht klar war. Einer solchen Unklarheit zu unterliegen ist nicht so leicht, wenn man positiv handelt, um zu töten. Und ich würde denken, daß die Verachtung für menschliches Leben deshalb bei positivem Handeln größer ist.

Dr. Harris ist falsch informiert über die Nazis. Positive Euthanasie begann als ein Privileg, das den Ariern gewährt wurde.[1]

Anmerkung

1 Professor Anscombe legt Wert auf den Hinweis, daß sie sich in der nachfolgenden Erwiderung von John Harris irreführend zitiert findet. Ob dies zutrifft – Harris zitiert nur aus dem vorangehenden Text –, sei dem Urteil des Lesers anheimgestellt (Anmerkung des Herausgebers).

Literatur

Glover, Jonathan (1977), *Causing Death and Saving Lives*, Harmondsworth.

Zachary, Robert B. (1978), »Give Every Baby a Chance«, in: *The Nursing Mirror*, 14. September.

Douglas J. Cusine
Kommentar 3

Bei der Erörterung, wie gegenüber Kindern gehandelt werden sollte, die lebend, aber mit einer schweren physischen oder geistigen Schädigung geboren wurden oder mit beidem, sollte man beachten, daß es mindestens drei verschiedene Arten von Fällen gibt. In die eine Kategorie fallen Kinder, die so stark deformiert oder geschädigt sind, daß sie nicht sinnvoll als menschliche Wesen beschrieben werden können (in der Vergangenheit wären sie als ›Monster‹ bezeichnet worden). Die meisten Menschen würden es nicht für richtig halten, irgend etwas zu unternehmen, um die Existenz eines solchen Kindes zu erhalten, und viele würden weiter gehen und sie sofort beenden. Es ist wahrscheinlich nicht schwierig, Kinder zu identifizieren, die in diese Kategorie fallen. Ein Beispiel wäre ein Kind, das ohne Gehirn geboren wurde.

Eine andere Kategorie enthält diejenigen behinderten Kinder, für die jede Anstrengung unternommen werden sollte, um die Last ihrer Behinderung zu verringern, so daß sie mit so wenig Beschwerden und Beeinträchtigung leben können wie möglich. Kinder, die physisch geschädigt sind, aber ohne geistige Behinderung, würden eindeutig in diese Klasse fallen.

Die dritte Gruppe besteht aus denjenigen, die so schwer geschädigt sind, daß sie fortdauernd Schmerzen haben oder unfähig sind, eine sinnvolle Existenz zu führen. Unausweichlich werden Zweifel entstehen, ob ein bestimmtes Kind in diese Kategorie gehört, wie gut am Fall Stinson zu sehen ist (Stinson/Stinson/Zachary/Campbell/Cusine 1981). Aber wenn zugestanden wird, daß die Aussichten für das Kind schlecht oder nichtexistent sind und, in Dr. Harris Worten, »der Tod zum Besten« für sie wäre, dann stehen zwei Handlungsweisen offen.

Die erste besteht darin, solche Kinder unmittelbar dann zu töten, wenn die Prognose klar und unstrittig ist – aktive Euthanasie. Das ist die Strategie, die Dr. Harris verteidigt. Die Alternative dazu ist der Versuch der ›selektiven Nichtbehandlung‹ – passive Euthanasie. Diese Säuglinge werden vermutlich normale Betreuung erhalten, beispielsweise sauber und schmerzlos gehalten werden, aber es werden keine Maßnahmen unternommen, die zur Folge hätten, den Sterbeprozeß zu verlängern.

Es ist hinlänglich klar aufgrund der Literatur zu diesem Thema, zum Beispiel den Artikeln von Duff und Campbell (1973; 1980) sowie Lorber (1975; 1976), daß Ärzte die erste Möglichkeit prinzipiell deshalb nicht favorisieren, weil sie sich unter einer Verpflichtung wähnen, keine aktiven Maßnahmen zu unternehmen, die das Leben ihrer Patienten beenden. Ebenso klar ist jedoch, daß sie nicht unbegrenzt darum kämpfen müssen oder werden, das Leben eines Patienten zu erhalten, was vermutlich der Hauptgrund ist, warum sie die Strategie der ›selektiven Nichtbehandlung‹ bei schwergeschädigten Neugeborenen einschlagen.

Diese in der medizinischen Praxis existierende Unterscheidung wird auch im Recht anerkannt. Ein Arzt, der den Tod seines Patienten durch eine positive Maßnahme herbeiführt, würde des Mordes schuldig sein. Das Recht erlaubt deshalb keine aktive Euthanasie, obwohl es ihr gegenüber wohlwollend verfahren kann. Wie steht es mit passiver Euthanasie? Es ist zuzugeben, daß es möglich ist, den Tod durch Unterlassen zu verursachen, aber es kann keine Verantwortung für Unterlassungen geben, wenn nicht zuvor eine Pflicht zu handeln bestand. Eine Situation, in der eine Pflicht zu handeln bestünde, liegt vor, wenn ein Chirurg begonnen hat, den Patienten zu operieren. Wenn er aufhört, bevor die Operation beendet ist, und der Patient in der Folge stirbt, wird der Chirurg nach dem Recht verantwortlich sein. Der Grund ist, daß der Chirurg durch Beginnen der Operation den Patienten einer Gefahr ausgesetzt hat und daraufhin tun muß, was geeignet ist, diese Gefahr abzuwenden. Man kann das mit dem Fall des Patienten kontrastieren, der bei einem Verkehrsunfall schwer verletzt ist und sterben kann, ob er behandelt wird oder nicht. Der Chirurg kann operieren, zum Beispiel um innere Blutungen zu beenden, aber während der Operation kann das Herz zum Stillstand kommen und wieder aktiviert werden, und das kann mehrere Male eintreten. In solchen Umständen gäbe es keine rechtliche Verpflichtung für den Chirurgen, fortzufahren den Patienten wiederzubeleben, wenn er alles getan hat, was zur Lebensrettung vernünftigerweise zu tun ist.

Im Fall des schwergeschädigten Säuglings ist ein Arzt, der sich der Behandlung enthält, nur dann strafrechtlich verantwortlich, wenn eine Behandlungspflicht vorlag. In einigen Fällen mag das Kind im Sterben begriffen sein, und die Behandlung würde den Tod nur hinausschieben. Solche Fälle können mit dem Patienten nach einem Verkehrsunfall verglichen werden. In anderen Fällen kann das Kind leben, aber das Leben würde »so unerträglich, so schmerzhaft, so elend, so beschwerlich und so vollständig ohne Gewinn« sein, daß wir »uns nicht wünschten, ein solches Leben zu leben, und daß es sinnvoll ist, anzunehmen, niemand würde es wollen« (Harris, S. 349). [...]

Literatur

Duff, Raymond S./Alexander G. M. Campbell (1973), »Moral and Ethical Dilemmas in the Special Care Nursery«, in: *New England Journal of Medicine* 289, S. 890-894.

–/– (1980), »Moral and Ethical Dilemmas: Seven Years into the Debate about Human Ambiguity«, in: *Annals of the American Academy of Political and Social Science* 447, S. 19-28.

Lorber, John (1975), »Ethical Problems in the Managment of Myelomeningocele and Hydrocephalus«, in: *Journal of the Royal College of Physicians* 10.1, S. 47-60.

– (1976), »Ethical Problems in the Managment of Myelomeningocele and Hydrocephalus«, in: *Nursing Times* 72.8, Supp., S. 5-18; 72.12, Supp., S. 9-11.

Stinson, Robert / Peggy Stinson / Robert B. Zachary / Alexander G. M. Campbell/Douglas J. Cusine (1981), »On the Death of a Baby«, in: *Journal of Medical Ethics* 7, S. 5-18.

John Harris
Erwiderung auf Lorber, Cusine und Anscombe

In meiner Erörterung der ethischen Probleme beim Behandeln schwergeschädigter Kinder (siehe oben, S. 349-359) kritisierte ich die Ansicht, daß die sogenannte ›selektive Nichtbehandlung‹ der Kindestötung moralisch vorzuziehen sei. In seiner Antwort auf meinen Artikel verteidigt John Lorber erneut seine Praxis und seine bisherigen Ergebnisse bei der Behandlung solcher Kinder. Es ist wichtig, zu betonen, daß ich keines von beiden kritisiert habe; meine Erörterung galt seinen Argumenten. Das mag wie eine typisch sophistische Philosophenunterscheidung klingen, aber sie ist wesentlich, und sie nicht zu sehen bringt Lorber und Cusine dazu, den relevanten Punkt in ihren Erwiderungen ziemlich weit zu verfehlen.

Lorber und Cusine beziehen sich vor allem auf den gegenwärtigen Rechtszustand und die vorherrschenden Einstellungen der meisten Ärzte und Eltern. Diese als unbeeinflußbar vorausgesetzt, nehme ich an, daß ich an der Stelle von Lorber eine Strategie eingeschlagen hätte, die seiner selektiven Nichtbehandlung ähnlich ist, und nichts, was ich sagte, bedeutet eine Kritik seines Verfolgens einer solchen Strategie. Was ich zu zeigen versuchte, war, daß in der Situation der behinderten Kinder genau dieselben Merkmale, die eine selektive Nichtbehandlung als gute und menschliche Lösung erscheinen lassen, die aktive Euthanasie als bessere und humanere Lösung ausweisen würden und daß die von Lorber und anderen für die Bevorzugung von selektiver Nichtbehandlung vorgebrachten Argumente diese tatsächlich nicht begründen. Meine Absicht ist und war, hervorzuheben, daß eine Reflexion über diese Argumente dem medizinischen Personal und den Eltern zu der Einsicht verhelfen sollte, daß aktive Euthanasie dem selektiven Nichtbehandeln moralisch vorzuziehen ist, und so ihre gegenwärtigen Einstellungen zu aktiver Euthanasie zu wandeln und eine Änderung der betreffenden Gesetzesvorschriften zu unterstützen.

Während also der gegenwärtige Rechtszustand und die vorherrschenden Einstellungen beim medizinischen Personal und bei den Eltern ein guter Grund sein mögen, eine Strategie der aktiven Euthanasie nicht zu verfolgen, sind sie keine guten Gründe für die Annahme, eine solche Strategie sei ethisch unhaltbar, und ebensowenig sind sie gute Gründe gegen die Verteidigung einer solchen Strategie und einen Versuch wie den meinigen, die Einstellungen bei Eltern und medizinischem Personal zu ändern.

Es mag, worauf Cusine uns hinweist, »hinlänglich klar« sein »aufgrund der Literatur zu diesem Thema ... daß Ärzte (aktive Euthanasie) prinzipiell deshalb nicht favorisieren, weil sie sich unter einer Verpflichtung wähnen, keine aktiven Maßnahmen zu unternehmen, die das Leben ihrer Patienten beenden« (S. 367f.). Aber *gibt* es eine solche Verpflichtung? Die Frage für jeden, der an Medizinethik interessiert ist, lautet: Kann es eine moralische Verpflichtung geben, keine *aktiven* Maßnahmen zur Beendigung des Lebens von Patienten zu unternehmen, und gleichzeitig keine moralische Verpflichtung, keine *passiven* Maßnahmen zu diesem Zweck zu unternehmen? Oder, um den Punkt so zu formulieren, wie er sich in den hier relevanten Fällen darstellt: Kann es richtig sein, passive Maßnahmen zu unternehmen, um das Leben von Patienten zu beenden (wie bei selektiver Nichtbehandlung), aber falsch, aktive zu demselben Zweck zu unternehmen?

Eine Aufgabe der Medizinethik, und sicher nicht die einfachste, ist es, die Verpflichtungen zu verstehen suchen, die wir intuitiv zu haben meinen. Was (beispielsweise) ist der Vorteil einer solchen Verpflichtung, welches ist ihre Funktion? Wenn die Verpflichtung, auf die sich Cusine bezogen hat, das Resultat einer Ehrfurcht für menschliches Leben ist, warum kann dann, wenn aktive und passive Maßnahmen gleich unausweichlich zum Tod führen, die Unterscheidung zwischen aktiver und passiver Euthanasie Teil einer solchen Haltung der Ehrfurcht sein? Wenn die Verpflichtung hingegen nicht so sehr Teil einer Ehrfurcht vor dem Leben, sondern eher ein Ausdruck unserer Sorge für das Wohl und Interesse anderer ist, dann ist es möglich, wenn man sieht, daß es in ihrem Interesse sein kann, zu sterben, daß wir den Eindruck gewinnen, daß die Verpflichtung (in Cusines Formulierung) selbstwidersprüchlich ist, insofern sie uns dazu führt, die Interessen anderer eher zu opfern als zu fördern.

Ähnlich wie das Pflichtgefühl kann das Schuldgefühl fehlgeleitet oder irrational sein, so daß wir uns fragen müssen – wenn Lorber bemerkt, daß »die nachfolgenden Zweifel und Schuldkomplexe bei Eltern und weiteren Beteiligten« bei aktiver Euthanasie »aller Voraussicht nach schlimmer (sind), als für das Baby so lange auf menschliche Weise zu sorgen, bis es stirbt« (S. 360) –, ob eine solche Schuld angemessen ist, ob es etwas gibt, wofür man sich schuldig fühlen soll. Tatsächlich könnten wir, wie ich in meinem Artikel andeutete, eher Schuld fühlen, wenn wir solche Kinder langsam sterben lassen, als wenn wir ihnen zu einem schnellen Ende verhelfen. Die bloße Tatsache, daß aufrichtige Schuld gefühlt wird, bedeutet nicht, daß man Schuld fühlen sollte, noch bedeutet natürlich die Abwesenheit von Schuldgefühl, daß nichts Falsches getan wurde. Wir neigen alle dazu, Schuld irrational zu fühlen, vor allem, wenn wir durch die Umstände gezwungen sind, zwischen Übeln zu wählen. Wir sollten aber nicht zulassen, daß Schuldgefühl uns daran hindert, das *kleinere* Übel zu wählen.

G. E. M. Anscombes Kommentar wählt eine ganz andere Ansatzweise. Sie verweist auf verschiedene Versionen einer »tiefgründigen und wichtigen Frage der Medizinethik«. Professor Anscombe fragt: »Kann ein Arzt nicht manchmal sagen: ›Ich will diesen Patienten nicht behandeln...‹ ... oder ... ›Ich will mit Hilfe medizinischer Maßnahmen das Leben dieser Person nicht verlängern...‹?« Professor Anscombe gibt keinen Hinweis auf die Umstände, unter denen ein Arzt ihrer Meinung nach so etwas sagen könnte. Aber wenn das eine echte Möglichkeit für Ärzte wäre, wenn sie beispielsweise das Recht besitzen, dergleichen zu sagen, dann müssen sie es sagen können, auch wenn sie der einzige verfügbare Arzt sind, so daß ein Patient sterben wird, wenn sie ihn nicht behandeln. Und dabei denken wir, wie ich annehme, an Patienten, die genesen könnten und die weiterleben wollen.

Dies ist eine eigenartige Möglichkeit: Ärzte wenden sich von Patienten ab und sagen launisch oder kapriziös: »Ich will nicht und ich muß auch nicht«, und die Patienten sterben wie die Fliegen. Professor Anscombe hat sicher recht, wenn sie in meinem Text eine »Blindheit gegenüber einer *solchen* Möglichkeit« entdeckt, falls »Möglichkeit« hier andeutet, daß die Art des Handelns als moralisch akzeptabel betrachtet werden könnte.

Professor Anscombe schreibt mir die Annahme zu, daß ein »Arzt, zu dem kranke Menschen kommen, ... *ethisch verpflichtet (ist), sie (soweit er kann) zu behandeln, mit dem Ziel, sie zu heilen ... ausgenommen* den Fall, daß der Arzt berechtigterweise den Tod seines Patienten herbeiführen kann« (S. 364). Ich glaube, ich würde diese Annahme tatsächlich akzeptieren, und nicht nur für Ärzte, sondern für jeden, der durch sein Handeln Übel abwenden könnte, die anderen drohen. Professor Anscombe hält diese Annahme jedoch nicht für universell richtig, gibt aber wiederum keinen Hinweis, an welche Ausnahmen sie denkt. Ich habe an anderer Stelle (Harris 1980) versucht, wenn auch unvollständig, eine Erklärung zu geben, wann und warum diese Annahme zutrifft, und dort habe ich eine weniger extreme Version der letzten Annahme vertreten, die sie mir zuschreibt. Nicht daß, in ihren Worten, »Handeln und Unterlassen immer gleich ist«, sondern vielmehr daß Handlungen und Unterlassungen mit denselben Folgen moralisch äquivalent sind, wenn sie sich nicht auf eine andere Weise unterscheiden, die moralische Bedeutung hat, unabhängig davon, ob sie ein Aspekt des Handelns oder Unterlassens ist.

In den diskutierten Fällen müssen wir deshalb beachten, ob eine Strategie der selektiven Nichtbehandlung einer der aktiven Euthanasie moralisch vorzuziehen ist. Da das erwartete und erhoffte Ergebnis beider Strategien das schmerzlose Sterben des Patienten ist, wäre es absurd, wenn die eine Strategie nur deshalb moralisch unerlaubt wäre, weil sie aktive – im Unterschied zu passiven – Maßnahmen mit demselben Zweck umfaßte. Wie ich in meinem Artikel zu zeigen versuchte, belegen die anderen Unterschiede zwischen den Strategien eher das Gegenteil, als daß sie selektive Nichtbehandlung gegenüber aktiver Euthanasie moralisch vorzuziehen erlaubten.

Natürlich findet Professor Anscombe weder aktive noch passive Euthanasie moralisch akzeptabel. Diejenigen, die dazu tendieren, ihr zuzustimmen, müssen sich deshalb entscheiden, ob es moralisch eher akzeptabel ist, die Schwergeschädigten für Monate und Jahre Schmerz und Leid auszusetzen, die ihnen erspart bleiben könnten, oder zu behaupten, daß nichts falsch ist an einem Arzt, der zu einem Patienten sagt, der leben will, aber ohne ärztliche Hilfe sterben wird: »Ich will es einfach nicht. Und ich muß es nicht.«[1]

Anmerkung

1 Zu einer neueren Diskussion der hier behandelten Punkte siehe auch Harris 1985, Kap. 2.

Literatur

Harris, John (1980), *Violence and Responsibility*, London.
– (1985), *The Value of Life. An Introduction to Medical Ethics*, London.

Richard M. Hare
Das mißgebildete Kind
Moralische Dilemmata für Ärzte und Eltern

Ich wurde um einen philosophischen Beitrag zu unseren Diskussionen gebeten[1], und jeder Philosoph, der dies versucht, sieht sich einer ernsthaften Schwierigkeit ausgesetzt. Wenn er sich damit begnügt, nur als eine Art Logikpolizist zu fungieren und schlechte Argumente herauszupicken, die von anderen vorgetragen wurden, wird er sich unbeliebt machen, kann aber (wenn er in seinem Metier gut ist) eine ziemlich starke negative Position verteidigen. Wenn er jedoch Konstruktiveres erreichen und sich auf etwas verlassen will, das solider ist als seine eigenen Intuitionen und stabiler als die zu dem Thema verbreiteten Meinungen, dann wird er mit Hilfe einer allgemeinen Theorie beginnen müssen, die angibt, wie man hinsichtlich Fragen dieser Art argumentieren muß. Und dann befindet er sich sofort auf viel schwankenderem Boden, weil es keine allgemeine Theorie über moralisches Argumentieren gibt, die universell anerkannt wäre. Alles, was ich in dieser Situation tun kann, ist, Ihnen in Umrissen die Theorie vorzustellen, die ich selbst akzeptiere, und dann von ihr aus zu argumentieren.

Möglicherweise habe ich jedoch meine Position schwächer aussehen lassen, als sie in Wirklichkeit ist; denn die Theorie, die ich benutzen werde, dürfte für die meisten der wichtigsten Ansätze in der Ethik akzeptabel sein, da sie sich nur auf bestimmte formale Merkmale der moralischen Wörter oder Begriffe stützt, die wir in den entsprechenden Argumenten benutzen. Ich *glaube* (obwohl ich sicher keine Zeit haben werde, das zu begründen), daß diese Theorie vereinbar ist mit den christlichen Prinzipien, daß wir anderen gegenüber so handeln sollten, wie wir wünschen, daß sie uns gegenüber handeln, und daß wir unseren Nächsten lieben sollten wie uns selbst; mit dem Kantischen Prinzip, daß wir so handeln sollten, daß wir dabei die Maxime unseres Handelns als allgemeines Gesetz wollen können; und mit dem utilitaristischen Prinzip, daß jeder als einer zählen soll und niemand als mehr als einer (das heißt, daß aller Interessen gleich zu berücksichtigen sind). Andere Ansätze zur Theorie moralischen Argumentierens, die zur selben Art von Prinzip führen, sind die sogenannte Theorie des Idealen Beobachters, nach der wir so handeln sollten, wie eine vollständig mit den Tatsachen vertraute und allen Betroffenen gegenüber unparteilich wohlwollende Person es uns vorschriebe; und die sogenannte Theorie des rationalen Kontrakts[2], die sagt, daß die Prinzipien, denen wir folgen sollten, diejenigen sind, die eine rationale, selbstinteressierte Person akzeptieren würde, wenn sie nicht wüßte, welchen Anteil des Kuchens *sie* in allen Situationen abbekommen würde, in denen nach diesen Prinzipien entschieden wird.

Alle diese Methoden laufen tatsächlich auf dasselbe hinaus: daß wir, werden wir mit einer Entscheidung konfrontiert, welche die Interessen verschiedener Menschen betrifft, den Interessen aller dieser Menschen (einschließlich unserer selbst, wenn wir betroffen sind) gleiches Gewicht geben und das beste für sie tun sollten, was wir können. Das ist das grundlegende Prinzip. Es gibt eine große Menge anderer Prinzipien, davon einige von besonderer Wichtigkeit, die gegenüber diesem grundlegenden Prinzip auf einer anderen Ebene liegen und als mit ihm in Konflikt scheinen können, ähnlich wie sie sicher auch bei Gelegenheit untereinander konfligieren. Ich meine Prinzipien wie diejenigen, die Lügen oder das Nichteinhalten von Versprechen oder Mord verbieten; oder dasjenige (sehr wichtig für Ärzte), das Loyalität gegenüber denen fordert, für die man eine besondere Verpflichtung hat, aufgrund einer besonderen Beziehung, in der man sich zu ihnen befindet (wie beispielsweise gegenüber seiner Frau oder seinem Kind oder seinem Patienten).

Ich glaube jedoch, daß es richtig ist, alle diese Prinzipien dem grundlegenden unterzuordnen, weil im Fall des Konflikts zwischen diesen verschiedenen Prinzipien nur das grundlegende Prinzip in der Lage ist, uns sicher zu beantworten, was wir tun sollen. Das grundlegende Prinzip ist ›das Gesetz und die Propheten‹: Obwohl bestimmte Gesetze (und übrigens auch besondere Prophezeihungen) zweifellos sehr wichtig sind, haben sie ihren Ursprung im Bedürfnis zu schützen und im Herstellen von Gerechtigkeit zwischen menschlichen Interessen (das heißt, in der Sicherung ihrer Rechte); und wenn ein Konflikt zwischen den Prinzipien auftritt oder gar Zweifel über die Anwendbarkeit eines

bestimmten Prinzips entstehen, ist es das grundlegende Prinzip, das aufgeboten werden muß, um diese Probleme zu lösen.
Ein Beispiel, das Ihnen einfallen mag, ist dieses: Zugestanden, daß der Geburtshelfer eine besondere Pflicht gegenüber seinem Patienten hat, der Mutter, und zugestanden, daß der Kinderarzt eine besondere Pflicht hat gegenüber *seinem* Patienten, dem Kind; was sie alles in allem sicher tun sollten, wenn die Interessen von Mutter und Kind miteinander in Konflikt geraten, sollte von einer Gleichberücksichtigung dieser Interessen geleitet sein und nicht davon, in welchem Zweig der Profession jeder von ihnen sich spezialisiert hat.
Ich werde deshalb zuerst fragen, welches die verschiedenen Interessen sind bei der Art von Fällen, um die es uns geht, in der Hoffnung, einiges Licht auf die dilemmahaften Entscheidungssituationen von Ärzten und Eltern zu werfen. Da ist zunächst das Interesse des Kindes. Aber welches *ist* das Interesse? Wir können diese Frage vielleicht erhellen, indem wir fragen: »Wie wäre es, wenn wir selbst uns in der Lage dieses Kindes befänden – was schreiben wir für *diesen* Fall vor?« Einerseits ist zu vermuten, daß es im Interesse des Kindes ist, zu leben, soweit es leben kann. Wenn aber das Leben mit einer Schwerbehinderung einhergehen wird, ist dieses Lebensinteresse eventuell zumindest stark eingeschränkt. Dann gibt es das Interesse der Mutter, die auch leben will und deren Leben in Gefahr sein mag. Und es ist ebenfalls in ihrem Interesse, kein mißgebildetes Kind zu haben, das die normale Entwicklung der übrigen Familie verhindern oder stark beeinträchtigen kann. Hiergegen wird vorgebracht, daß es für eine Familie manchmal von Gewinn ist, wenn sie ein behindertes Kind aufziehen muß, und ich kann mir vorstellen, daß dies in einigen Fällen zutrifft.
Dann sind da die individuell nicht so wichtigen, aber in der Summe sehr bedeutenden Interessen derjenigen außerhalb der Familie: zuallererst die der beteiligten Ärzte und Schwestern, dann die des restlichen Personals von Krankenhäusern, Heimen und anderen Hilfseinrichtungen, die damit zu tun haben werden, das Kind und die Familie zu betreuen. Auch gibt es die Interessen derer, die von allen diesen Einrichtungen betreut *würden*, oder besser betreut würden, wenn sie nicht bereits überlastet wären. Und da sind die Interessen der Steuerzahler, die für das alles aufkommen müssen. Zuletzt schließlich gibt es ein weiteres Inter-

esse, das gewöhnlich in diesen Diskussionen übersehen wird, und das so wichtig ist, daß es, denke ich, häufig den Ausschlag geben sollte; aber worin dieses weitere Interesse besteht, werde ich nicht enthüllen, bevor ich nicht über die bisher erwähnten gesprochen habe.

Als ich sagte, daß alle betroffenen Interessen gleiche Berücksichtigung erfahren sollten, meinte ich nicht, daß wir das Interesse der Mutter, weiter zu leben, und das des Arztes, nicht um Mitternacht aus dem Bett geholt zu werden, als gleich ansehen sollten. Als Individuen haben diese Menschen ein Recht auf gleiche Berücksichtigung. Aber da Leben für den einen wichtiger ist als Schlaf für den anderen, ist es richtig, daß der Arzt aufsteht und sich auf den Weg macht, um nach der Mutter zu sehen. Wenn der Arzt einen Autounfall vor der Haustür der Mutter hätte, und sie *sein* Leben retten könnte, indem sie mitten in der Nacht das Bett verließe, dann sollte sie das nach demselben Prinzip tun. Als Individuen zählen sie gleich; der Unterschied wird eingeführt durch die unterschiedliche Gewichtigkeit der verschiedenen Folgen für jeden von ihnen.

Die Zahl der Betroffenen kann ebenfalls wichtig sein. Wenn ein Arzt einem Patienten eine schlaflose und zermürbende Nacht ersparen kann, indem er am Abend vorbeikommt und ihm ein Schmerzmittel bringt, dann wird er es häufig tun, sogar heutzutage. Wenn aber eine Tablette nicht ausreicht und es nötig wäre, daß ein ganzes Team von Schwestern und ein Krankenwagen hinfährt, dürfte sich der Arzt entscheiden, bis zum Morgen zu warten, wenn nicht wirklich eine Gefahr der ernsthaften Verschlechterung des Patienten besteht. Eine sehr große Zahl von Menschen, deren jeder in geringem Grad betroffen ist, kann eine Person aufwiegen, die zu einem größeren Grad betroffen ist. Deshalb hat sogar die Tatsache, daß 60 Millionen Steuerzahler im Schnitt jedes Jahr 20 Pfennig extra zu zahlen haben, um das Gesundheitssystem zu verbessern oder zu erweitern, eine moralische, aber auch eine politische Bedeutung. Aber ich stimme insgesamt denen zu, die uns auffordern, diesen ökonomischen Argumenten nicht allzuviel Bedeutung beizulegen. Obwohl ich kürzlich von einem Ökonomen alles andere als eine klare Antwort auf die Frage bekam, welches die Größenordnung der Summe ist, die zur Betreuung behinderter Kinder aufgewandt werden muß, bin ich bereit anzunehmen, daß sie relativ klein ist. Lassen wir also den Steuerzahler außer Betracht und ebenso die anderen rivalisierenden Interessenten, und betrachten wir nur die Interessen der engeren Familie.

Hierbei müssen wir jedoch das weitere wichtige Interesse beachten, auf das ich eben angespielt habe: *das des nächsten Kindes.* Aus einem Grund, den ich nicht verstehen kann, wird das selten berücksichtigt. Aber versuchen Sie das Problem von den weiteren Ereignissen her zu sehen. Das Beispiel, das ich verwenden werde, ist übermäßig vereinfacht, und ich schildere absichtlich keine bestimmte medizinische Situation, denn wenn ich es tun würde, dürften mir Fehler in der Tatsachenbeschreibung unterlaufen. Angenommen, das Kind mit Fehlbildungen würde nicht operiert. Es hätte, würde es operiert, eine beträchtliche Überlebenschance, wäre aber, wenn es überlebte, mit großer Wahrscheinlichkeit schwer behindert. Deshalb wurde nicht operiert, und wen wir jetzt vor uns haben, ist nicht dieses Kind, sondern der junge Andreas, der zwei Jahre später geboren wurde, vollkommen normal, und der im nächsten Sommer die Schule verlassen wird. Obwohl nicht überragend an Begabung, wird er wahrscheinlich ein annehmbar glückliches Leben haben und einen durchschnittlich brauchbaren Beitrag zum Glück anderer beisteuern. Die Wahl, mit der Ärzte und Familie konfrontiert waren, war tatsächlich eine Wahl zwischen einer hohen Wahrscheinlichkeit (wenn sie nicht operierten), Andreas auf die Welt zu bringen (an den nicht gedacht worden wäre, wenn die Familie ein gelähmtes Kind gehabt hätte), und auf der anderen Seite (wenn sie operierten) einer Kombination von Wahrscheinlichkeiten, abhängig von der genauen Prognose: sagen wir, einer 10%-Chance eines lebenden normalen Kindes, einer 40%-Chance eines lebenden, aber mehr oder weniger schwer behinderten Kindes und einer 50%-Chance eines toten Kindes und der Möglichkeit von Andreas in der Zukunft.

Wenn wir mit den meisten Menschen darin übereinstimmen, daß Familienplanung richtig ist und daß deshalb diese Familie berechtigt ist, die Zahl ihrer Kinder auf eine vorgefaßte Menge (wie groß immer) zu beschränken, dann ist dies die Art von Entscheidung, mit der sie konfrontiert sein wird und mit der sie in der von mir entworfenen Situation auch konfrontiert *wurde*. Wir sollten versuchen, mit Andreas selbst zu diskutieren, ob sie die richtige Entscheidung trafen.

Wenn ich die Entscheidungssituation richtig dargestellt habe, dann wird nahezu alles davon abhängen, wie die Prognose aussieht, und von unseren Schätzungen bezüglich des Werts *für die betroffenen Personen*, am Leben und normal zu sein oder, im Gegensatz dazu, am Leben und auf eine bestimmte Weise mißgebildet oder behindert zu sein. Für das Fällen dieser Werturteile sehe ich nicht, wie wir besser verfahren könnten, als uns selbst imaginativ in die Lage der Betroffenen zu versetzen und zu urteilen, wie wenn es unsere eigene Zukunft wäre, um die es geht. Da ein einfühlsamer Arzt im Verlauf seiner Tätigkeit fortwährend gezwungen ist, diese Art empathischen Urteils darüber zu treffen, was für andere Menschen, von ihrem Standpunkt aus betrachtet, das Beste ist, glaube ich nicht, daß man diesem Verfahren vorhalten kann, es bereite prinzipielle Schwierigkeiten. Aber es wirft offenkundig sehr große Schwierigkeiten in der Praxis auf, die der einfühlsame und erfahrene Arzt so gut wie jedermann sonst in Gesprächen mit Eltern und anderen Betroffenen überwinden kann.

Die Probleme entstehen aber meist aus Schwierigkeiten der Prognose. Im Prinzip dürfte es möglich sein, die Wahrscheinlichkeiten verschiedener Ergebnisse mit numerischen Werten zu versehen und zu schätzen, wie die verschiedenen Ergebnisse die Interessen der beteiligten Menschen beeinträchtigen, eine utilitaristische Kalkulation aufzustellen und die Entscheidung zu treffen, die alles in allem den Betroffenen die besten Aussichten auf gute Folgen und die geringsten Aussichten auf schlechte Folgen verspricht. In der Praxis sind wir gezwungen, uns viel auf Raten zu verlassen; doch wenn man rät, ist es von Vorteil, eine klare Vorstellung davon zu haben, *über welchen Gegenstand* man rät, und ich habe vorgeschlagen, daß Gegenstand des Ratens das sein sollte, was für die Beteiligten zusammengenommen das Beste ist.

Die Prognose wird jedoch immer ziemlich unsicher sein, und deshalb entsteht die Frage, *wann* die Entscheidung getroffen werden sollte. Ich vermute, daß man mir zustimmt, daß, wenn in den frühesten Stadien der Schwangerschaft Zweifel besteht, es ratsam sein kann, zu warten, bis der Fötus sich hinreichend entwickelt hat, um die Prognose sicherer zu machen. Ein nüchterner Utilitarist könnte versuchen, dieses Prinzip zu erweitern und zu sagen, daß wir in Fällen der vermuteten Fehlbildung das Kind zur Geburt kommen lassen sollten, wenn angebracht, operieren, das

Kind töten, wenn die Operation zu einer starken Behinderung geführt hat, und statt dessen ein anderes Kind haben. Auf diese Weise dürften wir die Chancen maximieren, ein menschliches Wesen mit guten Aussichten auf Glück in die Welt zu bringen. Wenn der medizinische Berufsstand diesen Vorschlag empörend findet – was ziemlich sicher der Fall sein wird – und das Gesetz *nicht* verändert haben will; oder wenn man meint (vermutlich zu Recht), der Mutter damit eine zu starke psychische Belastung aufzubürden, dann werden wir uns mit einer weit weniger genauen Verfahrensweise zufrieden geben müssen – der, entweder die Schwangerschaft abzubrechen oder, wenn wir sie nicht abbrechen und das Kind geboren wird, die Chancen zu beurteilen, *bevor* über die Operation entschieden wird, und, wenn wir entscheiden zu operieren, das (wenn auch geringe) Risiko zu akzeptieren, mit einem schrecklich behinderten Kind zurechtkommen zu müssen.

Wenn wir uns unseren möglichen Andreas und seinen möglichen Bruder vorstellen (wobei ersterer nur als mögliche Kombination von Sperma und Eizelle existiert, letzterer bereits als Fötus) – wenn wir sie, möchte ich vorschlagen, in der Vorstellung einen pränatalen Dialog in einer noumenalen Welt ausführen lassen (natürlich ist die Annahme im einen Fall ebenso phantastisch wie im anderen) und versuchen, zu einer Lösung zu kommen, die ihnen zusammengenommen die beste Chance auf ein glückliches Leben einräumt –, könnte der Dialog ungefähr so verlaufen. Andreas weist darauf hin, daß, wenn der Fötus nicht geboren wird, eine hohe Wahrscheinlichkeit besteht, daß er, Andreas, geboren werden und ein normales und hinlänglich glückliches Leben haben wird. Es besteht natürlich die Möglichkeit, daß die Eltern ihre Meinung ändern, ob sie weitere Kinder haben wollen, oder daß ein Elternteil stirbt. Aber nehmen wir an, daß dies ziemlich unwahrscheinlich ist und daß keine außergewöhnliche Befürchtung besteht, das nächste Kind werde fehlgebildet sein.

Hierauf könnte der Fötus antworten: »Ich bin immerhin so weit gekommen, warum sollte man nicht mir die Chance geben?« Aber eine Chance wozu? Darüber wird nun, so gut es möglich ist, eine Prognose getroffen, und es werden die Wahrscheinlichkeiten der verschiedenen Folgen bestimmt, die einträten, wenn die gegenwärtige Schwangerschaft nicht abgebrochen würde. Es zeigt sich, daß eine geringe, aber eben nur geringe Chance besteht, daß sich der Fötus, wenn geboren und operiert, in ein normales und, wie zu hoffen, glückliches Kind entwickeln wird; daß andererseits eine beträchtliche Wahrscheinlichkeit besteht, daß er trotz der Operation sterben wird; und daß eine nicht geringe Chance besteht, daß er stark behindert überleben wird. In diesem Fall kann Andreas meiner Meinung nach anführen, daß er die beste Wahl darstellt, da die Wahrscheinlichkeit ziemlich klein ist, daß die Eltern sterben oder ihre Meinung ändern, bevor er geboren wird, und sicher weit geringer als die Wahrscheinlichkeit, daß der gegenwärtige Fötus, wenn geboren, schwer behindert sein wird.

Um Andreas daran zu hindern, auf diese Weise den Disput zu gewinnen, steht dem Fötus folgende Antwort offen. Er kann sagen: »Nun gut, wir treffen einen Handel. Wir sagen, daß ich ausgetragen und operiert werde, in der Hoffnung, mir zu normaler Gesundheit zu verhelfen. Sollte die Operation erfolgreich sein, ist alles in Ordnung. Wenn nicht, so stimme ich zu, daß ich aufgegeben werde und Platz machen sollte für Andreas.« Ich glaube, Sie sehen bei einem Blick auf die Wahrscheinlichkeit, daß dieser Kompromiß einem gesunden Baby die größtmöglichen Chancen gibt und gleichzeitig dem Fötus die nach jeder Konstellation größten Chancen, selbst dieses Baby zu sein. Aber dies geschieht auf Kosten der beachtlichen Möglichkeit, dieses spezielle Kind zu haben, wenn auch in schwer behindertem Zustand. Ich nenne das *Kosten*, weil viele sagen werden, daß Leben mit einer schweren Behinderung für die Person, die sie hat, vorzuziehen ist gegenüber der Alternative, überhaupt kein Leben zu haben (allerdings bin ich nicht sicher, ob ich dem folgen will). Natürlich hängt das von der Schwere der Behinderung ab. Und natürlich enthält diese Strategie soviel Beschwernis für die Mutter, daß wir sie allein deshalb ausschließen und statt dessen die Schwangerschaft abbrechen dürften.

Vielleicht sollte ich enden, indem ich ein mögliches Verstehenshindernis beseitige. Um das Argument zu entwickeln, habe ich Sie aufgefordert, sich vorzustellen, daß Andreas und der Fötus eine Diskussion in einer noumenalen Welt führen (nebenbei gesagt, es muß Sie nicht stören, wenn Sie nicht wissen, was »noumenal« bedeutet; ich habe diesen Begriff nur benutzt, um gegenüber Ihrem zweifellos nötigen medizinischen Jargon nicht völlig ohne Fachsprache dazustehen). Diese Weise, das Argument dramatisch zu gestalten, ist vielleicht nützlich, wenn auch nicht notwendig; und sie bringt eine Gefahr mit sich. Wir müsen uns zwei mögliche Kinder vorstellen, die diese sehr rationale Diskussion vollziehen, und deshalb halten wir sie für in irgendeinem Sinn bereits erwachsen genug, um sie zu führen. Und das kann uns zu der Annahme bringen, daß gegenüber jedem von ihnen der Entzug der Möglichkeit des Erwachsenwerdens, *nachdem* sie diesen Vorgeschmack davon hatten, ein sehr großes Übel bedeutete. Die Menschen (die meisten von ihnen) hängen hartnäckig am Leben – obwohl erst zu sehen wäre, von welchem Alter ab sie das tun; deshalb wird einer Person das Leben vorzuenthalten *normalerweise* für ein Übel gehalten. Dies trifft sicher nicht auf Andreas zu, da er noch nicht lebt und ihm deshalb kein Leben im relevanten Sinn *genommen* werden kann, obwohl es ihm *vorzuenthalten* ist. Ich glaube nicht, daß es auf den Fötus als solchen zutrifft, denn er hat soweit noch kein bewußtes Leben (und genau das meinen wir) und kann deshalb dessen Verlust oder gar eine Furcht vor dem Verlust nicht wahrnehmen. Wenn jemand der Ansicht ist, daß Föten *tatsächlich* bewußte Gefühle *haben*, die ausreichen, um in diese Abwägung einbezogen zu werden, so möchte ich ihn bitten, zumindest zu akzeptieren, daß deren Intensität relativ gering ist, und dasselbe gilt für den neugeborenen Säugling. Ich glaube also nicht, daß das dem Fötus oder dem erfolglos operierten Neugeborenen durch Töten zugefügte Übel größer ist als das Andreas zugefügte, wenn man ihn daran hindert, gezeugt und geboren zu werden. Tatsächlich ist meiner Meinung nach das Übel viel geringer, denn, im Unterschied zu ihnen, hat Andreas eine gute Aussicht auf ein normales und glückliches Leben.

Dies sind, nach meiner Ansicht als Philosoph, die Arten von Überlegungen, die Ärzte, Chirurgen und Eltern anstellen sollten, wenn sie mit diesen Dilemmata konfrontiert werden.

Anmerkungen

1 Dieser Artikel wurde ursprünglich als Vortrag vor der London Medical Group gehalten.
2 Wenn auch nicht in der Version von Rawls. Zu einer Diskussion der Möglichkeit einer rationalen Kontrakttheorie, die mit dem Utilitarismus vereinbar ist, siehe Hare 1973.

Literatur

Hare, Richard M. (1973), »Critical Study: Rawls' Theory of Justice, I and II«, in: *Philosophical Quarterly* 23, S. 144-155 und S. 241-252.

Derek Parfit
Rechte, Interessen und mögliche Menschen

Haben mögliche Menschen Rechte und Interessen? Professor Hare hat dafür plädiert, daß sie welche haben. Ich werde zeigen, daß sogar für den Fall, daß sie keine haben, wir häufig so handeln sollten, *als wenn* sie welche hätten.

Wir können mit zukünftigen Menschen beginnen. Angenommen, daß das Testen einer Atomwaffe durch Strahlung eine Anzahl von Mißbildungen bei den Menschen verursachen würde, die in den nächsten zehn Jahren geboren werden. Dies verstieße gegen die Interessen zukünftiger Menschen. Diese Menschen werden existieren, ob die Waffe getestet wird oder nicht, und wenn sie getestet wird, werden sie in ihrem Wohl ungünstig beeinflußt werden – sie werden schlechtergestellt sein, als sie es sonst gewesen wären. Wir können diesen Menschen schaden, obwohl sie nicht *jetzt* leben, ebenso wie wir Ausländern schaden können, obwohl sie nicht *hier* leben.

Wie verhält es sich mit *möglichen* Menschen? Der Unterschied zwischen diesen und zukünftigen Menschen ist folgendermaßen zu definieren. Angenommen, daß wir auf eine von zwei Weisen handeln müssen. ›Zukünftige Menschen‹ sind diejenigen Menschen, die existieren werden, wie immer wir handeln. ›Mögliche Menschen‹ sind diejenigen Menschen, die existieren werden, wenn wir auf die eine Weise handeln, aber nicht existieren, wenn wir auf die andere Weise handeln. Um den einfachsten Fall zu nennen: Wenn wir uns überlegen, ob wir Kinder haben sollten, sind die Kinder, die wir haben *könnten*, mögliche Menschen.

Haben sie Rechte und Interessen? Nehmen wir als erstes an, daß wir uns entscheiden, diese Kinder zu haben. Kann das ihre Interessen beeinflussen? Wir können diese Frage offensichtlich so reformulieren, daß sie nicht mehr auf mögliche Menschen gerichtet ist. Wir können fragen: Kann es im oder gegen das Interesse einer *tatsächlichen* Person sein, gezeugt worden zu sein? Ich werde hierauf zurückkommen.

Nehmen wir als nächstes an, daß wir uns entscheiden, keine Kinder zu haben. Dann werden diese möglichen Menschen nie gezeugt werden. Kann *das* ihre Interessen beeinflussen? Kann es beispielsweise diesen Kindern schaden?

Die übliche Antwort wäre »nein«. Professor Hare vertritt eine andere Ansicht. Wir können das von ihm diskutierte Beispiel vereinfachen. Nehmen wir an, daß ein Kind mit einer schwerwiegenden Behinderung oder Mißbildung geboren wird, die nicht behebbar ist, und das Leben des Kindes, obwohl immer noch lebenswert, wahrscheinlich weniger lebenswert macht, als es einem normalen Leben entspräche. Als nächstes nehmen wir an, daß das Kind sterben wird, wenn wir nicht eine Operation ausführen; und daß die Eltern, wenn es stirbt, ein anderes Kind haben werden, das sie nicht hätten, wenn dieses Kind weiterlebte. Die Frage ist: Soll man operieren?

Hare legt nahe, daß man nicht sollte. Er nimmt zuerst an, daß wir tun sollten, was im besten Interesse aller Betroffenen ist. Dann meint er, daß sich unter diesen »das nächste Kind« befindet – das normal gebildete Kind, das die Eltern nur dann später haben werden, wenn das behinderte Kind stirbt (Hare, S. 378). Die Interessen dieses möglichen Kinds können, meint er, »den Ausschlag geben« (S. 377). Das mögliche Kind hat, anders als das gegenwärtige Kind, »eine gute Aussicht auf ein normales und glückliches Leben« (S. 382). Hare würde deshalb behaupten, daß wir dem gegenwärtigen Kind *weniger* Schaden zufügen, wenn wir unterlassen, sein Leben zu retten, als dem möglichen Kind, »wenn man [es] daran hindert, gezeugt und geboren zu werden« (S. 382).

In diesem besonderen Fall würden viele mit Hare darin übereinstimmen, daß wir nicht operieren sollten, aber aus anderen Gründen. Sie können der Meinung sein, daß ein neugeborenes Kind noch keine vollständige Person mit Rechten und Interessen ist (siehe Tooley); oder sie mögen bezweifeln, ob das Leben mit einer ernsthaften Behinderung lebenswert wäre.

Der Gehalt von Hares Ansicht kann besser an einem anderen Fall beurteilt werden. Man betrachte ein Paar, das (wie wir annehmen) in einem Zeitalter lebt, ehe die Welt überbevölkert war, und das zu entscheiden sucht, ob es Kinder haben soll. Als nächstes sei angenommen, daß, wenn sie Kinder haben wollen, das Leben ihrer Kinder durchaus lebenswert wäre. Hares Ansicht würde dann besagen, daß das Paar diesen Kindern ernsthaften Schaden zufügen würde, wenn es entschiede, sie nicht zu haben. Da keine

Überbevölkerung herrscht, scheint zu folgen, daß ihre Entscheidung moralisch falsch ist. Die meisten von uns würden das, wie ich vermute, bestreiten. Wir meinen, daß nichts Falsches darin liegen kann, sich für Kinderlosigkeit zu entscheiden. Und wenn wir außerdem fragen, was Hare als Überbevölkerung ansehen würde, würde seine Folgerung wiederum meist in Frage gestellt. Das ist ein anderes Thema, auf das ich zurückkommen werde.

Was ich ›Hares Ansicht‹ genannt habe, besteht darin, daß wir Menschen schaden können, indem wir ihre Zeugung verhindern. Für diese Ansicht gibt es historische Vorläufer. Der Talmud sagt, daß Amram, als er sich entschloß, keine Kinder zu zeugen, deshalb ermahnt wurde, weil er ihnen die künftige Welt vorenthalte (zitiert bei Tedeschi 1966, S. 514, Anm. 3). Wie Hare zugesteht, ist seine Ansicht außergewöhnlich. Er würde aber sagen, daß sie durch Berufung auf die Logik des moralischen Argumentierens gerechtfertigt werden kann (eine Logik, die er in seinen Büchern Hare 1952; 1963 darstellt). Ich werde nicht diskutieren, ob das zutrifft. Vielmehr werde ich einen komplementären Weg verfolgen. Ich werde annehmen, daß wir denjenigen nicht schaden können, die wir nicht zeugen. Sogar dann, werde ich zeigen, sind Hares Folgerungen kaum zu vermeiden.

Das Prinzip, nach dem Hare vorgeht, lautet, daß wir das tun sollten, was im besten Interesse aller Betroffenen ist. Die meisten von uns akzeptieren irgendein Prinzip dieser Art. Wir mögen der Meinung sein, daß andere Prinzipien häufig wichtiger sind; aber wir akzeptieren unter unseren Prinzipien eines, das mit Interessen, mit Präferenzen oder mit Glück und Unglück zu tun hat. Wie diese Aufzählung nahelegt, kann ein solches Prinzip verschiedene Formen annehmen. Wir brauchen nur auf einen Aspekt zu sehen. Das Prinzip kann eine, wie ich sagen möchte, *personenfreie* Form annehmen: es kann beispielsweise lauten:

(1) Wir sollten das tun, was in größtem Umfang Unglück verringert und Glück befördert.

Es kann statt dessen eine *personenbezogene* Form annehmen, beispielsweise:

(2) Wir sollten das tun, was Menschen am wenigsten schadet und ihnen am meisten nützt.

Wenn wir nur auf das Wohl tatsächlicher Menschen Wirkung ausüben können, also derjenigen, die existieren oder existieren werden, ist der Unterschied zwischen diesen Formen des Prinzips

in der Praxis irrelevant. Aber wenn wir auch bewirken können, *wer* existieren wird, kann der Unterschied beträchtlich sein.
Kehren wir beispielsweise zu dem kinderlosen Paar in der nicht überbevölkerten Welt zurück. Nach Prinzip (1) – dem ›personenfreien‹ Prinzip – sollten sie tun, was in größtem Umfang Glück vermehrt. Eine der wirkungsvollsten Methoden, die Qualität des Glücks zu vermehren, besteht darin, die Zahl glücklicher Menschen zu vermehren. Deshalb sollte das Paar Kinder haben; es zu unterlassen, ist nach (1) moralisch falsch.

Die meisten von uns würden sagen: »Das zeigt nur die Absurdität des personenfreien Prinzips. Was wir tun sollten, ist, Glück für Menschen zu erzeugen, nicht glückliche Menschen erzeugen. Das richtige Prinzip ist (2), das ›personenbezogene‹ Prinzip. Wenn das Paar ohne Kinder ist, existiert niemand, dem es Schaden zugefügt oder keinen Vorteil bereitet hat. Aus diesem Grund hat es nichts Falsches getan.«

Diese Erwiderung enthält die Zurückweisung von Hares Ansicht. Sie nimmt an, daß wir Menschen nicht schaden können, indem wir ihre Zeugung verhindern. Wenn wir es *könnten*, handelte das kinderlose Paar sogar nach dem personenbezogenen Prinzip falsch.

Wir können von diesem Beispiel aus verallgemeinern. Die meisten von uns halten ein personenbezogenes, nicht ein personenfreies Prinzip für richtig. Wenn wir Hares Ansicht zurückweisen, so gibt es Fälle, in denen sich daraus ein großer praktischer Unterschied ergibt. Wenn wir aber Hares Ansicht akzeptieren, so ergibt sich kein Unterschied. Das personenbezogene Prinzip führt, wenn es mit Hares Ansicht kombiniert wird, zu denselben Folgerungen wie das personenfreie Prinzip.

Einige dieser Folgerungen sind, wie ich sagte, außergewöhnlich. Ich werde jetzt damit beginnen, für sie Argumente anzuführen. Wir können diese Folgerungen nur vermeiden, wenn wir *sowohl* akzeptieren, was ich ›die Einschränkung unserer Prinzipien auf Handlungen, die sich auf das Wohl von Menschen beziehen‹ nennen werde, *als auch* daran festhalten, daß unsere Handlungen auf mögliche Menschen keine Wirkung haben können. Hare bestreitet letzteres; ich werde ersteres bestreiten. Die personenbezogene Einschränkung scheint mir unakzeptabel, zumindest in jeder naheliegenden Form.

Wir können mit einer der beiden Fragen beginnen, die ich aufgeschoben hatte. Kann es in unserem Interesse liegen, gezeugt worden zu sein? Kann es uns nützen, daß wir Leben bekommen haben?

Wenn es uns nützen kann, so hat das kinderlose Paar wiederum falsch gehandelt, sogar nach der personenbezogenen Sicht; denn wenn sie Kinder haben, werden sie Menschen von Nutzen sein, wie das Prinzip (2) von ihnen fordert.

Wir mögen sagen: »Aber wir können nur einen Nutzen haben, wenn wir besser gestellt werden, als wir es sonst gewesen wären. Die Kinder dieses Paares hätten sonst nicht existiert – deshalb können sie keinen Gewinn daraus ziehen, Leben zu erhalten.« Ich habe meine Zweifel gegenüber dieser Argumentation. Zum einen impliziert sie, daß wir Menschen nicht nützen können, wenn wir ihr Leben *retten*, denn auch in diesem Fall würden sie ansonsten nicht existiert haben. Zugegeben, Leben mit Nichtexistenz zu vergleichen ist problematisch. Aber sollten wir nicht akzeptieren, daß wir einer Person von großem Nutzen waren, wenn ihr Leben durchaus lebenswert war und wir es vor vielen Jahren gerettet haben? Und wenn es im Interesse einer Person sein kann, ihr Leben verlängert zu bekommen, sogar beispielsweise dann, wenn es gerade angefangen hat, warum kann es dann nicht in ihrem Interesse sein, wenn verursacht wird, daß es allererst beginnt?

Ein zweites Problem ist dieses. Wenn wir einer Person nicht nützen können, indem wir sie zeugen, dann können wir ihr auch nicht schaden. Aber angenommen, wir wüßten, daß jedes Kind, das wir zeugen können, eine so starke Mißbildung aufweisen wird, daß es nur einige Jahre leben, sich nicht entwickeln kann und ziemlich häufig unter starken Schmerzen zu leiden hat. Es dürfte ziemlich klar falsch sein, wissentlich nicht einzuhalten und ein solches Kind zu zeugen.[1] Und der Hauptgrund, warum es falsch wäre, liegt im Leiden des Kindes. Wenn wir aber einem Kind nicht *schaden* können, indem wir ihm ein Leben dieser Art geben, dann kann der Grund, warum die Handlung falsch ist, nicht auf ›personenbezogene‹ Weise formuliert werden. Wir werden sagen müssen: »Es ist falsch, weil es Leiden vermehrt.« Wir sind dann wieder bei einer Hälfte des personenfreien Prinzips; und es wird aus Konsistenzgründen schwierig sein, zu vermeiden, die andere Hälfte zu akzeptieren. (Wir könnten vielleicht behaupten, daß nur Leid moralisch von Bedeutung ist – Glück sei unter dem Gesichtspunkt der Moral irrelevant. Diese Position, obwohl auf den ersten Blick anziehend, fällt aber in sich zusammen, wenn wir sie durchdenken.)

Wir hatten gefragt, ob die Handlung, ein Kind zu zeugen, das Wohl dieses Kindes beeinflussen kann, im guten oder schlechten Sinn. Wenn wir mit »ja« antworten, dann ergibt die personenbezogene Einschränkung keinen Unterschied; das Prinzip (2) führt zu denselben Folgen wie das Prinzip (1). Wir dürften deshalb geneigt sein, mit »nein« zu antworten – aber hiergegen haben wir einige Einwände gefunden.

Das hierin liegende Problem kann jedoch meiner Meinung nach gelöst werden. Wir können das personenbezogene Prinzip auf eine andere Weise formulieren:

(3) Es ist falsch, unter verschiedenen Alternativen das zu tun, was Menschen in ihrem Wohl schlechterstellt.

Wir interpretieren (3) so, daß Menschen, wenn sie keine möglichen Vorteile erlangen, als schlechtergestellt gelten. Wenn wir das Prinzip (3) annehmen, können wir zulassen, daß jemand zeugen ein Fall davon ist, ihn besser- oder schlechterzustellen. Da keine Vorteile erlangen als schlechtergestellt werden zählt, fordert das Prinzip immer noch von uns (wie auch Prinzip (2)), das zu tun, was den Menschen am meisten nützt. Es gibt aber eine Ausnahme. Dem einen Nutzen, ins Leben zu kommen, mißt (3) – im Unterschied zu (2) – kein Gewicht zu. Denn wenn wir dieses Gut nicht vergeben, dann existiert keine tatsächliche Person, die es nicht bekommt – und die auf diese Weise schlechtergestellt wird. (Ich nehme jetzt an, wie sich Sie erinnern, daß wir keine möglichen Menschen besser- oder schlechterstellen können.)

Die meisten von uns sind der Meinung (sagte ich), daß nichts Falsches darin ist, *keine* Kinder zu haben, auch wenn diese sehr glücklich gewesen wären. Dennoch glauben wir, daß es falsch ist, Kinder zu haben, die voraussichtlich leiden müssen. Das Prinzip (3) stützt diese asymmetrische Kombination von Urteilen. Es stützt unsere Ansicht, daß das kinderlose Paar nicht falsch handelte; es stützt aber auch unsere Ansicht über ›unrechtes Zeugen‹, denn das Kind ist in diesem Fall eine tatsächliche Person, die schlechtergestellt wird.

In dem Schritt von (2) zu (3) wird ein naheliegendes Prinzip auf etwas künstliche Weise revidiert. Diese Revision scheint aber dem Prinzip seine Plausibilität nicht zu nehmen. Alles, was die Revision bewirkt, ist folgendes: Wenn wir entscheiden, was wir tun sollen, wird uns gesagt, daß wir nicht das Ergebnis anstreben sollten, bei dem Menschen bessergestellt werden, sondern das Ergebnis vermeiden, bei dem sie schlechter wegkommen. Diese Methode des Zählens nur von negativen Quantitäten scheint ebenso allgemein und plausibel zu sein wie die andere, die nur die positiven Quantitäten zählt. Deshalb schneidern wir unsere Prinzipien nicht *ad hoc* zurecht, wenn wir zu (3) übergehen. Und die Rechtfertigung für den Schritt liegt darin, daß nur Prinzip (3) (in Verbindung mit der Annahme, daß Zeugen ein Beeinflussen des Wohls ist) die asymmetrischen Urteile zu stützen erlaubt, die wir plausibel finden.[2]

So weit, so gut. Jetzt werde ich aber zu zeigen versuchen, daß das personenbezogene Prinzip einer drastischeren Revision bedarf. Und das *kann* es seiner Plausibilität berauben.

Man betrachte den folgenden Fall, bei dem es um zwei Frauen geht. Die erste ist seit einem Monat schwanger und bekommt von ihrem Arzt gesagt, daß ihr Kind eine bestimmte Behinderung entwickeln wird, wenn sie sich nicht einer einfachen Behandlung unterzieht. Wir nehmen wieder an, daß das Leben mit dieser Behinderung wahrscheinlich lebenswert sein wird, aber weniger lebenswert als ein normales Leben. Es wäre offensichtlich falsch, wenn die Mutter sich der Behandlung nicht unterzöge, denn dies würde für ihr Kind eine Behinderung bedeuten. Und das personenbezogene Prinzip sagt uns, daß das falsch wäre. (Man beachte, daß der einmonatige Fötus eine Person darstellt, denn *es wird* eine Person existieren, deren Wohl die Frau verringert hat.)

Wir nehmen als nächstes an, daß es eine zweite Frau gibt, die gerade dabei ist, die Einnahme von Verhütungspillen abzusetzen, so daß sie ein weiteres Kind haben kann. Ihr wird gesagt, daß sie sich vorübergehend in einem Zustand befindet, in dem jedes gezeugte Kind die gleiche Behinderung haben wird; daß sie aber ein normales Kind empfangen kann, wenn sie drei Monate wartet. Es scheint klar, daß es falsch wäre, wenn diese zweite Frau, indem sie nicht wartete, bewußt ein behindertes Kind anstelle eines normalen empfangen würde. Und es scheint klar (zumindest für mich), daß dies *genauso* falsch wäre, wie es für die erste Frau falsch wäre, bei ihrem Kind bewußt eine Behinderung herbeizuführen.

Wenn aber die zweite Frau bewußt ein behindertes Kind bekommt, hat sie ihm dann geschadet – es schlechtergestellt? Wir müssen zuerst fragen: »Könnte es, wenn es aufwächst, zutreffend sagen: ›Wenn meine Mutter gewartet hätte, wäre ich drei Monate später geboren worden, als normales Kind‹?« Die Antwort ist: »nein«. Wenn seine Mutter gewartet hätte, wäre es überhaupt nicht geboren worden; sie hätte ein anderes Kind gehabt. Wenn ich das behaupte, muß ich nicht annehmen, daß der Zeitpunkt, zu dem man empfangen wird, oder die bestimmten Zellen, aus denen man heranwuchs, wesentlich sind für jemandes Identität. *Vielleicht* können wir annehmen, daß *ich* ein Jahr später hätte gezeugt werden können, wenn wir annehmen, daß meine Eltern kein Kind hatten, als sie in Wirklichkeit mich hatten, aber ein Jahr später ein Kind hatten, das genau so war wie ich oder ziemlich *ähnlich* wie ich. In unserem Fall wäre das Kind aber, das die Frau hätte, wenn sie wartete, dem Kind, das sie jetzt hätte, so unähnlich, wie zwei beliebige ihrer tatsächlichen Kinder es wahrscheinlich wären. Unter dieser Voraussetzung können wir nicht annehmen, daß sie dasselbe Kind wären. (Um den gleichen Punkt auf andere Weise zu zeigen: Angenommen, ich bin tatsächlich das erste Kind und der älteste Sohn meiner Mutter. Und angenommen, die Geschichte hätte sich folgendermaßen zugetragen: Sie hatte kein Kind, als in Wirklichkeit ich geboren wurde, sondern sie hatte ein Mädchen, dann einen Jungen. Kann ich behaupten, daß ich, ihr erstes Kind, ein Mädchen gewesen wäre? Warum nicht behaupten, daß ich, ihr ältester Sohn, ein Junge gewesen wäre? Beide Behauptungen sind gleichermaßen gut, und deshalb, da sie nicht beide wahr sein können, gleichermaßen schlecht. Wenn sie also mit dem Kinderbekommen gewartet *hätte*, wäre ich überhaupt nicht geboren worden.)[3]

Das behinderte Kind der zweiten Mutter ist also nicht schlechtergestellt, als es das sonst gewesen wäre, denn es hätte sonst nicht existiert. Können wir immer noch sagen, daß die Frau, indem sie bewußt ein behindertes Kind zeugt, dem Kind schadet? Wir könnten das vielleicht behaupten, wenn das Leben des Kindes nicht lebenswert wäre – schlechter wäre als kein Leben. Doch wir nahmen an, es wäre lebenswert. Und in diesem Fall ist die behinderte Existenz die einzig mögliche, in der dieses Kind Leben erhalten kann. Der Fall ist deshalb der gleiche wie der, bei dem ein Arzt einer Person ein Körperglied abnimmt, um ihr Leben zu retten. Es wäre nicht zutreffend, zumindest nicht in einem moralisch relevanten Sinn, daß der Arzt dieser Person schadet oder sie schlechter stellt. Wir scheinen gezwungen zu sein, dasselbe über die zweite Frau in meinen Beispielen zu sagen.

Ich folgere deshalb, daß, wenn die zweite Frau bewußt ein behindertes anstatt ein normales Kind zeugt, sie diesem Kind nicht schadet. Die erste Frau würde, wenn sie bewußt die Behandlung mißachtet, ihrem Kind schaden. Man beachte als nächstes, daß die zwei Handlungen in jeder anderen Weise genau gleich sind. Die Nebenwirkungen auf andere Menschen dürften ziemlich dieselben sein. Diese Nebenwirkungen würden *einige* personenbezogene Gründe für die Behauptung liefern, daß die Handlung der zweiten Frau falsch ist. Es ist aber offenkundig, daß, wenn wir die beiden Handlungen mit personenbezogenen Prinzipien beurteilen, die Handlung der ersten Frau beträchtlich *gravierender* falsch ist. In ihrem Fall sind es nicht nur die Nebenwirkungen – ihrem Kind wird schwerwiegend geschadet. Dem Kind der zweiten Frau wird *nicht* geschadet. Da dies der einzige Unterschied zwischen beiden Handlungen ist, bietet der Fall einen Test für personenbezogene Prinzipien. Das personenfreie Prinzip fordert uns auf, Unglück zu verringern und Glück zu vermehren, ob Menschen nun dabei besser oder schlechter gestellt werden oder nicht. Wenn eine Einschränkung auf Handlungen, die Menschen in ihrem Wohl beeinflussen, überhaupt plausibel ist, muß es schlechter sein, jemandem *Schaden zuzufügen*, als das gleichgroße Unglück auf eine Weise zu verursachen, die niemand schadet. Die Handlung der zweiten Frau muß, anders gesagt, weniger falsch sein als die der ersten Frau. Wenn wir sie nicht für weniger falsch halten, so können wir die Einschränkung auf Handlungen nicht akzeptieren, die Menschen in ihrem Wohl beeinflussen.

Die Handlungen, die ich beschrieben habe, sind natürlich ungewöhnlich. Das macht sie aber zu keinem schlechteren Test für die personenbezogene Einschränkung. Im Gegenteil, sie sind ungewöhnlich, weil sie zum Zweck des Tests entworfen wurden. Die Handlungen der beiden Frauen sind so entworfen, daß sie einander so ähnlich wie möglich sind, mit Ausnahme eines Aspekts. Beide Frauen bewirken absichtlich, daß sie eher ein behindertes als ein normales Kind haben. Der einzige Unterschied liegt darin, daß in einem Fall das behinderte und das normale Kind dasselbe Kind sind, nicht hingegen im anderen. Das ist genau der Unterschied, der nach dem personenbezogenen Prinzip eine Rolle spielt. Wenn wir die beiden Handlungen für gleich falsch halten, können wir nicht der Meinung sein, daß er von Bedeutung ist.

Einige von Ihnen mögen denken, daß das personenbezogene Prinzip diesen Test positiv besteht. Sie können denken: »Da die zweite Frau ihrem Kind keinen Schaden zufügt, *ist das*, was sie tut, *weniger* falsch.« Es gibt aber andere Fälle, in denen solche Folgerungen schwerer annehmbar scheinen. Man nehme genetische Beratung. Wir könnten dominanten Krankheitsträgern nicht raten, genetische Beratung *zugunsten* ihrer Kinder durchzuführen, denn wenn sie diese Beratung ablehnen und andere dominante Träger heiraten, trifft nicht zu, daß ihren Kindern Schaden zugefügt worden sein wird oder daß sie schlechtergestellt sein werden. Oder, ein anderes Beispiel: Dr. Kass hat argumentiert, daß es falsch wäre, bestimmte Methoden der künstlichen Befruchtung anzuwenden, mit dem Argument, daß, wenn Kinder auf diese Weise statt auf normalem Wege gezeugt werden, sie einem größeren Risiko an Mißbildungen unterliegen (Kass 1972). Aber diese besonderen Kinder können nicht auf normale Weise gezeugt werden. Für sie sind die Alternativen entweder künstliche Befruchtung oder Nichtexistenz. Deshalb können wir nur sagen, daß wir ihnen Schaden zufügen oder sie schlechterstellen würden, wenn die Risiken auf Mißbildungen so groß wären, daß ihr Leben wahrscheinlich nicht lebenswert ist.

Wenn wir jetzt zur Bevölkerungspolitik übergehen, werden die Folgerungen noch wesentlich schwerer zu akzeptieren sein ...[4]

Anmerkungen

1 Für eine juristische Diskussion damit zusammenhängender Fragen siehe »A Cause of Action for ›Wrongful Life‹«, in: *Minnesota Law Review* 55.1 (1970).

2 Diese Asymmetrie wird in zwei Artikeln von Jan Narveson diskutiert: Narveson 1967; 1973. Ich habe viel aus beiden gelernt.

3 Man beachte, als gegenteilige Ansicht, eine Bemerkung in Raverat 1952: »Es ist immer ein faszinierendes Problem, zu überlegen, wer wir gewesen wären, wenn unsere Mutter (oder unser Vater) eine andere Person geheiratet hätte.«

4 Der Rest von Parfits Vortrag ist hier nicht abgedruckt (Anmerkung des Herausgebers).

Hare, Richard M. (1952), *The Language of Morals*, Oxford; dt. *Die Sprache der Moral*, Frankfurt 1972.
– (1963), *Freedom and Reason*, Oxford; dt. *Freiheit und Vernunft*, Düsseldorf 1973; Frankfurt 1983.
Kass, Leon (1972), »Making Babies – The New Biology and the ›Old‹ Morality«, in: *The Public Interest* 26, S. 18-56.
Narveson, Jan (1967), »Utilitarianism and New Generations«, in: *Mind* 76, S. 62-72.
– (1973), »Moral Problems of Population«, in: *The Monist* 57, S. 62-86.
Raverat, Gwen (1952), *Period Piece*, London.
Tedeschi, G. (1966), »A Tort Liability for ›Wrongful Life‹«, in: *Israel Law Review* 1, S. 513-538.

Dieter Birnbacher
Selbstmord und Selbstmordverhütung aus ethischer Sicht

1. Die Beurteilung des Selbstmords in der Tradition der philosophischen Ethik

1.1 Einleitung

Die Beurteilung des Selbstmords ist eine der Fragen, die in der Geschichte der philosophischen Ethik am heftigsten umstritten waren. Während sich in der Frage der *Fremd*tötung die Ethiken über deren moralische Unzulässigkeit so gut wie einig sind, gehen die Standpunkte in der Frage der *Selbst*tötung weit auseinander. Daß die Fremdtötung (außer in Ausnahmefällen) moralisch verboten sein muß, läßt sich bereits an elementaren Erwägungen der sozialen Nützlichkeit zeigen: eine Aufhebung des Verbots würde jeden um sein Leben bangen lassen. Daß die Selbsttötung moralisch bedenklich ist, liegt nicht in derselben Weise auf der Hand. Im Gegenteil, es scheint kaum möglich, die Frage nach der moralischen Wertung des Selbstmords zu beantworten, ohne zugleich eine ganze Reihe metaphysisch-weltanschaulicher Fragen zu beantworten: nach der Stellung des Menschen in der Welt, nach der Existenz eines Gottes, dem menschliches Leben verpflichtet sein könnte, dem Sinn individueller Existenz überhaupt – Fragen, die seit jeher extrem umstritten sind.

Moralische Gebote und Verbote im Sinne der philosophischen Ethik erheben einen Anspruch auf Allgemeingültigkeit und universale Zustimmung. Sie müssen sich deshalb auf das berufen, was allen Menschen gemeinsam ist: die Vernunft, und zwar in einer für jedermann im Prinzip nachprüfbaren Weise. Schlichte Glaubenssätze oder die Berufung auf religiöse oder andere Autoritäten, von denen nicht erwartet werden kann, daß sie von allen Adressaten der moralischen Gebote gleichermaßen anerkannt werden, haben deshalb in einer auf Universalität bedachten Ethik keinen Platz. Von einem Christen aufgestellte moralische Normen müssen auch von einem Hinduisten oder Atheisten akzeptiert werden können.

Der historisch bedeutsamste Moralist des Selbstmords, Augustinus, spricht insofern als Theologe und nicht als Philosoph, wenn er in seinem *Gottesstaat* (Buch 1, Kap. 20) die These vertritt, daß mit dem fünften Gebot dem Menschen nicht nur die Fremdtötung, sondern auch die Selbsttötung von Gott verboten sei (»Wer sich selbst tötet, tötet auch einen Menschen«), denn Augustinus bezieht sich auf das fünfte Gebot als eine göttliche Offenbarung und nicht als eine Forderung der praktischen Vernunft. Dennoch ist ein theologisches Argument wie das des Augustinus nicht schlechthin immun gegen ethische Argumente. Die Mittel der praktischen Vernunft reichen allein nicht aus, es zu begründen, aber sie reichen aus, es zu kritisieren. Augustinus zitiert ja das fünfte Gebot nicht, er interpretiert es, und seine Interpretation ist, wie zahlreiche spätere Autoren gesehen haben, durchaus fragwürdig. Erstens ist sie nur schwer mit der Tatsache in Einklang zu bringen, daß die Bibel von einer ganzen Reihe von Selbstmorden berichtet, ohne sie als verbotswidrig zu verurteilen, und daß sich in der Bibel auch sonst eine göttliche Verurteilung des Selbstmords nicht finden läßt. Zweitens bleibt, indem Augustinus das fünfte Gebot als universales Tötungsverbot versteht, kein Raum für gerechtfertigte oder entschuldigte Tötungen. Augustinus war jedoch weder Pazifist, noch verurteilte er die Todesstrafe (vgl. *Gottesstaat*, Buch 1, Kap. 21). Es ist aber kaum plausibel, einerseits bestimmte Arten von Fremdtötungen moralisch zu entschuldigen, diese Entschuldigung aber nicht auch zumindest für gewisse Arten des Selbstmords gelten zu lassen. Immerhin fehlt bei Selbstmorden zumindest eines der moralisch bedeutsamen Merkmale gewöhnlicher Fremdtötungen, nämlich daß sie gegen den Willen des Getöteten erfolgen.

Augustinus' Beurteilung des Selbstmords – eine Auffassung, die sich innerhalb der Kirche durchsetzte und dazu führte, daß die Bestrafung des Selbstmordversuchs zu einem festen Bestandteil des kanonischen und weltlichen Rechts wurde – hat die Einstellung des Abendlands jahrhundertelang, bis in unsere Tage hinein, entscheidend geprägt. Heute, da sich die Einschätzung des Selbstmords grundlegend wandelt, gewinnen die Kritiker dieser Einstellung neue Aktualität: Montaigne, der in einem seiner ausführlichsten *Essais* den Selbstmord zumindest dann für entschuldigt hält, wenn unerträgliche Leiden oder ein schlimmerer Tod als der von eigener Hand drohen (*Essais*, Buch 2, Kap. 3); Hume mit seinem aus Vorsichtsgründen erst posthum (anonym 1777, unter seinem Namen 1783) veröffentlichten Essay *On Suicide*; die Philosophen der französischen Aufklärung, die Humes Kritik aufnahmen und zum Teil verschärften.

1.2 Metaphysisch-ethische Argumente gegen den Selbstmord

Historisch kaum weniger folgenreich als das Argument des Augustinus wurde ein Argument, das sich nicht auf die Autorität einer Offenbarung, sondern auf die Grundsätze der natürlichen, sich lediglich auf Vernunft und Erfahrung stützenden Religion beruft: das der *Unverfügbarkeit des eigenen Lebens*. Die gemeinsame Voraussetzung, von der die verschiedenen Varianten dieses Arguments ausgehen, ist die, daß wir unser Leben in letzter Instanz nicht natürlichen Bedingungen, sondern einem wohlwollenden Schöpfergott verdanken.

Eine erste Variante des Arguments ist von Thomas von Aquin vertreten worden: Das Leben sei ein von Gott empfangenes Geschenk und deshalb weiterhin seiner Gewalt unterworfen. Während wir hinsichtlich der Inhalte unseres Lebens – in den durch die moralischen Gebote gesetzten Grenzen – frei seien, sei seine zeitliche Begrenzung unserem Willen entzogen. Eine autonome Entscheidung über Leben und Tod wäre die Anmaßung eines göttlichen Prärogativs (vgl. Thomas von Aquin, *Summa theologica* II, II, q. 64, art. 5).

Wie die nachfolgende Kritik gezeigt hat, ist dieses Argument mit drei gravierenden Schwierigkeiten konfrontiert:

1. Ein Geschenk ist dadurch definiert, daß es in das Eigentum des Beschenkten übergeht. Wenn das Leben ein Geschenk Gottes ist, dann sollten dem Beschenkten dieselben Verfügungsrechte über sein Leben zustehen wie über anderes Eigentum auch.
2. Während wir ein Geschenk gewöhnlich zurückweisen können, haben wir unser Leben nicht frei gewählt. Es kann aber nicht moralisch kritikwürdig sein, ein ungewolltes Geschenk zurück-

zugeben, wenn es sich als beschwerlich erweist. In den Worten Montesquieus (*Perserbriefe*, Brief 76): »Will Gott, so verschieden von allen Wohltätern, mich dazu verdammen, Gnadenbezeigungen anzunehmen, die mir eine erdrückende Last sind?« Ein Gott andererseits, der ein Geschenk *aufzwingt*, wäre kaum als wohlwollend zu verstehen (vgl. Hammer 1975, S. 79).
3. Es wäre willkürlich, das Leben als Geschenk Gottes aufzufassen, nicht aber auch die anderen dem Menschen verliehenen Handlungsmöglichkeiten – einschließlich der Möglichkeit, sein Leben selbst zu beenden (vgl. Hume, »Selbstmord«, S. 99). Wenn der Mensch in Situationen gerät, die ihn am Leben verzweifeln lassen, warum sollte er diese von Gott gewährte Möglichkeit nicht nutzen?
Eine zweite Variante des Arguments der Unverfügbarkeit des eigenen Lebens findet sich unter anderem in Kants Vorlesungen über Moralphilosophie: Der Mensch – so Kant –, der »unter der Vorsorge eines gütigen Herrn steht, handelt sträflich, wenn er sich den Absichten desselben widersetzt« (Kant, *Vorlesung*, S. 193). Das entscheidende Gegenargument gegen diese Variante ist (vor Kant) von Hume geliefert worden: Wenn die Lebensverkürzung verboten ist, weil sie Gottes Vorsorge widerstreitet, dann muß auch die Lebensverlängerung verboten sein, da auch sie Gottes Vorsorge widerstreitet. Träfe das Argument zu, müßten also zusammen mit dem Selbstmord sämtliche Vorkehrungen zur Lebensverlängerung einschließlich großer Bereiche der Medizin verworfen werden.
Eine dritte Variante des Arguments der Unverfügbarkeit des eigenen Lebens erklärt das Leben rundheraus statt zu einem ›Geschenk‹ zum *Eigentum* dessen, der es gegeben hat: »Alle Menschen sind das Werk eines einzigen allmächtigen und unendlich weisen Schöpfers, die Diener eines einzigen souveränen Herrn, auf dessen Befehl und in dessen Auftrag sie in die Welt gesandt wurden. Sie sind sein Eigentum, da sie sein Werk sind, und er hat sie geschaffen, so lange zu bestehen, wie es ihm, nicht aber wie es ihnen untereinander gefällt... Ein jeder (ist) verpflichtet, sich selbst zu erhalten und seinen Platz nicht vorsätzlich zu verlassen« (Locke, *Zwei Abhandlungen über die Regierung*, II, § 6; ähnlich Thomas von Aquin und Kant). Der Gedanke einer Verpflichtung, »seinen Platz nicht vorsätzlich zu verlassen«, findet sich in der Antike bereits bei Pythagoras, später beim platonischen Sokrates,

der im Dialog *Phaidon* unter Berufung auf gewisse »Geheimlehren« die Auffassung vertritt, daß »wir Menschen hier gewissermaßen auf einem Wachtposten stehen und daß wir uns nicht selbst davon ablösen oder weglaufen dürfen« (Platon, *Phaidon*, 62 b-c) – was für Sokrates allerdings nicht ausschließt, daß die Götter im Einzelfall die Notwendigkeit eines Selbstmords verfügen können, wie sie auch seinen eigenen Selbstmord verfügt hätten. (Das Gespräch findet im Gefängnis statt, am Tage, an dem Sokrates den Schierlingsbecher trinken wird.) Offensichtlich ist diese dritte Variante des Unverfügbarkeitsarguments den übrigen darin überlegen, daß sie durch das Argument Humes gegen die zweite Variante nicht so leicht zu erschüttern ist. Wenn der Mensch als Eigentum Gottes, als »Leibeigener« (Kant, *Vorlesung*, S. 193) vorgestellt wird, ist es nicht widersprüchlich, sondern nur konsequent, ihm einerseits das Recht auf Selbsttötung (und Selbstschädigung) abzusprechen, da sie seine Nützlichkeit für den Herrn herabsetzen, ihm andererseits jedoch die Pflicht aufzuerlegen, seine Arbeitskraft zu erhalten bzw. nach Kräften zu steigern. Wird der Mensch ernsthaft als ›Eigentum‹ aufgefaßt, so wie Sklaven oder Soldaten als Eigentum aufgefaßt worden sind, ist die Symmetrie zwischen dem Verbot des Selbstmords und dem Verbot der Lebensverlängerung aufgehoben.

Eine vierte, nichttheologische Variante des Arguments der Unverfügbarkeit des eigenen Lebens, die die verpflichtende Instanz von Gott in den Menschen selbst verlegt, ist der Moralphilosophie Kants eigentümlich. Kant denkt den von ihm postulierten metaphysischen Persönlichkeitskern, das intelligible Subjekt, als etwas Heiliges, schlechthin Achtung Gebietendes, das über die Grenzen der individuellen Existenz hinausreicht und insofern der Verfügung des Individuums entzogen ist: »Die Menschheit hat eine Unverletzlichkeit in seiner Person, es ist was Heiliges, was uns anvertraut ist, dem Menschen ist alles unterworfen, nur sich selbst muß er nicht angreifen ... Nach der Regel der Klugheit wäre es oft das beste Mittel, sich selbst aus dem Wege zu räumen, aber nach der Regel der Sittlichkeit ist es unter keiner Bedingung erlaubt, weil es die Destruktion der Menschheit ist« (Kant, *Vorlesung*, S. 189f.). Die Überzeugungskraft dieses Arguments ist jedoch dadurch eingeschränkt, daß es sich bei diesem metaphysischen Persönlichkeitskern um ein bloßes Postulat handelt, von dem Kant selbst zugesteht, daß es für seine Existenz in der Erfahrungswelt keinerlei Anhaltspunkte gibt. Aber auch dann, wenn man die Existenz dieses Ewigen im Menschen zugibt, ist nicht klar, wieso seine Erhaltung einen so unvergleichlich hohen Wert darstellen soll, daß dieser den Unwert aller Leiden des potentiellen Selbstmörders überwiegt.

Als Resultat ist festzuhalten, daß keines der traditionellen metaphysisch-ethischen Argumente ein moralisches Verbot des Selbstmords plausibel zu machen vermag. Dieses Resultat folgt bereits dann, wenn lediglich immanente Gegenargumente berücksichtigt werden und die Vernünftigkeit der metaphysischen Annahmen selbst nicht in Frage gestellt wird. Wie immer vernünftig oder unvernünftig die metaphysischen Annahmen sein mögen, auf die sich der metaphysische Ethiker beruft, in jedem Fall reichen die von ihm angegebenen Gründe für eine generelle moralische Verurteilung des Selbstmords nicht aus.

1.3 Individualethische Argumente

Eines der ältesten nicht-metaphysischen Argumente gegen die moralische Zulässigkeit des Selbstmords ist das seiner Unnatürlichkeit. Daß es wider das natürliche Gesetz sei, sich selbst den Tod zu geben, führt die Reihe der Argumente gegen den Selbstmord in Thomas von Aquins *Summa theologica* an, und sie findet sich wieder in zumindest einer (und wohl bekanntesten) der zahlreichen Argumentationen Kants gegen den Selbstmord.

Nun läßt sich aber – wie unter anderem John Stuart Mill in seinem Essay »Natur« gezeigt hat (vgl. ebd., S. 9 ff.) – kein schlechteres Argument für die moralische Verurteilung irgendeiner menschlichen Verhaltensweise denken als das, sie sei unnatürlich. Denn entweder heißt »unnatürlich«, daß etwas in der Natur nicht vorkommt oder mit einem Naturgesetz unvereinbar ist – dann könnte der Selbstmord, wäre er in diesem Sinne unnatürlich, nicht vorkommen und brauchte nicht moralisch verurteilt zu werden. Oder »unnatürlich« wird in einem normativen, moralisch verwerfenden Sinne gebraucht, wobei der Maßstab für natürlich und unnatürlich dann nicht in der Natur insgesamt (einschließlich des Menschen), sondern nur in irgendeinem besonderen Ausschnitt der Realität gesehen werden kann. Aber welcher Ausschnitt könnte das – etwa im Falle des Selbstmords – sein?

Sicher nicht die außermenschliche Natur. Denn wer sagen wollte, daß der Selbstmord beim Menschen moralisch unakzeptabel sei, weil er von keinem anderen Naturwesen bekannt ist, wäre gezwungen, sämtliche spezifisch menschlichen Fähigkeiten als moralisch unakzeptabel gelten zu lassen. Wollte man hingegen den Maßstab von natürlich und unnatürlich in der Natur des Menschen im Sinne einer *Wesensdefinition* des Menschen sehen, wäre ebensowenig gewonnen, da die Begründungslast nur auf die Frage verschoben wäre, warum unter den vielen möglichen Wesensdefinitionen des Menschen gerade diese in den Rang eines moralischen Kriteriums erhoben werden soll.

»Natürlich« und »unnatürlich« fungieren als Leerformeln, mit denen sich Beliebiges rechtfertigen oder verwerfen läßt. Mit Berufung auf die Natur rechtfertigt d'Holbach den Selbstmord und verwirft ihn Kant. Für d'Holbach ist nichts so natürlich, wie daß der Mensch sein Leben nur so lange liebt, wie es glücklich ist, und daß man ihn nicht zwingen kann, ein ungeliebtes Leben zu leben. Der Selbstmord sei deshalb nicht weniger natürlich als die Geburt (Holbach, *System der Natur*, Teil 1, Kap. 14). Aber entweder (wenn »natürlich« soviel heißt wie »moralisch unbedenklich«) ist die Argumentation mit der Natürlichkeit eine *petitio principii*, oder (wenn »natürlich« soviel heißt wie »real«) impliziert sie, daß auch jede Fremdtötung erlaubt ist, da auch sie ja zweifellos etwas Reales ist. Kant auf der anderen Seite sieht im Selbstmord etwas Unnatürliches im strengstmöglichen Sinne, insofern sich nach ihm im Selbstmord die Natur mit sich selbst in Widerspruch setzt. Daß es sich jedermann zur Regel machte, »sich aus Selbstliebe das Leben abzukürzen, wenn es unerträglich geworden zu sein scheint«, ist für Kant ein unmöglicher Sachverhalt, da »eine Natur, deren Gesetz es wäre, durch dieselbe Empfindung (die Selbstliebe), deren Bestimmung es ist, zur Beförderung des Lebens anzutreiben, das Leben selbst zu zerstören, ihr selbst widersprechen und also nicht als Natur bestehen würde« (*Grundlegung zur Metaphysik der Sitten*, S. 422). Aber ein Widerspruch liegt hier offenkundig nicht vor. Im Normalfall ist es die Funktion der Selbstliebe, zum Leben anzutreiben, aber eben nicht in der Situation des Selbstmörders. Überdies kann nicht zu denken unmöglich sein, was wirklich ist. Wie Schopenhauer gegen Kant geltend gemacht hat, ist es ja ganz gewiß, »daß der Mensch wirklich zum Selbstmord greift, sobald der angeborene riesenstarke Trieb zur

Erhaltung des Lebens von der Größe der Leiden entschieden überwältigt wird« (*Grundlage der Moral*, § 7). Wenn hier ein Widerspruch vorliegt, dann in dem fiktiven Naturbegriff, von dem Kant bei seiner Überlegung ausgeht.
Schopenhauer, dem unter den Philosophen der Vergangenheit das Verdienst gebührt, die vorurteilsloseste und differenzierteste ethische Beurteilung (und psychologische Deutung) des Selbstmords gegeben zu haben (vgl. Birnbacher 1985, S. 115), hat Kants Argumente gegen den Selbstmord als »Armseligkeiten« bezeichnet, »die nicht einmal eine Antwort verdienen« (*Grundlage der Moral*, § 5). In der Tat sind die von Kant vorgebrachten Argumente so wenig überzeugend, daß es naheliegt, sie – unter Rückgriff auf eine ansonsten eher problematische Interpretationsstrategie – als Rationalisierungen anderweitig motivierter Einstellungen zu deuten. Nahegelegt wird diese Deutung insbesondere durch die Intensität des Abscheus vor dem Selbstmord als einer anarchischen, schlechthin unkontrollierbaren Bedrohung, dem Kant in seinen Vorlesungen Ausdruck gibt: »Dieses ist das Erschrecklichste, was sich denken läßt, denn wer es schon so weit gebracht hat, daß er jedesmal ein Meister über sein Leben ist, der ist auch Meister über jedes anderen sein Leben, dem stehen die Türen zu allen Lastern offen ... Es erweckt also der Selbstmord ein Grausen, indem sich der Mensch dadurch unter das Vieh setzt, wir sehen einen Selbstmörder als ein Aas an« (Kant, *Vorlesung*, S. 189).
Wenig überzeugend ist auch eine andere Variante von Kants Widerspruchsargument, bei der nicht die Natur, sondern der suizidale Wille selbst als widersprüchlich bezeichnet wird. Der Selbstmord sei – so Kant – »der obersten Pflicht gegen sich zuwider«, da durch ihn etwas gewollt werde, wodurch die Bedingungen dieses Wollens aufgehoben werden. Man könne sein Leben nicht durch seinen Willen aufheben, denn die »Macht, seine Willkür selbst zu zerstören, widerstreitet ... der freien Willkür selbst; wenn die Freiheit die Bedingung des Lebens ist, so kann sie nicht dazu dienen, das Leben aufzuheben, denn sonst zerstört und hebt sie sich selbst auf« (ebd., S. 184). Aber an dem Gedanken, zu wollen, daß man später nicht mehr wollen kann, ist ebensowenig etwas Widersprüchliches wie an dem Gedanken, seine Freiheit dazu zu gebrauchen, diese Freiheit aufzuheben. Wenn der Selbstmord oder die Selbstaufhebung der Freiheit unzulässig sind, dann nicht aus logischen, sondern aus moralischen Gründen.

Eine wiederum andere Argumentation Kants gegen den Selbstmord greift auf jene Version des kategorischen Imperativs zurück, die gebietet, »die Menschheit sowohl in deiner Person, als in der Person jedes andern jederzeit zugleich als Zweck, niemals bloß als Mittel« zu gebrauchen (Kant, *Grundlegung zur Metaphysik der Sitten*, S. 429). Der Selbstmörder bediene sich seiner Person als eines bloßen Mittels zur Erhaltung eines erträglichen Zustandes, mache sich damit selbst zur Sache und würdige »die Menschheit in seiner Person herab« (ebd., S. 423). Aber dieser Versuch Kants, den Begriff eines interpersonalen Ausbeutungsverhältnisses auf ein intrapersonales Verhältnis zu übertragen, ist nicht leicht nachzuvollziehen. Jemanden zu einem bloßen Mittel zu erniedrigen bzw. sich dazu erniedrigen zu lassen ist zunächst nur für solche Fälle definiert, in denen Ausbeuter und Ausgebeuteter verschieden sind: Der Ausgebeutete ist bloßes Mittel für die Zwecke des Ausbeuters. Sind jedoch Ausbeuter und Ausgebeuteter identisch, sind die Zwecke, zu denen die Person als Mittel gebraucht wird, Zwecke dieser selben Person. Es kann deshalb nicht sein, daß der Selbstmörder, indem er sich als Mittel gebraucht, sich als *bloßes* Mittel gebraucht.
Ausdrücklich bejaht wurde das Recht auf Selbstmord aus individualethischer Sicht in der Antike unter anderem von den Stoikern, in der Neuzeit von den Philosophen der französischen Aufklärung, im 19. Jahrhundert von Schopenhauer. Nach Diogenes Laertius (Buch VII, 130) haben die älteren Stoiker den wohlerwogenen, aus guten Gründen vollzogenen Selbstmord nicht nur erlaubt, sondern auch empfohlen. Gute Gründe waren die Rettung des Vaterlandes oder der Freunde oder die Aussicht auf fortgesetztes Leiden durch Verstümmelungen oder unheilbare Krankheiten. Für Seneca ist menschliche Freiheit undenkbar ohne die Möglichkeit, Not, Schande, Leiden oder Altersbeschwerden durch Selbstmord zu umgehen. Er zitiert Epikur: »Ein Leben in Not ist schlimm; aber: in Not zu leben, dazu nötigt nichts« (Brief 12). Die französischen Aufklärer wandten sich – anders als die Philosophen der deutschen Aufklärung (Pufendorf, Thomasius, Wolff), die an der herkömmlichen Verurteilung des Selbstmords festhielten –, nicht nur gegen die moralische, sondern auch gegen die strafrechtliche Verfolgung des Selbstmords. Daß die Bestrafung des Selbstmords zuerst in Preußen aufgehoben wurde, geht vielleicht auf den Einfluß Voltaires auf Friedrich den Großen

zurück (die Entscheidung fiel während eines Aufenthalts Voltaires in Berlin; vgl. Bernstein 1907, S. 33). Die schärfste Kritik erfahren die individualethischen Argumente gegen den Selbstmord bei Schopenhauer. Schopenhauers Hauptargument lautet: Bestünde eine individualethische Verpflichtung zur Selbsterhaltung, bestünde diese entweder als Rechtspflicht (das heißt als Pflicht zu etwas, worauf jemand ein Recht hat) oder als Liebespflicht. Als Rechtspflicht könne sie jedoch nicht bestehen, da man einem eigenen Recht nicht willentlich zuwiderhandeln kann: *volenti non fit injuria*. Als Liebespflicht könne sie aber ebensowenig bestehen, da der Mensch von Natur aus genug an seinem Leben hängt, um eine solche Liebespflicht überflüssig zu machen (*Grundlage der Moral*, § 5).

Zusammenfassend kann festgestellt werden, daß auch die individualethischen Argumente eine moralische Verurteilung des Selbstmords nicht begründen können. Es bleiben abschließend die Argumente zu prüfen, nach denen der Selbstmord aus sozialethischen Gründen – aufgrund von Pflichten gegenüber Staat, Gesellschaft und Familie – abzulehnen ist.

1.4 Sozialethische Argumente

Die Auffassung, daß der Selbstmord ein Unrecht an der Gesellschaft sei, ist insbesondere von Aristoteles vertreten worden: Da der Selbstmörder der Gesellschaft ein Unrecht zufüge, habe der Staat das Recht, den Selbstmörder mit einem unehrenhaften Begräbnis zu bestrafen (*Nikomachische Ethik*, Buch 5, 1138 a). Aus heutiger Sicht stellt sich allerdings die Frage, wieso sich dieses Argument über Jahrhunderte hinweg halten konnte (es wurde unter anderem von Thomas von Aquin aufgegriffen), ohne daß je ernsthaft gefragt wurde, was der Selbstmörder der Gesellschaft denn eigentlich entzieht. Diese Frage wurde erst von den Aufklärungsphilosophen gestellt und für einen großen Bereich der Fälle als schlicht irrelevant erwiesen: D'Holbach bezweifelt die Erheblichkeit des Nutzens, den eine Gesellschaft von jemandem erwarten kann, der an seiner Existenz keine Freude hat (*System der Natur*, Teil 1, Kap. 14); Beccaria rechnet dem Staat vor, daß ihm der Selbstmörder weniger entzieht als der Auswanderer, der immerhin einen Teil seines Eigentums mitnimmt (*Über Verbrechen und Strafe*, Kap. 32); und Hume folgert ironisch, daß, wenn das

sozialethische Argument gültig wäre, jeder Selbstmord, der der Gesellschaft Belastungen erspart (wie es nach seiner Meinung nicht selten der Fall ist), nicht nur als schuldlos, sondern sogar als löblich gelten müßte (»Selbstmord«, S. 98).
Ich bezweifle allerdings, ob diese Einwände den Nerv des klassischen sozialethischen Arguments treffen. Schon Aristoteles scheint es weniger um den gesellschaftlichen Nutzen und Schaden durch den Selbstmord gegangen zu sein als um die Sicherung des staatlichen Herrschaftsanspruchs über das Individuum. Was in Frage steht, sind weniger unterschiedliche Nutzen-Kosten-Kalküle als gegensätzliche Bewertungen individueller Autonomie. Das Anstößige am Selbstmord für den Kollektivisten (wie man ihn nennen könnte) ist nicht, daß der Selbstmörder dem Staat Nutzen, sondern daß er ihm Macht entzieht. Er verletzt den Herrschaftsanspruch des Staates noch schwerer als der Verbrecher, da er ihm sogar noch die Möglichkeit zur Vergeltung nimmt. Die Argumentation des Kollektivisten ist insofern das genaue säkulare Gegenstück zum theologischen Argument der Unverfügbarkeit des Lebens. Am deutlichsten wird das in der Staatstheorie Hegels, der dem Staat dasselbe ausschließliche Recht über das Leben seiner Bürger einräumt, das Thomas von Aquin Gott über das Leben seiner Geschöpfe einräumt (vgl. *Philosophie des Rechts* § 70, Zusatz).
Das kollektivistische Element in der aristotelischen Form des sozialethischen Arguments ist den *philosophes* der Aufklärung nicht verborgen geblieben. Sie setzen ihm radikal individualistische Überlegungen auf der Grundlage einer vertragstheoretischen Konzeption des Staates entgegen. Montesquieu bezweifelt, ob man verpflichtet sein kann, Mitglied einer Gesellschaft zu bleiben, die man sich bei seiner Geburt nicht aussuchen konnte: »Die Gesellschaft ist auf gegenseitigen Vorteil begründet; aber wer hindert mich, ihr zu entsagen, wenn sie mir lästig wird?« (Perserbriefe, Brief 76). Nach d'Holbach haben weder Staat und Gesellschaft noch die Familie ein Recht gegen den Selbstmörder. Sie hätten es nur, wenn sie imstande wären, ihm ein glückliches Leben zu sichern. Eine Gesellschaft jedoch, die unfähig oder unwillig ist, uns die Mittel zum Glück zu verschaffen, verliere alle Rechte über uns (*System der Natur*, Teil 1, Kap. 14). Ähnlich argumentiert später Schopenhauer (*Parerga und Paralipomena*, Bd. 2, § 121 f.).

Man muß sich allerdings fragen, ob die *philosophes* an diesem Punkt nicht über das Ziel einer berechtigten Kritik an totalitären Verfügungsansprüchen des Staates hinausschießen. Dem Staat oder der Gesellschaft das Recht auf das Leben des Bürgers abzusprechen, heißt ja nicht schon, diesem jede Pflicht abzusprechen, zugunsten anderer sein Leben zu erhalten. Daß der Staat oder die Gesellschaft nicht berechtigt sind, von mir die Erhaltung meines Lebens zu verlangen oder durch die Androhung von Sanktionen gegen mich oder mir Nahestehende (Konfiskation des Vermögens) zu erzwingen, impliziert nicht, daß ich nicht dennoch verpflichtet sein könnte, von einem Selbstmord abzusehen, von dem ich erwarten muß, daß er andere in beträchtlichem Maße schädigt. Unter den französischen Aufklärern scheint allein Diderot diese Möglichkeit ernstgenommen zu haben: Man dürfe das Leben nicht willentlich verlassen, wenn das Glück oder die Ehre anderer von der eigenen Existenz abhängen (*Œuvres complètes*, Bd. 3, S. 245, 252 f.). Mit dieser Auffassung folgt er den Philosophen der jüngeren Stoa, die ebenfalls die Erlaubnis zum Selbstmord durch Pflichten gegenüber der Familie beschränkt sahen. So berichtet Seneca einmal – in der für ihn charakteristischen pharisäischen Art – von einem Fieberanfall, bei dem er zum Selbstmord versucht gewesen war, sich jedoch mit Rücksicht auf seinen »hochbetagten, grundgütigen« Vater, den sein Tod schwer getroffen hätte, zurückgehalten habe: »Mitunter ist auch das Leben eine mutige Tat« (*Briefe an Lucilius*, 78).

In der Tat scheinen moralische Vorbehalte gegen den Selbstmord immer dann berechtigt, wenn der Selbstmord Rechte oder berechtigte Interessen anderer (insbesondere persönlich Nahestehender) in gravierender Weise verletzt, sei es durch Entzug der materiellen Lebensgrundlagen, sei es durch Belastung mit Schuldgefühlen oder durch soziale Stigmatisierung. Wie groß die negative Betroffenheit anderer sein muß, um für den Selbstmörder eine Pflicht zu begründen, um der anderen willen seine Selbstmordabsichten unausgeführt zu lassen, wird dabei weitgehend eine Sache der Einzelfallabwägung, also des moralischen Augenmaßes bleiben müssen. Allgemein wird man nur soviel sagen können, daß, je schwerwiegender die Gründe sind, die den Selbstmörder zum Selbstmord bestimmen, und je weniger er auf eine Besserung seiner inneren Situation hoffen kann, die Betroffenheit anderer um so schwerer wiegen muß, um den Selbstmord als moralisch bedenklich erscheinen zu lassen. Die praktische Relevanz solcher moralischen Bedenken ist allerdings dadurch eingeschränkt, daß die Belastung Nahestehender vom Selbstmörder oft geradezu bezweckt ist und moralische Vorhaltungen angesichts der emotionalen Intensität suizidaler Rache- und Bestrafungsmotive in der Regel wenig ausrichten. Solange ein Selbstmord keine nennenswerten Auswirkungen auf andere hat, muß er dagegen als moralisch indifferent gelten, das heißt als weder moralisch geboten noch als moralisch verboten. Dies dürfte auch die Überzeugung der meisten philosophischen Ethiker der Gegenwart sein. Daß diese Position in der Öffentlichkeit bis in jüngste Zeit eher nur defensiv vertreten worden ist, ist dem beherrschenden Einfluß der christlichen Ethik zuzuschreiben, die den Selbstmord traditionell streng verurteilt hat. Noch 1954 urteilte der Bundesgerichtshof, daß »das Sittengesetz jeden Selbstmord – von äußersten Ausnahmefällen vielleicht abgesehen – streng mißbilligt, da niemand selbstherrlich über sein eigenes Leben verfügen und sich den Tod geben darf« (Bundesgerichtshof 1954, S. 153).

1.5 Die moralische Qualität von Selbstmordhandlungen

Mit der These der moralischen Indifferenz des Selbstmords verzichtet der Ethiker nicht auf jede Art der Beurteilung von Selbstmordhandlungen. Erstens lassen sich Selbstmordhandlungen weiterhin aus dem Gesichtspunkt individueller Klugheit beurteilen: Liegt der Selbstmord im besten Interesse des Selbstmörders, oder ist er verblendet und irrational? Zweitens lassen sich Selbstmordhandlungen weiterhin nach der moralischen Qualität der ihnen zugrunde liegenden Motive beurteilen: Auch wer in einer Selbstmordhandlung nichts moralisch Verwerfliches zu sehen vermag, braucht ihre Motive nicht zu billigen. Es ist eine Sache, einen Selbstmörder für das, was er tut, nicht zu verurteilen, eine andere, seine Motive als moralisch vorbildlich hinzustellen. Die Gesinnung eines Bankrotteurs, der sich durch Selbstmord der Verantwortung entzieht, ist weniger vorbildlich als die eines buddhistischen Mönchs, der dadurch gegen den Vietnamkrieg protestiert.

Ein Blick zurück in die Geschichte der Ethik zeigt, daß trotz der

Verschiedenheit der Auffassungen von moralischer Vollkommenheit die philosophische Beurteilung der Selbstmord*motive* erstaunlich einhellig war:

1. Unbestritten ist die moralische Qualität des altruistisch oder anderweitig moralisch motivierten Selbstmords. Altruistische Selbstmorde werden dabei vorwiegend als heroische (supererogatorische) Akte aufgefaßt, die moralisch vorbildlich sind, deren Ausführung jedoch nicht von jedermann gefordert werden kann. Unübertroffen in der Verherrlichung des moralisch motivierten Selbstmords ist Seneca. Dem stoischen Weisen, dessen Bild Seneca in seinen Briefen entwickelt, bedeutet seine Tugend alles und sein Leben nichts. Nicht aus hedonistischen Gründen hält er sich den Ausweg des Selbstmords offen, sondern aus Stolz, dem Wunsch, seine Würde auch unter widrigsten Umständen zu wahren: »Der schmutzigste Tod ist der saubersten Sklaverei vorzuziehen« (*Briefe an Lucilius*, 70).

2. Unter den Philosophen, die den Selbstmord zumindest unter bestimmten Bedingungen für moralisch zulässig halten, besteht ein weitgehender Konsens in der Hochschätzung des philosophischen, wohlerwogenen, auf der Abwägung der weiteren Lebenschancen beruhenden Selbstmords und in der Geringschätzung des affektbestimmten, kurzschlüssigen und wahnhaften Selbstmords. Diese Beurteilung entspricht dem auch ansonsten vorherrschenden Persönlichkeitsideal eines autonomen, rationalen, im Handeln an realistischen Zukunftsprojektionen orientierten Individuums. Bereits Platon, der in seinen *Gesetzen* (Buch 9, 873 c-d) die Selbstmörder mit einem entehrenden Begräbnis bestrafen läßt, nimmt davon diejenigen aus, die »ein höchst schmerzliches und unentfliehbares Schicksal« getroffen hat oder die einer »unheilbaren, das Leben unerträglich machenden Schmach« anheimgefallen sind. Bestraft werden sollen dagegen die, die sich aus »Schlaffheit und feiger Verzagtheit« den Tod gegeben haben. Für den Rationalisten Spinoza ist der Selbstmörder sogar per definitionem ein Mensch »ohnmächtigen Gemüts«, der schwächlich äußeren Ursachen erliegt, anstatt sich kraftvoll gegen sie zu behaupten (*Ethik* IV, Lehrsatz 18, Anm.). Er wird schlechthin als Negativtypus zu Spinozas Ideal eines affektfreien, aktiven, auf Autonomie und Selbsterhaltung sinnenden Menschen gezeichnet. Auch für Schopenhauer, der den Selbstmörder nachdrücklich von moralischer Schuld entlastet, bleibt die große

Mehrzahl der Selbstmörder hinter dem von ihm postulierten moralischen Ideal zurück. Weit entfernt davon, das Leben insgesamt zu verneinen und damit die höchste dem Menschen erreichbare Form der Weltbewältigung, die Askese, zu erreichen, verneint der Selbstmörder bloß die Kontingenz seines individuellen Lebens. Was ihn treibt – und was sich für Schopenhauer unter anderem auch in der Gewaltsamkeit der Selbstmordhandlung selbst manifestiert –, ist derselbe aggressive, expansive, durch nichts zu sättigende Lebenstrieb, dem zu entsagen allein dem Asketen gelingt.

1.6 Ethik des Selbstmords versus Ethik der Selbstmordverhütung

In der philosophischen Auseinandersetzung mit dem Problem des Selbstmords haben ethische Fragen, die sich im Zusammenhang mit der Beteiligung *anderer* an einem Selbstmord ergeben, keine Rolle gespielt. Fragen wie die nach den Bedingungen, unter denen man einen anderen am Selbstmord hindern oder ihm dazu Beihilfe leisten darf oder soll, tauchen in der Geschichte der Ethik nicht auf. Mögen auch einige der Ethiker (etwa Augustinus) mit der Verurteilung des Selbstmords das Ziel verfolgt haben, einen Beitrag zur Selbstmordverhütung zu leisten, so wurde dieses Ziel selbst doch nicht eigens zur Debatte gestellt. Das theoretische Interesse konzentrierte sich auf die Frage nach der moralischen Richtigkeit und Falschheit des Selbstmords selbst. Dabei sind moralische Fragen der Selbstmord*verhütung* unter praktischen Gesichtspunkten aber zweifellos wichtiger als moralische Normen der Zulässigkeit des Selbstmords selbst – schon deshalb, weil sie in der Situation des potentiell Intervenierenden eine größere Chance haben, das faktische Handeln zu beeinflussen, als in der Situation des Selbstmörders, der sich vielfach in einer akuten psychischen Notlage befindet.

Recht und Unrecht des Selbstmords und Recht und Unrecht der Selbstmordverhütung sind weitgehend unabhängig voneinander. Die moralischen Beurteilungsgesichtspunkte der Verhinderung oder Unterstützung eines Selbstmords sind andere als die, nach denen der Selbstmord selbst beurteilt werden muß. Auch in Fällen, in denen ein Selbstmord nicht als moralisch kritikwürdig bezeichnet werden kann, kann eine Pflicht für andere bestehen, den Selbstmörder an seinem Vorhaben zu hindern. Wir sind nicht nur verpflichtet, jemandem in den Weg zu treten (sofern dies keine unverhältnismäßig große Gefahr für uns bedeutet), der einen anderen töten, verletzen oder in anderer Weise erheblich schädigen will, sondern vielfach auch dazu, jemanden davor zu bewahren, sich selbst in erheblicher oder unwiderruflicher Weise zu schädigen. Auch die glühendsten Verfechter des Verbots paternalistisch bevormundender Eingriffe in die individuelle Entscheidungsfreiheit haben ihr Prinzip für einige Fälle relativiert. John Stuart Mill hielt es nicht nur für moralisch erlaubt, sondern auch für moralisch geboten, einen Fußgänger, der ahnungslos eine einstürzende Brücke betreten will, mit Gewalt davon abzuhalten, wie er es auch für moralisch geboten hielt, einen Menschen, der seine Gesundheit ruiniert, zwar nicht mit Gewalt, aber doch durch gutes Zureden von seinem selbstschädigenden Verhalten abzubringen (*Über die Freiheit*, Kap. 5). Umgekehrt gilt, daß daraus, daß eine Handlung moralisch verwerflich ist, nicht folgt, daß wir die Pflicht oder auch nur das Recht haben, ihre Ausführung zu verhindern, geschweige denn, sie mit Gewalt zu verhindern. Einschränkungen der persönlichen Freiheit bedürfen weitergehender Begründungen. Auch wer den Selbstmord aus moralischen Gründen verurteilen zu müssen glaubt, verfügt damit nicht *eo ipso* über einen Rechtfertigungsgrund für staatliche Zwangsmaßnahmen wie die Einweisung eines Selbstmordgefährdeten in die geschlossene Abteilung einer psychiatrischen Klinik.

2. Ethische Aspekte der Selbstmordverhütung

2.1 Starker und schwacher Paternalismus

Auf die Frage nach den moralischen Kriterien für die Selbstmordverhütung gibt es keine *einfache* Antwort. Verschiedene Fallgruppen verlangen unterschiedliche Antworten, und wir kommen nicht darum herum, Differenzierungen vorzunehmen.
Es gibt Selbstmordhandlungen, bei denen kein Zweifel besteht, daß sie wohlerwogen sind, das heißt, bei denen der Selbstmörder über längere Zeit hinweg das Für und Wider des Selbstmords gründlich abgewogen hat. Solche auf einer Bilanzierung der ver-

bleibenden Lebenschancen basierenden Selbstmorde sind gewöhnlich sorgfältig geplant und stehen, falls sie überhaupt von einem bestimmten auslösenden Ereignis abhängen, zu einem solchen Ereignis in einer gewissen zeitlichen Distanz. Auch wenn solche Selbstmorde statistisch eher selten sind, kann doch nicht daran gezweifelt werden, daß sie vorkommen. Unter Psychotherapeuten und Psychiatern wird zwar gelegentlich die These vertreten: »Als Täter ist jeder Selbstmörder krank und darum für sein Tun nicht verantwortlich. Als Opfer aber bedarf er des Schutzes vor sich selbst« (Thomas 1977, S. 35). Aber hier drängt sich der Verdacht auf, daß die Vertreter solcher Thesen die Befunde, mit denen sie im klinischen Kontext konfrontiert sind, unbesehen auf die Gesamtheit der Selbstmörder übertragen (vgl. Pohlmeier 1983, S. 26). Eindeutige Beispiele für wohlerwogene Selbstmorde sind die von terminal Kranken, die sich der qualvollen Endphase der Krankheit durch Selbstmord entziehen wollen. Hier ist zwar die Krankheit eine Bedingung dafür, den Selbstmord zu wollen, aber das heißt nicht, daß der Wille des Kranken selbst krank oder gestört ist. Im Gegenteil, das willentliche Herbeiführen des Lebensendes, bevor die Krankheit möglicherweise so weit fortgeschritten ist, daß sie eine freie Willensbetätigung nicht mehr zuläßt, ist eher der Musterfall einer Erhebung menschlicher Rationalität und Autonomie über die physische Verfallenheit an die Natur. Weniger leicht ist die Wohlerwogenheit eines Selbstmords bei psychischen Krankheiten zu beurteilen. Hier ist die Krankheit ja vielfach nicht nur eine Vorgabe, auf die der Wille des Selbstmörders autonom reagiert, sondern eine Beeinträchtigung, die diesen Willen selbst durchdringt. Man sollte sich allerdings auch bei psychischen Krankheiten vor pauschalen Verallgemeinerungen hüten. Ein psychisch Kranker ist nicht *eo ipso* zu einer wohlerwogenen Entscheidung unfähig. »Wir müßten außerdem wissen, ob diese geistige Erkrankung die Person außerstande setzte, klar und logisch über ihr Vorhaben nachzudenken, oder bei seiner Ausführung die Kontrolle über ihre Bewegungen zu behalten« (Flew 1976, S. 100). Mag auch der Selbstmord von Jean Améry Resultat und Ausdruck einer depressiven Störung gewesen sein, so wäre es doch offenkundig verfehlt, ihn deshalb unfrei zu nennen.

Ich halte es für evident, daß eine wohlerwogene Entscheidung zum Selbstmord im allgemeinen respektiert werden muß. Wir haben nicht das Recht, einem Selbstmörder in den Weg zu treten, der seine Entscheidung nach reiflicher Überlegung und sorgfältiger Abwägung aller Alternativen getroffen hat. Eine schwerwiegende Frage stellt sich allerdings dann, wenn zwar an der *subjektiven* Rationalität (der Denkfähigkeit) des Selbstmörders kein Zweifel besteht, jedoch begründet angenommen werden muß, daß der Selbstmord keineswegs im besten Interesse des Selbstmörders und insofern *objektiv* irrational ist. Das kann etwa dann der Fall sein, wenn der Selbstmörder bei seiner Bilanzierung von abergläubischen oder anderweitig abwegigen Glaubensannahmen ausgeht und zum Beispiel harmlose körperliche Symptome fälschlicherweise als zutiefst bedrohlich einschätzt. Darf ein anderer in diesem Fall in das zum Tode des Selbstmörders führende Geschehen mit Zwangsmitteln eingreifen? Der *starke* Paternalismus gibt hier eine bejahende, der *schwache* Paternalismus eine verneinende Antwort. Für den starken Paternalismus ist ein Eingreifen mit Zwangsmitteln immer dann gerechtfertigt, wenn ein anderer seinen langfristigen Interessen zuwiderhandelt, gleichgültig, ob seine Absicht, das objektiv Unvernünftige zu tun, auf eine gründliche Abwägung von Chancen und Risiken zurückgeht oder auf eine durch Krankheit oder psychische Notlage bedingte Störung seines Willens. Der schwache Paternalismus dagegen erlaubt ein Eingreifen mit Zwangsmitteln nur dann, wenn Einsichtsfähigkeit oder Freiheit des Betroffenen eingeschränkt sind und er nicht in der Lage ist, seine wahren Interessen zu erfassen oder ihnen gemäß zu handeln.

Der starke Paternalismus bedeutet eine gravierende Einschränkung der Autonomie des Betroffenen und ist von daher grundsätzlich bedenklich. Er ist auch da noch bedenklich, wo irreversible Entscheidungen auf dem Spiel stehen. In einen wohlerwogenen Selbstmord mit Zwangsmitteln einzugreifen, von dem man annehmen muß, daß er objektiv unvernünftig ist, ist eine vielleicht verständliche, aber doch kaum zu rechtfertigende Anmaßung. Ich kann mir nur einen Umstand denken, der bei einem wohlerwogenen Selbstmord zur Anwendung von Zwangsmitteln berechtigen könnte: daß in die Entscheidung des Selbstmörders Irrtümer und Fehlinformationen (zum Beispiel über den Verlauf einer Krankheit oder über Therapiemöglichkeiten) eingegangen sind, deren Aufklärung ihn veranlaßt hätte, seine Absicht aufzugeben. In einem solchen Fall wären wir wohl nicht nur berechtigt, sondern auch verpflichtet, wenn nötig, Zwang anzuwenden. Dies allerdings nur unter der Bedingung, daß der Selbstmörder, über seinen Irrtum aufgeklärt, seine Absichten ändern würde. Läßt sich der Selbstmörder etwa von religiösen Überzeugungen bestimmen – wie die Erwartung eines Lebens nach dem Tode oder eines Eingehens ins Nirvana –, und hält ein anderer diese Überzeugungen für schlichte Irrtümer, kann dieser daraus kein Recht zur Zwangsanwendung gegen den Selbstmörder herleiten. Denn wenn diese Überzeugungen Irrtümer sind, dann nicht solche, deren Richtigstellung bewirken würde, daß der Selbstmörder seine Absichten aufgibt.

Will ich einen (Bilanz-)Selbstmörder von seinem Vorhaben abbringen, werde ich auf weniger einschneidende Mittel der Verhaltensbeeinflussung zurückgreifen müssen: klärende Gespräche, Überzeugung, gutes Zureden (Patzig spricht hier von »mildem Paternalismus«, vgl. Patzig 1989, S. 7). Beurteile ich die Lebenschancen eines Freundes, der sich mit Selbstmordgedanken trägt, etwa sehr viel günstiger als er selbst, ohne daß jedoch von einer leicht zu korrigierenden Fehlinformation gesprochen werden könnte, werde ich vielfach sogar verpflichtet sein, ihn von meiner optimistischeren Sichtweise zu überzeugen und zumindest den Versuch zu unternehmen, ihn zum Leben zu überreden.

Bei einem Selbstmord, der krankhaft bedingt ist, aus einer akuten Verzweiflungssituation heraus begangen wird oder in anderer Weise nicht die Kriterien eines ersichtlich wohlerwogenen Selbstmords erfüllt, darf eine Intervention zur Verhinderung des Selbstmords (bzw. des Todeseintritts infolge eines Selbstmordversuchs) zweifellos sehr viel weiter gehen und sich einschneidender Mittel bedienen. Denn hier hat die Intervention den Charakter einer Schutzmaßnahme, die den Selbstmörder vor Impulsen schützt, die nicht oder nicht völlig die seinen sind. Die Anwendung von Zwang, bei einem wohlerwogenen Selbstmord in der Regel eine unerträgliche Beeinträchtigung der persönlichen Freiheit, kann in diesem Fall nicht in gleicher Weise ausgeschlossen werden.

Moralische Fragen der Selbstmordverhütung stellen sich idealtypisch in zwei Arten von Entscheidungssituationen: erstens in Situationen, in denen auf der Stelle gehandelt werden muß, ohne die Hintergründe der Tat erfassen und beurteilen zu können. Für diese Situation werden Faustregeln benötigt, die unter Bedingungen beschränkter Information, beschränkter Zeit und beschränkter Fähigkeit zur Informationsverarbeitung möglichst einfache und eindeutige Handlungsanweisungen geben. Zweitens in Situationen, in denen für einen geretteten Suizidenten nach eingehender Beobachtung und Untersuchung durch Psychologen oder Psychiater eine Diagnose und eine darauf basierende Prognose angegeben werden kann und sich die Frage stellt, ob der Suizident sich selbst überlassen werden soll (mit dem Risiko eines erneuten, eventuell erfolgreichen Selbstmordversuchs) oder weiterhin eine Zwangsunterbringung indiziert ist. Ich wende mich zunächst den Prinzipien zu, die in dieser zweiten Art von Situation zur Anwendung kommen.

2.2 *Berechtigung und Verpflichtung zur Selbstmordverhütung*

An welchen Gesichtspunkten sollten sich die Prinzipien für die Entscheidungsfindung bei gegebener Diagnose und Prognose orientieren? Ein erster Gesichtspunkt ist zweifellos die Tatsache, daß kurzschlüssigen oder aus einer akuten Belastungssituation heraus unternommenen Selbstmordversuchen häufig unrealistische und affektiv verzerrte Situationswahrnehmungen zugrundeliegen. Oft ist das Bild, das sich der Selbstmörder von seinen zukünftigen Lebenschancen macht, stark depressiv eingefärbt: Die punktuelle Gegenwart mit ihrer Verzweiflung wird überbewertet gegenüber einer objektiv um ein Vielfaches ausgedehnteren Zukunft mit Möglichkeiten eines wenn nicht glücklichen, so doch zumindest befriedigenden Lebens.

Unter diesem Gesichtspunkt muß die gesuchte Norm eine Variante des *schwachen Paternalismus* sein: In Fällen, in denen der Betroffene nur eingeschränkt in der Lage ist, seine Interessen zu erkennen oder nach ihnen zu handeln, sollte sie es gestatten, im Sinne der längerfristigen Interessen des Betroffenen in seine Freiheit einzugreifen. Sie sollte demjenigen, der eingreifen kann, in einem bestimmten Maße erlauben, den Selbstmörder für den Augenblick quasi zu entmündigen, dem Schwarzsehen in der inneren Repräsentation der Zukunft, wie es insbesondere für depressive Störungen charakteristisch ist, eine realistischere Sichtweise entgegenzusetzen und notfalls auch durch Zwangsanwendung

das herbeizuführen, wozu sich dieser von selbst entschließen würde, würde er sich ausschließlich von seinen gesunden Anteilen leiten lassen.
Das Ausmaß, in dem Freiheitsbeschränkungen auf diese Weise legitimiert werden können, hängt wesentlich von dem Ausmaß ab, in dem die Situationswahrnehmung des Selbstmörders gegenüber seinen objektiv bestehenden Lebenschancen verzerrt ist. Dabei ist nicht zu übersehen, daß diese ihrerseits unter anderem davon abhängen, wieweit derjenige, der sich die Frage stellt, bereit ist, dem Selbstmörder nach erfolgter Intervention Hilfe zu leisten. In die Beantwortung der prognostischen Frage geht also zu einem kleinen, aber unaufhebbaren Teil auch ein Element der persönlichen Entscheidung ein. Vielfach wird bei einem nicht ersichtlich wohlerwogenen Selbstmord oder Selbstmordversuch aber nicht nur die Berechtigung, sondern auch die Verpflichtung zu einem Eingreifen bestehen. Denn oft ist ein Selbstmord weniger der Ausdruck letzter Hoffnungslosigkeit als ein Hilfeschrei, der gehört werden will. Bei einem Hilfeschrei besteht jedoch nicht nur ein moralisches Recht, sondern auch eine moralische Pflicht zur Hilfeleistung – sowohl für Ärzte, Therapeuten und Betreuer, die offiziell mit dem Selbstmörder konfrontiert sind, als auch für Familienangehörige und Freunde. Die Lage des Selbstmörders muß als eine verzweifelte Krisensituation gesehen werden, aus der er sich nicht selbst zu befreien vermag und die deshalb in der Regel auch einen erheblichen Aufwand an menschlicher Kraft und menschlicher Geduld fordert. Aufgabe einer therapeutischen Betreuung des Selbstmörders ist vor allem die Stärkung der eigenen Kräfte des Selbstmörders, einer eventuell pathogenen sozialen Umwelt (in Ehe, Familie und Arbeitsleben) standzuhalten bzw. Konflikten, die er nicht zu bestehen vermag, aus dem Weg zu gehen (vgl. Thomas 1977, S. 98).
Ein zweiter Gesichtspunkt für die gesuchte Norm ist, daß Freiheitsbeschränkungen ein erhebliches Übel sind und von den Betroffenen vielfach intensiv als solches erfahren werden. Freiheitsbeschränkungen sind nicht nur ein Angriff auf die Selbstachtung dessen, der ihnen unterworfen wird, sondern tragen auch dazu bei, das Vertrauensverhältnis zwischen Arzt und Selbstmörder zu zerstören und damit den Therapieerfolg in Frage zu stellen. Zwang sollte insofern nur als äußerste Notmaßnahme eingesetzt werden.

Auch dieser Gesichtspunkt stützt den schwachen Paternalismus. Denn dieser legitimiert Freiheitsbeschränkungen nur insoweit, als diese durch die gegenwärtigen, durch die vergangenen oder die zu erwartenden späteren Präferenzen des Betroffenen selbst gewollt sind. Jeder hat ein Interesse daran, nur solchen Freiheitsbeschränkungen unterworfen zu werden, die er entweder selbst will (wie dann, wenn sich ein psychiatrischer Patient selbst einliefert, weil er seine selbstschädigenden Tendenzen nicht aus eigener Kraft kontrollieren kann), die er vorausschauend in Kauf genommen hat (wie dann, wenn jemand wissentlich in eine totale Institution militärischer oder religiöser Art eintritt) oder voraussichtlich rückblickend billigen wird (wie im Fall medizinischer Zwangsbehandlungen oder bestimmter Erziehungsmaßnahmen bei Kindern).

Charakteristisch für den Paternalismus in allen seinen Varianten ist, daß die Interessen, in deren Namen er eine Zwangsintervention rechtfertigt, die Interessen des Betroffenen selbst sein müssen. Eine Zwangsintervention darf nicht nur im Namen Dritter – etwa der Gesellschaft als ganzer – erfolgen. Auch bei einem Selbstmord, der moralisch kritikwürdig ist, weil andere durch ihn erheblichen Schaden leiden, erscheint es kaum vertretbar, den Selbstmörder allein um dieses Schadens willen Zwangsmaßnahmen zu unterwerfen. Auch in der deutschen Rechtstradition ist die Rechtspflicht zur Lebenserhaltung stets unabhängig von Gesichtspunkten des Nutzens für andere gesehen worden, mit Ausnahme der Zeit des Nationalsozialismus, in der eine Rechtspflicht zur Lebenserhaltung nur dann bestand, wenn das zu erhaltende Leben für die Volksgemeinschaft von Nutzen war (vgl. Wagner 1975, S. 77). Daß die Pflicht zur Lebenserhaltung von Selbstmordgefährdeten in den Unterbringungsgesetzen einiger Bundesländer durch die »Gefahr für die öffentliche Sicherheit oder Ordnung« begründet wird, die angeblich von dem Selbstmörder ausgeht (so § 11 des PsychKG NW, Eberhardt 1980), statt durch die langfristigen Interessen des Selbstmordgefährdeten selbst, kann nur als korrekturbedürftiger Anachronismus gewertet werden (vgl. auch Wagner 1975, S. 136).

Ein zweiter Aspekt kommt hinzu: Die (prospektiven) Interessen des Betroffenen dürfen nicht ihrerseits den Rationalitätsstandards anderer oder der Gesellschaft unterworfen und, sofern sie ihnen nicht genügen, als unbeachtlich beiseite geschoben werden. Niemand sollte Freiheitsbeschränkungen im Namen einer Rationalität ausgesetzt werden, die er – wie seine bisherige Biographie erkennen läßt – auch in seinen klaren Momenten nur bedingt teilt. Ich denke hierbei vor allem an religiöse und quasi-religiöse Überzeugungen, die von der Mehrheit und insbesondere von naturwissenschaftlich geprägten Medizinern leicht als abergläubisch beurteilt werden. Auch wenn die Selbstmordhandlung nicht ersichtlich wohlerwogen, sondern stark affektbestimmt ist, scheint es problematisch, etwa einen buddhistischen Asketen daran zu hindern, sich zu Tode zu hungern (für Schopenhauer immerhin die höchste Form der Selbstverneinung des Willens), oder einen traditionalistischen Japaner, rituelles Harakiri zu begehen.

Drittens kann eine Anwendung von Zwang nach dem schwachen Paternalismus immer nur dann gerechtfertigt sein, wenn eine substantielle Chance besteht, daß der Betroffene die Fähigkeit, ein für ihn befriedigendes Leben zu führen, wiedererlangt. Die Zeitdauer der Zwangsanwendung sollte in einem angemessenen Verhältnis zu dieser Chance stehen. So offenkundig die Verpflichtung ist, einem Selbstmord aus Liebeskummer bei einem Jugendlichen zuvorzukommen, so offenkundig ist die Verpflichtung, den Selbstmord eines terminal Kranken, begangen aus Verzweiflung über seinen als quälend erlebten Zustand, zuzulassen. Im letzteren Fall würde ein Zwang zum Weiterleben gegen den Willen des Betroffenen der Demütigung durch die Krankheit nur noch eine weitere Demütigung hinzufügen.

Das gesuchte Prinzip könnte also zusammenfassend so lauten: Wir sollten jemanden, der einen Selbstmord begehen will, immer dann mit allen Mitteln, notfalls auch mit Gewalt, von seinem Vorhaben abhalten bzw. jemanden, der einen Selbstmordversuch unternommen hat, mit allen Mitteln dem Leben wiederzugeben versuchen, wenn dieser nicht ersichtlich wohlerwogen ist und wenn zu erwarten ist, daß der Betroffene die Vereitelung seiner Tat (bzw. des Erfolgs seiner Tat) später billigen wird. Die Zeitdauer der Zwangsanwendung sollte dabei in einem angemessenen Verhältnis zu der nach bestem Wissen beurteilten Chance des Selbstmörders stehen, später ein für ihn befriedigendes Leben führen zu können. In allen anderen Fällen sollten wir dem Selbstmörder oder Selbstmordgefährdeten freie Hand lassen.

2.3 *Zwei Faustregeln*

Welche Faustregeln lassen sich auf dem Hintergrund des schwachen Paternalismus für Interventionen bei Selbstmordhandlungen formulieren, die nicht ersichtlich wohlerwogen und langfristig vorbereitet sind?

Eine erste Faustregel könnte lauten, daß jemand, der entweder einen Selbstmordversuch unternommen hat oder dabei ist, einen Selbstmordversuch zu begehen, mit allen Mitteln, auch unter Anwendung von Gewalt, außer Lebensgefahr gebracht und, wenn möglich, psychotherapeutischer oder psychiatrischer Beobachtung und, sofern erforderlich, Behandlung zugeführt wird. Für diese Faustregel sprechen vor allem zwei empirische Befunde: Erstens ist die große Mehrzahl der Selbstmordhandlungen, die vor Eintritt des Todes entdeckt werden, von vornherein so angelegt, daß eine Chance zur Rettung besteht. Man kann daraus schließen, daß der Todeswunsch nicht eindeutig war. Der Tod wird in Kauf genommen, aber nicht direkt gewollt. Die mögliche Uneindeutigkeit des Todeswunsches ist aber ein guter Grund, den Selbstmörder zunächst einmal außer Gefahr zu bringen. Zweitens ist die überwiegende Zahl der nach einem Selbstmordversuch Geretteten froh, am Leben geblieben zu sein. Das ist das übereinstimmende Ergebnis aller bisher durchgeführten Follow-up-Studien (vgl. Marten 1981, S. 73; Wilkins 1970, S. 155; Wold 1973, S. 178 f. und den Überblick bei Wellhöfer 1981, S. 23 f.).

Durch eine zweite Faustregel sollte die Dauer der Zwangsintervention zur Erstellung einer Prognose begrenzt werden. Vertretbar erscheint mir ein Zeitraum bis zu vier Wochen. Danach müßte aufgrund einer Prognose neu entschieden werden. Diese Faustregel schafft unter Bedingungen der Unsicherheit einen praktikablen Ausgleich zwischen dem ersten Ziel des schwachen Paternalismus, kurzschlüssige Selbstmordhandlungen und Selbstmordhandlungen, die von einer therapierbaren Grundstörung abhängen, zu verhindern, und dem zweiten Ziel, in Fällen, in denen Hilfe vergeblich ist, dem Selbstmörder freie Hand zu lassen. Bei Kurzschlußhandlungen wird vielfach bereits der Akt des Sich-Bewußtmachens, daß man dem Tode knapp entgangen ist, genügen, um den Selbstmörder außer Lebensgefahr zu bringen.

Eine ähnliche zeitliche Begrenzung wie für Zwangsmaßnahmen zur Erstellung einer Prognose scheint mir auch für paternalistische Täuschungsmanöver angebracht, auf die der Helfer im Interesse des Überlebens des Patienten oftmals zurückgreifen muß. Täuschung, sei es über die Verabreichung von Medikamenten, sei es über die Erfolgschancen angewendeter oder angeratener Therapien, muß als eine Form verbalen Quasi-Zwangs verstanden werden, der moralisch nicht weniger problematisch ist als die Anwendung physischer Gewalt (vgl. Bok 1980, S. 36ff.). Das Recht zu Täuschungsmanövern sollte deshalb ähnlichen Beschränkungen unterliegen wie die Anwendung anderer Zwangsmittel. Mag sie auch unumgänglich sein zur kurzfristigen Krisenintervention, sollte der Patient doch nach Ablauf einiger Wochen das Recht wiedererlangen, wahrheitsgemäß unterrichtet zu werden.

2.4 *Ist das Leben ein Höchstwert?*

Von den Einwänden, die gegen die vorgeschlagene Version des schwachen Paternalismus erhoben werden könnten, möchte ich hier nur auf einen kurz eingehen: daß der schwache Paternalismus der Tatsache nicht gerecht wird, daß das Leben des Menschen ein Höchstwert ist, der nicht gegen andere Werte – wie die Freiheit, sich gegen das Leben zu entscheiden – abgewogen werden darf. Wer den Selbstmord eines anderen verhindern kann, sei in jedem Fall dazu verpflichtet. So etwa argumentiert der Große Senat für Strafsachen des Bundesgerichtshofs in dem bereits zitierten Beschluß vom 10. 3. 1954: »Für diese Hilfepflicht des Dritten ist es ... gleichgültig, ob der Wille, der den Selbstmörder zu seiner Tat trieb, gesund oder krank, entschuldbar oder unentschuldbar war, ob der Selbstmörder die durch den Selbstmordversuch entstandene Gefahrenlage noch beherrscht oder ob er sie, etwa weil er inzwischen bewußtlos geworden ist, nicht mehr beherrscht« (Bundesgerichtshof 1954, S. 153).
Wäre das menschliche Leben tatsächlich ein Höchstwert, hätte das Konsequenzen, die aufgrund der oben angestellten Überlegungen zur Ethik des Selbstmords unhaltbar sind. Wir wären nicht nur verpflichtet, jeden – auch den wohlerwogensten – Selbstmord zwangsweise zu verhindern, sondern für den Selbstmörder bestünde – wie immer qualvoll seine Lebensumstände sein mögen – eine *Lebenspflicht*, die dem Recht, seine Freiheit

auch gegen das eigene Leben zu wenden, unter allen Umständen vorgeordnet wäre. Im übrigen ließe sich eine solche Position wohl kaum begründen im Rahmen einer Ethik, für die moralische Normen kein Selbstzweck sind, sondern Regeln des Zusammenlebens, die letztlich in menschlichen Interessen fundiert sind und die ihre Allgemeingültigkeit unter anderem der Tatsache verdanken, daß die von ihnen geschützten Interessen für jedermann nachvollziehbar sind. Aus dieser Perspektive ist das Leben kein Höchstwert unabhängig von der Lebensqualität und den mit der Aufrechterhaltung des Lebens verknüpften subjektiven Kosten. Wer das Leben als Höchstwert auffaßt, vertritt kein Prinzip, das auf universale Anerkennung Anspruch erheben kann, sondern ein persönliches Ideal. Er ist nicht befugt, dieses Ideal anderen gegen ihren Willen aufzunötigen.

2.5 *Konsequenzen für das Rechtssystem*

Nach deutschem Recht ist der Selbstmordversuch nicht strafbar. Der Arzt, Pfleger oder nahestehende Verwandte, der einen Selbstmord wissentlich zuläßt, läuft dennoch Gefahr, nicht nur wegen unterlassener Hilfeleistung (§ 323c StGB), sondern als sogenannter Garant auch wegen Tötung durch Unterlassung (§ 212 in Verbindung mit § 13 StGB) belangt zu werden. Die in der neueren Rechtsprechung zu beobachtende Tendenz, den freiverantwortlichen Selbstmord von der Interventionspflicht auszunehmen – eine Tendenz, die auch durch den *Alternativentwurf Sterbehilfe* (vgl. Baumann u. a. 1986, S. 25 ff.) unterstützt wird –, ist zu begrüßen, geht aber nicht weit genug. Bei einem wohlerwogenen Selbstmord sollte nicht nur die Erlaubnis, sondern – sofern nicht die genannten Ausnahmebedingungen vorliegen – auch eine Rechtspflicht bestehen, dem Selbstmörder freie Hand zu lassen. Der bei allen Beteiligten (Betroffenen, Ärzten, Angehörigen) nach wie vor spürbaren Rechtsunsicherheit (vgl. ebd., S. 26) kann wohl nur durch eine gesetzliche Festlegung begegnet werden.

Literatur

Aristoteles, *Nikomachische Ethik*, hg. von Günther Dien, Hamburg 1972.
Thomas von Aquin, *Summa theologica*, Bd. 18, Heidelberg 1953.
Augustinus, Aurelius, *Der Gottesstaat*, hg. von Carl J. Perl, Paderborn 1979.
Beccaria, Cesare Bonesana, *Über Verbrechen und Strafe*, Frankfurt 1988.
Diderot, Denis, *Œuvres complètes*, Bd. 3, Paris 1875.
Diogenes Laertius, *Leben und Meinungen berühmter Philosophen*, hg. von Klaus Reich, Hamburg 1967.
Hegel, Georg Wilhelm Friedrich, *Grundlinien der Philosophie des Rechts. Werke*, Bd. 7, Frankfurt 1969.
d'Holbach, Paul Thiry, *System der Natur oder von den Gesetzen der physischen und der moralischen Welt*, Frankfurt 1978.
Hume, David, »Über Selbstmord«, in: David Hume, *Die Naturgeschichte der Religion. Über Aberglaube und Schwärmerei. Über die Unsterblichkeit der Seele. Über Selbstmord*, hg. von Lothar Kreimendahl, Hamburg 1984, S. 89-99.
Kant, Immanuel, *Eine Vorlesung über Ethik*, hg. von Paul Menzer, Berlin 1924.
–, *Grundlegung zur Metaphysik der Sitten*. Akademie-Ausgabe, Bd. 4, Berlin 1903/11, 1968.
–, *Metaphysik der Sitten*. Akademie-Ausgabe, Bd. 6, Berlin 1907/14, 1968.
Locke, John, *Zwei Abhandlungen über die Regierung*, Frankfurt-Wien 1967.
Mill, John Stuart, »Natur«, in: John Stuart Mill, *Drei Essays über Religion*, Stuttgart 1984, S. 9-62.
–, *Über die Freiheit*, Stuttgart 1974.
Montaigne, Michel de, *Essais*, Frankfurt 1976.
Montesquieu, Charles de Secondat, *Perserbriefe*, Frankfurt 1986.
Platon, *Die Gesetze*, in: Platon, sämtliche Dialoge, Bd. 7, hg. von Otto Apelt, Hamburg 1988.
–, *Phaidon*, in: Platon, Sämtliche Dialoge, Bd. 2, hg. von Otto Apelt, Hamburg 1988.
Schopenhauer, Arthur, »Preisschrift über die Grundlage der Moral«, in: *Sämtliche Werke*, Bd. 3, Frankfurt 1986, S. 629-815.
–, *Parerga und Paralipomena*, in: ebd., Bd. 4 und 5.
Seneca, Lucius Annaeus, *Briefe an Lucilius*, hg. von Manfred Rosenbuch, Darmstadt 1974.
Spinoza, Baruch, *Die Ethik*, hg. von Carl Gebhardt, Hamburg 1976.

Baumann, Jürgen u. a. (1986), *Alternativentwurf eines Gesetzes über Sterbehilfe*, Stuttgart – New York.

Bernstein, Ossip (1907), *Die Bestrafung des Selbstmords und ihr Ende*, Breslau (Nachdruck Frankfurt – Tokio 1977).

Birnbacher, Dieter (1985), »Schopenhauer und das ethische Problem des Selbstmords«, in: *Schopenhauer-Jahrbuch* 66, S. 115-130.

Bok, Sissela (1980), *Lügen. Vom täglichen Zwang zur Unaufrichtigkeit*, Reinbek.

Bundesgerichtshof (1954), *Urteile in Strafsachen*, Bd. 6.

Eberhard, Gunter A. (1980), *Hilfen und Schutzmaßnahmen bei psychischen Krankheiten* (Handbuch PsychKG NRW), Köln, 2. Auflage.

Flew, Anthony (1976), »Selbsttötung und Geisteskrankheit«, in: Eser, Albin (Hg.), *Selbstmord und Euthanasie als human- und sozialwissenschaftliches Problem*, Stuttgart, S. 95-100.

Hammer, Felix (1975), *Selbsttötung philosophisch gesehen*, Düsseldorf.

Marten, Robert F. (1981), »Probleme und Ergebnisse von Verlaufsuntersuchungen an Suizidanten«, in: Henseler, Heinz/Christian Reimer (Hg.), *Selbstmordgefährdung. Zur Psychodynamik und Psychotherapie*, Stuttgart, S. 65-81.

Patzig, Günther (1989), »Gibt es eine Gesundheitspflicht?«, in: *Ethik in der Medizin* 1, S. 3-12.

Pohlmeier, Hermann (1983), *Selbstmord und Selbstmordverhütung*, München – Wien – Baltimore, 2. Auflage.

Thomas, Klaus (1977), *Warum weiter leben? Ein Arzt und Seelsorger über Selbstmord und seine Verhütung*, Freiburg, 2. Auflage.

Wagner, Joachim (1975), *Selbstmord und Selbstmordverhinderung*, Karlsruhe.

Wellhöfer, Peter R. (1981), *Selbstmord und Selbstmordversuch*, Stuttgart.

Wilkins, James (1970), »A Follow-Up Study of Those Who Called a Suicide Prevention Center«, in: *American Journal of Psychiatry* 127, S. 155-161.

Wold, Carl I. (1973), »A Two-Year Follow-Up Study of Suicide Prevention Center Patients«, in: *Life-Threatening Behavior* 3, S. 171-183.

Drucknachweise

Anton Leist, »Diskussionen um Leben und Tod«. Originalbeitrag.

Helga Kuhse, *The Sanctity-of-Life Doctrine in Medicine. A Critique*, Oxford 1987, Kap. 1 (mit Veränderungen). Abgedruckt mit Erlaubnis von Helga Kuhse und Oxford University Press.

Judith J. Thomson, »A Defence of Abortion«, in: *Philosophy & Public Affairs* 1.1 (1971), S. 47-66. Abgedruckt mit Erlaubnis von Princeton University Press.

Richard M. Hare, »Abortion and the Golden Rule«, in: *Philosophy & Public Affairs* 4.3 (1975), S. 201-222. Abgedruckt mit Erlaubnis von Richard Hare und von Princeton University Press.

Michael Tooley, »Abortion and Infanticide«, in: *Philosophy & Public Affairs* 2.1 (1972), S. 37-65. Abgedruckt mit Erlaubnis von Princeton University Press.

Philippa Foot, »The Problem of Abortion and the Doctrine of Double Effect«, in: *Oxford Review* 5 (1967), S. 59-70. Abgedruckt mit Erlaubnis von Philippa Foot.

Mary Warnock, »Do Human Cells Have Rights?«, in: *Bioethics* 1.1 (1987), S. 1-14. Abgedruckt mit Erlaubnis von Mary Warnock und Basil Blackwell.

Michael Lockwood, »The Warnock-Report. A Philosophical Appraisal«, in: Michael Lockwood (Hg.), *Moral Dilemmas in Modern Medicine*, Oxford 1985, S. 155-187 (gekürzt und ergänzt). Abgedruckt mit Erlaubnis von Michael Lockwood und Oxford University Press.

Dieter Birnbacher, »Gefährdet die moderne Reproduktionsmedizin die menschliche Würde?«, in: Volkmar Braun/Dietmar Mieth/Klaus Steigleder (Hg.), *Ethische und rechtliche Fragen der Gentechnologie und der Reproduktionsmedizin*, München 1987. Abgedruckt mit Erlaubnis des Campus Verlags.

Philippa Foot, »Euthanasia«, in: *Philosophy & Public Affairs* 6.2 (1977), S. 85-111. Abgedruckt mit Erlaubnis von Philippa Foot.

Bruce C. Reichenbach, »Euthanasia and the Active-Passive Distinction«, in: *Bioethics* 1.1 (1987), S. 51-73. Abgedruckt mit Erlaubnis von Bruce Reichenbach und Basil Blackwell.

John Harris, »Ethical Problems in the Managment of Some Severely Handicapped Children«, in: *Journal of Medical Ethics* 7 (1981), S. 117-120. Abgedruckt mit Erlaubnis von John Harris und des *Journal of Medical Ethics*.

John Lorber/Gertrude E. M. Anscombe/Douglas Cusine/John Harris, »Commentaries - Reply«, in: *Journal of Medical Ethics* 7 (1981), S. 120-124; 8 (1982), S. 40-41. Abgedruckt mit Erlaubnis von Gertrude Anscombe, Douglas Cousine, John Lorber, John Harris und des *Journal of Medical Ethics*.

Richard M. Hare, »Survival of the Weekest«, in: S. Gorovitz u. a. (Hg.), *Moral Problems in Medicine*, Englewood Cliffs/NJ 1976, S. 364-369. Abgedruckt mit Erlaubnis von Richard Hare und Sam Gorovitz.

Derek Parfit »Rights, Interests, and Possible People«, in: S. Gorovitz u. a. (Hg.), *Moral Problems in Medicine*, Englewood Cliffs/NJ 1976, S. 369-375. Abgedruckt mit Erlaubnis von Derek Parfit und Sam Gorovitz.

Dieter Birnbacher, »Selbstmord und Selbstmordvorsorge aus ethischer Sicht«. Originalbeitrag. Abgedruckt mit Erlaubnis von Dieter Birnbacher und Ferdinand Enke Verlag.

Übersetzer aller englischsprachigen Beiträge: Anton Leist.

Über die Autoren

Gertrude E. M. Anscombe ist Schülerin Wittgensteins. Zu ihren wichtigsten Arbeiten gehören *Intention* (1957); *Introduction to Wittgenstein's Tractatus* (1967); sowie die gesammelten Aufsätze *Collected Philosophical Papers*, Bd. 1-3 (1981). Sie ist Professorin für Philosophie an der Universität Cambridge.

Dieter Birnbacher ist Privatdozent für Philosophie und Akademischer Rat an der Universität Gesamthochschule Essen. Zu seinen Arbeiten gehören *Die Logik der Kriterien* (1974), eine Analyse des Kriterienbegriffs beim späten Wittgenstein, sowie *Verantwortung für zukünftige Generationen* (1988). Außerdem stammen von ihm zahlreiche Aufsätze zu verschiedenen Themen der angewandten Ethik, sowie die Sammlung *Ökologie und Ethik* (1980).

Douglas Cusine ist Lecturer für Recht an der Universität von Aberdeen, Schottland. Sein Interesse gehört den Rechtsproblemen der Medizinethik. Neben Beiträgen vor allem in der englischen Zeitschrift *Journal of Medical Ethics* erschien von ihm: *New Reproductive Techniques. A Legal Perspective* (1988).

Philippa Foot ist bekannt durch äußerst einflußreiche Aufsätze, deren wichtigste in ihrem Buch *Virtues and Vices* (1978) gesammelt sind. Seither hat sie sich vor allem der Kritik des Utilitarismus und der weiteren Ausarbeitung einer Tugendethik gewidmet. Sie ist Professorin für Philosophie an der University of California, Los Angeles.

Richard Hare, der vielleicht bekannteste lebende angelsächsische Moralphilosoph, ist Professor für Philosophie an der Universität von Gainesville, Florida. Seine drei wichtigsten Bücher sind *The Language of Morals* (1952), dt. *Die Sprache der Moral* (1972); *Freedom and Reason* (1963), dt. *Freiheit und Vernunft* (1973); und *Moral Thinking* (1981). Hare hat sich neben seinen mehr theoretischen Arbeiten immer schon mit Anwendungsproblemen der Ethik beschäftigt, in den letzten Jahren vermehrt mit Themen der Medizinethik.

John Harris ist ein englischer Philosoph, der über moralische Verantwortung und Medizinethik gearbeitet hat. Zu seinen Veröffentlichungen gehören *Violence and Responsibility* (1980), *The Value of Life* (1985) sowie (zusammen mit S. Hirsch) *Consent and the Incompetent Patient* (1988). Er ist gegenwärtig Reader in Angewandter Philosophie an der Universität Manchester und Research Director am Centre for Social Ethics and Policy, ebenfalls Universität Manchester.

Helga Kuhse ist Deputy Director am Centre for Human Bioethics der Monash Universität in Clayton/Melbourne, Australien. Neben zahlreichen Artikeln hat sie zusammen mit Peter Singer *Should the Baby Live?* (1985) veröffentlicht, außerdem eine detaillierte Studie zum Prinzip der Heiligkeit des Lebens (1987).

Anton Leist ist Privatdozent für Philosophie an der Universität Frankfurt. Zu seinen Publikationen gehören die Bücher *Sprachen und Dinge* (1979); *Eine Frage des Lebens* (1989); *Wege der Moralbegründung* (1990); sowie Artikel zu Semantik, Marxismus und Ethik. Er müht sich außerdem als Mitherausgeber der Zeitschrift *Analyse & Kritik*.

Michael Lockwood arbeitet seit 1983 als Staff Tutor für Philosophie am Department for External Studies der Universität Oxford und beschäftigt sich seit zehn Jahren mit Medizinethik. Seine Publikationen umfassen neben Aufsätzen und einer Science-fiction-Kurzgeschichte die Herausgabe von *The Philosophical Imagination* (1977); *Moral Dilemmas in Medicine* (1985); *The Nature of Time* (1989), sowie ein Buch, *Mind, Brain and the Quantum* (1989), in dem er zu zeigen versucht, daß das traditionelle Problem von Körper und Geist und das der Heisenbergschen Unschärferelation Manifestationen derselben Schwierigkeit sind und eine gemeinsame Lösung verlangen.

John Lorber war als Kinderarzt besonders während der sechziger und siebziger Jahre an der Entwicklung von Behandlungsmethoden gegenüber behinderten Neugeborenen an der Universitätsklinik von Sheffield beteiligt und ist eines der bekanntesten Mitglieder der ›Sheffield-Schule‹. Vor allem hat er die Ergebnisse der in Sheffield zuerst angewandten Strategien wirksam publiziert und in ihren ethischen Aspekten verteidigt.

Derek Parfit hat mit *Reasons and Persons* (1984) ein Buch veröffentlicht, das manche für die tiefgründigste Behandlung der Probleme des Utilitarismus seit Sidgwick halten. Das Buch treibt Überlegungen seiner Aufsätze weiter, die bereits während der siebziger Jahre einige Aufmerksamkeit und Diskussion auf sich gezogen hatten. Parfit ist Senior Research Fellow am All Souls College, Oxford.

Bruce Reichenbach lehrt Philosophie am Augsburg College, Minneapolis. Neben Artikeln zur Ethik und Religionsphilosophie hat er folgende Bücher veröffentlicht: *The Cosmological Argument: A Reassessment* (1972); *Is Man the Phoenix? A Study of Immortality* (1978); *Evil and a Good God* (1982); (zusammen mit drei Koautoren), *Reasons and Belief: Introduction to the Philosophy of Religion* (1990).

Judith J. Thomson ist Professor für Philosophie am Massachusetts Institute of Technology. Neben einer Sammlung ihrer einflußreichen Aufsätze (1986) stammt von ihr *Acts and Other Events* (1977).

Michael Tooley ist ein amerikanischer Philosoph, der an der Australian National University, Canberra, arbeitet. Neben *Abortion and Infanticide* (1983) hat er vor kurzem ein Buch über Kausalität veröffentlicht: *Causation. A Realist Approach* (1987). Gegenwärtig schreibt er an einer Studie über philosophische Probleme der Zeit.

Baroness *Mary Warnock* ist Autorin zahlreicher Bücher, unter anderem *Ethics since 1900* (1960); *Jean Paul Sartre* (1963); *Existentialist Ethics* (1966); *Imagination* (1976); (zusammen mit Tim Devlin), *What must we Teach?* (1977); *Memory* (1987) und *A Common Policy for Education* (1988). Sie war Vorsitzende der nach ihr benannten Regierungskommission und ist Leiterin des Girton College, Cambridge.

205/1/4.89

suhrkamp taschenbücher wissenschaft
Soziologie, Theorie der Gesellschaft

Foucault: Sexualität und Wahrheit 1. Der Wille zum Wissen. stw 716
– Sexualität und Wahrheit 2. Der Gebrauch der Lüste. stw 717
– Sexualität und Wahrheit 3. Die Sorge um sich. stw 718
– Überwachen und Strafen. stw 184
– Wahnsinn und Gesellschaft. stw 39
Gerhardt/Schütze (Hg.): Frauensituation. stw 726
Geulen: Das vergesellschaftete Subjekt. stw 586
Geulen (Hg.): Perspektivenübernahme und soziales Handeln. stw 348
Giddens: Die Klassenstruktur fortgeschrittener Gesellschaften. stw 452
Goffman: Das Individuum im öffentlichen Austausch. stw 396
– Interaktionsrituale. stw 594
– Rahmen-Analyse. stw 329
– Stigma. stw 140
Goudsblom: Soziologie auf der Waagschale. stw 223
Granet: Die chinesische Zivilisation. stw 518
Greiffenhagen: Das Dilemma des Konservatismus in Deutschland. stw 634
Groethuysen: Die Entstehung der bürgerlichen Welt- und Lebensanschauung in Frankreich. 2 Bde. stw 256
Habermas: Theorie und Praxis. stw 243
– Zur Logik der Sozialwissenschaft. stw 517
– Zur Rekonstruktion des Historischen Materialismus. stw 154
– *siehe auch Edelstein/Habermas*
– *siehe auch Honneth/Joas*
– *siehe auch McCarthy*
Haferkamp/Schmid (Hg.): Sinn, Kommunikation und soziale Differenzierung. Beiträge zu Luhmanns Theorie sozialer Systeme. stw 667
Haferkamp (Hg.): Sozialstruktur und Kultur. stw 793
Hahn/Kapp (Hg.): Selbstthematisierung u. Selbstzeugnis: Bekenntnis u. Geständnis. stw 643
Halbwachs: Das Gedächtnis u. s. soz. Bedingungen. stw 538
Hausen/Nowotny (Hg.): Wie männlich ist die Wissenschaft? stw 590
Hirschman: Engagement und Enttäuschung. stw 729
Hirschmann: Leidenschaften und Interessen. stw 670
Höffe: Strategien der Humanität. stw 540
– *siehe auch Oser/Fatke/Höffe*
Honneth: Kritik der Macht. stw 738
Honneth/Jaeggi (Hg.): Theorien des Historischen Materialismus 1. stw 182
– Arbeit, Handlung, Normativität. Theorien des Historischen Materialismus 2. stw 321
Honneth/Joas (Hg.): Kommunikatives Handeln. Beiträge zu Jürgen Habermas' »Theorie des kommunikativen Handelns«. stw 625

205/2/4.89

suhrkamp taschenbücher wissenschaft
Soziologie, Theorie der Gesellschaft

Joas: Praktische Intersubjektivität. stw 765

Joas (Hg.): Das Problem der Intersubjektivität. stw 573

Joas/Steiner (Hg.): Machtpolitischer Realismus und pazifistische Utopie. stw 792

Joerges (Hg.): Technik im Alltag. stw 755

Jokisch (Hg.): Techniksoziologie. stw 379

Kern/Schumann: Industriearbeit und Arbeiterbewußtsein. stw 549

Kippenberg/Luchesi (Hg.): Magie. Die sozialwissenschaftliche Kontroverse über das Verstehen fremden Denkens. stw 674

Kocka (Hg.): Interdisziplinarität. stw 671

Lautmann (Hg.): Gesellschaft und Homosexualität. stw 200

Lenhardt: Schule und bürokratische Rationalität. stw 466

Lenk: Zur Sozialphilosophie der Technik. stw 414

– Zwischen Sozialpsychologie und Sozialphilosophie. stw 708

– Zwischen Wissenschaftstheorie und Sozialwissenschaft. stw 637

Lenski: Macht und Privileg. stw 183

Lepenies (Hg.): Geschichte der Soziologie. 4 Bde. stw 367

Lüderssen/Sack (Hg.): Vom Nutzen und Nachteil der Sozialwissenschaften für das Strafrecht. 2 Bde. stw 327

Luhmann: Funktion der Religion. stw 407

– Legitimation durch Verfahren. stw 443

– Soziale Systeme. stw 666

– *siehe auch Haferkamp/Schmid*

– Zweckbegriff und Systemrationalität. stw 12

Luhmann/Pfürtner (Hg.): Theorietechnik und Moral. stw 206

Luhmann/Schorr: Reflexionsprobleme im Erziehungssystem. stw 740

Luhmann/Schorr (Hg.): Zwischen Intransparenz und Verstehen. stw 572

– Zwischen Technologie und Selbstreferenz. stw 391

– *siehe auch Goldschmidt/Schöfthaler*

Mannheim: Konservatismus. stw 478

– Strukturen des Denkens. stw 298

McCarthy: Kritik der Verständigungsverhältnisse. stw 782

Mead: Geist, Identität und Gesellschaft. stw 28

– Gesammelte Aufsätze. Bd. 1. stw 678

– Gesammelte Aufsätze. Bd. 2. stw 679

– *siehe auch Joas*

Meja/Stehr (Hg.): Der Streit um die Wissenssoziologie. stw 361

Mommsen: Max Weber. Gesellschaft, Politik und Geschichte. stw 53

Moore: Ungerechtigkeit. stw 692

Münch: Theorie des Handelns. stw 704

205/3/4.89

suhrkamp taschenbücher wissenschaft
Soziologie, Theorie der Gesellschaft

Niemitz (Hg.): Erbe und Umwelt. stw 646
Oser: Moralisches Urteil in Gruppen. stw 335
Oser/Fatke/Höffe (Hg.): Transformation und Entwicklung. stw 498
Otto/Sünker (Hg.): Soziale Arbeit und Faschismus. stw 762
Parsons: Gesellschaften. stw 106
– *siehe auch Schluchter (Hg.): Verhalten*
– *siehe auch Schütz/Parsons*
Rammstedt: Deutsche Soziologie 1933-1945. stw 581
Rodinson: Islam und Kapitalismus. stw 584
Rosenbaum: Formen der Familie. stw 374
Rosenbaum (Hg.): Familie und Gesellschaftsstruktur. stw 244
Roth: Politische Herrschaft und persönliche Freiheit. stw 680
Schluchter: Aspekte bürokratischer Herrschaft. stw 492
– Rationalismus der Weltbeherrschung. stw 322
Schluchter (Hg.): Max Webers Sicht des antiken Christentums. stw 548
– Max Webers Sicht des Islam. stw 638
– Max Webers Sicht des okzidentalen Christentums. stw 730
– Max Webers Studie über das antike Judentum. stw 340
– Max Webers Studie über Hinduismus und Buddhismus. stw 473
– Max Webers Studie über Konfuzianismus und Taoismus. stw 402
– Verhalten, Handeln und System. Talcott Parsons' Beitrag zur Entwicklung der Sozialwissenschaften. stw 310
Schöfthaler/Goldschmidt (Hg.): Soziale Struktur und Vernunft. stw 365
Schütz: Das Problem der Relevanz. stw 371
– Der sinnhafte Aufbau der sozialen Welt. stw 92
– Theorie der Lebensformen. stw 350
Schütz/Luckmann: Strukturen der Lebenswelt. Bd. 1. stw 284
– Strukturen der Lebenswelt. Bd. 2. stw 428
Schütz/Parsons: Zur Theorie sozialen Handelns. Ein Briefwechsel. stw 202
Seyfahrt/Sprondel (Hg.): Religion und gesellschaftliche Entwicklung. stw 38
Simmel: Aufsätze 1887-1890. Über sociale Differenzierung (1890). Die Probleme der Geschichtsphilosophie (1892). stw 802
– Einleitung in die Moralwissenschaft. stw 803
– Philosophie des Geldes. stw 806
– Das individuelle Gesetz. stw 660
– Schriften zur Soziologie. stw 434
Simmel und die frühen Soziologen. stw 736

205/4/4.89

205/5/4.89